Prof. Dr. troph. Ursel Wahrburg
Dr. oec. troph. Sarah Egert

# Die große Wahrburg/Egert Kalorien- & Nährwerttabelle

**Erstmals auf einen Blick:**

Mit den Nährwerten
- pro Portion

  &
- pro 100 g

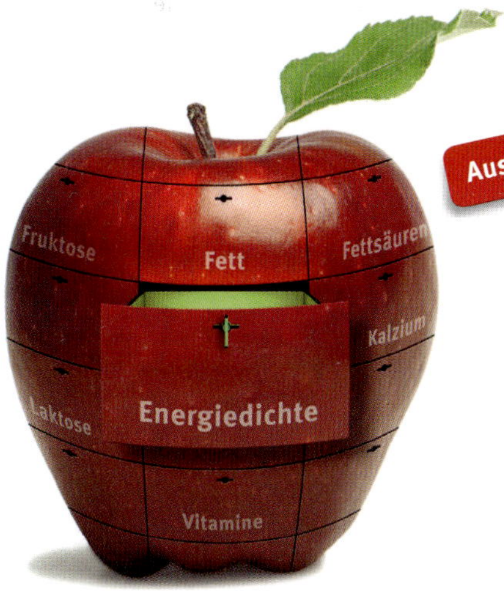


Ausgabe 2012/13

Empfohlen von:

VDD
Verband der Diätassistenten –
Deutscher Bundesverband e. V.

Empfohlen von:

VDOE
VERBAND DER
OECOTROPHOLOGEN E.V.

TRIAS

Inhalt

## Vitamine

Vitamine erfüllen vielfältige lebenswichtige Funktionen im Stoffwechsel.

- **Vitamin A (Retinol)** gibt es in zwei Formen: einmal als „fertiges Vitamin", das in tierischen Lebensmitteln vorkommt, und als dessen Vorstufe β-Carotin in pflanzlichen Lebensmitteln. Bezüglich seiner Vitamin-A-Wirksamkeit ist das β-Carotin nicht so effizient wie das fertige Vitamin A. Deshalb werden die Gehalte in „Retinoläquivalente" (RÄ) umgerechnet. 1 µg Retinoläquivalent entspricht 1 µg Retinol beziehungsweise 6 µg β-Carotin.
- Die Bezeichnung **Vitamin E** umfasst sehr ähnlich aufgebaute Verbindungen, die Tocopherole. Die einzelnen Varianten sind im Organismus nicht alle gleich wirksam, deshalb berechnet man ihre jeweilige biologische Aktivität im Vergleich zur wirksamsten Verbindung, dem α-Tocopherol, und gibt den Gehalt in den Lebensmitteln als „mg-Tocopherol-Äquivalent" (TÄ) an.
- Neben seiner Wirkung als Antioxidans stärkt **Vitamin C** unter anderem das Immunsystem. Man sollte etwa 100 mg Vitamin C pro Tag aufnehmen.
- **Folsäure** ist eines der empfindlichsten Vitamine und wird sehr schnell durch Licht und Hitze zerstört. Neben einer vitaminschonenden Zubereitung sollten wir deshalb besonders auf gute Folsäurelieferanten wie grünes Gemüse, Vollkornprodukte, einige Obstsorten, Fleisch und Milchprodukte achten, um etwa 400 µg Folsäure pro Tag mit der Nahrung aufzunehmen.

## Mineralstoffe

Mineralstoffe sind anorganische Nährstoffe, die wie Vitamine lebensnotwendige Aufgaben ausüben und die uns unsere Nahrung liefern muss.

- **Natrium** kommt in unseren Lebensmitteln größtenteils zusammen mit Chlorid als **Kochsalz** (Natriumchlorid) vor, sodass natriumreiche Lebensmittel gleichzeitig salzreiche Lebensmittel sind. Da wir häufig zu salzreich essen, wählen Sie überwiegend Nahrungsmittel mit einem geringen Natriumgehalt aus.
- **Kalium** wirkt bei vielen Aufgaben praktisch als Gegenspieler zum Natrium. Und im Gegensatz zum Natrium ist der Kaliumgehalt vor allem bei unverarbeiteten Lebensmitteln hoch. Bei gesunden Menschen ist ein hoher Kaliumgehalt der Lebensmittel wünschenswert.
- **Kalzium**: Den **Kalziumbedarf** kann man am effektivsten mit Milch und Milchprodukte decken. Doch auch einige Gemüsesorten sowie Nüsse und Hülsenfrüchte sind gute Kalziumquellen.
- Unsere Versorgung mit **Magnesium** ist im Allgemeinen nicht problematisch, da es in den meisten Lebensmitteln enthalten ist.
- **Eisen**: Vor allem bei Frauen ist die **Eisenzufuhr** häufig nicht ausreichend. Achten Sie gezielt auf einen hohen Eisengehalt der Lebensmittel, wobei der Körper Eisen aus tierischen Lebensmitteln besser verwerten kann als aus pflanzlichen Quellen.

Weitere Symbole und Abkürzungen in der Nährwerttabelle:

| | |
|---|---|
| i. D. | im Durchschnitt |
| i. Tr. | in der Trockenmasse (bei Fettangaben von Käse) |
| µg | Mikrogramm |
| mg | Milligramm |
| g | Gramm |
| TK | Tiefkühlerzeugnis |
| TL | Teelöffel |
| EL | Esslöffel |
| Vol% | Volumenprozent (bei alkoholischen Getränken) |
| ø | keine Angabe, weil es hier keine oder keine zuverlässigen Daten gibt. |
| ✓ | Der Inhaltsstoff ist nur in Spuren vorhanden, das heißt in einer sehr geringen und ernährungsphysiologisch unbedeutenden Menge. |
| 0 | Null. Sie bedeutet, der Nährstoff ist in dem betreffenden Lebensmittel gar nicht enthalten. |

## Die Autorinnen

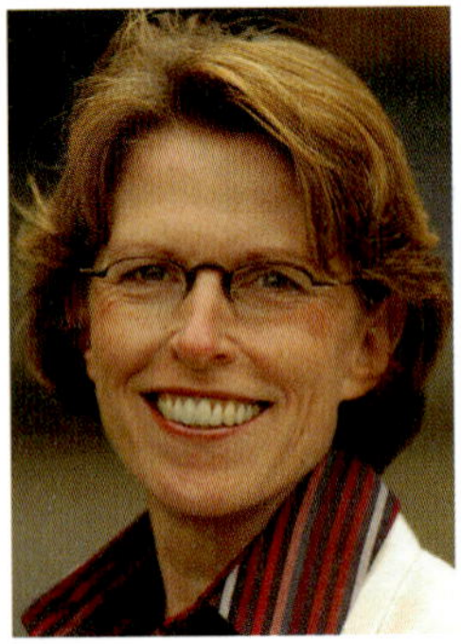 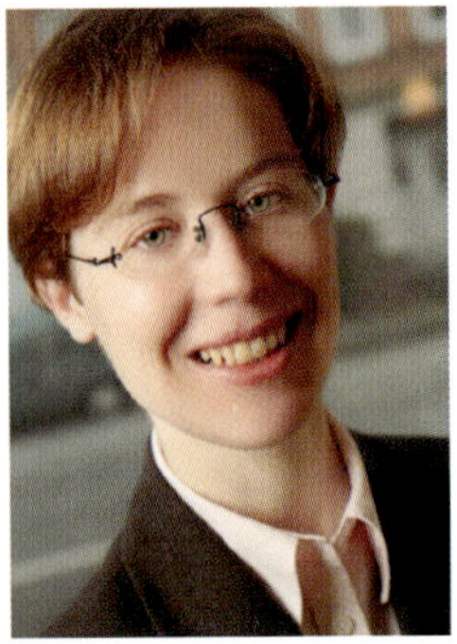

**Prof. Dr. troph. Ursel Wahrburg** (Foto links) und **Dr. oec. troph. Sarah Egert** (Foto rechts) begleiten die Themen Nährwerte von Lebensmitteln und Nährwertdatenbanken und -tabellen während ihrer gesamten bisherigen beruflichen Tätigkeit, auch durch viele gemeinsame Forschungsprojekte. Dabei stießen beide immer wieder auf Unzulänglichkeiten: fehlende Werte, mangelnde Aktualität, Unübersichtlichkeit. So entstand die Idee, gemeinsam eine ganz neue Nährwerttabelle zu konzipieren.

Ursel Wahrburg ist Professorin für Ernährungswissenschaft am Fachbereich Oecotrophologie der Fachhochschule Münster. Sarah Egert arbeitet als wissenschaftliche Mitarbeiterin am Institut für Ernährungs- und Lebensmittelwissenschaften der Universität Bonn.

# Was Sie wissen sollten

Jeden Tag essen wir etwa 1,5 kg Lebensmittel. Hinzu kommen rund 2,5 l Getränke. Was wir aus dem vielfältigen, fast unüberschaubaren Angebot täglich aufs Neue auswählen, hängt davon ab, was uns schmeckt, was wir aus Gewohnheit immer essen, was gerade frisch und günstig auf dem Markt oder im Supermarkt angeboten wird und von vielen anderen Gründen. Vielleicht suchen Sie aber auch ganz gezielt nach bestimmten Lebensmitteln, weil Sie kalorienbewusst essen und auf die Fettmenge achten möchten, weil Ihr Arzt Ihnen geraten hat, sich kalziumreich zu ernähren oder weil Sie wegen Ihrer hohen Blutfettwerte wenig gesättigte Fettsäuren zu sich nehmen sollten.

Hier hilft Ihnen unsere Nährwerttabelle weiter. Sie finden rund 1400 Lebensmittel mit Inhaltsstoffen aufgelistet: neben Grundnahrungsmitteln vom Apfel über Schweinefleisch, Toastbrot bis zur Zwiebel viele neu in Mode gekommene Lebensmittel wie Cranberrys, Kokosmilch und Straußenfleisch; außerdem zahlreiche zubereitete Speisen und Gerichte wie Rahmgemüse, Thunfischpizza und Tiramisu.

## Welche Angaben liefert die Tabelle?

Die Nährwerttabelle enthält Angaben zum **Energiegehalt** der Lebensmittel, wobei wir ja meist einfach vom Kaloriengehalt sprechen, und zu ausgewählten Inhaltsstoffen, die gesundheitlich bedeutsam sind. Sie gibt den Gehalt an **Eiweiß**, **Kohlenhydraten** und **Ballaststoffen**, an **Fett**, **Fettsäuren** und **Cholesterin** sowie einigen **Vitaminen** und **Mineralstoffen** an. Informationen zu diesen Nährstoffen finden Sie ab Seite 11.

Die Daten für die einzelnen Lebensmittel in unserer Tabelle stammen aus den aktuellen wissenschaftlichen Standard-Nährwerttabellen und -Datenbanken (siehe Literaturverzeichnis, S. 172). Für die vielen zubereiteten Gerichte haben wir zunächst die gängigsten Standardrezepte ermittelt und anschließend die Nährstoffgehalte anhand der Rezeptzutaten berechnet.

Bei einigen Nährstoffen, insbesondere bei Vitaminen und Mineralstoffen, können wir allerdings manchmal keine Werte angeben, und zwar deshalb, weil dazu entweder gar keine oder keine zuverlässigen Daten vorliegen. Diese Fälle haben wir mit dem Hinweis „keine Angabe" (ø) gekennzeichnet. Dies bedeutet aber nicht unbedingt, dass der Nährstoff in dem betreffenden Lebensmittel nicht enthalten ist.

## Wie genau sind die Werte?

Der **Nährstoffgehalt** in unseren Lebensmitteln schwankt immer ein wenig, teilweise sogar erheblich. Deshalb können Angaben in Nährwerttabellen nie ganz genau sein. Dazu zwei Beispiele:

- Sie haben gerade einen Apfel gegessen und würden gern wissen, wie viel Vitamin C er Ihnen geliefert hat. Welche Apfelsorte haben Sie gegessen? Einen Boskop, Elstar oder Braeburn? War es ein Apfel aus „neuer Ernte" oder einer, der schon den Winter über eingelagert wurde? Je nach Sorte gibt es große Unterschiede im Vitamin-C-Gehalt, der außerdem abhängig von den Anbaubedingungen, vom Klima und von der Lagerung ist. Diese Schwankungen sind ganz natürlich und besonders ausgeprägt bei Vitaminen in Obst und Gemüse. In einer Nährwerttabelle kann man aber immer nur einen Durchschnittsgehalt eines Durchschnittsapfels angeben. Bei tierischen Lebensmitteln sind in erster Linie die Rasse sowie Fütterung und Haltung für schwankende Nährstoffgehalte verantwortlich.
- Sie haben eine Thunfischpizza gegessen und möchten erfahren, wie viele Kalorien in ihr steckten. Wir haben für diese Pizza die Nährwerte auf der Basis eines Standard-Pizzarezeptes errechnet. Aber die

Zutaten, die für Ihre spezielle Pizza verwendet wurden, können natürlich von diesem Durchschnittsrezept abweichen. Zum Beispiel kann der Boden dicker sein, die Thunfischmenge größer oder der Käse fettreicher. Bei verarbeiteten und zubereiteten Lebensmitteln und Gerichten ergeben sich aufgrund unterschiedlicher Rezepturen und Herstellungsverfahren Schwankungen im Nährstoffgehalt, die zwar unvermeidbar, in einer Tabelle jedoch nicht erfassbar sind.

Aus diesem Grunde haben wir darauf verzichtet, die Nährstoffgehalte „aufs Komma genau" anzugeben, denn das würde Ihnen eine Genauigkeit vorspiegeln, die nicht den Tatsachen entspricht. Mit wenigen Ausnahmen dort, wo es nur sehr kleine Zahlen gibt, haben wir die Werte zu ganzen Zahlen auf- oder abgerundet. Und da die einzelnen Werte eben oft nicht so genau sind, wie sie erscheinen, sollten auch Sie bei ihrer Bewertung nicht allzu pedantisch sein!

Bei allen unvermeidbaren Schwankungen ist die Nährwerttabelle dennoch unverzichtbar, wenn Sie beispielsweise vitamin- oder ballaststoffreiche Lebensmittel suchen, auf den Fettgehalt in Ihrer Ernährung achten, den Kaloriengehalt verschiedener Produkte miteinander vergleichen oder einfach mehr über die Zusammensetzung unserer Lebensmittel erfahren möchten.

## Was hat es mit dem „essbaren Anteil" und den „Portionen" auf sich?

In Nährwerttabellen wird üblicherweise angegeben, wie viel eines Nährstoffs jeweils in 100 g eines Lebensmittels steckt. Viele Lebensmittel jedoch, allen voran Obst und Gemüse, haben nicht essbare Abfallanteile wie Schalen, Stiele oder Kerne. Interessant für uns ist natürlich nur der Nährstoffgehalt von den Anteilen, die wir tatsächlich essen, beispielsweise das Fruchtfleisch einer Apfelsine, nicht aber deren Schale. Wenn wir also unsere Angaben „pro 100 g **essbarem Anteil**" machen, so gelten die Werte für 100 g Apfelsinenfruchtfleisch, auch wenn es nur „Apfelsine" heißt.

In den seltensten Fällen essen wir von einem Lebensmittel exakt 100 g. Und um Ihnen allzu viel Rechnerei zu ersparen, haben wir für jedes Lebensmittel die Nährwerte nicht nur pro 100 g aufgeführt, sondern gleichzeitig für eine übliche, durchschnittlich große **Verzehrsportion**. Im Fall der Apfelsine ist das eine mittelgroße Frucht. Auch hier beziehen wir uns wieder auf den essbaren Anteil. Die Angabe für „1 Apfelsine, 145 g" meint somit 145 g Fruchtfleisch. Ihre eingekaufte Apfelsine hat mit ihrer Schale natürlich mehr gewogen.

Auch bei den Portionen, die wir je nach Lebensmittel in Stück, Scheibe, Esslöffel usw. angeben, kann es nur jeweils eine durchschnittliche Größe bzw. Menge sein. Das wiederum kann zu Abweichungen von Ihrer tatsächlich gegessenen Menge führen. Schließlich kann Ihre Scheibe Brot dicker oder dünner, Ihr Stück Kuchen größer oder kleiner als unser Durchschnitt sein. Zur Orientierung und für die meisten Durchschnittsberechnungen reicht diese praktische Angabe aber meistens aus.

Wenn Sie es ganz genau wissen möchten, müssen Sie Ihr Lebensmittel vor dem Verzehr abwiegen (aber bitte erst, nachdem Sie den Abfall entfernt haben) und dann für diese Menge die Nährstoffe berechnen. Hier zwei Beispiele:

- 100 g Banane enthalten 95 kcal. Ihre Banane wiegt ohne Schale 140 g. Der Kaloriengehalt beträgt $95 \times 1{,}4 = 133$ kcal.
- 100 g Mehrkornbrot enthalten 5 g Ballaststoffe. Ihre Scheibe wiegt 55 g, enthält also $5 \times 0{,}55 = 2{,}75$ g (aufgerundet 3 g) Ballaststoffe.

## Angaben zu Markenprodukten

In unserer Nährwerttabelle finden Sie auch eine Reihe von Markenprodukten verschiedenster Lebensmittelhersteller. Angesichts des riesigen Angebots unterschiedlicher Produkte, aber ebenso vieler ähnlicher Erzeugnisse mehrerer Hersteller konnten wir hier nur beispielhaft einige wenige Produkte herausgreifen. Diese willkürliche Auswahl bedeutet nicht, dass wir ein bestimmtes Markenprodukt besser bewerten als etwa ein vergleichbares nicht aufgeführtes Konkurrenzprodukt.

## Was Sie wissen sollten

Die Nährwertdaten der Markenprodukte stammen von den jeweiligen Herstellern, ebenso wie die Angaben zu den Portionsgrößen, sofern sie ausgewiesen werden. Wie Ihnen auffallen wird, gibt es bei den Markenprodukten besonders viele Lücken durch fehlende Daten („ø", keine Angabe). Das liegt unter anderem daran, dass die Hersteller selbst selten über vollständige Daten zur Nährstoffzusammensetzung ihrer Produkte verfügen. Entsprechende chemische Analysen vor allem zum Gehalt an Vitaminen, Mineralstoffen oder Fettsäuren werden kaum durchgeführt.

Viele Lebensmittelproduzenten weisen ausdrücklich darauf hin, dass aufgrund häufig veränderter Rezepturen sich sowohl die Zusammensetzung als auch damit einhergehend der Nährstoffgehalt ihrer Produkte jederzeit ändern kann. Daher können wir Ihnen die dauerhafte Aktualität der von uns verwendeten Herstellerdaten leider nicht garantieren. Wenn Sie ganz sichergehen möchten, schauen Sie auf die Verpackung, auf der immer mehr Hersteller Angaben zumindest zu den Hauptnährstoffen ihrer Produkte machen.

Trotz der lückenhaften Daten und Unsicherheiten hoffen wir, Ihnen mit unserer Auswahl an Markenprodukten doch zumindest eine Orientierungshilfe zu geben, um die ernährungsphysiologischen Vorzüge oder auch Nachteile der Produkte einschätzen zu können. Ergänzend empfehlen wir Ihnen unsere Kategorie „Gerichte" (siehe unter den verschiedenen Lebensmittelgruppen), wo Sie durchschnittliche und vollständige Nährwerte beispielsweise für eine Pizza oder einen Hamburger finden.

# Gesund essen und trinken

Auf den folgenden Seiten geben wir Ihnen einen kleinen Überblick über Bestandteile und Zusammensetzung einer gesunden Ernährung: Was und wie viel braucht der Körper, um gesund und leistungsfähig zu sein? Wovon essen wir häufig zu viel und wovon zu wenig? Welche Lebensmittel liefern wertvolle Vitamine, Mineralstoffe und sekundäre Pflanzenstoffe? Und wie sollte man die Speisen zubereiten, damit diese auch erhalten bleiben?

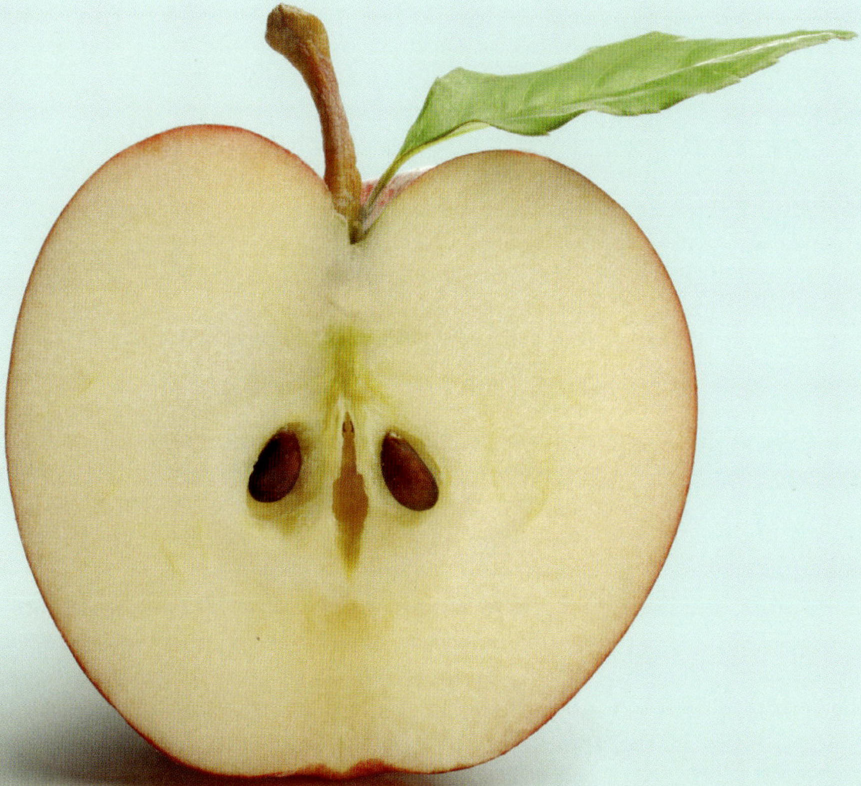

# Gesunde Ernährung: Die Abwechslung macht's

Unsere Lebensmittel versorgen uns mit Energie und allen Nährstoffen, die wir zum Leben brauchen. Dabei können wir aus einer übergroßen Vielfalt schöpfen. Nutzen Sie sie! Essen Sie möglichst abwechslungsreich. Je gemischter und vielseitiger wir unsere Lebensmittel wählen, desto größer ist die Wahrscheinlichkeit, dass wir alle notwendigen Inhaltsstoffe in ausreichender Menge erhalten, und desto geringer ist gleichzeitig das Risiko, von einem einzelnen Bestandteil vielleicht zu viel aufzunehmen. Ideal ist es, wenn die tägliche Kost hauptsächlich aus pflanzlichen Lebensmitteln besteht, wir also reichlich Gemüse und Obst, Getreideprodukte und Kartoffeln essen. Tierische Lebensmittel wie Milchprodukte, Fleisch und Fisch gehören ebenfalls zu einer ausgewogenen Ernährung, allerdings nicht als tägliche Hauptbestandteile unserer Kost, sondern als maßvolle Ergänzung, denn sie bringen leider häufig viel Fett mit. Mit Zucker, Salz und Alkohol sollten wir sparsamer umgehen, als wir es derzeit tun.

## Energie: Ohne Brennstoffe läuft nichts

Damit unser Körper überhaupt funktionieren und arbeiten kann, braucht er zunächst mal Energie. Und die können ihm nur unsere Lebensmittel liefern. Sie steckt in den Nährstoffen Eiweiß, Kohlenhydrate und Fett, die wiederum in unterschiedlichen Anteilen in den Nahrungsmitteln enthalten sind.

Die offizielle Einheit für die Energie ist seit einiger Zeit **„Kilojoule“** (kJ), aber alle Welt spricht noch immer wie früher von **„Kilokalorien“** (kcal) oder ganz einfach von „Kalorien“. Eine Kilokalorie entspricht etwa vier Kilojoule (1 kcal = 4,2 kJ). In unserer Nährwerttabelle gibt es beide Einheiten. Zusätzlich finden Sie in der Rubrik „Energie“ noch eine weitere Angabe, die **„Energiedichte“**. Sie drückt den Energiegehalt in Kalorien pro Gramm (kcal/g) eines Lebensmittels aus. Die Energiedichte hilft insbesondere im Zusammenhang mit Übergewicht beziehungsweise dem Abnehmen Lebensmittel richtig einzuschätzen (siehe S. 157).

Unser Bedarf an Energie setzt sich zusammen aus dem **Ruheenergieumsatz** (Grundumsatz) und dem **Arbeitsumsatz**. Unter **Grundumsatz** verstehen wir die Energie, die der Körper im Ruhezustand verbraucht, und zwar für so lebenswichtige Aufgaben wie Herztätigkeit, biochemische Reaktionen, Atmung oder Wärmeregulation. Unsere Muskulatur verbraucht in Ruhe am meisten Energie, sodass der Grundumsatz in erster Linie von der Muskelmasse abhängt. Weiterhin wird er durch Geschlecht und Alter beeinflusst. Männer verbrauchen mehr Kalorien als Frauen, und jüngere mehr als ältere Menschen.

Der **Arbeitsumsatz** entsteht durch Muskelarbeit, also körperliche Tätigkeiten aller Art, angefangen von leichten Fingerbewegungen auf der Computertastatur über Gehen und Gartenarbeit bis zum Leistungssport. Je mehr Muskeln beansprucht werden und je länger wir sie beanspruchen, desto mehr Energie benötigen wir. Nicht zuletzt beeinflussen auch erbliche Faktoren unseren Energieverbrauch. Sie können zum Beispiel bewirken, dass zwei Männer gleichen Alters und Gewichts selbst bei gleicher Tätigkeit unterschiedlich viele Kalorien verbrauchen.

Nur wenn sich der Energiebedarf auf der einen und die Energiezufuhr auf der anderen Seite die Waage halten, ist die **Energiebilanz** ausgeglichen. Dann bleibt unser Gewicht stabil. Immer, wenn wir längerfristig mehr Kalorien aufnehmen, als wir verbrauchen, speichert der Körper diesen Überschuss im Fettgewebe: Wir nehmen zu. Im umgekehrten Fall – wenn also mehr verbraucht als zugeführt wird – wird die fehlende Energie aus den Reserven bereitgestellt, und wir nehmen ab.

Der **Energieumsatz** kann im Labor mit sehr aufwendigen Methoden exakt ermittelt werden, was aber für den Alltag kaum infrage kommt. Ihn mithilfe von Berechnungsformeln abzuschätzen, um damit die passende Kalorienzufuhr festlegen zu können, ist im Einzelfall sehr ungenau. Doch das ist auch nicht notwendig, wenn Sie sich an dem einfachen, aber unumstößlichen „Energiegesetz" (siehe oben) orientieren: Wenn nämlich Ihr Gewicht über längere Zeit unverändert bleibt, dann können Sie sicher sein, dass Ihre Energiebilanz ausgeglichen ist, Sie also nicht mehr aber auch nicht weniger Kalorien aufnehmen, als Sie benötigen. Das Kalorienzählen ist überflüssig.

**Zufuhrempfehlung:** Aus den genannten Gründen kann man keine allgemeinen Empfehlungen zur richtigen Energiezufuhr geben, sondern lediglich Anhaltspunkte zur Orientierung nennen. Diese lauten für Personen mit einer nur geringen körperlichen Tätigkeit (zum Beispiel eine sitzende Bürotätigkeit und keinerlei Freizeitsport):

- für Frauen 1800–2400 kcal/Tag,
- für Männer 2300–3100 kcal/Tag.

Bei höherer körperlicher Aktivität in Beruf oder Freizeit erhöht sich der Bedarf.

## Eiweiß (Protein): zum Verheizen zu schade

Jedes Gramm Eiweiß liefert uns eine Energiemenge von rund 4 kcal (17 kJ). Aber Eiweiß ist normalerweise zu schade, um einfach als Brennstoff genutzt zu werden. Es ist ein lebenswichtiger Baustoff des Körpers für den Aufbau der Muskeln und Organe, für Haut und Haare, für viele Funktionen als Biokatalysator (Enzyme), als Transporter im Blut und vieles mehr. Bei der Verdauung wird jedes Nahrungseiweiß zunächst in seine Bausteine, die **Aminosäuren** zerlegt. Aus den verschiedenen Aminosäuren kann dann neues körpereigenes Eiweiß aufgebaut werden.

Eiweiß aus tierischen Lebensmitteln – aus Milch, Fleisch, Fisch und Eiern – ist für den Körper besonders gut nutzbar, denn sein Aminosäuremuster ist dem menschlichen Eiweiß sehr ähnlich. Getreide, Kartoffeln und Hülsenfrüchte sind für uns ebenfalls wichtige Eiweißlieferanten. Dieses pflanzliche Eiweiß kann unser Körper besser für seine Zwecke nutzen, wenn wir es in einer Mahlzeit oder einem Gericht mit einem tierischen Eiweiß kombinieren, wenn wir also zum Beispiel eine Folienkartoffel mit Kräuterquark oder ein Müsli mit Milch essen.

**Zufuhrempfehlung:** Man sollte etwa 45–60 g Eiweiß pro Tag essen. Häufig wird die empfohlene Eiweißmenge auch bezogen auf das Körpergewicht angegeben und lautet dann: 0,8 g Eiweiß pro kg Körpergewicht (also bei 55 kg bedeutet das rund 44 g, bei 85 kg etwa 68 g Eiweiß pro Tag).

Die Eiweißaufnahme ist im Allgemeinen bei uns nicht problematisch, im Gegenteil, sie ist fast immer mehr als ausreichend. Wenn Sie anhand unserer Tabelle überschlagen, wie Ihre tägliche Eiweißration ausfällt, werden Sie vermutlich ebenfalls feststellen, dass Sie über den Empfehlungen liegen. Das ist aber kein Grund zur Beunruhigung. Gesunden Menschen schadet etwas mehr Eiweiß nicht.

## Kohlenhydrate: unser wichtigster Brennstoff

Kohlenhydrate liefern wie Eiweiß pro Gramm etwa 4 kcal (17 kJ). Im Unterschied zu diesem werden sie jedoch zum allergrößten Teil als Brennstoff zur Energieversorgung genutzt.

Die Kohlenhydrate sind aus sogenannten **Einfachzuckern (Monosaccharide)** aufgebaut, deren wichtigste Vertreter **Traubenzucker (Glukose)** und **Fruchtzucker (Fruktose)** sind. **Haushaltszucker (Saccharose)** und **Milchzucker (Laktose)** bestehen aus jeweils zwei miteinander verbundenen Zuckerbausteinen **(Disaccharide)**. Eine lange Kette von Zuckermolekülen wird zu **Stärke**, man spricht von **komplexen Kohlenhydraten (Polysaccharide)**. Im Gegensatz zu den vorgenannten schmecken sie nicht süß. Während der Verdauung werden die Ketten ebenso wie die Zweierverbindungen in Einfachzucker gespalten, die dann aus dem Darm ins Blut aufgenommen werden können.

In den meisten Lebensmitteln sind verschiedene Kohlenhydrate gleichzeitig enthalten. Unsere Tabelle weist den **Gesamtkohlenhydratgehalt** aus, also die Summe aus allen Zuckern und Stärke. Manche Menschen können entweder Laktose oder Fruktose schlecht oder gar nicht vertragen. Für sie ist es wichtig, den Gehalt der Lebensmittel speziell an diesen Zuckern zu kennen. Deshalb gibt es ab S. 166 umfangreiche Sondertabellen mit Fruktose- und Laktosegehalten von Lebensmitteln sowie praktische Tipps zur richtigen Ernährung bei Fruktose- oder Laktoseunverträglichkeit.

Unter der Rubrik Kohlenhydrate haben wir noch die **„Kohlenhydratportionen“** (KH-Port.) angegeben. Sie sind für Patienten mit Diabetes, die Insulin spritzen, eine wertvolle Hilfe für den Alltag, um die Menge an blutzuckerwirksamen Kohlenhydraten und die dafür richtige Insulindosis abschätzen zu können (siehe S. 163). Für gesunde Menschen haben sie keine Bedeutung.

**Zufuhrempfehlung:** Rund die Hälfte unserer Kalorien sollte aus Kohlenhydraten stammen. Auch dies gilt wieder lediglich als grobe Richtschnur, allzu genau muss man nicht sein. Wichtiger als die genaue Menge an Kohlenhydraten ist es, darauf zu achten, mit welchen Lebensmitteln sie geliefert werden. Empfehlenswert sind besonders diejenigen, die zusammen mit Ballaststoffen daherkommen (siehe unten). Hier muss man nicht auf die Menge achten. Wohl aber bei den kohlenhydratreichen Lebensmitteln, bei denen Ballaststoffe weitgehend oder ganz fehlen. Das sind – wie ein Blick in die Tabelle zeigt – vor allem Süßigkeiten und süße Getränke. Sie liefern uns durch ihre Kohlenhydrate zwar reichlich Energie, ansonsten aber nicht viel Nützliches.

## Ballaststoffe bringen den Darm in Schwung

Ballaststoffe kommen ausschließlich in pflanzlichen Lebensmitteln vor. Sie sind unverdaulich für uns und liefern keine Kalorien. Dennoch sind sie kein überflüssiger Ballast, wie man aufgrund des Namens vermuten könnte, sondern erfüllen wichtige Aufgaben. Sie sorgen insbesondere für eine geregelte **Darmfunktion** und damit für eine regelmäßige **Verdauung**. Gleichzeitig beugen sie Übergewicht vor, denn ballaststoffreiche Lebensmittel füllen den Magen mit wenigen Kalorien und machen gut und lange satt (siehe S. 158).

Wenn Kohlenhydrate in Lebensmitteln mit Ballaststoffen vergesellschaftet sind, werden die Ersteren langsamer verdaut und gehen nur langsam ins Blut über. Dadurch schwankt der **Blutzuckerspiegel** nicht so stark. Auch das hilft, länger satt zu bleiben. Kohlenhydratreiche Lebensmittel, die gleichzeitig Ballaststoffe enthalten, sind in erster Linie Getreideprodukte, Gemüse, Obst und Hülsenfrüchte. Also einmal mehr die altbekannten Lebensmittel, ohne die es nun einmal bei einer gesunden Ernährung nicht geht und die uns ja mit vielen lebensnotwendigen Nährstoffen versorgen.

Ein Blick in die Tabelle zeigt, dass es bei Getreideprodukten große Unterschiede im Ballaststoffgehalt gibt, je nachdem, ob es sich um Vollkornprodukte oder solche aus hellen Mehlen handelt. Die Ersteren haben deutlich mehr zu bieten. Auch die verschiedenen Gemüse- und Obstsorten unterscheiden sich in ihrem Ballaststoffgehalt teilweise beträchtlich. Während etwa Gurken oder Tomaten sich hier nicht besonders hervortun, enthalten Kohlarten und Möhren reichlich Ballaststoffe. Damit Sie nicht jeden Wert nachschauen müssen, für den Alltag der einfache Tipp: Reich an Ballaststoffen sind immer solche Lebensmittel, die Sie gut kauen müssen, beispielsweise Vollkornbrot mehr als Weißbrot, Müsli mehr als Cornflakes und Erdbeeren mehr als Melonen.

**Zufuhrempfehlung:** Es wird empfohlen rund 30 g Ballaststoffe pro Tag zu verzehren. Von dieser Menge sind wir als Durchschnittsesser weit entfernt, und wir dürfen uns über jede Steigerung freuen, selbst wenn die empfohlene Menge nicht ganz erreicht wird.

## Fett: Energie in konzentrierter Form

In jedem Gramm Fett stecken etwa 9 kcal (37 kJ), gut das Doppelte von Eiweiß und Kohlenhydraten. Aber Fette liefern uns nicht nur konzentrierte Energie, sie sind unter anderem auch Bestandteil aller Zellwände und schützen die inneren Organe vor Verletzungen.

Bausteine der Fette sind die **Fettsäuren**. Je nach ihrem chemischen Aufbau unterscheidet man drei Gruppen: gesättigte, einfach und mehrfach ungesättigte Fettsäuren. Sie alle sind für uns von Bedeutung, allerdings in ganz unterschiedlicher Hinsicht. Deshalb geben wir Ihnen in unserer Tabelle neben dem Gesamtfett zusätzlich den Gehalt der Lebensmittel an den verschiedenen Fettsäuren an.

Über **gesättigte Fettsäuren** müssen wir hauptsächlich reden, weil wir von ihnen zumeist weit mehr aufnehmen, als uns gut tut. Da unser Körper sie selbst aufbauen kann, sind sie für uns nicht lebensnotwendig, sondern liefern uns viele überflüssige Kalorien. Darüber hinaus sind sie ungünstig für Herz und Kreislauf, denn sie erhöhen die Blutfette, vor allem das schädliche LDL-Cholesterin (siehe S. 159 ff). Bei ihnen kommen wir ums Einsparen nicht herum. Sie können anhand der Tabellen sehen, dass reichlich gesättigte Fettsäuren in fettreichen tierischen Lebensmitteln (zum Beispiel Wurstwaren, sahnehaltigen Milchprodukten, Butter) stecken, aber ebenso in Kokosfett, Backwaren und fettreichen Süßigkeiten wie Schokolade.

**Einfach ungesättigte Fettsäuren** (Monoensäuren) wirken im Gegensatz zu den gesättigten positiv auf unsere Gesundheit. Sie senken das LDL-Cholesterin und halten die Blutgefäße gesund. Besonders gute Quellen für einfach ungesättigte Fettsäuren sind Olivenöl und Rapsöl sowie einige Nusssorten.

**Mehrfach ungesättigte Fettsäuren** (Polyensäuren) haben lebenswichtige Aufgaben im Körper und müssen mit der Nahrung aufgenommen werden. Sie werden daher als essenzielle Fettsäuren bezeichnet. Es gibt zwei verschiedene Bauarten: die Omega-3- und Omega-6-Fettsäuren. Die Letzteren machen in der Durchschnittskost den weitaus größten Teil an Polyensäuren aus. Das Verhältnis von Omega-6- zu Omega-3-Fettsäuren beträgt etwa zehn zu eins. Wissenschaftliche Erkenntnisse der letzten Jahre haben jedoch gezeigt, dass gerade die **Omega-3-Fettsäuren** viele gesundheitsfördernde Wirkungen haben. Sie hemmen Entzündungsprozesse im Körper, schützen Herz und Kreislauf (siehe S. 159), sind bedeutsam für die geistige Leistungsfähigkeit und beugen möglicherweise Demenzerkrankungen vor. Mehr Omega-3-Fettsäuren wären daher wünschenswert.

Fettreiche Fische wie Hering, Makrele und Lachs enthalten einen hohen Anteil an Omega-3-Fettsäuren, und zwar vor allem zwei Vertreter der Familie, die besonders wirksam sind: **Eicosapentaensäure (EPA)** und **Docosahexaensäure (DHA)**. Im Allgemeinen essen wir aber zu wenig Fisch, um damit ausreichend Omega-3-Fettsäuren aufzunehmen. Deshalb sollten wir unsere Versorgung mit **α-Linolensäure (ALA)** ergänzen, einer Omega-3-Fettsäure, die sich in einigen pflanzlichen Lebensmitteln findet. Wenngleich sie nicht so wirkungsvoll wie EPA und DHA ist, so können wir damit doch einen sehr wichtigen Beitrag zur Verbesserung unserer Versorgung leisten. Die Tabelle auf S. 14 zeigt Ihnen die wichtigsten Lebensmittel, die gute Quellen für die verschiedenen Omega-3-Fettsäuren sind.

**Zufuhrempfehlung:** Etwa 30–35 % der täglichen Nahrungsenergie sollten in Form von Fett aufgenommen werden. Wie bei den Kohlenhydraten ist die richtige Fettqualität mindestens ebenso wichtig wie die Fettmenge: Aus gesättigten Fettsäuren sollten nicht mehr als 10 % der gesamten Kalorien stammen. Bei 2 500 kcal pro Tag heißt das weniger als 250 kcal. Da 1 g Fett 9 kcal liefert, entsprechen diese 250 kcal cirka 28 g gesättigte Fettsäuren (250: 9 = 27,8 g). Diese Menge steckt übrigens bereits in einer Currywurst plus Pommes frites mit Ketchup und Mayonnaise.

Etwa die Hälfte unseres Nahrungsfetts sollten die einfach ungesättigten Fettsäuren liefern. Neben Olivenöl, Rapsöl und Nüssen enthalten auch viele tierische Lebensmittel nennenswerte Mengen an einfach ungesättigten Fettsäuren. Hier sind sie aber mit gesättigten Fettsäuren vergesellschaftet, welche die vorteilhaften Wirkungen der Ersteren praktisch wieder aufheben, sodass tierische Lebensmittel als Lieferanten für Monoensäuren nicht empfehlenswert sind.

Bei den mehrfach ungesättigten Fettsäuren gilt es wie erläutert, insbesondere den Anteil an Omega-3-Fettsäuren zu steigern. Dazu wird empfohlen, ein- bis zweimal pro Woche fettreichen Fisch sowie regelmäßig omega-3-fettsäurereiche pflanzliche Lebensmittel zu essen. Mit monoensäure- und omega-3-reichen Lebensmitteln nehmen wir übrigens gleichzeitig ausreichend Omega-6-Fettsäuren auf, sodass wir darauf nicht mehr zusätzlich achten müssen.

## Gute Quellen für die Omega-3-Fettsäuren ALA, EPA und DHA

| Lebensmittel | ALA-Gehalt (mg/100 g) | EPA- und DHA-Gehalt (mg/100 g) |
|---|---|---|
| **Fette und Öle** | | |
| Leinöl | 52 800 | – |
| Walnussöl | 12 200 | – |
| Rapsöl | 9 600 | – |
| Weizenkeimöl | 7 800 | – |
| Sojaöl | 7 700 | – |
| andere Speiseöle i. D. | 500–1 000 | – |
| Margarine i. D. | 1 900–2 900 | – |
| Butter | 370–940 | – |
| **Nüsse und Samen** | | |
| Leinsamen | 16 700 | – |
| Walnüsse | 7 800 | – |
| Pekannüsse | 760 | – |
| Sesamsaat | 670 | – |
| Erdnüsse | 530 | – |
| Mandeln | 260 | – |

| Lebensmittel | ALA-Gehalt (mg/100 g) | EPA- und DHA-Gehalt (mg/100 g) |
|---|---|---|
| **Fisch und Fischwaren** | | |
| Hering | 60 | 2 600 |
| Makrele | 250 | 1 780 |
| Lachs | 360 | 2 610 |
| Sardine | 40 | 1 390 |
| Sardellen | 30 | 500 |
| Thunfisch | ø | 1 200 |
| Rotbarsch | 50 | 410 |
| Bückling | 200 | 1 930 |
| Makrele geräuchert | 220 | 2 920 |
| Schillerlocke | 150 | 4 840 |
| **angereicherte Lebensmittel** | | |
| Omega-3-Brot/Brötchen | 420 | 75–90 |
| Omega-3-Pflanzenmargarine | 3 000–5 000 | 0–240 |
| DHA-Eier | ø | 180 |

i. D. = im Durchschnitt

### Cholesterin

Cholesterin ist ein unentbehrlicher **Bestandteil aller Körperzellen**. Außerdem werden daraus wichtige **Hormone** und die **Gallensäuren** aufgebaut. Unser Körper kann Cholesterin in ausreichender Menge selbst bilden, sodass wir nicht auf eine Zufuhr mit der Nahrung angewiesen sind. Im Gegenteil, problematisch kann eher eine zu hohe Aufnahme werden, trägt sie doch zu einer Erhöhung der Blutfette bei, wenngleich nicht so ausgeprägt, wie man noch vor einigen Jahren meinte (siehe S. 160 f).

Cholesterin findet sich nur in tierischen Lebensmitteln. Pflanzliche Produkte sind cholesterinfrei oder enthalten allenfalls winzige Mengen, die wir dann als „Spuren" (✓) in der Tabelle kenntlich gemacht haben, und die für Sie wirklich völlig bedeutungslos sind.

### Vitamine: unentbehrlich und gesundheitsfördernd

Vitamine erfüllen vielfältige lebenswichtige Funktionen im Stoffwechsel. Bis auf wenige Ausnahmen können wir sie nicht selbst herstellen, sondern sind auf die Nahrungslieferanten angewiesen. Wir benötigen lediglich kleine Mengen von ihnen, entweder einige Milligramm (mg) oder gar nur Mikrogramm (1 µg = 1/1000 mg). Es gibt 13 Vitamine, die man in zwei Gruppen einteilt: fettlösliche und wasserlösliche. Zu den fettlöslichen gehören die Vitamine A, D, E und K, zu den wasserlöslichen die verschiedenen B-Vitamine und Vitamin C. Von den fettlöslichen Vitaminen können wir einen gewissen Vorrat anlegen, von dem wir zur Not einige Zeit zehren können. Die wasserlöslichen können wir nicht speichern, umso wichtiger ist die regelmäßige Aufnahme mit der Nahrung. Eine gemischte, abwechslungsreiche Kost versorgt uns in der Regel ausreichend mit allen Vitaminen. Je einseitiger die Ernährung aber wird, desto eher gibt es Engpässe bei der Versorgung.

Die Übersicht auf S. 16 zeigt Ihnen die wichtigsten Aufgaben der einzelnen Vitamine und welche Lebensmittel uns gut damit versorgen.

Einige Vitamine tun uns zusätzlich noch Gutes, indem sie uns vor bestimmten Krankheiten, insbesondere Herz-Kreislauf-Erkrankungen, aber auch Krebs schützen können. Dies sind vor allem die Vitamine A, E und C, die die Körperzellen vor aggressiven Angreifern schützen, sowie Folsäure. Aus diesem Grunde haben wir ihre Gehalte in den Lebensmitteln in unsere Nährwerttabelle aufgenommen.

Vitamin A bzw. genauer gesagt seine Vorstufe, das β-Carotin, Vitamin E und Vitamin C wirken als **Antioxidanzien**. Sie fangen sogenannte freie Radikale im Körper ab und machen sie unschädlich. Diese aggressiven Verbindungen würden ansonsten bestimmte Oxidationsvorgänge im Körper auslösen, die Körperzellen und Zellwände schädigen und so die Entstehung vieler Krankheiten beschleunigen.

### Vitamin A und β-Carotin

Vitamin A (Retinol) gibt es in zwei Ausführungen: einmal als „fertiges Vitamin", das in tierischen Lebensmitteln wie Eigelb, Butter und Leber vorkommt, und als β-Carotin in pflanzlichen Lebensmitteln, wobei insbesondere gelbe und orangerote Früchte und Gemüse wie Aprikosen, Möhren, Paprika, sowie grünblättriges Gemüse (Spinat, Feldsalat) viel davon enthalten. Das β-Carotin seinerseits kann zwei Wege einschlagen. Es kann, je nach Bedarf, als Vorstufe des Vitamin A dienen und zu diesem aufgebaut werden, oder es ist selbst als Antioxidans wirksam.

**Zufuhrempfehlung:** Man sollte etwa 0,8–1 mg Retinoläquivalente pro Tag zu sich nehmen. Bezüglich seiner Vitamin-A-Wirksamkeit ist das β-Carotin nicht so effizient wie das fertige Vitamin A. Deshalb werden die Gehalte in Retinoläquivalente (RÄ) umgerechnet, die auch in der Nährwerttabelle angegeben sind. Dabei entspricht 1 µg Retinoläquivalent 1 µg Retinol beziehungsweise 6 µg β-Carotin.

### Vitamin E (Tocopherole)

Die Bezeichnung Vitamin E umfasst sehr ähnlich aufgebaute Verbindungen, die Tocopherole genannt werden. Die einzelnen Varianten sind im Organismus nicht alle gleich wirksam, deshalb berechnet man ihre jeweilige biologische Aktivität im Vergleich zur wirksamsten Verbindung, dem α-Tocopherol, und gibt den Gehalt in den Lebensmitteln als „mg-Tocopherol-Äquivalent" (TÄ) an.

**Zufuhrempfehlung:** Die beste Vitamin-E-Quelle sind pflanzliche Öle. Nüsse und Saaten sind ebenfalls Vitamin-E-reich. Man sollte etwa 12–15 mg Tocopheroläquivalente pro Tag zu sich nehmen.

### Vitamin C (Ascorbinsäure)

Neben seiner Wirkung als Antioxidans stärkt Vitamin C unter anderem das Immunsystem. Deshalb wird es speziell zur Vorbeugung von Erkältungen empfohlen. Diesen Rat kennt vermutlich jeder. Allerdings ist nach wie vor wissenschaftlich umstritten, ob hohe Dosen an Vitamin C durch Tabletten oder Pulver Erkältungen tatsächlich verhindern oder für eine raschere Genesung sorgen können.

**Zufuhrempfehlung:** Mit einer natürlich Vitamin-C-reichen Kost mit viel Obst und Gemüse als wichtigsten Lieferanten sind Sie in jedem Fall auf der sicheren Seite und bringen Ihr Immunsystem ebenso auf Vordermann wie Ihre antioxidative Abwehr. Dabei sollten Sie etwa 100 mg Vitamin C pro Tag aufnehmen.

### Folsäure

Folsäure schützt wie die Antioxidanzien Herz und Kreislauf, aber nicht indem sie freie Radikale abwehrt, sondern indem sie

## Funktionen und wichtige Nahrungsquellen der verschiedenen Vitamine

| Vitamin | Aufgaben | gute Lieferanten |
|---|---|---|
| Vitamin A/β-Carotin<br>(siehe S. 15) | ▮ beteiligt am Sehvorgang sowie am Aufbau der Haut und Schleimhaut<br>▮ wichtig für das Immunsystem<br>▮ β-Carotin wirkt außerdem als Antioxidans | Vitamin A: Leber, Eier, Butter<br>β-Carotin: Obst und Gemüse<br>(siehe Nährwerttabelle) |
| Vitamin D<br>(siehe S. 17) | ▮ beteiligt am Aufbau von Knochen und Zähnen<br>▮ fördert die Aufnahme von Kalzium in den Körper | Leber, Fettfische, Eier, Margarine, Butter<br>(siehe S. 17) |
| Vitamin E<br>(siehe S. 15) | ▮ Bestandteil aller Zellwände der Körperzellen<br>▮ Antioxidans | pflanzliche Öle, Nüsse, Samen<br>(siehe Nährwerttabelle) |
| Vitamin K | ▮ beteiligt an der Blutgerinnung | grüne Gemüse, Milch und Milchprodukte, Eier, Vollkornprodukte |
| Vitamin C<br>(siehe S. 15) | ▮ stärkt das Immunsystem<br>▮ beteiligt am Aufbau von Bindegewebe, Knochen und Zähnen<br>▮ Antioxidans | Obst und Gemüse<br>(siehe Nährwerttabelle) |
| **B-Vitamine** | | |
| Vitamin $B_1$<br>(Thiamin) | ▮ beteiligt am Stoffwechsel vor allem der Kohlenhydrate<br>▮ Funktionen im Nervensystem | Schweinefleisch, Leber, Vollkornprodukte, v. a. Weizenkeime und Haferflocken, Hülsenfrüchte, Nüsse, Kartoffeln |
| Vitamin $B_2$<br>(Riboflavin) | ▮ beteiligt am Stoffwechsel von Kohlenhydraten, Eiweiß und Fetten sowie an der Energiegewinnung | Milch und Milchprodukte, Fleisch, Fisch, Eier, Vollkornprodukte |
| Vitamin $B_6$<br>(Pyridoxin) | ▮ beteiligt vor allem am Eiweißstoffwechsel und an der Bildung des roten Blutfarbstoffs | Kommt in fast allen Lebensmitteln vor, besonders in Fleisch, Fisch, Vollkornprodukten, Hülsenfrüchten, Kartoffeln |
| Vitamin $B_{12}$<br>(Cobalamin) | ▮ beteiligt an verschiedenen Reaktionen im Stoffwechsel, ebenso an der Blut- und Zellbildung | Kommt praktisch nur in tierischen Lebensmitteln vor, besonders in Leber, Fleisch, Fisch, Eiern, Milch und Milchprodukten |
| Folsäure<br>(siehe S. 15 f) | ▮ beteiligt an der Neubildung von Zellen, an der Zellteilung und Blutbildung | grünes Gemüse, Orangen, Erdbeeren, Vollkornprodukte, Leber, Weizenkeime<br>(siehe Nährwerttabelle) |
| Niacin | ▮ beteiligt am Stoffwechsel von Kohlenhydraten, Eiweiß und Fetten | Fleisch, Fisch, Milch, Eier, Vollkornprodukte, Kartoffeln |
| Pantothensäure | ▮ beteiligt vor allem am Auf- und Abbau von Fetten sowie am Kohlenhydratabbau | Kommt in fast allen Lebensmitteln vor, besonders in Leber, Fleisch, Fisch, Milch, Vollkornprodukten, Hülsenfrüchten |
| Biotin | ▮ beteiligt vor allem am Abbau bestimmter Fettsäuren und Aminosäuren<br>▮ wichtig für Haut und Haare | Innereien, Eier, Milch, Nüsse, Hülsenfrüchte |

## Gute Vitamin-D-Quellen

| | |
|---|---|
| Lebensmittel mit mehr als 5 µg/100 g | ▮ fettreiche Fische wie Makrele, Hering, Lachs, Sardine<br>▮ Eigelb |
| Lebensmittel mit 1–5 µg/100 g | ▮ Leber<br>▮ Käse mit einem Fettgehalt von 45 % Fett i. Tr. oder mehr, z. B. Emmentaler, Gouda<br>▮ Butter<br>▮ mit Vitamin-D-angereicherte Margarine<br>▮ Pilze |

**Homocystein** beseitigt. Diese Substanz ist normalerweise ein Zwischenprodukt im Stoffwechsel, das mithilfe von Folsäure rasch weiterverarbeitet wird. Wenn diese fehlt, gerät die Verarbeitung ins Stocken, und Homocystein sammelt sich im Blut an. Dort schädigt es die Blutgefäße und wird zu einem Herzinfarkt-Risikofaktor. Mit einer folsäurereichen Kost bleibt der Gehalt an schädigendem Homocystein niedrig.

**Zufuhrempfehlung:** Folsäure ist eines der empfindlichsten Vitamine und wird sehr schnell durch Licht und Hitze zerstört. Neben einer vitaminschonenden Zubereitung (siehe S. 20) sollten wir deshalb besonders auf gute Folsäurelieferanten wie grünes Gemüse, Vollkornprodukte, einige Obstsorten, Fleisch und Milchprodukte achten, um etwa 400 µg Folsäure pro Tag mit der Nahrung aufzunehmen.

### Vitamin D

Vitamin D hat unter den Vitaminen eine Ausnahmestellung, denn es kann von unserem Körper in der Haut mithilfe von **Sonnenlicht** größtenteils selbst gebildet werden. Bei Säuglingen reicht die Eigenproduktion allerdings nicht aus, da sie besonders viel Vitamin D zum **Knochenaufbau** benötigen. Deshalb bekommen sie normalerweise Vitamin-D-Tabletten. Kritisch wird die Vitamin-D-Versorgung auch häufig bei älteren Menschen, denn die Fähigkeit zur Vitamin-D-Bildung nimmt mit dem Alter ab. Wenn ältere Menschen zusätzlich ans Haus gebunden sind und kaum ins Freie kommen, muss mit der Nahrung für Vitamin D gesorgt werden. Deshalb die Übersicht mit Vitamin-D-reichen Lebensmitteln.

**Zufuhrempfehlung:** Etwa 5 µg Vitamin D pro Tag mit der Nahrung aufzunehmen reicht aus. Menschen über 65 Jahre sollten aber 10 µg/Tag zuführen.

## Die vielfältigen Aufgaben der Mineralstoffe

Mineralstoffe sind anorganische Nährstoffe, die wie Vitamine lebensnotwendige Aufgaben ausüben und die uns unsere Nahrung liefern muss. Von einigen Mineralstoffen benötigen wir bis zu einigen Gramm pro Tag, bei anderen reichen schon Milligramm oder Mikrogramm aus. Die letzteren bezeichnet man als Spurenelemente. Hierzu zählen Eisen, Jod, Fluorid, Zink und Selen. Die folgende Übersicht zeigt Ihnen die wichtigsten Mineralstoffe, ihre Hauptaufgaben und gute Nahrungsquellen.

### Natrium

Natrium kommt in unseren Lebensmitteln größtenteils zusammen mit Chlorid als **Kochsalz** (Natriumchlorid) vor, sodass natriumreiche Lebensmittel gleichzeitig salzreiche Lebensmittel sind; 1 g Natrium entspricht 2,5 g Kochsalz. Bei Natrium müssen wir uns keine Gedanken um eine ausreichende Zufuhr machen; im Gegenteil, wir nehmen eher zu viel auf, weil wir häufig zu salzreich essen.

Von Natur aus enthalten Lebensmittel wenig Natrium. Das können Sie feststellen, wenn Sie sich den Gehalt von unverarbeitetem Fleisch, Fisch, Getreide oder Gemüse ansehen. Erst bei der Verarbeitung wird durch Salzzugabe der Natriumgehalt hoch.

## Funktionen und wichtige Nahrungsquellen der verschiedenen Mineralstoffe

| Mineralstoff | Aufgaben | gute Lieferanten |
|---|---|---|
| Natrium<br>(siehe S. 17) | ▪ regelt den Wasserhaushalt im Zusammenspiel mit Kalium<br>▪ hält die Spannung in und zwischen den Zellen aufrecht<br>▪ wichtig für die Übertragung und Weiterleitung von Muskel- und Nervenreizen | Kochsalz und salzreiche Lebensmittel<br>(siehe Nährwerttabelle und S. 162) |
| Kalium<br>(siehe S. 19) | ▪ regelt den Wasserhaushalt im Zusammenspiel mit Natrium<br>▪ hält die Spannung in und zwischen den Zellen aufrecht<br>▪ wichtig für die Übertragung und Weiterleitung von Muskel- und Nervenreizen<br>▪ außerdem: aktiviert zahlreiche Enzyme | Obst und Gemüse, Kartoffeln, Nüsse<br>(siehe Nährwerttabelle) |
| Chlorid | ▪ hält die Spannung in und zwischen den Zellen aufrecht<br>▪ Bestandteil der Magensäure<br>▪ beteiligt an der Regulation des Säure-Basen-Haushalts | wird größtenteils zusammen mit Natrium als Kochsalz (Natriumchlorid) aufgenommen |
| Kalzium<br>(siehe S. 19) | ▪ Baustoff für Knochen und Zähne<br>▪ wichtig für die Reizleitung in Nervenzellen und für die Muskelkontraktion<br>▪ beteiligt an der Blutgerinnung | Milch und Milchprodukte; einige Gemüsesorten<br>(siehe Nährwerttabelle) |
| Phosphor | ▪ Baustoff für Knochen und Zähne<br>▪ Bestandteil jeder Zelle<br>▪ überträgt Energie<br>▪ beteiligt an zahlreichen Stoffwechselreaktionen | ist in praktisch allen Lebensmitteln enthalten, besonders in eiweißreichen; viele industriell verarbeitete Produkte enthalten Phosphor |
| Magnesium<br>(siehe S. 19) | ▪ beteiligt an der Reizübertragung von Nerven auf die Muskeln und bei der Muskelkontraktion<br>▪ aktiviert zahlreiche Enzyme | ist in den meisten Lebensmitteln enthalten<br>(siehe Nährwerttabelle) |
| Eisen<br>(siehe S. 19) | ▪ Baustein des Blut- und Muskelfarbstoffs<br>▪ transportiert Sauerstoff<br>▪ Bestandteil vieler Enzyme | Fleisch, Fisch, Vollkornprodukte, Nüsse, Hülsenfrüchte<br>(siehe Nährwerttabelle) |
| Jod<br>(siehe S. 19 f) | ▪ Baustein der Schilddrüsenhormone; damit wichtig für den gesamten Stoffwechsel und den Energieumsatz | Seefisch, Milchprodukte, Jodsalz<br>(siehe S. 20) |
| Fluorid | ▪ härtet den Zahnschmelz und macht ihn widerstandsfähig gegen Karies<br>▪ wichtig für die Stabilität des Knochens | Fisch, schwarzer Tee, grüner Tee, fluoridiertes Jodsalz |
| Zink | ▪ Aufgaben im Immunsystem<br>▪ wichtig für die Insulinspeicherung<br>▪ wichtig für Haut und Haare<br>▪ Bestandteil bzw. Aktivator vieler Enzyme | Fleisch, Fisch, Schalentiere, Milch und Milchprodukte, Vollkornprodukte, Nüsse und Samen |
| Selen | ▪ Antioxidans<br>▪ aktiviert mehrere Enzyme | ist in sehr vielen Lebensmitteln enthalten, allerdings in zumeist geringen Mengen, z. B. Fleisch, Innereien, Fisch, Eier, Nüsse, Pilze, Hülsenfrüchte |

Salz wird zahlreichen Produkten wie Wurst, Käse, Räucherfisch, Brot und Konserven zugesetzt, sei es wegen des Geschmacks, zur Konservierung oder aus herstellungstechnischen Gründen.

**Zufuhrempfehlung:** Schätzungsweise benötigen wir mindestens 500 mg Natrium pro Tag, was einer Menge von 1,25 g Kochsalz entspricht. Den genauen Natriumbedarf des Körpers kennen wir aber nicht. Beim Salz gilt eine Menge von 6 g pro Tag als ausreichend; das entspricht etwa einem Teelöffel. Von mehr Salz sind keine Vorteile, sondern eher Nachteile zu erwarten, da eine hohe Salzzufuhr zur Entstehung von Bluthochdruck beitragen kann (siehe S. 161–163).

## Kalium

Kalium wirkt bei vielen Aufgaben praktisch als Gegenspieler zum Natrium. Und im Gegensatz zum Natrium ist der Kaliumgehalt vor allem bei unverarbeiteten Lebensmitteln hoch, besonders bei Gemüse, Obst und Trockenfrüchten.

**Zufuhrempfehlung:** Auch hier gibt es lediglich Schätzwerte, wobei man annimmt, dass wir mindestens 2 000 mg pro Tag benötigen. Im Unterschied zum Natrium ist jedoch eine Kost mit einem höheren Kaliumgehalt kein Nachteil, im Gegenteil, sie kann helfen, einen erhöhten Blutdruck zu senken.

## Kalzium

Wenn die Versorgung mit Kalzium unzureichend ist, bedient der Körper sich mit Kalzium aus den Knochen, um die Aufgaben im Blut und bei der Reizleitung optimal wahrnehmen zu können. Die Stabilität der Knochen leidet durch diesen Abbau. Im Alter kann es zu **Osteoporose** kommen. Zwar ist ein gewisses Maß an Knochenabbau mit dem Alter natürlich, aber durch ausreichenden Kalziumnachschub lässt sich der Verlust gering halten.

Milch und Milchprodukte sind die besten Kalziumquellen unserer Nahrung. Zudem ist das Kalzium aus der Milch für den Körper besonders gut verwertbar. Wer keine oder kaum Milch oder Milchprodukte zu sich nimmt, hat es schwer, für genügend Kalzium zu sorgen. Zur Bedarfsdeckung können einige Gemüsesorten beitragen (unter anderem Brokkoli, Grünkohl, Porree) sowie Nüsse und Hülsenfrüchte. Auch Mineralwasser mit mindestens 150 mg Kalzium/l ist eine gute Quelle.

**Zufuhrempfehlung:** Man sollte etwa 1 000 mg Kalzium pro Tag zu sich nehmen.

## Magnesium

Magnesium findet sich in den meisten Lebensmitteln, unter anderem in Vollkornprodukten, Milch und Milchprodukten, Geflügelfleisch, Fisch und vielen Gemüsearten. Deshalb ist unsere Versorgung mit Magnesium im Allgemeinen nicht problematisch, sofern die Ernährung nicht sehr einseitig ist.

**Zufuhrempfehlung:** Es wird empfohlen etwa 300–400 mg Magnesium pro Tag aufzunehmen.

## Eisen

Eisen wird zum größten Teil als Bestandteil des roten Blutfarbstoffs und Transporteur für Sauerstoff im Blut benötigt. Da Frauen im gebärfähigen Alter durch die Menstruation regelmäßig Blut verlieren, benötigen sie deutlich mehr Eisen als Männer. Bei ihnen ist die Versorgung nicht immer ausreichend.

Die beste Quelle für Eisen ist Fleisch. Es hat nicht nur einen hohen Eisengehalt, sondern lässt sich vom Körper am besten verwerten. Daneben tragen pflanzliche Lebensmittel wesentlich zur Eisenversorgung bei. Wichtige Lieferanten sind Vollkornprodukte, Hülsenfrüchte, Nüsse, manche Gemüsesorten. Allerdings kann Eisen aus pflanzlichen Lebensmitteln schlechter vom Körper genutzt werden. Seine Verwertbarkeit lässt sich erheblich verbessern, wenn das Eisen zusammen mit Vitamin C aufgenommen wird. Trinken Sie also beispielsweise zu Ihrem Frühstück – mit Brot oder Müsli – ein Glas Orangensaft oder essen Sie zum Reisgericht einen Salat oder Obstnachtisch.

**Zufuhrempfehlung:** Man sollte etwa 10–15 mg Eisen pro Tag aufnehmen.

## Jod

Von dem Spurenelement Jod nehmen wir im Durchschnitt weniger auf als empfohlen, da der Jodgehalt der meisten Lebensmittel –

## Gute Jodquellen

| | |
|---|---|
| Lebensmittel mit mehr als 100 µg/100 g | ▪ besonders jodreiche Fische: Schellfisch, Kabeljau, Meeräsche |
| Lebensmittel mit mehr als 50–100 µg/100 g | ▪ die meisten anderen Meeresfische, z. B. Scholle, Seelachs, Rotbarsch, Heilbutt, Hering<br>▪ viele Fischerzeugnisse, z. B. Bismarckhering, Sardinen in Öl, Schillerlocken<br>▪ Miesmuscheln, Hummer, Nordseegarnelen |
| Lebensmittel mit bis zu 50 µg/100 g | ▪ Milch und Milchprodukte (bei Fütterung mit jodangereichertem Futter)<br>▪ mit Jodsalz hergestellte Produkte: Brot, Käse, Wurstwaren |

mit Ausnahme von Seefischen – sehr gering ist. Aus diesem Grunde galt Deutschland lange Zeit als ausgesprochenes „Jodmangelland". In den letzten Jahren jedoch zeichnet sich eine Verbesserung der Situation ab. Sowohl zu Hause und in der Gemeinschaftsverpflegung als auch bei der Lebensmittelverarbeitung hat sich **„Jodsalz"** weitgehend durchgesetzt, ein Speisesalz, dem eine festgelegte Menge von 15–25 mg Jod/kg Salz zugefügt wird. Außerdem wird bei der Tierfütterung immer häufiger jodangereichertes Futter verwendet. Dadurch erhöht sich der Jodgehalt von Milch und Milchprodukten erheblich. Auf den Jodgehalt von Fleisch wirkt sich dies allerdings kaum aus, er bleibt niedrig.

Und so sorgen Sie für eine ausreichende Jodzufuhr: Essen Sie möglichst ein- bis zweimal pro Woche Fisch aus dem Meer. Verwenden Sie zum Salzen nur Jodsalz. Aber gehen Sie auch damit sparsam um, denn schließlich ist Jodsalz in erster Linie Kochsalz. Mit Milch und Milchprodukten können Sie Ihre Jodversorgung ebenfalls verbessern. Fragen Sie beim Bäcker und Metzger, ob Brot und Wurstwaren mit Jodsalz hergestellt wurden. Schauen Sie bei verpackten Lebensmitteln auf die Zutatenliste. Wenn Jodsalz verwendet wurde, wird es immer angegeben.

Zufuhrempfehlung: Etwa 200 µg Jod pro Tag sind empfehlenswert.

### Vitamine und Mineralstoffe: So bleiben sie erhalten

Vitamine sind sehr empfindlich und können auf dem Weg des Lebensmittels von der Erzeugung über den Handel bis auf Ihren Teller durch verschiedene Einflüsse schon teilweise zerstört werden. Je nach Vitamin wirkt sich vor allem **Licht**, **Hitze** oder **Sauerstoff** ungünstig aus. Wenngleich sich diese Verluste nicht ganz vermeiden lassen, so können Sie doch durch vorsichtigen Umgang mit Lebensmitteln dazu beitragen, dass der größte Teil der Vitamine erhalten bleibt und Ihnen zugute kommt. Bei den wasserlöslichen Vitaminen (also den B-Vitaminen und Vitamin C) kann zudem ein Teil durch Wasser aus den Lebensmitteln gelöst werden und auf diese Weise beim Kochen verloren gehen. Das kann ebenso bei einigen Mineralstoffen, zum Beispiel bei Kalium und Jod passieren.

Hier die wichtigsten Tipps, um Vitamine und Mineralstoffe zu erhalten:

- Verwenden Sie die Lebensmittel möglichst frisch, das gilt insbesondere für Obst und Gemüse. Wenn Lebensmittel gelagert werden müssen, sollte es am besten kühl und dunkel sein, und nicht länger als nötig.
- Waschen Sie Obst, Gemüse, Kartoffeln gründlich unter fließendem Wasser beziehungsweise lassen Sie sie nicht lange im Wasser liegen. Zerkleinern Sie die Lebensmittel erst nach dem Waschen, und zwar möglichst nur grob.
- Gemüse wird am besten mit wenig Wasser gegart (gedünstet), das dann mitgegessen oder als Grundlage für eine Soße mit verwendet werden kann. Garen Sie nicht länger als nötig. Gemüse sollte nicht völlig weich gekocht werden, sondern noch bissfest sein. Das erhält sowohl

die Vitamine als auch Aroma und Eigengeschmack.

- Zubereitete Speisen nicht warm halten. Was nicht sofort gegessen wird, lieber rasch abkühlen und zum späteren Verzehr kurz wieder aufwärmen.

## Sekundäre Pflanzenstoffe: als Mischung besonders wertvoll

Unter dem Begriff „sekundäre Pflanzenstoffe" werden zahlreiche ganz unterschiedliche Inhaltsstoffe in pflanzlichen Lebensmitteln zusammengefasst, die den Pflanzen unter anderem Farbe und Geschmack geben. Zu ihnen gehören beispielsweise **Carotinoide** (unter anderem in Tomaten, Paprika, Aprikosen), **Polyphenole** (unter anderem in Äpfeln, Trauben und Tee) und **Glucosinolate** (unter anderem in Rotkohl, Wirsing, Rosenkohl). Den größten Anteil an sekundären Pflanzenstoffen findet man in Gemüse und Obst. Im Unterschied zu den Vitaminen sind sie für den Menschen nicht lebensnotwendig, aber sie haben viele gesundheitsfördernde Wirkungen. Unter anderem stimulieren sie das Immunsystem und regulieren den Stoffwechsel, wirken als Antioxidanzien oder verhindern die Vermehrung von Krankheitskeimen.

Bei den sekundären Pflanzenstoffen kommt es in erster Linie auf die Gesamtmischung an. Wie viele wissenschaftliche Untersuchungen zeigen, sind die positiven Wirkungen einzelner Substanzen meist sehr gering und kaum messbar. In einer gemischten Kost jedoch addieren sich all diese Einzeleffekte und werden in der Summe wirksam. Sie können sich das wie bei einem Mauerbau vorstellen: Der einzelne Stein hat nur einen winzigen Anteil, aus vielen Steinen kann aber ein wirksamer Schutzwall werden.

Es macht also wenig Sinn, eine besonders hohe Aufnahme eines einzelnen Stoffes zu empfehlen. Das wäre in unserem Mauerbeispiel eine hohe Säule, die nicht viel Schutz bietet. Wir bieten Ihnen daher keine Tabellen mit dem Gehalt an Einzelstoffen an. Das ist auch nicht zuletzt deshalb wenig hilfreich, weil es bis heute nur sehr wenig zuverlässige Daten über den Gehalt einzelner sekundärer Pflanzenstoffe in den Lebensmitteln gibt. Sie würden weit mehr Lücken als Daten finden.

Einen ganz praktischen Tipp aber geben wir Ihnen: Essen Sie Obst und Gemüse möglichst bunt. Sorgen Sie für eine Mischung aus gelben (wie Aprikosen, Möhren), roten (wie Paprika, Rotkohl) und grünen (wie Brokkoli, Spinat) Sorten. Damit haben Sie die beste Voraussetzung für einen wirkungsvollen Mix der verschiedenen sekundären Pflanzenstoffe.

## Flüssigkeit: noch wichtiger als das tägliche Brot

Wasser ist für uns noch wichtiger als alle Nähr- und Inhaltsstoffe der Lebensmittel. Ohne Nahrung können wir immerhin bis zu einigen Wochen überleben, ohne Wasser lediglich wenige Tage. Wasser wird für praktisch alle Lebensvorgänge benötigt. Es transportiert die Nährstoffe zu den Organen und Körperzellen. Gleichzeitig werden mit Wasser beziehungsweise Harn die Abfallstoffe, die regelmäßig im Stoffwechsel anfallen, über die Niere ausgeschieden. Und mithilfe von Wasser wird die Körpertemperatur reguliert, indem wir durch Schwitzen vor einer Überhitzung geschützt werden.

Täglich benötigt unser Körper insgesamt etwa 2,5 l Flüssigkeit, um die Wasserverluste über Harn, Schweiß, Atemluft und Stuhl wieder auszugleichen. Von diesen 2,5 l nehmen wir etwa 1 l über die Nahrung auf, den Rest müssen wir durch Getränke nachfüllen, also etwa 1,5 l. Auch hier kann man nicht mehr als diesen Richtwert angeben. Wie bei allen Nährstoffen gibt es beim Wasser erhebliche individuelle Schwankungen beim Bedarf, und im Sommer brauchen wir mehr als im Winter.

Geeignete Getränke sind insbesondere Wasser, Kräuter- und Früchtetees sowie verdünnte Fruchtsäfte. Auch gegen einen maßvollen Konsum von Kaffee oder schwarzem Tee ist nichts einzuwenden. Zurückhalten sollten wir uns jedoch bei kalorienreichen Getränken mit viel Zucker oder Alkohol, wobei Alkohol mit 7 kcal/g sogar deutlich mehr Kalorien enthält als Zucker (4 kcal/g).

## Referenzwerte für die Nährstoffzufuhr

Bei den Erläuterungen zur Energieaufnahme und zu den einzelnen Nährstoffen haben wir Ihnen bereits die durchschnittlichen Zufuhrempfehlungen der nachfolgend genannten Fachgesellschaften angegeben, die für gesunde Erwachsene gelten. Sie sind im Alltag als Richtschnur völlig ausreichend.

Nachfolgend finden Sie aber auch noch eine vollständige Tabelle mit den Referenzwerten für die Nährstoffzufuhr, die gemeinsam von der Deutschen Gesellschaft für Ernährung, der Österreichischen Gesellschaft für Ernährung, der Schweizerischen Gesellschaft für Ernährungsforschung und der Schweizerischen Vereinigung für Ernährung erarbeitet wurden („D-A-CH-Referenzwerte"). Hier gibt es Werte für Kinder, Jugendliche und Erwachsene verschiedener Altersgruppen sowie für schwangere und stillende Frauen. Die Empfehlungen sind so großzügig bemessen, dass man davon ausgehen kann, dass nahezu alle Personen der jeweiligen Gruppe (über 98 %) mit den genannten Nährstoffmengen ausreichend versorgt sind, um gesund und leistungsfähig zu bleiben und um ernährungsabhängigen Krankheiten vorzubeugen.

Beachten Sie bitte, dass die Werte zwar für die jeweilige Bevölkerungsgruppe, nicht aber für jede Einzelperson dieser Gruppe gelten. Auch wenn für Ihre Altersgruppe beispielsweise 200 µg Jod pro Tag empfohlen werden, so kann es durchaus sein, dass Sie persönlich mit deutlich weniger auskommen, da der Nährstoffbedarf auch innerhalb einer Altersgruppe von Mensch zu Mensch, ebenso von Tag zu Tag erheblich schwankt, abhängig von vielen verschiedenen Einflüssen. Eine Nährstoffzufuhr unter der empfohlenen Menge bedeutet also im Einzelfall nicht automatisch, dass die Versorgung mit dem betreffenden Vitamin oder Mineralstoff unzureichend ist. Ob tatsächlich ein Mangel daran besteht, lässt sich nur mit aufwendigen klinischen und biochemischen Untersuchungen feststellen.

Falls Sie mithilfe unserer Nährwerttabelle Ihre eigene Nährstoffzufuhr einmal ermitteln und mit den Empfehlungen vergleichen möchten, müssen Sie bei der Bewertung nicht allzu genau sein. Wenn Sie die Empfehlungen im Durchschnitt einer Woche größenordnungsmäßig erreichen, können Sie normalerweise von einer sehr guten Nährstoffversorgung ausgehen.

## D-A-CH-Referenzwerte für die Nährstoffzufuhr – Energie, Eiweiß (Protein), Fett, Fettsäuren, Wasser

| | Energie[1] kcal/Tag m/w[2] | Energie[1] MJ/Tag m/w | Protein g/kg KG[3]/Tag m/w | Fett % der Energie | Omega-6-Fettsäuren[6] % der Energie | Omega-3-Fettsäuren[7] % der Energie | Wasser[8] ml/kg KG/Tag |
|---|---|---|---|---|---|---|---|
| **Säuglinge** | | | | | | | |
| 0 bis unter 4 Monate | 500/450 | 2,0/1,9 | 2,7–1,5[4] | 45–50 | 4,0 | 0,5 | 130 |
| 4 bis unter 12 Monate | 700/700 | 3,0/2,9 | 1,3–1,1[5] | 35–45 | 3,5 | 0,5 | 110 |
| **Kinder** | | | | | | | |
| 1 bis unter 4 Jahre | 1100/1000 | 4,7/4,4 | 1,0 | 30–40 | 3,0 | 0,5 | 95 |
| 4 bis unter 7 Jahre | 1500/1400 | 6,4/5,8 | 0,9 | 30–35 | 2,5 | 0,5 | 75 |
| 7 bis unter 10 Jahre | 1900/1700 | 7,9/7,1 | 0,9 | 30–35 | 2,5 | 0,5 | 60 |
| 10 bis unter 13 Jahre | 2300/2000 | 9,4/8,5 | 0,9 | 30–35 | 2,5 | 0,5 | 50 |
| 13 bis unter 15 Jahre | 2700/2200 | 11,2/9,4 | 0,9 | 30–35 | 2,5 | 0,5 | 40 |
| **Jugendliche und Erwachsene** | | | | | | | |
| 15 bis unter 19 Jahre | 3100/2500 | 13,0/10,5 | 0,9/0,8 | 30 | 2,5 | 0,5 | 40 |
| 19 bis unter 25 Jahre | 3000/2400 | 12,5/10,0 | 0,8 | 30 | 2,5 | 0,5 | 35 |
| 25 bis unter 51 Jahre | 2900/2300 | 12,0/9,5 | 0,8 | 30 | 2,5 | 0,5 | 35 |
| 51 bis unter 65 Jahre | 2500/2000 | 10,5/8,5 | 0,8 | 30 | 2,5 | 0,5 | 30 |
| Über 65 Jahre | 2300/1800 | 9,5/7,5 | 0,8 | 30 | 2,5 | 0,5 | 30 |
| Schwangere | + 255 | + 1,1 | + 10 g (ab 4. Monat) | 30–35 | 2,5 | 0,5 | 35 |
| Stillende | + 635 | + 2,7 | + 15 g | 30–35 | 2,5 | 0,5 | 45 |

Richtwerte für die durchschnittliche Energiezufuhr bei Personen mit normalem Körpergewicht
m = männlich; w = weiblich
KG = Körpergewicht
bis 1 Monat: 2,7; 1–2 Monate: 2,0; 2–4 Monate: 1,5
4–6 Monate: 1,3; 6–12 Monate: 1,1
Linolsäure
α-Linolensäure
Wasserzufuhr durch Getränke und feste Nahrung

## D-A-CH-Referenzwerte für die Nährstoffzufuhr – Vitamine

| | Vitamin A, β-Carotin mg RÄ[1]/Tag m/w | Vitamin D µg/Tag | Vitamin E mg TÄ[2]/Tag m/w | Vitamin K µg/Tag m/w | Vitamin C mg/Tag | Vitamin $B_1$ (Thiamin) mg/Tag m/w |
|---|---|---|---|---|---|---|
| **Säuglinge** | | | | | | |
| 0 bis unter 4 Monate | 0,5 | 10 | 3/3 | 4 | 50 | 0,2 |
| 4 bis unter 12 Monate | 0,6 | 10 | 4/4 | 10 | 55 | 0,4 |
| **Kinder** | | | | | | |
| 1 bis unter 4 Jahre | 0,6 | 5 | 6/5 | 15 | 60 | 0,6 |
| 4 bis unter 7 Jahre | 0,7 | 5 | 8/8 | 20 | 70 | 0,8 |
| 7 bis unter 10 Jahre | 0,8 | 5 | 10/9 | 30 | 80 | 1,0 |
| 10 bis unter 13 Jahre | 0,9 | 5 | 13/11 | 40 | 90 | 1,2/1,0 |
| 13 bis unter 15 Jahre | 1,1/1,0 | 5 | 14/12 | 50 | 100 | 1,4/1,1 |
| **Jugendliche und Erwachsene** | | | | | | |
| 15 bis unter 19 Jahre | 1,1/0,9 | 5 | 15/12 | 70/60 | 100 | 1,3/1,0 |
| 19 bis unter 25 Jahre | 1,0/0,8 | 5 | 15/12 | 70/60 | 100 | 1,3/1,0 |
| 25 bis unter 51 Jahre | 1,0/0,8 | 5 | 14/12 | 70/60 | 100 | 1,2/1,0 |
| 51 bis unter 65 Jahre | 1,0/0,8 | 5 | 13/12 | 80/65 | 100 | 1,1/1,0 |
| Über 65 Jahre | 1,0/0,8 | 10 | 12/11 | 80/65 | 100 | 1,0/1,0 |
| Schwangere | 1,1 | 5 | 13 | 60 | 110 | 1,2 |
| Stillende | 1,5 | 5 | 17 | 60 | 150 | 1,4 |

[1] RÄ = Retinoläquivalent
[2] TÄ = Tocopheroläquivalent
[3] FÄ = Folatäquivalent

| Vitamin $B_2$ (Riboflavin) mg/Tag m/w | Vitamin $B_6$ (Pyridoxin) mg/Tag m/w | Vitamin $B_{12}$ (Cobalamin) µg/Tag | Folsäure µg FÄ[3]/Tag | Niacin mg/Tag m/w | Pantothensäure mg/Tag | Biotin µg/Tag |
|---|---|---|---|---|---|---|
| | | | | | | |
| 0,3 | 0,1 | 0,4 | 60 | 2 | 2 | 5 |
| 0,4 | 0,3 | 0,8 | 80 | 5 | 3 | 5–10 |
| | | | | | | |
| 0,7 | 0,4 | 1,0 | 200 | 7 | 4 | 10–15 |
| 0,9 | 0,5 | 1,5 | 300 | 10 | 4 | 10–15 |
| 1,1 | 0,7 | 1,8 | 300 | 12 | 5 | 15–20 |
| 1,4/1,2 | 1,0 | 2,0 | 400 | 15/13 | 5 | 20–30 |
| 1,6/1,3 | 1,4 | 3,0 | 400 | 18/15 | 6 | 25–35 |
| | | | | | | |
| 1,5/1,2 | 1,6/1,2 | 3,0 | 400 | 17/13 | 6 | 30–60 |
| 1,5/1,2 | 1,5/1,2 | 3,0 | 400 | 17/13 | 6 | 30–60 |
| 1,4/1,2 | 1,5/1,2 | 3,0 | 400 | 16/13 | 6 | 30–60 |
| 1,3/1,2 | 1,5/1,2 | 3,0 | 400 | 15/13 | 6 | 30–60 |
| 1,2/1,2 | 1,4/1,2 | 3,0 | 400 | 13/13 | 6 | 30–60 |
| 1,5 | 1,9 | 3,5 | 600 | 15 | 6 | 30–60 |
| 1,6 | 1,9 | 4,0 | 600 | 17 | 6 | 30–60 |

## D-A-CH-Referenzwerte für die Nährstoffzufuhr – Mineralstoffe

| | Natrium[1] mg/Tag | Kalium[1] mg/Tag | Chlorid[1] mg/Tag | Kalzium mg/Tag | Phosphor mg/Tag | Magnesium mg/Tag m/w |
|---|---|---|---|---|---|---|
| **Säuglinge** | | | | | | |
| 0 bis unter 4 Monate | 100 | 400 | 200 | 220 | 120 | 24 |
| 4 bis unter 12 Monate | 180 | 650 | 270 | 400 | 300 | 60 |
| **Kinder** | | | | | | |
| 1 bis unter 4 Jahre | 300 | 1000 | 450 | 600 | 500 | 80 |
| 4 bis unter 7 Jahre | 410 | 1400 | 620 | 700 | 600 | 120 |
| 7 bis unter 10 Jahre | 460 | 1600 | 690 | 900 | 800 | 170 |
| 10 bis unter 13 Jahre | 510 | 1700 | 770 | 1100 | 1250 | 230/250 |
| 13 bis unter 15 Jahre | 550 | 1900 | 830 | 1200 | 1250 | 310/310 |
| **Jugendliche und Erwachsene** | | | | | | |
| 15 bis unter 19 Jahre | 550 | 2000 | 830 | 1200 | 1250 | 400/350 |
| 19 bis unter 25 Jahre | 550 | 2000 | 830 | 1000 | 700 | 400/310 |
| 25 bis unter 51 Jahre | 550 | 2000 | 830 | 1000 | 700 | 350/300 |
| 51 bis unter 65 Jahre | 550 | 2000 | 830 | 1000 | 700 | 350/300 |
| Über 65 Jahre | 550 | 2000 | 830 | 1000 | 700 | 350/300 |
| Schwangere | 620 | 2000 | 830 | 1000 | 800 | 310 |
| Stillende | 670 | 2000 | 830 | 1000 | 900 | 390 |

[1] Schätzwerte für eine minimale Zufuhr

## D-A-CH-Referenzwerte für die Nährstoffzufuhr – Spurenelemente

| | Eisen mg/Tag m/w | Jod µg/Tag | Fluorid mg/Tag m/w | Zink mg/Tag m/w | Selen µg/Tag |
|---|---|---|---|---|---|
| **Säuglinge** | | | | | |
| 0 bis unter 4 Monate | 0,5 | 40 | 0,25 | 1,0 | 5–15 |
| 4 bis unter 12 Monate | 8 | 80 | 0,5 | 2,0 | 7–30 |
| **Kinder** | | | | | |
| 1 bis unter 4 Jahre | 8 | 100 | 0,7 | 3,0 | 10–40 |
| 4 bis unter 7 Jahre | 8 | 120 | 1,1 | 5,0 | 15–45 |
| 7 bis unter 10 Jahre | 10 | 140 | 1,1 | 7,0 | 20–50 |
| 10 bis unter 13 Jahre | 12/15 | 180 | 2,0 | 9,0/7,0 | 25–60 |
| 13 bis unter 15 Jahre | 12/15 | 200 | 3,2/2,9 | 9,5/7,0 | 25–60 |
| **Jugendliche und Erwachsene** | | | | | |
| 15 bis unter 19 Jahre | 12/15 | 200 | 3,2/2,9 | 10,0/7,0 | 30–70 |
| 19 bis unter 25 Jahre | 10/15 | 200 | 3,8/3,1 | 10,0/7,0 | 30–70 |
| 25 bis unter 51 Jahre | 10/15 | 200 | 3,8/3,1 | 10,0/7,0 | 30–70 |
| 51 bis unter 65 Jahre | 10/10 | 180 | 3,8/3,1 | 10,0/7,0 | 30–70 |
| Über 65 Jahre | 10/10 | 180 | 3,8/3,1 | 10,0/7,0 | 30–70 |
| Schwangere | 30 | 230 | 3,1 | 10,0 | 30–70 |
| Stillende | 20 | 260 | 3,1 | 11,0 | 30–70 |

# Die Nährwerttabelle

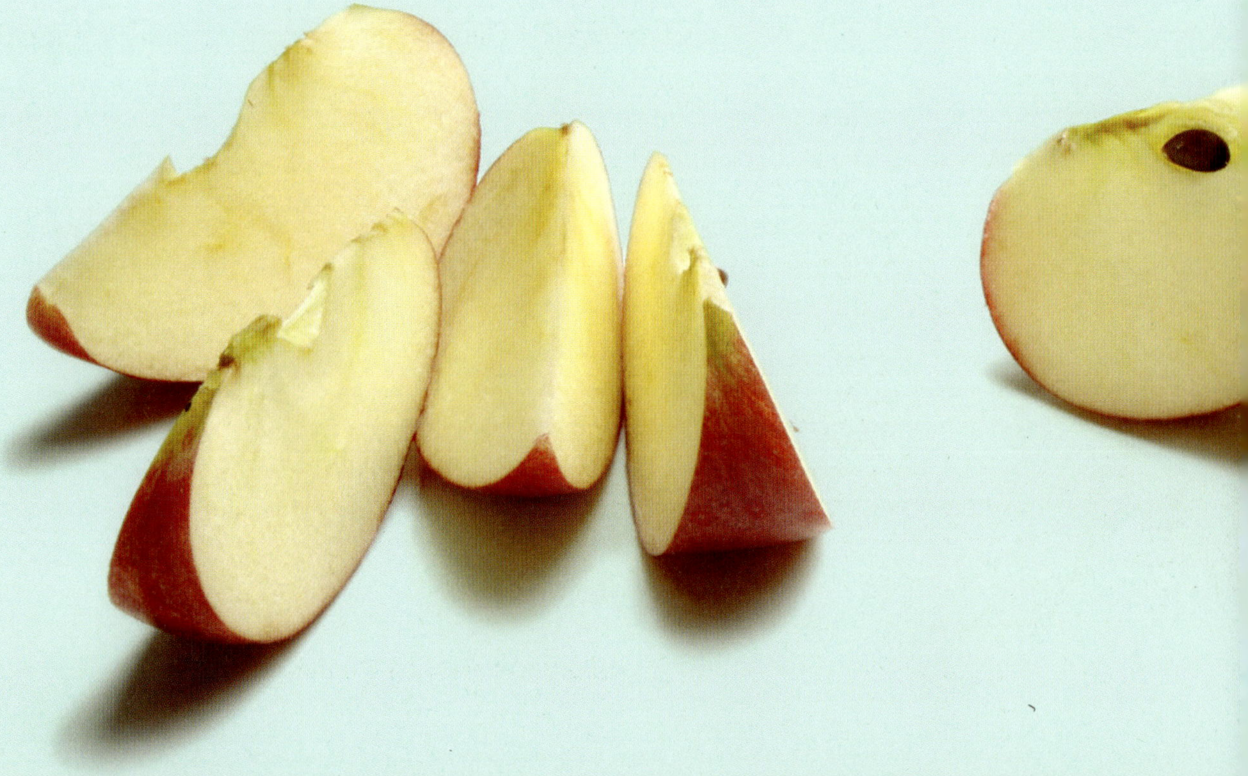

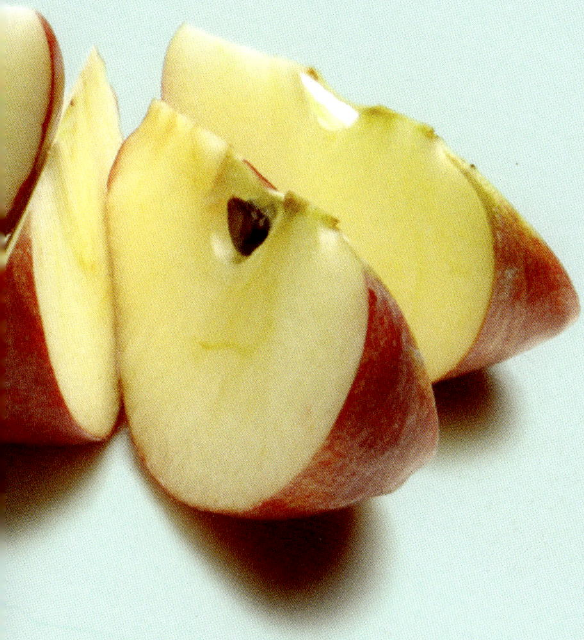

| Lebensmittel<br>Fleisch, Geflügel, Eier<br>jeweils essb. Anteil \| **Zeile 1: pro 100 g** \| Zeile 2: pro Portion | Energie<br>Energie<br>kcal | <br><br>kJ | <br>Energiedichte<br>kcal/g | Eiweiß<br>Eiweiß<br>g | Kohlenhydrate<br>Kohlenhydrate<br>g | <br>KH-Port. | <br>Ballaststoffe<br>g | Fett/Fettsäuren (FS)<br>Fett<br>g | <br>gesättigte FS<br>g | <br>einfach unges. FS<br>g |
|---|---|---|---|---|---|---|---|---|---|---|
| **KALBFLEISCH** | | | | | | | | | | |
| **Brust** | **131** | **549** | **1,3** | **19** | **0** | **0** | **0** | **6** | **2** | **2** |
| 1 Portion, 125 g | 164 | 686 | 1,3 | 23 | 0 | 0 | 0 | 8 | 3 | 2 |
| **Filet** | **101** | **423** | **1,0** | **21** | **0** | **0** | **0** | **2** | **1** | **1** |
| 1 Portion, 125 g | 126 | 528 | 1,0 | 27 | 0 | 0 | 0 | 2 | 1 | 1 |
| **Haxe** | **123** | **513** | **1,2** | **21** | **0** | **0** | **0** | **4** | **1** | **1** |
| 1 Portion, 125 g | 153 | 641 | 1,2 | 26 | 0 | 0 | 0 | 6 | 2 | 2 |
| **Keule** | **102** | **427** | **1,0** | **21** | **0** | **0** | **0** | **2** | **1** | **1** |
| 1 Portion, 125 g | 128 | 534 | 1,0 | 27 | 0 | 0 | 0 | 2 | 1 | 1 |
| **Kotelett** | **147** | **613** | **1,5** | **19** | **0** | **0** | **0** | **8** | **2** | **2** |
| 1 Portion, 125 g | 183 | 766 | 1,5 | 24 | 0 | 0 | 0 | 10 | 3 | 3 |
| **Leber** | **86** | **360** | **0,9** | **15** | **4** | **0,5** | **0** | **1** | **ø** | **ø** |
| 1 Portion, 125 g | 108 | 450 | 0,9 | 19 | 5 | 0,5 | 0 | 1 | ø | ø |
| **Niere** | **124** | **519** | **1,2** | **17** | **0** | **0** | **0** | **6** | **3** | **3** |
| 1 Portion, 125 g | 155 | 649 | 1,2 | 21 | 0 | 0 | 0 | 8 | 4 | 4 |
| **Schnitzel** | **113** | **471** | **1,1** | **21** | **0** | **0** | **0** | **3** | **1** | **1** |
| 1 Portion, 125 g | 141 | 589 | 1,1 | 26 | 0 | 0 | 0 | 4 | 1 | 1 |
| **Schulter (Bug)** | **94** | **393** | **0,9** | **21** | **0** | **0** | **0** | **1** | ✓ | ✓ |
| 1 Portion, 125 g | 118 | 492 | 0,9 | 27 | 0 | 0 | 0 | 1 | 1 | ✓ |
| **Zunge** | **172** | **720** | **1,7** | **17** | **0** | **0** | **0** | **12** | **4** | **5** |
| 1 Portion, 125 g | 215 | 900 | 1,7 | 21 | 0 | 0 | 0 | 15 | 5 | 7 |
| **LAMMFLEISCH** | | | | | | | | | | |
| **Filet** | **117** | **490** | **1,2** | **21** | **0** | **0** | **0** | **4** | **1** | **1** |
| 1 Portion, 125 g | 146 | 612 | 1,2 | 26 | 0 | 0 | 0 | 5 | 1 | 1 |
| **Keule** | **134** | **561** | **1,3** | **21** | **0** | **0** | **0** | **5** | **2** | **2** |
| 1 Portion, 125 g | 168 | 701 | 1,3 | 26 | 0 | 0 | 0 | 6 | 2 | 3 |
| **Kotelett** | **229** | **958** | **2,3** | **18** | **0** | **0** | **0** | **17** | **8** | **7** |
| 1 Portion, 125 g | 286 | 1198 | 2,3 | 22 | 0 | 0 | 0 | 21 | 10 | 9 |
| **Schulter (Bug)** | **151** | **632** | **1,5** | **19** | **0** | **0** | **0** | **8** | **3** | **3** |
| 1 Portion, 125 g | 189 | 790 | 1,5 | 24 | 0 | 0 | 0 | 10 | 3 | 4 |
| **RINDFLEISCH** | | | | | | | | | | |
| **Filet** | **121** | **508** | **1,2** | **21** | **0** | **0** | **0** | **4** | **2** | **2** |
| 1 Portion, 125 g | 152 | 635 | 1,2 | 27 | 0 | 0 | 0 | 5 | 2 | 2 |
| **Gehacktes** | **202** | **846** | **2,0** | **20** | **0** | **0** | **0** | **14** | **6** | **7** |
| 1 Portion, 110 g | 222 | 931 | 2,0 | 22 | 0 | 0 | 0 | 15 | 6 | 7 |
| **Herz** | **121** | **506** | **1,2** | **17** | **0** | **0** | **0** | **6** | **3** | **2** |
| 1 Portion, 125 g | 151 | 633 | 1,2 | 21 | 0 | 0 | 0 | 8 | 4 | 2 |
| **Hohe Rippe** | **159** | **666** | **1,6** | **22** | **0** | **0** | **0** | **8** | **4** | **4** |
| 1 Portion, 125 g | 199 | 833 | 1,6 | 27 | 0 | 0 | 0 | 10 | 4 | 5 |
| **Kamm (Hals)** | **160** | **668** | **1,6** | **19** | **0** | **0** | **0** | **9** | **4** | **4** |
| 1 Portion, 125 g | 200 | 835 | 1,6 | 24 | 0 | 0 | 0 | 12 | 5 | 5 |
| **Keule (Ober- u. Unterschale, Hüfte, Kugel)** | **121** | **507** | **1,2** | **21** | **0** | **0** | **0** | **4** | **2** | **2** |
| 1 Portion, 125 g | 152 | 634 | 1,2 | 26 | 0 | 0 | 0 | 5 | 2 | 2 |
| **Leber** | **131** | **548** | **1,3** | **19** | **5** | **0,5** | **0** | **4** | **1** | **1** |
| 1 Portion, 125 g | 164 | 685 | 1,3 | 24 | 7 | 0,5 | 0 | 5 | 2 | 1 |
| **Niere** | **113** | **473** | **1,1** | **17** | **0** | **0** | **0** | **5** | **2** | **2** |
| 1 Portion, 125 g | 141 | 591 | 1,1 | 21 | 0 | 0 | 0 | 6 | 3 | 2 |

| mehrfach unges. FS g | Choles-terin mg | Vitamine A (RÄ) µg | E (TÄ) mg | C mg | Folsäure µg | Mineralstoffe Natrium mg | Kalium mg | Kalzium mg | Magne-sium mg | Eisen mg | Lebensmittel Fleisch, Geflügel, Eier jeweils essb. Anteil \| **Zeile 1: pro 100 g** \| Zeile 2: pro Portion |
|---|---|---|---|---|---|---|---|---|---|---|---|
| | | | | | | | | | | | **Kalbfleisch** |
| **1** | **73** | **1** | **0,2** | **0** | **12** | **89** | **290** | **13** | **22** | **3,0** | **Brust** |
| 1 | 91 | 1 | 0,3 | 0 | 15 | 111 | 363 | 16 | 28 | 3,8 | 1 Portion, 125 g |
| **↙** | **58** | **1** | **ø** | **0** | **ø** | **95** | **348** | **12** | **25** | **1,4** | **Filet** |
| ↙ | 73 | 1 | ø | 0 | ø | 119 | 435 | 15 | 31 | 1,8 | 1 Portion, 125 g |
| **↙** | **70** | **1** | **0,3** | **0** | **14** | **115** | **300** | **12** | **26** | **3,0** | **Haxe** |
| 1 | 88 | 1 | 0,4 | 0 | 18 | 144 | 375 | 15 | 33 | 3,8 | 1 Portion, 125 g |
| **↙** | **70** | **1** | **0,3** | **0** | **14** | **64** | **372** | **5** | **27** | **2,3** | **Keule** |
| ↙ | 88 | 1 | 0,4 | 0 | 18 | 80 | 465 | 6 | 34 | 2,9 | 1 Portion, 125 g |
| **1** | **70** | **1** | **0,3** | **0** | **13** | **76** | **329** | **11** | **24** | **2,1** | **Kotelett** |
| 1 | 88 | 1 | 0,4 | 0 | 16 | 95 | 411 | 14 | 30 | 2,6 | 1 Portion, 125 g |
| **ø** | **229** | **28 000** | **0,2** | **35** | **240** | **87** | **316** | **9** | **19** | **7,9** | **Leber** |
| ø | 286 | 35 000 | 0,3 | 44 | 300 | 109 | 395 | 11 | 24 | 9,9 | 1 Portion, 125 g |
| **↙** | **380** | **210** | **ø** | **13** | **63** | **200** | **290** | **10** | **18** | **12,0** | **Niere** |
| ↙ | 475 | 263 | ø | 16 | 79 | 250 | 363 | 13 | 23 | 15,0 | 1 Portion, 125 g |
| **↙** | **70** | **1** | **0,3** | **0** | **14** | **63** | **367** | **5** | **26** | **2,3** | **Schnitzel** |
| ↙ | 88 | 1 | 0,4 | 0 | 18 | 79 | 459 | 6 | 33 | 2,9 | 1 Portion, 125 g |
| **↙** | **63** | **1** | **ø** | **0** | **5** | **87** | **395** | **12** | **15** | **2,0** | **Schulter (Bug)** |
| ↙ | 79 | 1 | ø | 0 | 6 | 109 | 494 | 15 | 19 | 2,5 | 1 Portion, 125 g |
| **1** | **100** | **3** | **0,1** | **3** | **5** | **93** | **210** | **8** | **17** | **2,8** | **Zunge** |
| 1 | 125 | 4 | 0,1 | 4 | 6 | 116 | 263 | 10 | 21 | 3,5 | 1 Portion, 125 g |
| | | | | | | | | | | | **Lammfleisch** |
| **↙** | **63** | **ø** | **ø** | **ø** | **ø** | **67** | **289** | **3** | **22** | **1,6** | **Filet** |
| ↙ | 79 | ø | ø | ø | ø | 84 | 361 | 4 | 28 | 2,0 | 1 Portion, 125 g |
| **↙** | **66** | **ø** | **0,2** | **ø** | **24** | **64** | **284** | **7** | **27** | **1,8** | **Keule** |
| 1 | 83 | ø | 0,3 | ø | 30 | 80 | 355 | 9 | 34 | 2,3 | 1 Portion, 125 g |
| **1** | **66** | **ø** | **ø** | **ø** | **ø** | **74** | **284** | **13** | **20** | **1,4** | **Kotelett** |
| 1 | 83 | ø | ø | ø | ø | 93 | 355 | 16 | 25 | 1,8 | 1 Portion, 125 g |
| **1** | **67** | **ø** | **0,2** | **ø** | **23** | **70** | **268** | **16** | **24** | **1,6** | **Schulter (Bug)** |
| 1 | 84 | ø | 0,3 | ø | 29 | 88 | 335 | 20 | 30 | 2,0 | 1 Portion, 125 g |
| | | | | | | | | | | | **Rindfleisch** |
| **↙** | **51** | **20** | **0,5** | **0** | **10** | **42** | **340** | **3** | **22** | **2,3** | **Filet** |
| ↙ | 64 | 25 | 0,6 | 0 | 13 | 53 | 425 | 4 | 28 | 2,9 | 1 Portion, 125 g |
| **1** | **58** | **17** | **0,4** | **0** | **2** | **60** | **310** | **6** | **19** | **1,9** | **Gehacktes** |
| 1 | 64 | 19 | 0,4 | 0 | 2 | 66 | 341 | 7 | 21 | 2,1 | 1 Portion, 110 g |
| **↙** | **125** | **6** | **0,4** | **6** | **4** | **108** | **286** | **9** | **25** | **4,0** | **Herz** |
| ↙ | 156 | 8 | 0,5 | 7 | 5 | 135 | 358 | 11 | 31 | 5,0 | 1 Portion, 125 g |
| **↙** | **47** | **15** | **0,5** | **0** | **3** | **54** | **344** | **3** | **22** | **1,9** | **Hohe Rippe** |
| ↙ | 59 | 19 | 0,6 | 0 | 4 | 68 | 430 | 4 | 28 | 2,4 | 1 Portion, 125 g |
| **↙** | **60** | **3** | **0,5** | **0** | **3** | **45** | **295** | **4** | **17** | **2,0** | **Kamm (Hals)** |
| 1 | 75 | 4 | 0,6 | 0 | 4 | 56 | 369 | 5 | 21 | 2,5 | 1 Portion, 125 g |
| **↙** | **70** | **20** | **0,5** | **0** | **3** | **66** | **360** | **6** | **22** | **2,2** | **Keule (Ober- u. Unterschale, Hüfte, Kugel)** |
| ↙ | 88 | 25 | 0,6 | 0 | 4 | 83 | 450 | 8 | 28 | 2,8 | 1 Portion, 125 g |
| **1** | **257** | **18 000** | **0,7** | **32** | **592** | **116** | **340** | **6** | **21** | **6,9** | **Leber** |
| 1 | 321 | 22 500 | 0,9 | 40 | 740 | 145 | 425 | 8 | 26 | 8,6 | 1 Portion, 125 g |
| **↙** | **340** | **330** | **0,3** | **11** | **170** | **235** | **220** | **11** | **20** | **11,0** | **Niere** |
| ↙ | 425 | 413 | 0,4 | 14 | 213 | 294 | 275 | 14 | 25 | 13,8 | 1 Portion, 125 g |

| Lebensmittel | Energie | | | Eiweiß | Kohlenhydrate | | | Fett/Fettsäuren (FS) | | |
|---|---|---|---|---|---|---|---|---|---|---|
| **Fleisch, Geflügel, Eier** jeweils essb. Anteil \| **Zeile 1: pro 100 g** \| Zeile 2: pro Portion | Energie kcal | kJ | Energiedichte kcal/g | Eiweiß g | Kohlenhydrate g | KH-Port. | Ballaststoffe g | Fett g | gesättigte FS g | einfach unges. FS g |
| **Rindfleisch** | | | | | | | | | | |
| **Roastbeef** | **131** | **546** | **1,3** | **23** | **0** | **0** | **0** | **4** | **2** | **2** |
| 1 Portion, 125 g | 163 | 683 | 1,3 | 28 | 0 | 0 | 0 | 6 | 3 | 2 |
| **Steak** | **126** | **527** | **1,3** | **22** | **0** | **0** | **0** | **4** | **2** | **2** |
| 1 Portion, 150 g | 189 | 790 | 1,3 | 32 | 0 | 0 | 0 | 7 | 3 | 3 |
| **Tatar** | **114** | **475** | **1,1** | **21** | **0** | **0** | **0** | **3** | **1** | **1** |
| 1 Portion, 110 g | 125 | 522 | 1,1 | 24 | 0 | 0 | 0 | 3 | 1 | 1 |
| **Zunge** | **207** | **866** | **2,1** | **16** | **0** | **0** | **0** | **16** | **6** | **7** |
| 1 Portion, 125 g | 259 | 1083 | 2,1 | 20 | 0 | 0 | 0 | 20 | 7 | 9 |
| **Schweinefleisch** | | | | | | | | | | |
| **Backe** | **299** | **1252** | **3,0** | **17** | **0** | **0** | **0** | **26** | **10** | **12** |
| 1 Portion, 125 g | 374 | 1565 | 3,0 | 21 | 0 | 0 | 0 | 33 | 12 | 15 |
| **Bauch** | **261** | **1092** | **2,6** | **18** | **0** | **0** | **0** | **21** | **7** | **10** |
| 1 Portion, 125 g | 326 | 1365 | 2,6 | 22 | 0 | 0 | 0 | 26 | 9 | 12 |
| **Eisbein (Haxe)** | **186** | **778** | **1,9** | **19** | **0** | **0** | **0** | **12** | **5** | **6** |
| 1 Portion, 125 g | 233 | 973 | 1,9 | 24 | 0 | 0 | 0 | 15 | 6 | 7 |
| **Filet** | **105** | **439** | **1,1** | **22** | **0** | **0** | **0** | **2** | **1** | **1** |
| 1 Portion, 125 g | 131 | 549 | 1,1 | 28 | 0 | 0 | 0 | 2 | 1 | 1 |
| **Kasseler** | **151** | **632** | **1,5** | **21** | **0** | **0** | **0** | **8** | **3** | **3** |
| 1 Portion, 125 g | 189 | 790 | 1,5 | 26 | 0 | 0 | 0 | 9 | 4 | 4 |
| **Kotelett** | **133** | **558** | **1,3** | **22** | **0** | **0** | **0** | **5** | **2** | **2** |
| 1 Portion, 125 g | 167 | 698 | 1,3 | 27 | 0 | 0 | 0 | 6 | 2 | 3 |
| **Leber** | **129** | **540** | **1,3** | **21** | **1** | **0** | **0** | **5** | **2** | **1** |
| 1 Portion, 125 g | 161 | 675 | 1,3 | 26 | 1 | 0 | 0 | 6 | 2 | 1 |
| **Mett (Hackfleisch)** | **250** | **1045** | **2,5** | **18** | **0** | **0** | **0** | **20** | **7** | **10** |
| 1 Portion, 110 g | 275 | 1150 | 2,5 | 20 | 0 | 0 | 0 | 22 | 8 | 10 |
| **Niere** | **102** | **427** | **1,0** | **17** | **0** | **0** | **0** | **4** | **1** | **1** |
| 1 Portion, 125 g | 128 | 533 | 1,0 | 21 | 0 | 0 | 0 | 5 | 1 | 1 |
| **Ober-/Unterschale (Schinkenstück)** | **136** | **568** | **1,4** | **21** | **0** | **0** | **0** | **6** | **2** | **3** |
| 1 Portion, 125 g | 170 | 710 | 1,4 | 27 | 0 | 0 | 0 | 7 | 3 | 3 |
| **Schnitzel** | **106** | **444** | **1,1** | **22** | **0** | **0** | **0** | **2** | **1** | **1** |
| 1 Portion, 125 g | 133 | 554 | 1,1 | 28 | 0 | 0 | 0 | 2 | 1 | 1 |
| **Schulter (Bug)** | **161** | **672** | **1,6** | **20** | **0** | **0** | **0** | **9** | **3** | **4** |
| 1 Portion, 125 g | 201 | 840 | 1,6 | 26 | 0 | 0 | 0 | 11 | 4 | 5 |
| **Zunge** | **158** | **661** | **1,6** | **16** | **0** | **0** | **0** | **10** | **4** | **5** |
| 1 Portion, 125 g | 198 | 826 | 1,6 | 21 | 0 | 0 | 0 | 13 | 4 | 6 |
| **Wild und sonstiges Fleisch** | | | | | | | | | | |
| **Hasenkeule** | **116** | **485** | **1,2** | **22** | **0** | **0** | **0** | **3** | **1** | **1** |
| 1 Portion, 125 g | 145 | 606 | 1,2 | 28 | 0 | 0 | 0 | 4 | 1 | 1 |
| **Hauskaninchen i. D.** | **146** | **610** | **1,5** | **19** | **0** | **0** | **0** | **8** | **3** | **1** |
| 1 Portion, 125 g | 182 | 763 | 1,5 | 24 | 0 | 0 | 0 | 10 | 3 | 2 |
| **Hirschkeule** | **113** | **474** | **1,1** | **21** | **0** | **0** | **0** | **3** | **2** | **1** |
| 1 Portion, 125 g | 142 | 593 | 1,1 | 26 | 0 | 0 | 0 | 4 | 2 | 2 |
| **Pferdefleisch i. D.** | **115** | **481** | **1,2** | **21** | ↙ | **0** | **0** | **3** | **1** | **1** |
| 1 Portion, 125 g | 144 | 601 | 1,2 | 27 | 1 | 0 | 0 | 4 | 2 | 2 |
| **Rehkeule** | **97** | **406** | **1,0** | **21** | **0** | **0** | **0** | **1** | **1** | **1** |
| 1 Portion, 125 g | 121 | 507 | 1,0 | 27 | 0 | 0 | 0 | 2 | 1 | 1 |

| mehrfach unges. FS g | Cholesterin mg | Vitamine A (RÄ) µg | E (TÄ) mg | C mg | Folsäure µg | Mineralstoffe Natrium mg | Kalium mg | Kalzium mg | Magnesium mg | Eisen mg | Lebensmittel: Fleisch, Geflügel, Eier (jeweils essb. Anteil \| **Zeile 1: pro 100 g** \| Zeile 2: pro Portion) |
|---|---|---|---|---|---|---|---|---|---|---|---|
| | | | | | | | | | | | **Rindfleisch** |
| ✓ | **49** | **15** | **0,5** | **0** | **3** | **55** | **360** | **3** | **23** | **2,0** | **Roastbeef** |
| ✓ | 61 | 19 | 0,6 | 0 | 4 | 69 | 450 | 4 | 29 | 2,5 | 1 Portion, 125 g |
| ✓ | **60** | **18** | **0,5** | **0** | **3** | **61** | **360** | **5** | **23** | **2,1** | **Steak** |
| ✓ | 89 | 26 | 0,8 | 0 | 5 | 91 | 540 | 7 | 34 | 3,2 | 1 Portion, 150 g |
| ✓ | **58** | **20** | **0,5** | **0** | **3** | **66** | **360** | **6** | **22** | **2,2** | **Tatar** |
| ✓ | 64 | 22 | 0,6 | 0 | 3 | 73 | 396 | 7 | 24 | 2,4 | 1 Portion, 110 g |
| **1** | **102** | **4** | **0,3** | **3** | **7** | **100** | **260** | **8** | **18** | **2,7** | **Zunge** |
| 2 | 128 | 5 | 0,4 | 4 | 9 | 125 | 325 | 10 | 23 | 3,4 | 1 Portion, 125 g |
| | | | | | | | | | | | **Schweinefleisch** |
| **3** | **63** | **4** | **0,5** | **0** | **2** | **41** | **305** | **2** | **20** | **0,8** | **Backe** |
| 4 | 79 | 5 | 0,6 | 0 | 3 | 51 | 381 | 3 | 25 | 1,0 | 1 Portion, 125 g |
| **2** | **59** | **6** | **0,4** | **0** | **3** | **59** | **160** | **1** | **25** | **0,6** | **Bauch** |
| 3 | 74 | 8 | 0,5 | 0 | 4 | 74 | 200 | 1 | 31 | 0,8 | 1 Portion, 125 g |
| **1** | **70** | **6** | **0,4** | **0** | **3** | **59** | **250** | **11** | **18** | **1,5** | **Eisbein (Haxe)** |
| 1 | 88 | 8 | 0,5 | 0 | 4 | 74 | 313 | 14 | 23 | 1,9 | 1 Portion, 125 g |
| ✓ | **65** | **6** | **0,4** | **0** | **3** | **71** | **393** | **5** | **26** | **1,0** | **Filet** |
| ✓ | 81 | 8 | 0,5 | 0 | 4 | 89 | 491 | 6 | 33 | 1,3 | 1 Portion, 125 g |
| **1** | **51** | **5** | **0,2** | **0** | **2** | **958** | **324** | **6** | **54** | **2,5** | **Kasseler** |
| 1 | 64 | 6 | 0,3 | 0 | 3 | 1 198 | 405 | 8 | 68 | 3,1 | 1 Portion, 125 g |
| ✓ | **55** | **9** | **0,4** | **0** | **2** | **65** | **315** | **11** | **24** | **1,8** | **Kotelett** |
| ✓ | 69 | 11 | 0,5 | 0 | 3 | 81 | 394 | 14 | 30 | 2,3 | 1 Portion, 125 g |
| **1** | **368** | **36 000** | **0,6** | **23** | **136** | **77** | **370** | **8** | **24** | **17,0** | **Leber** |
| 2 | 460 | 45 000 | 0,8 | 29 | 170 | 96 | 463 | 10 | 30 | 21,3 | 1 Portion, 125 g |
| **2** | **63** | **4** | **0,5** | **0** | **3** | **46** | **327** | **3** | **21** | **0,9** | **Mett (Hackfleisch)** |
| 3 | 69 | 4 | 0,6 | 0 | 3 | 51 | 360 | 3 | 23 | 1,0 | 1 Portion, 110 g |
| **1** | **405** | **60** | **0,5** | **16** | **93** | **173** | **250** | **7** | **17** | **7,3** | **Niere** |
| 1 | 506 | 75 | 0,6 | 20 | 116 | 216 | 313 | 9 | 21 | 9,1 | 1 Portion, 125 g |
| **1** | **70** | **6** | **0,4** | **0** | **3** | **75** | **300** | **2** | **25** | **1,1** | **Ober-/Unterschale (Schinkenstück)** |
| 1 | 88 | 8 | 0,5 | 0 | 4 | 94 | 375 | 3 | 31 | 1,4 | 1 Portion, 125 g |
| ✓ | **49** | **6** | **0,4** | **0** | **9** | **72** | **290** | **9** | **21** | **1,7** | **Schnitzel** |
| ✓ | 61 | 8 | 0,5 | 0 | 11 | 90 | 363 | 11 | 26 | 2,1 | 1 Portion, 125 g |
| **1** | **70** | **6** | **0,4** | **0** | **3** | **75** | **290** | **9** | **25** | **1,8** | **Schulter (Bug)** |
| 1 | 88 | 8 | 0,5 | 0 | 4 | 94 | 363 | 11 | 31 | 2,3 | 1 Portion, 125 g |
| **1** | **116** | **4** | **0,6** | **4** | **8** | **93** | **300** | **10** | **20** | **2,9** | **Zunge** |
| 2 | 145 | 5 | 0,8 | 6 | 10 | 116 | 375 | 13 | 25 | 3,6 | 1 Portion, 125 g |
| | | | | | | | | | | | **Wild und sonstiges Fleisch** |
| **1** | **65** | ✓ | **0,1** | **0** | **5** | **44** | **280** | **14** | **24** | **2,8** | **Hasenkeule** |
| 1 | 81 | ✓ | 0,1 | 0 | 6 | 55 | 350 | 18 | 30 | 3,5 | 1 Portion, 125 g |
| **2** | **83** | ✓ | **0,4** | **0** | **8** | **45** | **330** | **14** | **25** | **2,6** | **Hauskaninchen i. D.** |
| 3 | 104 | ✓ | 0,5 | 0 | 10 | 56 | 413 | 18 | 31 | 3,3 | 1 Portion, 125 g |
| ✓ | **65** | **1** | **0,1** | **0** | **5** | **62** | **306** | **10** | **21** | **2,3** | **Hirschkeule** |
| ✓ | 81 | 1 | 0,1 | 0 | 6 | 78 | 383 | 13 | 26 | 2,9 | 1 Portion, 125 g |
| ✓ | **52** | **21** | **0,2** | **0** | **8** | **44** | **332** | **13** | **23** | **4,9** | **Pferdefleisch i. D.** |
| ✓ | 65 | 26 | 0,3 | 0 | 10 | 55 | 415 | 16 | 29 | 6,1 | 1 Portion, 125 g |
| ✓ | **60** | ✓ | **0,7** | **0** | **5** | **60** | **310** | **5** | **30** | **3,0** | **Rehkeule** |
| ✓ | 75 | ✓ | 0,9 | 0 | 6 | 75 | 388 | 6 | 38 | 3,8 | 1 Portion, 125 g |

| Lebensmittel<br>Fleisch, Geflügel, Eier<br>jeweils essb. Anteil \| **Zeile 1: pro 100 g** \| Zeile 2: pro Portion | Energie<br>Energie<br>kcal | <br><br>kJ | <br>Energiedichte<br>kcal/g | Eiweiß<br>Eiweiß<br>g | Kohlenhydrate<br>Kohlenhydrate<br>g | <br>KH-Port. | <br>Ballaststoffe<br>g | Fett/Fettsäuren (FS)<br>Fett<br>g | <br>gesättigte FS<br>g | <br>einfach unges. FS<br>g |
|---|---|---|---|---|---|---|---|---|---|---|
| **WILD UND SONSTIGES FLEISCH** | | | | | | | | | | |
| **Rehrücken** | **122** | **512** | **1,2** | **23** | **0** | **0** | **0** | **4** | **2** | **2** |
| 1 Portion, 125 g | 153 | 640 | 1,2 | 28 | 0 | 0 | 0 | 5 | 2 | 2 |
| **Wildkaninchen i. D.** | **109** | **456** | **1,1** | **22** | **0** | **0** | **0** | **2** | **1** | ↙ |
| 1 Portion, 125 g | 136 | 570 | 1,1 | 27 | 0 | 0 | 0 | 3 | 1 | 1 |
| **Wildschweinkeule** | **109** | **457** | **1,1** | **20** | **0** | **0** | **0** | **3** | **2** | **1** |
| 1 Portion, 125 g | 137 | 571 | 1,1 | 24 | 0 | 0 | 0 | 4 | 2 | 2 |
| **Ziegenfleisch i. D.** | **149** | **623** | **1,5** | **20** | **0** | **0** | **0** | **8** | **4** | **3** |
| 1 Portion, 125 g | 186 | 779 | 1,5 | 24 | 0 | 0 | 0 | 10 | 5 | 4 |
| **GEFLÜGEL UND WILDGEFLÜGEL** | | | | | | | | | | |
| **Entenbrust** | **121** | **506** | **1,2** | **20** | **0** | **0** | **0** | **5** | **1** | **3** |
| 1 Portion, 125 g | 151 | 633 | 1,2 | 24 | 0 | 0 | 0 | 6 | 2 | 3 |
| **Entenfleisch mit Haut i. D.** | **226** | **944** | **2,3** | **18** | **0** | **0** | **0** | **17** | **5** | **9** |
| 1 Portion, 125 g | 282 | 1 180 | 2,3 | 23 | 0 | 0 | 0 | 22 | 6 | 12 |
| **Fasanenbrust** | **133** | **556** | **1,3** | **24** | **0** | **0** | **0** | **3** | **1** | **1** |
| 1 Portion, 125 g | 166 | 696 | 1,3 | 30 | 0 | 0 | 0 | 4 | 1 | 1 |
| **Gänsefleisch mit Haut i. D.** | **338** | **1 414** | **3,4** | **16** | **0** | **0** | **0** | **31** | **9** | **16** |
| 1 Portion, 125 g | 423 | 1 768 | 3,4 | 20 | 0 | 0 | 0 | 39 | 11 | 21 |
| **Gänsekeule** | **157** | **657** | **1,6** | **22** | **0** | **0** | **0** | **8** | **2** | **4** |
| 1 Portion, 125 g | 196 | 821 | 1,6 | 28 | 0 | 0 | 0 | 9 | 3 | 4 |
| **Hähnchen (Poularde) i. D.** | **166** | **694** | **1,7** | **20** | **0** | **0** | **0** | **10** | **3** | **4** |
| 1 Portion, 125 g | 207 | 868 | 1,7 | 25 | 0 | 0 | 0 | 12 | 4 | 5 |
| **Hähnchenbrust ohne Haut** | **102** | **426** | **1,0** | **24** | **0** | **0** | **0** | **1** | ↙ | ↙ |
| 1 Portion, 125 g | 127 | 532 | 1,0 | 29 | 0 | 0 | 0 | 1 | ↙ | ↙ |
| **Hähnchenschenkel mit Haut** | **173** | **723** | **1,7** | **18** | **0** | **0** | **0** | **11** | **3** | **5** |
| 1 Portion, 125 g | 216 | 904 | 1,7 | 23 | 0 | 0 | 0 | 14 | 4 | 6 |
| **Pute (Truthahn) i. D.** | **216** | **905** | **2,2** | **21** | **0** | **0** | **0** | **15** | **5** | **4** |
| 1 Portion, 125 g | 270 | 1 131 | 2,2 | 26 | 0 | 0 | 0 | 19 | 6 | 5 |
| **Putenbrust** | **107** | **446** | **1,1** | **24** | **0** | **0** | **0** | **1** | ↙ | ↙ |
| 1 Portion, 125 g | 133 | 558 | 1,1 | 30 | 0 | 0 | 0 | 1 | ↙ | ↙ |
| **Putenschenkel** | **155** | **647** | **1,5** | **19** | **0** | **0** | **0** | **9** | **3** | **3** |
| 1 Portion, 125 g | 193 | 809 | 1,5 | 24 | 0 | 0 | 0 | 11 | 4 | 3 |
| **Straußenfleisch i. D.** | **114** | **477** | **1,1** | **22** | **0** | **0** | **0** | **2** | **1** | **1** |
| 1 Portion, 125 g | 143 | 596 | 1,1 | 27 | 0 | 0 | 0 | 3 | 1 | 1 |
| **Suppenhuhnfleisch i. D.** | **257** | **1 074** | **2,6** | **19** | **0** | **0** | **0** | **20** | **7** | **9** |
| 1 Portion, 125 g | 321 | 1 343 | 2,6 | 24 | 0 | 0 | 0 | 25 | 9 | 12 |
| **Wildente** | **133** | **556** | **1,3** | **12** | **0** | **0** | **0** | **9** | **2** | **5** |
| 1 Portion, 125 g | 166 | 696 | 1,3 | 15 | 0 | 0 | 0 | 12 | 3 | 6 |
| **FLEISCH- UND WURSTWAREN** | | | | | | | | | | |
| **Bauernleberwurst** | **356** | **1 489** | **3,6** | **17** | **1** | **0** | ↙ | **32** | **12** | **15** |
| 1 Portion, 30 g | 107 | 447 | 3,6 | 5 | ↙ | 0 | ↙ | 10 | 3 | 4 |
| **Bierschinken** | **160** | **669** | **1,6** | **19** | **0** | **0** | **0** | **10** | **3** | **4** |
| 1 Scheibe, 25 g | 40 | 167 | 1,6 | 5 | 0 | 0 | 0 | 2 | 1 | 1 |
| **Bierwurst** | **232** | **971** | **2,3** | **16** | **0** | **0** | **0** | **19** | **7** | **8** |
| 1 Scheibe, 25 g | 58 | 243 | 2,3 | 4 | 0 | 0 | 0 | 5 | 2 | 2 |
| **Blutwurst (Rotwurst)** | **288** | **1 205** | **2,9** | **15** | **0** | **0** | ↙ | **26** | **9** | **11** |
| 1 Scheibe, 25 g | 72 | 301 | 2,9 | 4 | 0 | 0 | ↙ | 6 | 2 | 3 |

## Lebensmittel

## Fleisch, Geflügel, Eier

jeweils essb. Anteil | **Zeile 1: pro 100 g** | Zeile 2: pro Portion

| mehrfach unges. FS | Cholesterin | Vitamine A (RÄ) | E (TÄ) | C | Folsäure | Mineralstoffe Natrium | Kalium | Kalzium | Magnesium | Eisen | Lebensmittel |
|---|---|---|---|---|---|---|---|---|---|---|---|
| g | mg | µg | mg | mg | µg | mg | mg | mg | mg | mg | |
| | | | | | | | | | | | **Wild und sonstiges Fleisch** |
| ✓ | 70 | ✓ | 0,8 | 0 | 5 | 85 | 340 | 25 | 30 | 3,0 | **Rehrücken** |
| ✓ | 88 | ✓ | 1,0 | 0 | 6 | 106 | 425 | 31 | 38 | 3,8 | 1 Portion, 125 g |
| 1 | 81 | 3 | 0,5 | 0 | 5 | 50 | 380 | 12 | 29 | 3,2 | **Wildkaninchen i. D.** |
| 1 | 101 | 4 | 0,6 | 0 | 6 | 63 | 475 | 15 | 36 | 4,0 | 1 Portion, 125 g |
| ✓ | 65 | 8 | 0,2 | 0 | 5 | 94 | 359 | 10 | 22 | 1,8 | **Wildschweinkeule** |
| ✓ | 81 | 10 | 0,3 | 0 | 6 | 118 | 449 | 13 | 28 | 2,3 | 1 Portion, 125 g |
| ✓ | 70 | 36 | 1,0 | 0 | 5 | 50 | 300 | 10 | 20 | 2,0 | **Ziegenfleisch i. D.** |
| 1 | 88 | 45 | 1,3 | 0 | 6 | 63 | 375 | 13 | 25 | 2,5 | 1 Portion, 125 g |
| | | | | | | | | | | | **Geflügel und Wildgeflügel** |
| 1 | 100 | 30 | 0,1 | 0 | 25 | 110 | 290 | 12 | 20 | 2,4 | **Entenbrust** |
| 1 | 125 | 38 | 0,1 | 0 | 31 | 138 | 363 | 15 | 25 | 3,0 | 1 Portion, 125 g |
| 2 | 76 | 51 | 0,5 | 0 | 25 | 38 | 210 | 14 | 22 | 2,4 | **Entenfleisch mit Haut i. D.** |
| 3 | 95 | 64 | 0,6 | 0 | 31 | 48 | 263 | 18 | 28 | 3,0 | 1 Portion, 125 g |
| 1 | 58 | 44 | ø | 6 | 4 | 33 | 242 | 3 | 21 | 0,8 | **Fasanenbrust** |
| 1 | 73 | 55 | ø | 8 | 5 | 41 | 303 | 4 | 26 | 1,0 | 1 Portion, 125 g |
| 3 | 86 | 65 | 0,1 | 0 | 4 | 86 | 420 | 12 | 24 | 1,9 | **Gänsefleisch mit Haut i. D.** |
| 4 | 108 | 81 | 0,2 | 0 | 5 | 108 | 525 | 15 | 30 | 2,4 | 1 Portion, 125 g |
| 1 | 70 | 30 | 0,1 | 0 | 5 | 90 | 420 | 12 | 25 | 2,0 | **Gänsekeule** |
| 1 | 88 | 38 | 0,1 | 0 | 6 | 113 | 525 | 15 | 31 | 2,5 | 1 Portion, 125 g |
| 2 | 81 | 39 | 0,1 | 0 | 8 | 70 | 260 | 12 | 20 | 0,7 | **Hähnchen (Poularde) i. D.** |
| 3 | 101 | 49 | 0,1 | 0 | 10 | 88 | 325 | 15 | 25 | 0,9 | 1 Portion, 125 g |
| ✓ | 66 | 27 | 0,3 | 0 | 9 | 72 | 330 | 14 | 27 | 0,5 | **Hähnchenbrust ohne Haut** |
| ✓ | 83 | 34 | 0,4 | 0 | 11 | 90 | 413 | 18 | 34 | 0,6 | 1 Portion, 125 g |
| 3 | 87 | 36 | 0,1 | 0 | 12 | 95 | 250 | 15 | 30 | 1,8 | **Hähnchenschenkel mit Haut** |
| 3 | 109 | 45 | 0,1 | 0 | 15 | 119 | 313 | 19 | 38 | 2,3 | 1 Portion, 125 g |
| 5 | 74 | 13 | 0,5 | 0 | 16 | 63 | 300 | 25 | 27 | 1,4 | **Pute (Truthahn) i. D.** |
| 6 | 93 | 16 | 0,6 | 0 | 20 | 79 | 375 | 31 | 34 | 1,8 | 1 Portion, 125 g |
| ✓ | 60 | 1 | 0,9 | 0 | 7 | 46 | 330 | 13 | 20 | 1,0 | **Putenbrust** |
| ✓ | 75 | 1 | 1,1 | 0 | 9 | 58 | 413 | 16 | 25 | 1,3 | 1 Portion, 125 g |
| 3 | 75 | 2 | 1,2 | 0 | 25 | 86 | 289 | 17 | 17 | 2,0 | **Putenschenkel** |
| 4 | 94 | 3 | 1,5 | 0 | 31 | 108 | 361 | 21 | 21 | 2,5 | 1 Portion, 125 g |
| ✓ | 72 | ø | 0,2 | 0 | 8 | 67 | 310 | 5 | 22 | 2,9 | **Straußenfleisch i. D.** |
| 1 | 90 | ø | 0,3 | 0 | 10 | 84 | 388 | 6 | 28 | 3,6 | 1 Portion, 125 g |
| 3 | 94 | 32 | 0,3 | 0 | 8 | 100 | 300 | 11 | 30 | 1,4 | **Suppenhuhnfleisch i. D.** |
| 4 | 118 | 40 | 0,4 | 0 | 10 | 125 | 375 | 14 | 38 | 1,8 | 1 Portion, 125 g |
| 1 | 80 | 80 | 0,7 | 0 | 8 | 60 | 250 | 15 | 20 | 4,1 | **Wildente** |
| 1 | 100 | 100 | 0,9 | 0 | 10 | 75 | 313 | 19 | 25 | 5,1 | 1 Portion, 125 g |
| | | | | | | | | | | | **Fleisch- und Wurstwaren** |
| 4 | 154 | 3924 | 0,4 | 2 | 40 | 677 | 211 | 13 | 22 | 5,8 | **Bauernleberwurst** |
| 1 | 46 | 1177 | 0,1 | ✓ | 12 | 203 | 63 | 4 | 7 | 1,7 | 1 Portion, 30 g |
| 1 | 60 | 4 | 0,3 | 22 | 2 | 685 | 337 | 9 | 25 | 1,0 | **Bierschinken** |
| ✓ | 15 | 1 | 0,1 | 6 | 1 | 171 | 84 | 2 | 6 | 0,3 | 1 Scheibe, 25 g |
| 2 | 52 | 5 | 0,3 | 35 | 2 | 717 | 250 | 11 | 20 | 1,1 | **Bierwurst** |
| 1 | 13 | 1 | 0,1 | 9 | 1 | 179 | 63 | 3 | 5 | 0,3 | 1 Scheibe, 25 g |
| 3 | ø | ø | ø | 21 | ø | 680 | 38 | 7 | 8 | 6,4 | **Blutwurst (Rotwurst)** |
| 1 | ø | ø | ø | 5 | ø | 170 | 10 | 2 | 2 | 1,6 | 1 Scheibe, 25 g |

| Lebensmittel | Energie |  | Energie | Eiweiß | Kohlenhydrate |  |  | Fett/Fettsäuren (FS) |  |  |
|---|---|---|---|---|---|---|---|---|---|---|
| **Fleisch, Geflügel, Eier** | Energie |  | Energiedichte | Eiweiß | Kohlenhydrate | KH-Port. | Ballaststoffe | Fett | gesättigte FS | einfach unges. FS |
| jeweils essb. Anteil \| **Zeile 1: pro 100 g** \| Zeile 2: pro Portion | kcal | kJ | kcal/g | g | g |  | g | g | g | g |
| **FLEISCH- UND WURSTWAREN** |  |  |  |  |  |  |  |  |  |  |
| **Bockwurst** | **273** | **1 142** | **2,7** | **13** | **0** | **0** | **✓** | **25** | **9** | **11** |
| 1 Bockwurst, 125 g | 341 | 1 428 | 2,7 | 16 | 0 | 0 | ✓ | 31 | 11 | 13 |
| **Braten-Aufschnitt** | **155** | **650** | **1,6** | **26** | **0** | **0** | **0** | **6** | **2** | **3** |
| 1 Scheibe, 20 g | 31 | 130 | 1,6 | 5 | 0 | 0 | 0 | 1 | ✓ | 1 |
| **Corned beef** | **141** | **590** | **1,4** | **22** | **0** | **0** | **0** | **6** | **2** | **3** |
| 1 Scheibe, 25 g | 35 | 147 | 1,4 | 5 | 0 | 0 | 0 | 2 | 1 | 1 |
| **Cervelatwurst** | **394** | **1 648** | **3,9** | **20** | **0** | **0** | **✓** | **35** | **15** | **15** |
| 1 Scheibe, 25 g | 99 | 412 | 3,9 | 5 | 0 | 0 | ✓ | 9 | 4 | 4 |
| **Fleischkäse (Leberkäse)** | **294** | **1 230** | **2,9** | **12** | **0** | **0** | **✓** | **27** | **9** | **12** |
| 1 Portion, 150 g | 441 | 1 845 | 2,9 | 18 | 0 | 0 | ✓ | 41 | 13 | 18 |
| **Fleischwurst** | **283** | **1 183** | **2,8** | **14** | **0** | **0** | **✓** | **25** | **9** | **12** |
| 1 Scheibe, 20 g | 57 | 237 | 2,8 | 3 | 0 | 0 | ✓ | 5 | 2 | 2 |
| **Frankfurter Würstchen** | **269** | **1 125** | **2,7** | **12** | **0** | **0** | **✓** | **24** | **9** | **11** |
| 1 Würstchen, 100 g | 269 | 1 125 | 2,7 | 12 | 0 | 0 | ✓ | 24 | 9 | 11 |
| **Frikadelle** | **250** | **1 044** | **2,5** | **20** | **7** | **0,5** | **✓** | **16** | **6** | **7** |
| 1 Frikadelle, 125 g | 312 | 1 305 | 2,5 | 25 | 9 | 1,0 | ✓ | 20 | 8 | 9 |
| **Geflügelmortadella** | **174** | **728** | **1,7** | **21** | **✓** | **0** | **✓** | **10** | **3** | **4** |
| 1 Scheibe, 25 g | 44 | 182 | 1,7 | 5 | ✓ | 0 | ✓ | 2 | 1 | 1 |
| **Gelbwurst (Hirnwurst)** | **285** | **1 192** | **2,8** | **11** | **0** | **0** | **0** | **27** | **10** | **13** |
| 1 Scheibe, 25 g | 71 | 298 | 2,8 | 3 | 0 | 0 | 0 | 7 | 2 | 3 |
| **Hackfleisch (halb und halb)** | **231** | **965** | **2,3** | **19** | **✓** | **0** | **0** | **18** | **7** | **8** |
| 1 Portion, 110 g | 254 | 1 061 | 2,3 | 20 | ✓ | 0 | 0 | 19 | 7 | 9 |
| **Jagdwurst** | **203** | **849** | **2,0** | **15** | **0** | **0** | **✓** | **16** | **6** | **7** |
| 1 Scheibe, 25 g | 51 | 212 | 2,0 | 4 | 0 | 0 | ✓ | 4 | 1 | 2 |
| **Kabanossi** | **451** | **1 888** | **4,5** | **15** | **✓** | **0** | **✓** | **44** | **16** | **21** |
| 1 Portion, 30 g | 135 | 566 | 4,5 | 5 | ✓ | 0 | ✓ | 13 | 5 | 6 |
| **Kalbsbratwurst** | **270** | **1 130** | **2,7** | **11** | **0** | **0** | **ø** | **25** | **ø** | **ø** |
| 1 Bratwurst, 150 g | 405 | 1 695 | 2,7 | 17 | 0 | 0 | ø | 38 | ø | ø |
| **Kalbsleberwurst** | **313** | **1 310** | **3,1** | **13** | **0** | **0** | **✓** | **29** | **11** | **13** |
| 1 Portion, 30 g | 94 | 393 | 3,1 | 4 | 0 | 0 | ✓ | 9 | 3 | 4 |
| **Kasseler-Aufschnitt** | **151** | **632** | **1,5** | **21** | **0** | **0** | **0** | **8** | **3** | **3** |
| 1 Scheibe, 25 g | 38 | 158 | 1,5 | 5 | 0 | 0 | 0 | 2 | 1 | 1 |
| **Knackwurst** | **260** | **1 088** | **2,6** | **12** | **0** | **0** | **✓** | **24** | **8** | **11** |
| 1 Wurst, 100 g | 260 | 1 088 | 2,6 | 12 | 0 | 0 | ✓ | 24 | 8 | 11 |
| **Kochschinken** | **125** | **523** | **1,3** | **23** | **0** | **0** | **0** | **4** | **1** | **2** |
| 1 Scheibe, 30 g | 38 | 157 | 1,3 | 7 | 0 | 0 | 0 | 1 | ✓ | 1 |
| **Lachsschinken** | **116** | **487** | **1,2** | **18** | **1** | **0** | **0** | **4** | **2** | **2** |
| 1 Scheibe, 15 g | 17 | 73 | 1,2 | 3 | ✓ | 0 | 0 | 1 | ✓ | ✓ |
| **Leberpastete** | **314** | **1 314** | **3,1** | **14** | **0** | **0** | **✓** | **29** | **10** | **13** |
| 1 Portion, 30 g | 94 | 394 | 3,1 | 4 | 0 | 0 | ✓ | 9 | 3 | 4 |
| **Leberwurst** | **354** | **1 481** | **3,5** | **14** | **0** | **0** | **✓** | **33** | **13** | **17** |
| 1 Portion, 30 g | 106 | 444 | 3,5 | 4 | 0 | 0 | ✓ | 10 | 4 | 5 |
| **Lyoner Wurst** | **308** | **1 289** | **3,1** | **11** | **0** | **0** | **✓** | **29** | **11** | **13** |
| 1 Portion, 30 g | 92 | 387 | 3,1 | 3 | 0 | 0 | ✓ | 9 | 3 | 4 |
| **Mettwurst** | **296** | **1 238** | **3,0** | **19** | **0** | **0** | **✓** | **24** | **9** | **11** |
| 1 Wurst, 150 g | 444 | 1 858 | 3,0 | 29 | 0 | 0 | ✓ | 36 | 13 | 17 |
| **Mettwurst, luftgetrocknet** | **335** | **1 401** | **3,3** | **20** | **✓** | **0** | **✓** | **29** | **10** | **13** |
| 3–4 kl. Scheiben, 30 g | 100 | 420 | 3,3 | 6 | ✓ | 0 | ✓ | 9 | 3 | 4 |

| mehrfach unges. FS g | Cholesterin mg | Vitamine: A (RÄ) µg | E (TÄ) mg | C mg | Folsäure µg | Mineralstoffe: Natrium mg | Kalium mg | Kalzium mg | Magnesium mg | Eisen mg | Lebensmittel: Fleisch, Geflügel, Eier – jeweils essb. Anteil \| **Zeile 1: pro 100 g** \| Zeile 2: pro Portion |
|---|---|---|---|---|---|---|---|---|---|---|---|
| | | | | | | | | | | | **Fleisch- und Wurstwaren** |
| **3** | **53** | **16** | **0,3** | **23** | **1** | **834** | **249** | **12** | **20** | **0,8** | **Bockwurst** |
| 3 | 66 | 20 | 0,4 | 29 | 1 | 1 043 | 311 | 15 | 25 | 1,0 | 1 Bockwurst, 125 g |
| **1** | **78** | **7** | **0,4** | **0** | **4** | **110** | **292** | **3** | **27** | **1,3** | **Braten-Aufschnitt** |
| ↙ | 16 | 1 | 0,1 | 0 | 1 | 22 | 58 | 1 | 5 | 0,3 | 1 Scheibe, 20 g |
| **↙** | **44** | **12** | **0,3** | **12** | **1** | **840** | **131** | **33** | **22** | **1,7** | **Corned beef** |
| ↙ | 11 | 3 | 0,1 | 3 | ↙ | 210 | 33 | 8 | 6 | 0,4 | 1 Scheibe, 25 g |
| **3** | **76** | **6** | **0,4** | **27** | **2** | **1 260** | **300** | **24** | **11** | **1,7** | **Cervelatwurst** |
| 1 | 19 | 2 | 0,1 | 7 | 1 | 315 | 75 | 6 | 3 | 0,4 | 1 Scheibe, 25 g |
| **4** | **59** | **3** | **0,3** | **24** | **1** | **599** | **299** | **4** | **21** | **0,8** | **Fleischkäse (Leberkäse)** |
| 6 | 89 | 5 | 0,5 | 36 | 2 | 899 | 449 | 6 | 32 | 1,2 | 1 Portion, 150 g |
| **3** | **50** | **15** | **0,3** | **23** | **1** | **789** | **231** | **11** | **19** | **0,8** | **Fleischwurst** |
| 1 | 10 | 3 | 0,1 | 5 | ↙ | 158 | 46 | 2 | 4 | 0,2 | 1 Scheibe, 20 g |
| **3** | **54** | **↙** | **0,3** | **22** | **2** | **1 180** | **150** | **11** | **22** | **1,8** | **Frankfurter Würstchen** |
| 3 | 54 | ↙ | 0,3 | 22 | 2 | 1 180 | 150 | 11 | 22 | 1,8 | 1 Würstchen, 100 g |
| **2** | **115** | **58** | **0,7** | **0** | **12** | **541** | **184** | **18** | **17** | **1,8** | **Frikadelle** |
| 2 | 144 | 73 | 0,9 | 0 | 15 | 676 | 230 | 23 | 22 | 2,3 | 1 Frikadelle, 125 g |
| **2** | **81** | **35** | **0,1** | **26** | **9** | **987** | **310** | **23** | **27** | **1,3** | **Geflügelmortadella** |
| ↙ | 20 | 9 | ↙ | 7 | 2 | 247 | 78 | 6 | 7 | 0,3 | 1 Scheibe, 25 g |
| **3** | **46** | **2** | **0,3** | **↙** | **2** | **728** | **148** | **9** | **18** | **0,7** | **Gelbwurst (Hirnwurst)** |
| 1 | 12 | 1 | 0,1 | ↙ | 1 | 182 | 37 | 2 | 5 | 0,2 | 1 Scheibe, 25 g |
| **2** | **61** | **9** | **0,5** | **0** | **2** | **52** | **320** | **4** | **20** | **1,3** | **Hackfleisch (halb und halb)** |
| 2 | 67 | 10 | 0,6 | 0 | 2 | 57 | 352 | 4 | 22 | 1,4 | 1 Portion, 110 g |
| **2** | **59** | **3** | **0,3** | **40** | **2** | **818** | **260** | **14** | **19** | **2,9** | **Jagdwurst** |
| 1 | 15 | 1 | 0,1 | 10 | 1 | 205 | 65 | 4 | 5 | 0,7 | 1 Scheibe, 25 g |
| **5** | **60** | **36** | **0,4** | **↙** | **2** | **1 085** | **185** | **13** | **23** | **1,3** | **Kabanossi** |
| 1 | 18 | 11 | 0,1 | ↙ | 1 | 326 | 56 | 4 | 7 | 0,4 | 1 Portion, 30 g |
| **ø** | **ø** | **ø** | **ø** | **ø** | **ø** | **ø** | **ø** | **ø** | **ø** | **ø** | **Kalbsbratwurst** |
| ø | ø | ø | ø | ø | ø | ø | ø | ø | ø | ø | 1 Bratwurst, 150 g |
| **3** | **185** | **5 265** | **0,4** | **34** | **56** | **692** | **236** | **15** | **23** | **7,4** | **Kalbsleberwurst** |
| 1 | 56 | 1 580 | 0,1 | 10 | 17 | 208 | 71 | 5 | 7 | 2,2 | 1 Portion, 30 g |
| **1** | **51** | **5** | **0,2** | **0** | **2** | **958** | **324** | **6** | **54** | **2,5** | **Kasseler-Aufschnitt** |
| ↙ | 13 | 1 | 0,1 | 0 | 1 | 240 | 81 | 2 | 14 | 0,6 | 1 Scheibe, 25 g |
| **3** | **53** | **15** | **0,3** | **23** | **1** | **1 190** | **195** | **28** | **20** | **0,8** | **Knackwurst** |
| 3 | 53 | 15 | 0,3 | 23 | 1 | 1 190 | 195 | 28 | 20 | 0,8 | 1 Wurst, 100 g |
| **↙** | **60** | **4** | **0,3** | **37** | **5** | **965** | **270** | **15** | **24** | **2,3** | **Kochschinken** |
| ↙ | 18 | 1 | 0,1 | 11 | 2 | 290 | 81 | 5 | 7 | 0,7 | 1 Scheibe, 30 g |
| **1** | **51** | **5** | **0,2** | **0** | **2** | **2 473** | **258** | **32** | **58** | **1,6** | **Lachsschinken** |
| ↙ | 8 | 1 | ↙ | 0 | ↙ | 371 | 39 | 5 | 9 | 0,2 | 1 Scheibe, 15 g |
| **4** | **173** | **4 688** | **0,4** | **10** | **60** | **738** | **173** | **10** | **15** | **7,0** | **Leberpastete** |
| 1 | 52 | 1 406 | 0,1 | 3 | 18 | 221 | 52 | 3 | 5 | 2,1 | 1 Portion, 30 g |
| **2** | **159** | **8 300** | **0,4** | **17** | **44** | **810** | **143** | **41** | **26** | **5,3** | **Leberwurst** |
| 1 | 48 | 2 490 | 0,1 | 5 | 13 | 243 | 43 | 12 | 8 | 1,6 | 1 Portion, 30 g |
| **3** | **67** | **4** | **0,3** | **26** | **2** | **975** | **346** | **14** | **28** | **1,0** | **Lyoner Wurst** |
| 1 | 20 | 1 | 0,1 | 8 | 1 | 293 | 104 | 4 | 8 | 0,3 | 1 Portion, 30 g |
| **3** | **65** | **3** | **0,3** | **29** | **2** | **860** | **309** | **12** | **23** | **0,9** | **Mettwurst** |
| 4 | 98 | 5 | 0,5 | 44 | 3 | 1 290 | 464 | 18 | 35 | 1,4 | 1 Wurst, 150 g |
| **3** | **75** | **3** | **0,4** | **0** | **2** | **1 248** | **311** | **14** | **30** | **1,1** | **Mettwurst, luftgetrocknet** |
| 1 | 23 | 1 | 0,1 | 0 | 1 | 374 | 93 | 4 | 9 | 0,3 | 3–4 kl. Scheiben, 30 g |

| Lebensmittel<br>**Fleisch, Geflügel, Eier**<br>jeweils essb. Anteil \| **Zeile 1: pro 100 g** \| Zeile 2: pro Portion | Energie<br>Energie<br>kcal | <br><br>kJ | <br>Energiedichte<br>kcal/g | Eiweiß<br>Eiweiß<br>g | Kohlenhydrate<br>Kohlenhydrate<br>g | <br>KH-Port. | <br>Ballaststoffe<br>g | Fett/Fettsäuren (FS)<br>Fett<br>g | <br>gesättigte FS<br>g | <br>einfach unges. FS<br>g |
|---|---|---|---|---|---|---|---|---|---|---|
| **Fleisch- und Wurstwaren** | | | | | | | | | | |
| **Mettwurst, streichfähig** | **382** | **1600** | **3,8** | **14** | ✓ | **0** | ✓ | **37** | **13** | **17** |
| 1 Portion, 30 g | 115 | 480 | 3,8 | 4 | ✓ | 0 | ✓ | 11 | 4 | 5 |
| **Mortadella** | **272** | **1138** | **2,7** | **12** | **0** | **0** | ✓ | **25** | **9** | **12** |
| 1 Scheibe, 25 g | 68 | 285 | 2,7 | 3 | 0 | 0 | ✓ | 6 | 2 | 3 |
| **Münchner Weißwurst** | **260** | **1088** | **2,6** | **14** | **0** | **0** | ✓ | **23** | **8** | **11** |
| 1 Wurst, 150 g | 390 | 1632 | 2,6 | 20 | 0 | 0 | ✓ | 34 | 12 | 16 |
| **Putenbrust-Aufschnitt** | **113** | **474** | **1,1** | **26** | **0** | **0** | **0** | **1** | ✓ | ✓ |
| 1 Scheibe, 20 g | 23 | 95 | 1,1 | 5 | 0 | 0 | 0 | ✓ | ✓ | ✓ |
| **Rauchfleisch** | **129** | **540** | **1,3** | **17** | ✓ | **0** | **0** | **6** | **3** | **3** |
| 1 Scheibe, 20 g | 26 | 108 | 1,3 | 3 | ✓ | 0 | 0 | 1 | 1 | 1 |
| **Salami** | **402** | **1682** | **4,0** | **20** | **0** | **0** | **1** | **36** | **13** | **17** |
| 1 Scheibe, 15 g | 60 | 252 | 4,0 | 3 | 0 | 0 | ✓ | 5 | 2 | 3 |
| **Schinken, geräuchert** | **153** | **638** | **1,5** | **21** | **0** | **0** | **0** | **8** | **3** | **4** |
| 1 Scheibe, 20 g | 31 | 128 | 1,5 | 4 | 0 | 0 | 0 | 2 | 1 | 1 |
| **Schinkenspeck (Speck, durchwachsen)** | **621** | **2598** | **6,2** | **9** | **0** | **0** | **0** | **65** | **28** | **29** |
| 1 Portion, 30 g | 186 | 779 | 6,2 | 3 | 0 | 0 | 0 | 20 | 8 | 9 |
| **Schinkenwurst** | **261** | **1092** | **2,6** | **14** | **0** | **0** | ✓ | **23** | **8** | **10** |
| 1 Scheibe, 25 g | 65 | 273 | 2,6 | 3 | 0 | 0 | ✓ | 6 | 2 | 3 |
| **Schwartemagen** | **210** | **879** | **2,1** | **15** | **0** | **0** | ✓ | **17** | **6** | **7** |
| 1 Scheibe, 30 g | 63 | 264 | 2,1 | 5 | 0 | 0 | ✓ | 5 | 2 | 2 |
| **Schweinebauch, geräuchert** | **372** | **1556** | **3,7** | **18** | **0** | **0** | **0** | **33** | **12** | **15** |
| 1 Portion, 100 g | 372 | 1556 | 3,7 | 18 | 0 | 0 | 0 | 33 | 12 | 15 |
| **Schweinsbratwurst** | **291** | **1218** | **2,9** | **15** | **0** | **0** | ✓ | **26** | **9** | **12** |
| 1 Bratwurst, 150 g | 437 | 1826 | 2,9 | 23 | 0 | 0 | ✓ | 38 | 14 | 18 |
| **Sülzwurst (Wurst in Aspik)** | **110** | **458** | **1,1** | **20** | ✓ | **0** | **0** | **3** | **1** | **1** |
| 1 Scheibe, 30 g | 33 | 137 | 1,1 | 6 | ✓ | 0 | 0 | 1 | ✓ | ✓ |
| **Teewurst** | **367** | **1537** | **3,7** | **14** | ✓ | **0** | ✓ | **35** | **13** | **16** |
| 1 Portion, 30 g | 110 | 461 | 3,7 | 4 | ✓ | 0 | ✓ | 10 | 4 | 5 |
| **Wiener Würstchen** | **263** | **1100** | **2,6** | **14** | **0** | **0** | ✓ | **23** | **8** | **11** |
| 1 Paar, 70 g | 184 | 770 | 2,6 | 9 | 0 | 0 | ✓ | 16 | 6 | 8 |
| **Zungenwurst** | **265** | **1108** | **2,6** | **16** | **1** | **0** | ✓ | **22** | **8** | **11** |
| 1 Scheibe, 30 g | 79 | 332 | 2,6 | 5 | ✓ | 0 | ✓ | 7 | 2 | 3 |
| **Zwiebelwurst** | **267** | **1115** | **2,7** | **13** | **2** | **0** | ✓ | **23** | **8** | **10** |
| 1 Portion, 30 g | 80 | 335 | 2,7 | 4 | 1 | 0 | ✓ | 7 | 2 | 3 |
| **Fleisch- und Wurstwaren, Markenprodukte** | | | | | | | | | | |
| **BiFi Geflügel** | **484** | **2005** | **4,8** | **30** | **2** | **0** | **ø** | **40** | **ø** | **ø** |
| 1 BiFi Geflügel, 25 g | 121 | 500 | 4,8 | 7 | 1 | 0 | ø | 10 | ø | ø |
| **BiFi Original, Minisalami** | **510** | **2100** | **5,1** | **24** | **1** | **0** | **ø** | **45** | **ø** | **ø** |
| 1 BiFi, 25 g | 128 | 525 | 5,1 | 6 | ✓ | 0 | ø | 11 | ø | ø |
| **BiFi Roll, Minisalami im Teigmantel** | **464** | **1930** | **4,6** | **15** | **29** | **2,5** | **ø** | **32** | **ø** | **ø** |
| 1 BiFi Roll, 50 g | 232 | 965 | 4,6 | 8 | 15 | 1,5 | ø | 16 | ø | ø |
| **Fränkische Fleischwurst, Du darfst** | **232** | **960** | **2,3** | **13** | **1** | **0** | ✓ | **19** | **8** | **ø** |
| 1 Portion, 20 g | 46 | 190 | 2,3 | 3 | ✓ | 0 | ✓ | 4 | 2 | ø |
| **Geflügel-Leberwurst, Du darfst** | **254** | **1050** | **2,5** | **14** | **2** | **0** | ✓ | **21** | **9** | **ø** |
| 1 Portion, 25 g | 63 | 265 | 2,5 | 3 | 1 | 0 | ✓ | 5 | 2 | ø |
| **Geflügel-Mortadella, Du darfst** | **141** | **588** | **1,4** | **14** | **1** | **0** | **ø** | **9** | **ø** | **ø** |
| 1 Portion, 19 g (= 3 Scheiben) | 27 | 112 | 1,4 | 3 | ✓ | 0 | ø | 2 | ø | ø |

| | | Vitamine | | | | Mineralstoffe | | | | | Lebensmittel |
|---|---|---|---|---|---|---|---|---|---|---|---|
| mehrfach unges. FS g | Cholesterin mg | A (RÄ) µg | E (TÄ) mg | C mg | Folsäure µg | Natrium mg | Kalium mg | Kalzium mg | Magnesium mg | Eisen mg | **Fleisch, Geflügel, Eier** jeweils essb. Anteil \| **Zeile 1: pro 100 g** \| Zeile 2: pro Portion |
| | | | | | | | | | | | **Fleisch- und Wurstwaren** |
| **4** | **57** | **15** | **0,4** | **0** | **2** | **883** | **171** | **10** | **21** | **0,8** | **Mettwurst, streichfähig** |
| 1 | 17 | 5 | 0,1 | 0 | 1 | 265 | 51 | 3 | 6 | 0,2 | 1 Portion, 30 g |
| **3** | **65** | **5** | **0,4** | **24** | **2** | **668** | **207** | **42** | **27** | **1,1** | **Mortadella** |
| 1 | 16 | 1 | 0,1 | 6 | 1 | 167 | 52 | 11 | 7 | 0,3 | 1 Scheibe, 25 g |
| **3** | **58** | **12** | **0,3** | ↙ | **4** | **620** | **122** | **25** | **20** | **1,3** | **Münchner Weißwurst** |
| 4 | 87 | 18 | 0,5 | 1 | 6 | 930 | 183 | 38 | 30 | 2,0 | 1 Wurst, 150 g |
| ↙ | **52** | **1** | **0,8** | **ø** | **5** | **650** | **322** | **13** | **20** | **1,0** | **Putenbrust-Aufschnitt** |
| ↙ | 10 | ↙ | 0,2 | ø | 1 | 130 | 64 | 3 | 4 | 0,2 | 1 Scheibe, 20 g |
| ↙ | **59** | **12** | **0,2** | **0** | **2** | **2 472** | **277** | **28** | **26** | **1,9** | **Rauchfleisch** |
| ↙ | 12 | 2 | ↙ | 0 | ↙ | 494 | 55 | 6 | 5 | 0,4 | 1 Scheibe, 20 g |
| **4** | **72** | **8** | **0,8** | **28** | **2** | **2 130** | **220** | **35** | **33** | **1,8** | **Salami** |
| 1 | 11 | 1 | 0,1 | 4 | ↙ | 320 | 33 | 5 | 5 | 0,3 | 1 Scheibe, 15 g |
| **1** | **70** | **4** | **0,3** | **0** | **3** | **2 121** | **277** | **2** | **23** | **1,1** | **Schinken, geräuchert** |
| ↙ | 14 | 1 | 0,1 | 0 | 1 | 424 | 55 | ↙ | 5 | 0,2 | 1 Scheibe, 20 g |
| **3** | **90** | **ø** | **ø** | **0** | **ø** | **1 770** | **225** | **9** | **15** | **0,8** | **Schinkenspeck (Speck, durchwachsen)** |
| 1 | 27 | ø | ø | 0 | ø | 531 | 68 | 3 | 5 | 0,2 | 1 Portion, 30 g |
| **3** | **62** | **5** | **0,3** | **27** | **2** | **914** | **284** | **13** | **25** | **1,0** | **Schinkenwurst** |
| 1 | 16 | 1 | 0,1 | 7 | 1 | 229 | 71 | 3 | 6 | 0,3 | 1 Scheibe, 25 g |
| **1** | **162** | **120** | **0,5** | **0** | **18** | **1 290** | **957** | **40** | **74** | **4,1** | **Schwartemagen** |
| ↙ | 49 | 36 | 0,2 | 0 | 5 | 387 | 287 | 12 | 22 | 1,2 | 1 Scheibe, 30 g |
| **3** | **ø** | **ø** | **ø** | **ø** | **ø** | **1 400** | **248** | **10** | **20** | **2,3** | **Schweinebauch, geräuchert** |
| 3 | ø | ø | ø | ø | ø | 1 400 | 248 | 10 | 20 | 2,3 | 1 Portion, 100 g |
| **3** | **62** | **4** | **0,3** | ↙ | **3** | **520** | **174** | **15** | **14** | **0,8** | **Schweinsbratwurst** |
| 4 | 93 | 6 | 0,5 | ↙ | 5 | 780 | 261 | 23 | 21 | 1,2 | 1 Bratwurst, 150 g |
| ↙ | **55** | **144** | **0,1** | **0** | **10** | **466** | **323** | **16** | **24** | **1,6** | **Sülzwurst (Wurst in Aspik)** |
| ↙ | 17 | 43 | ↙ | 0 | 3 | 140 | 97 | 5 | 7 | 0,5 | 1 Scheibe, 30 g |
| **4** | **60** | **16** | **0,3** | **0** | **2** | **832** | **196** | **10** | **22** | **1,0** | **Teewurst** |
| 1 | 18 | 5 | 0,1 | 0 | 1 | 250 | 59 | 3 | 7 | 0,3 | 1 Portion, 30 g |
| **3** | **53** | **16** | **0,3** | **23** | **1** | **941** | **204** | **13** | **20** | **2,4** | **Wiener Würstchen** |
| 2 | 37 | 11 | 0,2 | 16 | 1 | 659 | 143 | 9 | 14 | 1,7 | 1 Paar, 70 g |
| **3** | **68** | **15** | **0,3** | ↙ | **3** | **996** | **271** | **16** | **24** | **1,6** | **Zungenwurst** |
| 1 | 20 | 5 | 0,1 | ↙ | 1 | 299 | 81 | 5 | 7 | 0,5 | 1 Scheibe, 30 g |
| **3** | **588** | **2 948** | **0,5** | **2** | **36** | **855** | **236** | **21** | **23** | **5,1** | **Zwiebelwurst** |
| 1 | 176 | 884 | 0,2 | 1 | 11 | 257 | 71 | 6 | 7 | 1,5 | 1 Portion, 30 g |
| | | | | | | | | | | | **Fleisch- und Wurstwaren, Markenprodukte** |
| **ø** | **ø** | **ø** | **ø** | **ø** | **ø** | **ø** | **ø** | **ø** | **ø** | **ø** | **BiFi Geflügel** |
| ø | ø | ø | ø | ø | ø | ø | ø | ø | ø | ø | 1 BiFi Geflügel, 25 g |
| **ø** | **ø** | **ø** | **ø** | **ø** | **ø** | **ø** | **ø** | **ø** | **ø** | **ø** | **BiFi Original, Minisalami** |
| ø | ø | ø | ø | ø | ø | ø | ø | ø | ø | ø | 1 BiFi, 25 g |
| **ø** | **ø** | **ø** | **ø** | **ø** | **ø** | **ø** | **ø** | **ø** | **ø** | **ø** | **BiFi Roll, Minisalami im Teigmantel** |
| ø | ø | ø | ø | ø | ø | ø | ø | ø | ø | ø | 1 BiFi Roll, 50 g |
| **ø** | **ø** | **ø** | **ø** | **ø** | **ø** | **810** | **ø** | **ø** | **ø** | **ø** | **Fränkische Fleischwurst, Du darfst** |
| ø | ø | ø | ø | ø | ø | 160 | ø | ø | ø | ø | 1 Portion, 20 g |
| **ø** | **ø** | **ø** | **ø** | **ø** | **ø** | **560** | **ø** | **ø** | **ø** | **ø** | **Geflügel-Leberwurst, Du darfst** |
| ø | ø | ø | ø | ø | ø | 140 | ø | ø | ø | ø | 1 Portion, 25 g |
| **ø** | **ø** | **ø** | **ø** | **ø** | **ø** | **ø** | **ø** | **ø** | **ø** | **ø** | **Geflügel-Mortadella, Du darfst** |
| ø | ø | ø | ø | ø | ø | ø | ø | ø | ø | ø | 1 Portion, 19 g (= 3 Scheiben) |

| Lebensmittel<br>**Fleisch, Geflügel, Eier**<br>jeweils essb. Anteil \| **Zeile 1: pro 100 g** \| Zeile 2: pro Portion | Energie<br>Energie<br>kcal | <br><br>kJ | <br>Energiedichte<br>kcal/g | Eiweiß<br>Eiweiß<br>g | Kohlenhydrate<br>Kohlenhydrate<br>g | <br>KH-Port. | <br>Ballaststoffe<br>g | Fett/Fettsäuren (FS)<br>Fett<br>g | <br>gesättigte FS<br>g | <br>einfach unges. FS<br>g |
|---|---|---|---|---|---|---|---|---|---|---|
| **FLEISCH- UND WURSTWAREN, MARKENPRODUKTE** | | | | | | | | | | |
| **Gemüse-Putenwurst, Du darfst** | **94** | **395** | **0,9** | **13** | **4** | **0,5** | ✓ | **3** | **1** | **ø** |
| 1 Portion, 19 g (= 3 Scheiben) | 18 | 75 | 0,9 | 2 | 1 | 0 | ✓ | 1 | ✓ | ø |
| **Kalbsleberwurst, Du darfst** | **261** | **1085** | **2,6** | **17** | **2** | **0** | ✓ | **21** | **9** | **ø** |
| 1 Portion, 25 g | 65 | 270 | 2,6 | 4 | 1 | 0 | ✓ | 5 | 2 | ø |
| **Landleberwurst, Du darfst** | **256** | **1065** | **2,6** | **14** | **2** | **0** | ✓ | **21** | **9** | **ø** |
| 1 Portion, 25 g | 64 | 265 | 2,6 | 4 | 1 | 0 | ✓ | 5 | 2 | ø |
| **Salami, Du darfst** | **261** | **1085** | **2,6** | **22** | **1** | **0** | ✓ | **19** | **8** | **ø** |
| 1 Portion, 11 g (= 3 Scheiben) | 29 | 120 | 2,6 | 2 | ✓ | 0 | ✓ | 2 | 1 | ø |
| **Teewurst, Du darfst** | **306** | **1270** | **3,1** | **16** | **1** | **0** | ✓ | **27** | **11** | **ø** |
| 1 Portion, 25 g | 77 | 315 | 3,1 | 4 | 1 | 0 | ✓ | 7 | 3 | ø |
| **Würstchen, Du darfst** | **191** | **795** | **1,9** | **13** | **1** | **0** | ✓ | **15** | **6** | **ø** |
| 1 Würstchen, 50 g | 96 | 395 | 1,9 | 7 | 1 | 0 | ✓ | 8 | 3 | ø |
| **FLEISCHGERICHTE** | | | | | | | | | | |
| **Cordon bleu, gebraten** | **236** | **987** | **2,4** | **24** | **5** | **0,5** | ✓ | **13** | **6** | **5** |
| 1 Stück, 185 g | 437 | 1827 | 2,4 | 45 | 9 | 1,0 | 1 | 24 | 11 | 9 |
| **gefüllte Paprika mit Hackfleisch** | **99** | **413** | **1,0** | **8** | **6** | **0,5** | **2** | **5** | **2** | **2** |
| 1 Stück, 250 g | 247 | 1033 | 1,0 | 20 | 16 | 1,5 | 5 | 12 | 5 | 5 |
| **Hähnchen-Cordon bleu, gebraten** | **204** | **853** | **2,0** | **23** | **5** | **0,5** | ✓ | **10** | **5** | **4** |
| 1 Stück, 185 g | 377 | 1578 | 2,0 | 42 | 9 | 1,0 | 1 | 19 | 9 | 7 |
| **Hähnchenschnitzel, paniert, gebraten** | **187** | **784** | **1,9** | **22** | **7** | **0,5** | **1** | **8** | **3** | **3** |
| 1 Schnitzel, 165 g | 309 | 1294 | 1,9 | 37 | 11 | 1,0 | 1 | 13 | 5 | 5 |
| **Hühnerfrikassee** | **121** | **508** | **1,2** | **10** | **5** | **0,5** | ✓ | **7** | **3** | **2** |
| 1 Portion, 250 g | 304 | 1270 | 1,2 | 26 | 12 | 1,0 | 1 | 17 | 8 | 6 |
| **Königsberger Klopse mit Soße** | **151** | **632** | **1,5** | **12** | **4** | **0,5** | ✓ | **10** | **4** | **4** |
| 1 Klops, 80 g | 121 | 505 | 1,5 | 9 | 3 | 0,5 | ✓ | 8 | 3 | 4 |
| **Putenschnitzel, paniert, gebraten** | **186** | **777** | **1,9** | **22** | **7** | **0,5** | **1** | **8** | **3** | **3** |
| 1 Schnitzel, 165 g | 307 | 1283 | 1,9 | 36 | 11 | 1,0 | 1 | 13 | 5 | 5 |
| **Ragout fin** | **140** | **587** | **1,4** | **15** | **3** | **0** | ✓ | **8** | **4** | **2** |
| 1 Portion, 250 g | 350 | 1466 | 1,4 | 38 | 6 | 0,5 | 1 | 19 | 10 | 6 |
| **Rindergulasch mit Soße** | **111** | **463** | **1,1** | **13** | **1** | **0** | **1** | **6** | **3** | **3** |
| 1 Portion, 250 g | 276 | 1156 | 1,1 | 32 | 3 | 0,5 | 2 | 15 | 7 | 6 |
| **Rinderroulade mit Soße** | **155** | **649** | **1,6** | **17** | **2** | **0** | ✓ | **9** | **4** | **4** |
| 1 Roulade, 220 g | 341 | 1427 | 1,6 | 38 | 4 | 0,5 | 1 | 19 | 9 | 8 |
| **Schweinekotelett, paniert, gebraten** | **258** | **1078** | **2,6** | **24** | **7** | **0,5** | **1** | **15** | **6** | **6** |
| 1 Kotelett, 165 g | 425 | 1779 | 2,6 | 39 | 11 | 1,0 | 1 | 25 | 10 | 11 |
| **Schweineschnitzel, paniert, gebraten** | **231** | **967** | **2,3** | **25** | **7** | **0,5** | **1** | **12** | **5** | **5** |
| 1 Schnitzel, 165 g | 381 | 1596 | 2,3 | 41 | 11 | 1,0 | 1 | 19 | 8 | 8 |
| **Wiener (Kalbs-)Schnitzel, paniert, gebraten** | **212** | **888** | **2,1** | **24** | **7** | **0,5** | **1** | **10** | **4** | **4** |
| 1 Schnitzel, 165 g | 350 | 1465 | 2,1 | 40 | 11 | 1,0 | 1 | 16 | 6 | 6 |
| **VEGETARISCHE FLEISCH- UND WURSTERSATZPRODUKTE** | | | | | | | | | | |
| **Soja-Aufschnitt** | **266** | **1111** | **2,7** | **16** | **3** | **0,5** | **2** | **21** | **3** | **5** |
| 1 Scheibe, 25 g | 66 | 278 | 2,7 | 4 | 1 | 0 | ✓ | 5 | 1 | 1 |
| **Sojafleisch (Sojazubereitung, Fleischersatz)** | **192** | **802** | **1,9** | **14** | **1** | **0** | ✓ | **15** | **2** | **4** |
| 1 Portion (mit Soße), 150 g | 288 | 1203 | 1,9 | 22 | 2 | 0 | 1 | 22 | 3 | 6 |
| **Sojapaste** | **58** | **243** | **0,6** | **13** | **1** | **0** | **8** | ✓ | ✓ | ✓ |
| 1 EL, 15 g | 9 | 36 | 0,6 | 2 | ✓ | 0 | 1 | ✓ | ✓ | ✓ |

| mehrfach unges. FS g | Cholesterin mg | Vitamine A (RÄ) µg | E (TÄ) mg | C mg | Folsäure µg | Mineralstoffe Natrium mg | Kalium mg | Kalzium mg | Magnesium mg | Eisen mg | Lebensmittel – Fleisch, Geflügel, Eier (jeweils essb. Anteil \| **Zeile 1: pro 100 g** \| Zeile 2: pro Portion) |
|---|---|---|---|---|---|---|---|---|---|---|---|
| | | | | | | | | | | | **Fleisch- und Wurstwaren, Markenprodukte** |
| **ø** | **ø** | **ø** | **ø** | **ø** | **ø** | **850** | **ø** | **ø** | **ø** | **ø** | **Gemüse-Putenwurst, Du darfst** |
| ø | ø | ø | ø | ø | ø | 160 | ø | ø | ø | ø | 1 Portion, 19 g (= 3 Scheiben) |
| **ø** | **ø** | **ø** | **ø** | **ø** | **ø** | **530** | **ø** | **ø** | **ø** | **ø** | **Kalbsleberwurst, Du darfst** |
| ø | ø | ø | ø | ø | ø | 130 | ø | ø | ø | ø | 1 Portion, 25 g |
| **ø** | **ø** | **ø** | **ø** | **ø** | **ø** | **530** | **ø** | **ø** | **ø** | **ø** | **Landleberwurst, Du darfst** |
| ø | ø | ø | ø | ø | ø | 130 | ø | ø | ø | ø | 1 Portion, 25 g |
| **ø** | **ø** | **ø** | **ø** | **ø** | **ø** | **1 450** | **ø** | **ø** | **ø** | **ø** | **Salami, Du darfst** |
| ø | ø | ø | ø | ø | ø | 160 | ø | ø | ø | ø | 1 Portion, 11 g (= 3 Scheiben) |
| **ø** | **ø** | **ø** | **ø** | **ø** | **ø** | **1 010** | **ø** | **ø** | **ø** | **ø** | **Teewurst, Du darfst** |
| ø | ø | ø | ø | ø | ø | 250 | ø | ø | ø | ø | 1 Portion, 25 g |
| **ø** | **ø** | **ø** | **ø** | **ø** | **ø** | **640** | **ø** | **ø** | **ø** | **ø** | **Würstchen, Du darfst** |
| ø | ø | ø | ø | ø | ø | 320 | ø | ø | ø | ø | 1 Würstchen, 50 g |
| | | | | | | | | | | | **Fleischgerichte** |
| **1** | **94** | **68** | **0,5** | **0** | **11** | **399** | **178** | **157** | **24** | **1,2** | **Cordon bleu, gebraten** |
| 2 | 173 | 127 | 1,0 | 0 | 20 | 737 | 330 | 291 | 44 | 2,2 | 1 Stück, 185 g |
| **✓** | **30** | **175** | **1,9** | **36** | **14** | **151** | **253** | **17** | **17** | **1,0** | **gefüllte Paprika mit Hackfleisch** |
| 1 | 76 | 437 | 4,6 | 90 | 34 | 378 | 632 | 41 | 42 | 2,6 | 1 Stück, 250 g |
| **1** | **89** | **75** | **0,4** | **0** | **13** | **411** | **240** | **165** | **26** | **0,7** | **Hähnchen-Cordon bleu, gebraten** |
| 2 | 165 | 139 | 0,7 | 0 | 24 | 760 | 444 | 305 | 49 | 1,2 | 1 Stück, 185 g |
| **1** | **95** | **40** | **0,4** | **0** | **14** | **335** | **286** | **22** | **25** | **0,7** | **Hähnchenschnitzel, paniert, gebraten** |
| 2 | 157 | 66 | 0,7 | 0 | 22 | 552 | 471 | 37 | 41 | 1,1 | 1 Schnitzel, 165 g |
| **1** | **66** | **187** | **0,7** | **1** | **10** | **182** | **186** | **24** | **16** | **0,5** | **Hühnerfrikassee** |
| 2 | 164 | 468 | 1,8 | 3 | 24 | 455 | 465 | 61 | 39 | 1,3 | 1 Portion, 250 g |
| **1** | **64** | **42** | **0,4** | **✓** | **6** | **263** | **190** | **26** | **18** | **1,3** | **Königsberger Klopse mit Soße** |
| 1 | 51 | 34 | 0,4 | ✓ | 5 | 210 | 152 | 21 | 14 | 1,0 | 1 Klops, 80 g |
| **1** | **85** | **26** | **0,8** | **0** | **12** | **314** | **289** | **21** | **20** | **1,1** | **Putenschnitzel, paniert, gebraten** |
| 2 | 141 | 43 | 1,3 | 0 | 20 | 519 | 476 | 35 | 33 | 1,8 | 1 Schnitzel, 165 g |
| **1** | **52** | **152** | **0,3** | **1** | **9** | **217** | **190** | **24** | **17** | **1,2** | **Ragout fin** |
| 1 | 131 | 380 | 0,8 | 2 | 22 | 543 | 475 | 59 | 43 | 3,0 | 1 Portion, 250 g |
| **1** | **28** | **6** | **0,4** | **2** | **6** | **253** | **165** | **13** | **13** | **1,7** | **Rindergulasch mit Soße** |
| 1 | 71 | 15 | 0,9 | 5 | 16 | 632 | 411 | 33 | 32 | 4,2 | 1 Portion, 250 g |
| **1** | **49** | **139** | **0,4** | **1** | **3** | **363** | **186** | **18** | **22** | **2,0** | **Rinderroulade mit Soße** |
| 2 | 108 | 306 | 0,8 | 2 | 8 | 797 | 410 | 40 | 48 | 4,3 | 1 Roulade, 220 g |
| **2** | **92** | **32** | **0,6** | **0** | **10** | **311** | **201** | **18** | **43** | **2,0** | **Schweinekotelett, paniert, gebraten** |
| 3 | 152 | 53 | 1,0 | 0 | 16 | 513 | 332 | 29 | 71 | 3,3 | 1 Kotelett, 165 g |
| **2** | **101** | **31** | **0,6** | **0** | **11** | **318** | **201** | **12** | **21** | **1,4** | **Schweineschnitzel, paniert, gebraten** |
| 2 | 167 | 51 | 1,0 | 0 | 17 | 525 | 332 | 19 | 35 | 2,3 | 1 Schnitzel, 165 g |
| **1** | **102** | **26** | **0,5** | **0** | **22** | **336** | **283** | **16** | **27** | **2,7** | **Wiener (Kalbs-)Schnitzel, paniert, gebraten** |
| 2 | 168 | 43 | 0,7 | 0 | 36 | 555 | 468 | 27 | 45 | 4,4 | 1 Schnitzel, 165 g |
| | | | | | | | | | | | **Vegetarische Fleisch- und Wurstersatzprodukte** |
| **12** | **0** | **11** | **7,2** | **2** | **29** | **614** | **291** | **59** | **16** | **1,7** | **Soja-Aufschnitt** |
| 3 | 0 | 3 | 1,8 | 1 | 7 | 154 | 73 | 15 | 4 | 0,4 | 1 Scheibe, 25 g |
| **8** | **0** | **4** | **4,8** | **✓** | **17** | **608** | **146** | **41** | **10** | **1,0** | **Sojafleisch (Sojazubereitung, Fleischersatz)** |
| 12 | 0 | 6 | 7,2 | ✓ | 26 | 912 | 219 | 62 | 15 | 1,5 | 1 Portion (mit Soße), 150 g |
| **✓** | **0** | **2** | **ø** | **ø** | **85** | **391** | **626** | **68** | **86** | **3,5** | **Sojapaste** |
| ✓ | 0 | ✓ | ø | ø | 13 | 59 | 94 | 10 | 13 | 0,5 | 1 EL, 15 g |

| Lebensmittel<br>**Fleisch, Geflügel, Eier**<br>jeweils essb. Anteil \| **Zeile 1: pro 100 g** \| Zeile 2: pro Portion | Energie<br>Energie<br>kcal | <br><br>kJ | <br>Energie-dichte<br>kcal/g | Eiweiß<br>Eiweiß<br>g | Kohlenhydrate<br>Kohlen-hydrate<br>g | <br>KH-Port. | <br>Ballast-stoffe<br>g | Fett/Fettsäuren (FS)<br>Fett<br>g | <br>gesättigte FS<br>g | <br>einfach unges. FS<br>g |
|---|---|---|---|---|---|---|---|---|---|---|
| **Vegetarische Fleisch- und Wurstersatzprodukte** | | | | | | | | | | |
| **Sojawurst i. D.** | **293** | **1 224** | **2,9** | **11** | **5** | **0,5** | **1** | **25** | **10** | **10** |
| 1 Wurst, 100 g | 293 | 1 224 | 2,9 | 11 | 5 | 0,5 | 1 | 25 | 10 | 10 |
| **Vegetarische Brotaufstriche, Markenprodukte** | | | | | | | | | | |
| **Bruschetta Aufstrich i. D., Tartex** | **91** | **381** | **0,9** | **1** | **4** | **0,5** | **ø** | **8** | **ø** | **ø** |
| 1 Portion, 30 g | 27 | 114 | 0,9 | ↙ | 1 | 0 | ø | 2 | ø | ø |
| **Bruschetta Oliva Verde, Allos** | **183** | **752** | **1,8** | **1** | **2** | **0** | **ø** | **19** | **ø** | **ø** |
| 1 Portion, 30 g | 55 | 226 | 1,8 | ↙ | 1 | 0 | ø | 6 | ø | ø |
| **Cremisso Aufstriche i. D., Tartex** | **363** | **1 520** | **3,6** | **5** | **7** | **0,5** | **ø** | **35** | **ø** | **ø** |
| 1 Portion, 30 g | 109 | 456 | 3,6 | 1 | 2 | 0 | ø | 11 | ø | ø |
| **Gourmet Pastete Mexicana, Allos** | **215** | **892** | **2,2** | **6** | **10** | **1,0** | **ø** | **17** | **ø** | **ø** |
| 1 Portion, 30 g | 65 | 268 | 2,2 | 2 | 3 | 0,5 | ø | 5 | ø | ø |
| **Légère-Aufstriche i. D., Tartex** | **77** | **323** | **0,8** | **4** | **8** | **0,5** | **ø** | **3** | **ø** | **ø** |
| 1 Portion, 30 g | 23 | 97 | 0,8 | 1 | 2 | 0 | ø | 1 | ø | ø |
| **Pikant aufs Brot „herzhaft-delikat", Allos** | **223** | **925** | **2,2** | **7** | **4** | **0,5** | **ø** | **20** | **ø** | **ø** |
| 1 Portion, 30 g | 67 | 278 | 2,2 | 2 | 1 | 0 | ø | 6 | ø | ø |
| **Schmalztopf mit Äpfeln und Zwiebeln, Allos** | **839** | **3 454** | **8,4** | **1** | **4** | **0,5** | **ø** | **91** | **ø** | **ø** |
| 1 Portion, 30 g | 252 | 1 036 | 8,4 | ↙ | 1 | 0 | ø | 27 | ø | ø |
| **„wie Wurst" pflanzl. Brotaufstrich i. D., Tartex** | **237** | **992** | **2,4** | **8** | **6** | **0,5** | **ø** | **20** | **ø** | **ø** |
| 1 Portion, 30 g | 71 | 297 | 2,4 | 2 | 2 | 0 | ø | 6 | ø | ø |
| **vegetabile Pasteten i. D., Tartex** | **222** | **929** | **2,2** | **6** | **9** | **1,0** | **ø** | **18** | **ø** | **ø** |
| 1 Portion, 30 g | 67 | 279 | 2,2 | 2 | 3 | 0 | ø | 5 | ø | ø |
| **Eier** | | | | | | | | | | |
| **Ei (Huhn)** | **154** | **646** | **1,5** | **13** | **1** | **0** | **0** | **11** | **3** | **5** |
| 1 Ei (Klasse M), 52 g | 80 | 336 | 1,5 | 7 | ↙ | 0 | 0 | 6 | 2 | 2 |
| **Eigelb (Dotter)** | **349** | **1 459** | **3,5** | **16** | **0** | **0** | **0** | **32** | **10** | **13** |
| 1 Eigelb, 19 g | 66 | 277 | 3,5 | 3 | 0 | 0 | 0 | 6 | 2 | 2 |
| **Eiweiß (Eiklar)** | **47** | **197** | **0,5** | **11** | **1** | **0** | **0** | ↙ | ↙ | ↙ |
| 1 Eiweiß, 33 g | 16 | 65 | 0,5 | 4 | ↙ | 0 | 0 | ↙ | ↙ | ↙ |
| **Eipulver** | **566** | **2 369** | **5,7** | **46** | **2** | **0** | **0** | **42** | **12** | **17** |
| 1 EL, 10 g | 57 | 237 | 5,7 | 5 | ↙ | 0 | 0 | 4 | 1 | 2 |

| …nehrfach …nges. FS g | Choles-terin mg | Vitamine A (RÄ) µg | E (TÄ) mg | C mg | Folsäure µg | Mineralstoffe Natrium mg | Kalium mg | Kalzium mg | Magne-sium mg | Eisen mg | Lebensmittel Fleisch, Geflügel, Eier jeweils essb. Anteil \| **Zeile 1: pro 100 g** \| Zeile 2: pro Portion |
|---|---|---|---|---|---|---|---|---|---|---|---|
| | | | | | | | | | | | **Vegetarische Fleisch- und Wurstersatzprodukte** |
| **5** | **0** | **ø** | **3,8** | ↙ | **13** | **456** | **158** | **25** | **18** | **0,8** | **Sojawurst i. D.** |
| 5 | 0 | ø | 3,8 | ↙ | 13 | 456 | 158 | 25 | 18 | 0,8 | 1 Wurst, 100 g |
| | | | | | | | | | | | **Vegetarische Brotaufstriche, Markenprodukte** |
| **ø** | ↙ | **ø** | **ø** | **ø** | **ø** | **ø** | **ø** | **ø** | **ø** | **ø** | **Bruschetta Aufstrich i. D., Tartex** |
| ø | ↙ | ø | ø | ø | ø | ø | ø | ø | ø | ø | 1 Portion, 30 g |
| **ø** | **ø** | **ø** | **ø** | **ø** | **ø** | **ø** | **ø** | **ø** | **ø** | **ø** | **Bruschetta Oliva Verde, Allos** |
| ø | ø | ø | ø | ø | ø | ø | ø | ø | ø | ø | 1 Portion, 30 g |
| **ø** | ↙ | **ø** | **ø** | **ø** | **ø** | **561** | **241** | **ø** | **ø** | **ø** | **Cremisso Aufstriche i. D., Tartex** |
| ø | ↙ | ø | ø | ø | ø | 168 | 72 | ø | ø | ø | 1 Portion, 30 g |
| **ø** | **ø** | **ø** | **ø** | **ø** | **ø** | **ø** | **ø** | **ø** | **ø** | **ø** | **Gourmet Pastete Mexicana, Allos** |
| ø | ø | ø | ø | ø | ø | ø | ø | ø | ø | ø | 1 Portion, 30 g |
| **ø** | ↙ | **ø** | **ø** | **ø** | **ø** | **607** | **274** | **ø** | **ø** | **ø** | **Légère-Aufstriche i. D., Tartex** |
| ø | ↙ | ø | ø | ø | ø | 182 | 82 | ø | ø | ø | 1 Portion, 30 g |
| **ø** | **ø** | **ø** | **ø** | **ø** | **ø** | **ø** | **ø** | **ø** | **ø** | **ø** | **Pikant aufs Brot „herzhaft-delikat", Allos** |
| ø | ø | ø | ø | ø | ø | ø | ø | ø | ø | ø | 1 Portion, 30 g |
| **ø** | **ø** | **ø** | **ø** | **ø** | **ø** | **ø** | **ø** | **ø** | **ø** | **ø** | **Schmalztopf mit Äpfeln und Zwiebeln, Allos** |
| ø | ø | ø | ø | ø | ø | ø | ø | ø | ø | ø | 1 Portion, 30 g |
| **ø** | ↙ | **ø** | **ø** | **ø** | **ø** | **677** | **222** | **72** | **ø** | **ø** | **„wie Wurst" pflanzl. Brotaufstrich i. D., Tartex** |
| ø | ↙ | ø | ø | ø | ø | 203 | 67 | 22 | ø | ø | 1 Portion, 30 g |
| **ø** | ↙ | **ø** | **ø** | **ø** | **ø** | **508** | **209** | **42** | **ø** | **ø** | **vegetabile Pasteten i. D., Tartex** |
| ø | ↙ | ø | ø | ø | ø | 152 | 63 | 13 | ø | ø | 1 Portion, 30 g |
| | | | | | | | | | | | **Eier** |
| **2** | **396** | **278** | **2,0** | **0** | **65** | **144** | **147** | **56** | **12** | **1,8** | **Ei (Huhn)** |
| 1 | 206 | 145 | 1,0 | 0 | 34 | 75 | 76 | 29 | 6 | 0,9 | 1 Ei (Klasse M), 52 g |
| **4** | **1 260** | **914** | **5,7** | **0** | **162** | **51** | **138** | **140** | **16** | **7,2** | **Eigelb (Dotter)** |
| 1 | 239 | 174 | 1,1 | 0 | 31 | 10 | 26 | 27 | 3 | 1,4 | 1 Eigelb, 19 g |
| ↙ | **0** | ↙ | ↙ | ↙ | **9** | **170** | **154** | **11** | **12** | **0,2** | **Eiweiß (Eiklar)** |
| ↙ | 0 | ↙ | ↙ | ↙ | 3 | 56 | 51 | 4 | 4 | 0,1 | 1 Eiweiß, 33 g |
| **6** | **1 440** | **800** | **2,7** | **0** | **184** | **521** | **490** | **190** | **46** | **8,8** | **Eipulver** |
| 1 | 144 | 80 | 0,3 | 0 | 18 | 52 | 49 | 19 | 5 | 0,9 | 1 EL, 10 g |

| Lebensmittel | Energie | | | Eiweiß | Kohlenhydrate | | | Fett/Fettsäuren (FS) | | |
|---|---|---|---|---|---|---|---|---|---|---|
| **Fisch und Meeresfrüchte**<br>jeweils essb. Anteil \| **Zeile 1: pro 100 g** \| Zeile 2: pro Portion | Energie<br>kcal | kJ | Energiedichte<br>kcal/g | Eiweiß<br>g | Kohlenhydrate<br>g | KH-Port. | Ballaststoffe<br>g | Fett<br>g | gesättigte FS<br>g | einfach unges. FS<br>g |
| **Meeres- und Süsswasserfische** | | | | | | | | | | |
| **Aal** | **281** | **1 176** | **2,8** | **15** | **0** | **0** | **0** | **25** | **6** | **11** |
| 1 Portion, 150 g | 422 | 1 764 | 2,8 | 23 | 0 | 0 | 0 | 37 | 9 | 17 |
| **Alaska Seelachs** | **74** | **310** | **0,7** | **17** | **0** | **0** | **0** | **1** | ✓ | ✓ |
| 1 Portion, 150 g | 111 | 464 | 0,7 | 25 | 0 | 0 | 0 | 1 | ✓ | ✓ |
| **Barsch (Egli, Flussbarsch, Kretzer)** | **82** | **342** | **0,8** | **18** | **0** | **0** | **0** | **1** | ✓ | ✓ |
| 1 Portion, 150 g | 123 | 513 | 0,8 | 28 | 0 | 0 | 0 | 1 | ✓ | ✓ |
| **Blauleng** | **76** | **318** | **0,8** | **17** | **0** | **0** | **0** | **1** | ✓ | ✓ |
| 1 Portion, 150 g | 114 | 477 | 0,8 | 26 | 0 | 0 | 0 | 1 | ✓ | ✓ |
| **Brasse (Brachse, Blei)** | **116** | **485** | **1,2** | **17** | **0** | **0** | **0** | **5** | **2** | **1** |
| 1 Portion, 150 g | 174 | 728 | 1,2 | 25 | 0 | 0 | 0 | 8 | 2 | 2 |
| **Dorade royal (Goldbrasse)** | **138** | **577** | **1,4** | **19** | **0** | **0** | **0** | **7** | **2** | **2** |
| 1 Portion, 150 g | 207 | 866 | 1,4 | 29 | 0 | 0 | 0 | 10 | 3 | 3 |
| **Dornhai** | **181** | **757** | **1,8** | **13** | **0** | **0** | **0** | **15** | **5** | **4** |
| 1 Portion, 150 g | 272 | 1 136 | 1,8 | 19 | 0 | 0 | 0 | 22 | 7 | 6 |
| **Felchen (Renke)** | **100** | **418** | **1,0** | **18** | **0** | **0** | **0** | **3** | **1** | **1** |
| 1 Portion, 150 g | 150 | 628 | 1,0 | 27 | 0 | 0 | 0 | 5 | 1 | 2 |
| **Flunder** | **72** | **301** | **0,7** | **17** | **0** | **0** | **0** | **1** | ✓ | ✓ |
| 1 Portion, 150 g | 108 | 452 | 0,7 | 25 | 0 | 0 | 0 | 1 | ✓ | ✓ |
| **Forelle** | **103** | **431** | **1,0** | **20** | **0** | **0** | **0** | **3** | **1** | **1** |
| 1 Portion, 150 g | 155 | 646 | 1,0 | 29 | 0 | 0 | 0 | 4 | 1 | 1 |
| **Grenadier** | **76** | **318** | **0,8** | **18** | **0** | **0** | **0** | **1** | ✓ | ✓ |
| 1 Portion, 150 g | 114 | 477 | 0,8 | 26 | 0 | 0 | 0 | 1 | ✓ | ✓ |
| **Hecht** | **82** | **344** | **0,8** | **18** | **0** | **0** | **0** | **1** | ✓ | ✓ |
| 1 Portion, 150 g | 123 | 516 | 0,8 | 28 | 0 | 0 | 0 | 1 | ✓ | ✓ |
| **Heilbutt (Weißer Heilbutt)** | **96** | **402** | **1,0** | **20** | **0** | **0** | **0** | **2** | ✓ | ✓ |
| 1 Portion, 150 g | 144 | 602 | 1,0 | 30 | 0 | 0 | 0 | 3 | ✓ | 1 |
| **Hering** | **233** | **975** | **2,3** | **18** | **0** | **0** | **0** | **18** | **5** | **8** |
| 1 Portion, 150 g | 350 | 1 462 | 2,3 | 27 | 0 | 0 | 0 | 27 | 8 | 12 |
| **Kabeljau (Dorsch)** | **77** | **321** | **0,8** | **17** | **0** | **0** | **0** | **1** | ✓ | ✓ |
| 1 Portion, 150 g | 115 | 481 | 0,8 | 26 | 0 | 0 | 0 | 1 | ✓ | ✓ |
| **Karpfen** | **115** | **481** | **1,2** | **18** | **0** | **0** | **0** | **5** | **2** | **2** |
| 1 Portion, 150 g | 173 | 722 | 1,2 | 27 | 0 | 0 | 0 | 7 | 2 | 3 |
| **Katfisch (Steinbeißer)** | **88** | **370** | **0,9** | **18** | **0** | **0** | **0** | **2** | ✓ | **1** |
| 1 Portion, 150 g | 133 | 555 | 0,9 | 26 | 0 | 0 | 0 | 3 | 1 | 1 |
| **Kliesche (Scharbe)** | **83** | **347** | **0,8** | **17** | **0** | **0** | **0** | **2** | **ø** | **ø** |
| 1 Portion, 150 g | 125 | 521 | 0,8 | 26 | 0 | 0 | 0 | 2 | ø | ø |
| **Lachs** | **202** | **845** | **2,0** | **20** | **0** | **0** | **0** | **14** | **3** | **6** |
| 1 Portion, 150 g | 303 | 1 268 | 2,0 | 30 | 0 | 0 | 0 | 20 | 4 | 9 |
| **Limande** | **77** | **322** | **0,8** | **17** | **0** | **0** | **0** | **1** | ✓ | ✓ |
| 1 Portion, 150 g | 116 | 483 | 0,8 | 26 | 0 | 0 | 0 | 1 | ✓ | ✓ |
| **Makrele** | **182** | **763** | **1,8** | **19** | **0** | **0** | **0** | **12** | **3** | **5** |
| 1 Portion, 150 g | 274 | 1 145 | 1,8 | 29 | 0 | 0 | 0 | 18 | 5 | 7 |
| **Meeräsche** | **120** | **502** | **1,2** | **20** | **0** | **0** | **0** | **4** | **2** | **1** |
| 1 Portion, 150 g | 180 | 753 | 1,2 | 31 | 0 | 0 | 0 | 6 | 2 | 2 |
| **Merlan (Wittling)** | **92** | **385** | **0,9** | **21** | **0** | **0** | **0** | **1** | ✓ | ✓ |
| 1 Portion, 150 g | 138 | 577 | 0,9 | 31 | 0 | 0 | 0 | 1 | ✓ | ✓ |
| **Petersfisch (Heringskönig)** | **85** | **356** | **0,9** | **18** | **0** | **0** | **0** | **1** | **ø** | **ø** |
| 1 Portion, 150 g | 128 | 533 | 0,9 | 27 | 0 | 0 | 0 | 2 | ø | ø |

# Lebensmittel

## Fisch und Meeresfrüchte

jeweils essb. Anteil | **Zeile 1: pro 100 g** | Zeile 2: pro Portion

| | | Vitamine | | | | Mineralstoffe | | | | | |
|---|---|---|---|---|---|---|---|---|---|---|---|
| mehrfach unges. FS g | Choles-terin mg | A (RÄ) µg | E (TÄ) mg | C mg | Folsäure µg | Natrium mg | Kalium mg | Kalzium mg | Magne-sium mg | Eisen mg | **Meeres- und Süsswasserfische** |
| **3** | **164** | **980** | **5,6** | ✓ | **13** | **65** | **280** | **17** | **26** | **0,9** | **Aal** |
| 5 | 246 | 1 470 | 8,4 | ✓ | 20 | 98 | 420 | 26 | 39 | 1,3 | 1 Portion, 150 g |
| ✓ | **71** | **20** | **0,6** | **0** | **3** | **100** | **338** | **8** | **57** | **0,2** | **Alaska Seelachs** |
| ✓ | 107 | 30 | 1,0 | 0 | 5 | 150 | 507 | 12 | 86 | 0,3 | 1 Portion, 150 g |
| ✓ | **72** | **7** | **1,5** | **2** | **14** | **47** | **330** | **95** | **26** | **0,4** | **Barsch (Egli, Flussbarsch, Kretzer)** |
| ✓ | 108 | 10 | 2,3 | 3 | 21 | 71 | 495 | 143 | 39 | 0,6 | 1 Portion, 150 g |
| ✓ | ø | ø | ø | ø | ø | ø | ø | ø | ø | ø | **Blauleng** |
| ✓ | ø | ø | ø | ø | ø | ø | ø | ø | ø | ø | 1 Portion, 150 g |
| **2** | **70** | **4** | **2,6** | ✓ | **16** | **31** | **446** | **56** | **50** | **0,8** | **Brasse (Brachse, Blei)** |
| 2 | 105 | 6 | 3,9 | ✓ | 24 | 47 | 669 | 84 | 75 | 1,1 | 1 Portion, 150 g |
| **2** | **61** | ø | ø | ø | ø | ø | ø | ø | ø | ø | **Dorade royal (Goldbrasse)** |
| 4 | 92 | ø | ø | ø | ø | ø | ø | ø | ø | ø | 1 Portion, 150 g |
| **3** | **74** | **240** | **0,6** | ✓ | **5** | **17** | **220** | **5** | **23** | **0,5** | **Dornhai** |
| 5 | 111 | 360 | 0,9 | ✓ | 8 | 26 | 330 | 8 | 35 | 0,8 | 1 Portion, 150 g |
| **1** | **60** | **21** | **2,7** | ✓ | **9** | **148** | **387** | **18** | **28** | **1,0** | **Felchen (Renke)** |
| 2 | 90 | 32 | 4,1 | ✓ | 14 | 222 | 581 | 27 | 42 | 1,5 | 1 Portion, 150 g |
| ✓ | **48** | **10** | **0,4** | ✓ | **11** | **92** | **332** | **27** | **24** | **0,5** | **Flunder** |
| ✓ | 72 | 15 | 0,5 | ✓ | 17 | 138 | 498 | 41 | 36 | 0,8 | 1 Portion, 150 g |
| **1** | **56** | **32** | **1,7** | **4** | **9** | **63** | **413** | **12** | **26** | **0,4** | **Forelle** |
| 2 | 84 | 48 | 2,6 | 5 | 14 | 95 | 620 | 18 | 39 | 0,7 | 1 Portion, 150 g |
| ✓ | ø | ø | ø | ø | ø | ø | ø | **20** | **83** | ø | **Grenadier** |
| ✓ | ø | ø | ø | ø | ø | ø | ø | 30 | 125 | ø | 1 Portion, 150 g |
| ✓ | **63** | **14** | **0,9** | **4** | **6** | **75** | **317** | **32** | **29** | **0,5** | **Hecht** |
| ✓ | 95 | 21 | 1,4 | 6 | 9 | 113 | 476 | 48 | 44 | 0,7 | 1 Portion, 150 g |
| **1** | **24** | **32** | **0,9** | **0** | **9** | **67** | **446** | **14** | **28** | **0,6** | **Heilbutt (Weißer Heilbutt)** |
| 1 | 36 | 48 | 1,3 | 0 | 14 | 101 | 669 | 21 | 42 | 0,8 | 1 Portion, 150 g |
| **4** | **91** | **38** | **1,5** | ✓ | **5** | **117** | **360** | **34** | **31** | **1,1** | **Hering** |
| 6 | 137 | 57 | 2,3 | ✓ | 8 | 176 | 540 | 51 | 47 | 1,7 | 1 Portion, 150 g |
| ✓ | **34** | **7** | **1,0** | **2** | **8** | **77** | **320** | **16** | **32** | **0,4** | **Kabeljau (Dorsch)** |
| ✓ | 51 | 10 | 1,5 | 3 | 12 | 116 | 480 | 24 | 48 | 0,6 | 1 Portion, 150 g |
| **1** | **75** | **44** | **0,5** | **2** | **23** | **30** | **400** | **66** | **55** | **0,7** | **Karpfen** |
| 2 | 113 | 66 | 0,8 | 2 | 35 | 45 | 600 | 99 | 83 | 1,1 | 1 Portion, 150 g |
| **1** | **33** | **18** | **2,1** | ✓ | **12** | **105** | **282** | **20** | **27** | **1,0** | **Katfisch (Steinbeißer)** |
| 1 | 50 | 27 | 3,2 | ✓ | 18 | 158 | 423 | 30 | 41 | 1,5 | 1 Portion, 150 g |
| ø | ø | **14** | **0,4** | ø | **5** | **77** | **350** | **24** | **24** | **0,3** | **Kliesche (Scharbe)** |
| ø | ø | 21 | 0,6 | ø | 8 | 116 | 525 | 36 | 36 | 0,4 | 1 Portion, 150 g |
| **4** | **44** | **41** | **2,2** | ✓ | **3** | **60** | **331** | **16** | **25** | **0,6** | **Lachs** |
| 6 | 66 | 62 | 3,3 | ✓ | 5 | 90 | 497 | 24 | 38 | 0,9 | 1 Portion, 150 g |
| ✓ | **60** | **10** | **0,5** | ✓ | **11** | **80** | **298** | **17** | **17** | **0,5** | **Limande** |
| ✓ | 90 | 15 | 0,8 | ✓ | 17 | 120 | 447 | 26 | 26 | 0,8 | 1 Portion, 150 g |
| **3** | **82** | **100** | **1,3** | ✓ | **1** | **95** | **396** | **12** | **30** | **1,0** | **Makrele** |
| 5 | 123 | 150 | 2,0 | ✓ | 2 | 143 | 594 | 18 | 45 | 1,5 | 1 Portion, 150 g |
| **1** | **81** | **47** | **1,0** | ✓ | **15** | **69** | **404** | **53** | **29** | **1,5** | **Meeräsche** |
| 1 | 122 | 71 | 1,5 | ✓ | 23 | 104 | 606 | 80 | 44 | 2,3 | 1 Portion, 150 g |
| ✓ | **46** | **15** | **0,2** | ✓ | **14** | **130** | **300** | **42** | **28** | **1,0** | **Merlan (Wittling)** |
| ✓ | 69 | 23 | 0,3 | ✓ | 21 | 195 | 450 | 63 | 42 | 1,5 | 1 Portion, 150 g |
| ø | ø | ø | ø | ø | ø | ø | **151** | ø | ø | ø | **Petersfisch (Heringskönig)** |
| ø | ø | ø | ø | ø | ø | ø | 227 | ø | ø | ø | 1 Portion, 150 g |

| Lebensmittel – Fisch und Meeresfrüchte<br>jeweils essb. Anteil \| **Zeile 1: pro 100 g** \| Zeile 2: pro Portion | Energie: Energie kcal | Energie: Energie kJ | Energie: Energiedichte kcal/g | Eiweiß: Eiweiß g | Kohlenhydrate: Kohlenhydrate g | Kohlenhydrate: KH-Port. | Kohlenhydrate: Ballaststoffe g | Fett/Fettsäuren (FS): Fett g | Fett/Fettsäuren (FS): gesättigte FS g | Fett/Fettsäuren (FS): einfach unges. FS g |
|---|---|---|---|---|---|---|---|---|---|---|
| **MEERES- UND SÜSSWASSERFISCHE** | | | | | | | | | | |
| **Red Snapper** | **100** | **418** | **1,0** | **21** | **0** | **0** | **0** | **1** | ✓ | ✓ |
| 1 Portion, 150 g | 150 | 628 | 1,0 | 31 | 0 | 0 | 0 | 2 | ✓ | ✓ |
| **Rotbarsch (Goldbarsch)** | **108** | **450** | **1,1** | **19** | **0** | **0** | **0** | **4** | **1** | **1** |
| 1 Portion, 150 g | 161 | 675 | 1,1 | 28 | 0 | 0 | 0 | 5 | 1 | 1 |
| **Rotzunge (Hundszunge)** | **72** | **301** | **0,7** | **16** | **0** | **0** | **0** | **1** | ✓ | ✓ |
| 1 Portion, 150 g | 108 | 452 | 0,7 | 23 | 0 | 0 | 0 | 2 | ✓ | ✓ |
| **Schellfisch** | **78** | **327** | **0,8** | **18** | **0** | **0** | **0** | **1** | ✓ | ✓ |
| 1 Portion, 150 g | 117 | 491 | 0,8 | 27 | 0 | 0 | 0 | 1 | ✓ | ✓ |
| **Schleie** | **78** | **328** | **0,8** | **18** | **0** | **0** | **0** | **1** | ✓ | ✓ |
| 1 Portion, 150 g | 118 | 492 | 0,8 | 27 | 0 | 0 | 0 | 1 | ✓ | ✓ |
| **Scholle** | **90** | **375** | **0,9** | **18** | **0** | **0** | **0** | **2** | ✓ | **1** |
| 1 Portion, 150 g | 134 | 562 | 0,9 | 27 | 0 | 0 | 0 | 3 | ✓ | 1 |
| **Schwarzer Heilbutt (Grönland Heilbutt)** | **141** | **590** | **1,4** | **13** | **0** | **0** | **0** | **10** | **2** | **7** |
| 1 Portion, 150 g | 212 | 885 | 1,4 | 20 | 0 | 0 | 0 | 15 | 2 | 10 |
| **Schwertfisch** | **117** | **490** | **1,2** | **19** | **0** | **0** | **0** | **4** | **1** | **2** |
| 1 Portion, 150 g | 176 | 734 | 1,2 | 29 | 0 | 0 | 0 | 7 | 1 | 3 |
| **Seehecht (Hechtdorsch)** | **92** | **386** | **0,9** | **17** | **0** | **0** | **0** | **3** | **1** | **1** |
| 1 Portion, 150 g | 138 | 579 | 0,9 | 26 | 0 | 0 | 0 | 4 | 1 | 1 |
| **Seelachs (Köhler, Steinköhler)** | **81** | **339** | **0,8** | **18** | **0** | **0** | **0** | **1** | ✓ | ✓ |
| 1 Portion, 150 g | 122 | 508 | 0,8 | 27 | 0 | 0 | 0 | 1 | ✓ | ✓ |
| **Seeteufel (Anglerfisch)** | **66** | **276** | **0,7** | **15** | **0** | **0** | **0** | **1** | ✓ | ✓ |
| 1 Portion, 150 g | 99 | 414 | 0,7 | 22 | 0 | 0 | 0 | 1 | ✓ | ✓ |
| **Seezunge** | **83** | **348** | **0,8** | **18** | **0** | **0** | **0** | **1** | ✓ | ✓ |
| 1 Portion, 150 g | 125 | 522 | 0,8 | 26 | 0 | 0 | 0 | 2 | ✓ | ✓ |
| **Steinbutt** | **83** | **348** | **0,8** | **17** | **0** | **0** | **0** | **2** | ✓ | **1** |
| 1 Portion, 150 g | 125 | 522 | 0,8 | 25 | 0 | 0 | 0 | 3 | ✓ | 1 |
| **Stint** | **85** | **356** | **0,9** | **17** | **0** | **0** | **0** | **2** | ✓ | ✓ |
| 1 Portion, 150 g | 128 | 533 | 0,9 | 26 | 0 | 0 | 0 | 3 | ✓ | 1 |
| **Stör** | **105** | **439** | **1,1** | **16** | **0** | **0** | **0** | **4** | **1** | **2** |
| 1 Portion, 150 g | 158 | 659 | 1,1 | 24 | 0 | 0 | 0 | 6 | 1 | 3 |
| **Thunfisch (Blauflossenthunfisch, Roter Thun)** | **144** | **602** | **1,4** | **23** | **0** | **0** | **0** | **5** | **1** | **2** |
| 1 Portion, 150 g | 216 | 904 | 1,4 | 35 | 0 | 0 | 0 | 7 | 2 | 2 |
| **Tilapia** | **96** | **402** | **1,0** | **20** | **0** | **0** | **0** | **2** | **1** | **1** |
| 1 Portion, 150 g | 144 | 602 | 1,0 | 30 | 0 | 0 | 0 | 3 | 1 | 1 |
| **Wels (Waller)** | **163** | **682** | **1,6** | **15** | **0** | **0** | **0** | **11** | **3** | **3** |
| 1 Portion, 150 g | 245 | 1 023 | 1,6 | 23 | 0 | 0 | 0 | 17 | 5 | 4 |
| **Zander** | **83** | **347** | **0,8** | **19** | **0** | **0** | **0** | **1** | ✓ | ✓ |
| 1 Portion, 150 g | 125 | 521 | 0,8 | 29 | 0 | 0 | 0 | 1 | ✓ | ✓ |
| **KRUSTEN- UND WEICHTIERE** | | | | | | | | | | |
| **Austern** | **66** | **276** | **0,7** | **9** | **5** | **0,5** | **0** | **1** | ✓ | ✓ |
| 1 Portion, 80 g | 53 | 221 | 0,7 | 7 | 4 | 0,5 | 0 | 1 | ✓ | ✓ |
| **Flusskrebs** | **64** | **268** | **0,6** | **15** | **0** | **0** | **0** | ✓ | ✓ | ✓ |
| 1 Portion, 80 g | 51 | 214 | 0,6 | 12 | 0 | 0 | 0 | ✓ | ✓ | ✓ |
| **Hummer** | **81** | **339** | **0,8** | **16** | **0** | **0** | **0** | **2** | ✓ | ✓ |
| 1 Portion, 80 g | 65 | 271 | 0,8 | 13 | 0 | 0 | 0 | 2 | ✓ | ✓ |
| **Jakobsmuschel (Pilgermuschel)** | **88** | **368** | **0,9** | **17** | **2** | **0** | **0** | **1** | ✓ | ✓ |
| 1 Portion, 80 g | 70 | 295 | 0,9 | 13 | 2 | 0 | 0 | 1 | ✓ | ✓ |

| | | Vitamine | | | | Mineralstoffe | | | | | Lebensmittel |
|---|---|---|---|---|---|---|---|---|---|---|---|
| mehrfach unges. FS | Choles-terin | A (RÄ) | E (TÄ) | C | Folsäure | Natrium | Kalium | Kalzium | Magne-sium | Eisen | Fisch und Meeresfrüchte |
| g | mg | µg | mg | mg | µg | mg | mg | mg | mg | mg | jeweils essb. Anteil \| **Zeile 1: pro 100 g** \| Zeile 2: pro Portion |
| | | | | | | | | | | | **Meeres- und Süsswasserfische** |
| ✓ | **37** | **30** | **0,5** | **2** | **5** | **64** | **417** | **32** | **32** | **0,2** | **Red Snapper** |
| 1 | 56 | 45 | 0,8 | 2 | 8 | 96 | 626 | 48 | 48 | 0,3 | 1 Portion, 150 g |
| **1** | **30** | **14** | **1,3** | ✓ | **5** | **80** | **308** | **22** | **29** | **0,7** | **Rotbarsch (Goldbarsch)** |
| 1 | 45 | 21 | 2,0 | ✓ | 8 | 120 | 462 | 33 | 44 | 1,1 | 1 Portion, 150 g |
| ✓ | **15** | **ø** | **ø** | **ø** | **ø** | **121** | **280** | **29** | **20** | **0,7** | **Rotzunge (Hundszunge)** |
| 1 | 23 | ø | ø | ø | ø | 182 | 420 | 44 | 30 | 1,1 | 1 Portion, 150 g |
| ✓ | **35** | **17** | **0,4** | ✓ | **11** | **116** | **301** | **18** | **39** | **0,6** | **Schellfisch** |
| ✓ | 53 | 26 | 0,6 | ✓ | 17 | 174 | 452 | 27 | 59 | 0,9 | 1 Portion, 150 g |
| ✓ | **70** | **1** | **0,1** | ✓ | **21** | **33** | **400** | **63** | **51** | **0,9** | **Schleie** |
| ✓ | 105 | 2 | 0,2 | ✓ | 32 | 50 | 600 | 95 | 77 | 1,3 | 1 Portion, 150 g |
| **1** | **63** | **6** | **0,8** | **2** | **11** | **104** | **311** | **51** | **22** | **0,9** | **Scholle** |
| 1 | 95 | 9 | 1,2 | 2 | 17 | 156 | 467 | 77 | 33 | 1,4 | 1 Portion, 150 g |
| **1** | **65** | **31** | **0,9** | ✓ | **12** | **86** | **345** | **20** | **22** | **0,4** | **Schwarzer Heilbutt (Grönland Heilbutt)** |
| 1 | 98 | 47 | 1,4 | ✓ | 18 | 129 | 518 | 30 | 33 | 0,6 | 1 Portion, 150 g |
| **1** | **39** | **20** | **1,0** | **1** | **2** | **102** | **342** | **10** | **20** | **0,9** | **Schwertfisch** |
| 2 | 59 | 30 | 1,5 | 2 | 3 | 153 | 513 | 15 | 30 | 1,4 | 1 Portion, 150 g |
| **1** | **50** | **15** | **0,6** | ✓ | **14** | **101** | **294** | **41** | **25** | **0,7** | **Seehecht (Hechtdorsch)** |
| 2 | 75 | 23 | 0,9 | ✓ | 21 | 152 | 441 | 62 | 38 | 1,1 | 1 Portion, 150 g |
| ✓ | **39** | **6** | **0,4** | ✓ | **10** | **86** | **356** | **14** | **25** | **1,0** | **Seelachs (Köhler, Steinköhler)** |
| ✓ | 59 | 8 | 0,6 | ✓ | 15 | 129 | 534 | 21 | 38 | 1,5 | 1 Portion, 150 g |
| ✓ | **25** | **12** | **ø** | **1** | **7** | **109** | **235** | **8** | **21** | **0,3** | **Seeteufel (Anglerfisch)** |
| ✓ | 38 | 18 | ø | 2 | 11 | 164 | 353 | 12 | 32 | 0,5 | 1 Portion, 150 g |
| 1 | **50** | **4** | **0,8** | ✓ | **10** | **100** | **309** | **29** | **49** | **0,8** | **Seezunge** |
| 1 | 75 | 6 | 1,2 | ✓ | 15 | 150 | 464 | 44 | 74 | 1,2 | 1 Portion, 150 g |
| **1** | **25** | **1** | **0,6** | ✓ | **8** | **114** | **290** | **17** | **45** | **0,5** | **Steinbutt** |
| 1 | 38 | 2 | 0,9 | ✓ | 12 | 171 | 435 | 26 | 68 | 0,8 | 1 Portion, 150 g |
| **1** | **71** | **15** | **0,1** | ✓ | **37** | **156** | **357** | **20** | **24** | **0,5** | **Stint** |
| 1 | 107 | 23 | 0,2 | ✓ | 56 | 234 | 536 | 30 | 36 | 0,8 | 1 Portion, 150 g |
| **1** | **60** | **210** | **0,5** | **0** | **15** | **54** | **284** | **13** | **35** | **0,7** | **Stör** |
| 1 | 90 | 315 | 0,8 | 0 | 23 | 81 | 426 | 20 | 53 | 1,1 | 1 Portion, 150 g |
| **1** | **38** | **655** | **1,0** | **0** | **2** | **39** | **252** | **8** | **50** | **1,0** | **Thunfisch (Blauflossenthunfisch, Roter Thun)** |
| 2 | 57 | 983 | 1,5 | 0 | 3 | 59 | 378 | 12 | 75 | 1,5 | 1 Portion, 150 g |
| ✓ | **50** | **ø** | **0,4** | **0** | **24** | **52** | **302** | **10** | **27** | **0,6** | **Tilapia** |
| 1 | 75 | ø | 0,6 | 0 | 36 | 78 | 453 | 15 | 41 | 0,8 | 1 Portion, 150 g |
| **2** | **152** | **ø** | **ø** | **ø** | **ø** | **19** | **430** | **26** | **55** | **0,6** | **Wels (Waller)** |
| 3 | 228 | ø | ø | ø | ø | 29 | 645 | 39 | 83 | 0,9 | 1 Portion, 150 g |
| ✓ | **70** | **1** | **1,5** | ✓ | **10** | **24** | **391** | **53** | **50** | **0,6** | **Zander** |
| ✓ | 105 | 2 | 2,3 | ✓ | 15 | 36 | 587 | 80 | 75 | 1,0 | 1 Portion, 150 g |
| | | | | | | | | | | | **Krusten- und Weichtiere** |
| ✓ | **123** | **93** | **0,9** | ✓ | **7** | **160** | **184** | **82** | **32** | **3,1** | **Austern** |
| ✓ | 98 | 74 | 0,7 | ✓ | 6 | 128 | 147 | 66 | 26 | 2,5 | 1 Portion, 80 g |
| ✓ | **158** | ✓ | **0,1** | **2** | **18** | **253** | **254** | **43** | **40** | **2,0** | **Flusskrebs** |
| ✓ | 126 | ✓ | 0,1 | 2 | 14 | 202 | 203 | 34 | 32 | 1,6 | 1 Portion, 80 g |
| **1** | **89** | ✓ | **1,5** | ✓ | **16** | **270** | **220** | **61** | **24** | **1,0** | **Hummer** |
| 1 | 71 | ✓ | 1,2 | ✓ | 13 | 216 | 176 | 49 | 19 | 0,8 | 1 Portion, 80 g |
| ✓ | **33** | **15** | **0** | **3** | **16** | **161** | **322** | **24** | **56** | **0,3** | **Jakobsmuschel (Pilgermuschel)** |
| ✓ | 26 | 12 | 0 | 2 | 13 | 129 | 258 | 19 | 45 | 0,2 | 1 Portion, 80 g |

# Lebensmittel
## Fisch und Meeresfrüchte

jeweils essb. Anteil | **Zeile 1: pro 100 g** | Zeile 2: pro Portion

| Lebensmittel | Energie kcal | Energie kJ | Energiedichte kcal/g | Eiweiß g | Kohlenhydrate g | KH-Port. | Ballaststoffe g | Fett g | gesättigte FS g | einfach unges. FS g |
|---|---|---|---|---|---|---|---|---|---|---|
| **KRUSTEN- UND WEICHTIERE** | | | | | | | | | | |
| **Languste** | **84** | **351** | **0,8** | **17** | **1** | **0** | **0** | **1** | ✓ | ✓ |
| 1 Portion, 80 g | 67 | 281 | 0,8 | 14 | 1 | 0 | 0 | 1 | ✓ | ✓ |
| **Miesmuscheln** | **69** | **289** | **0,7** | **11** | **2** | **0** | **0** | **2** | **1** | ✓ |
| 1 Portion, 80 g | 55 | 231 | 0,7 | 8 | 2 | 0 | 0 | 2 | ✓ | ✓ |
| **Nordseegarnelen (Nordseekrabben)** | **87** | **364** | **0,9** | **19** | **0** | **0** | **0** | **1** | ✓ | ✓ |
| 1 Portion (3 EL), 30 g | 26 | 109 | 0,9 | 6 | 0 | 0 | 0 | ✓ | ✓ | ✓ |
| **Tintenfisch** | **73** | **305** | **0,7** | **16** | **0** | **0** | **0** | **1** | ✓ | ✓ |
| 1 Portion, 50 g | 37 | 153 | 0,7 | 8 | 0 | 0 | 0 | ✓ | ✓ | ✓ |
| **FISCHERZEUGNISSE** | | | | | | | | | | |
| **Aal, geräuchert** | **329** | **1 377** | **3,3** | **18** | **0** | **0** | **0** | **29** | **5** | **13** |
| 1 Portion, 50 g | 165 | 688 | 3,3 | 9 | 0 | 0 | 0 | 14 | 3 | 7 |
| **Bismarckhering** | **210** | **879** | **2,1** | **17** | **0** | **0** | **0** | **16** | **4** | **8** |
| 1 Portion, 125 g | 263 | 1 098 | 2,1 | 21 | 0 | 0 | 0 | 20 | 5 | 10 |
| **Brathering** | **204** | **854** | **2,0** | **17** | **0** | **0** | **0** | **15** | **4** | **7** |
| 1 Portion, 125 g | 255 | 1 067 | 2,0 | 21 | 0 | 0 | 0 | 19 | 5 | 9 |
| **Bückling** | **224** | **937** | **2,2** | **21** | **0** | **0** | **0** | **16** | **3** | **8** |
| 1 Portion, 125 g | 280 | 1 172 | 2,2 | 27 | 0 | 0 | 0 | 19 | 4 | 9 |
| **Buttermakrele** | **281** | **1 176** | **2,8** | **18** | **0** | **0** | **0** | **23** | **ø** | **ø** |
| 1 Portion, 50 g | 141 | 588 | 2,8 | 9 | 0 | 0 | 0 | 12 | ø | ø |
| **Flunder, geräuchert** | **110** | **460** | **1,1** | **23** | **0** | **0** | **0** | **2** | ✓ | **1** |
| 1 Portion, 50 g | 55 | 230 | 1,1 | 12 | 0 | 0 | 0 | 1 | ✓ | ✓ |
| **Forelle, geräuchert** | **167** | **699** | **1,7** | **32** | **0** | **0** | **0** | **5** | **1** | **1** |
| 1 Portion, 50 g | 84 | 349 | 1,7 | 16 | 0 | 0 | 0 | 2 | 1 | 1 |
| **Heringsfilet in Cremesoßen i. D.** | **182** | **761** | **1,8** | **11** | **3** | **0** | **1** | **14** | **3** | **6** |
| 1 Portion, 100 g | 182 | 761 | 1,8 | 11 | 3 | 0 | 1 | 14 | 3 | 6 |
| **Heringssalat mit Rote Bete u. Äpfeln** | **251** | **1 051** | **2,5** | **4** | **5** | **0,5** | **1** | **24** | **8** | **10** |
| 1 Portion, 200 g | 503 | 2 103 | 2,5 | 8 | 9 | 1,0 | 2 | 49 | 16 | 20 |
| **Heringsstipp** | **240** | **1 002** | **2,4** | **10** | **3** | **0** | ✓ | **21** | **6** | **10** |
| 1 Portion, 200 g | 479 | 2 004 | 2,4 | 21 | 5 | 0,5 | 1 | 42 | 13 | 19 |
| **Kaviar, echt (Stör Kaviar)** | **244** | **1 021** | **2,4** | **26** | **0** | **0** | **0** | **16** | **3** | **3** |
| 1 TL, 5 g | 12 | 51 | 2,4 | 1 | 0 | 0 | 0 | 1 | ✓ | ✓ |
| **Kaviar-Ersatz (Deutscher Kaviar)** | **114** | **477** | **1,1** | **14** | **0** | **0** | **0** | **6** | **ø** | **ø** |
| 1 TL, 5 g | 6 | 24 | 1,1 | 1 | 0 | 0 | 0 | ✓ | ø | ø |
| **Krabben in Dosen** | **90** | **377** | **0,9** | **18** | **1** | **0** | **0** | **1** | ✓ | ✓ |
| 1 Portion, 50 g | 45 | 188 | 0,9 | 9 | ✓ | 0 | 0 | 1 | ✓ | ✓ |
| **Lachs in Dosen** | **165** | **690** | **1,7** | **21** | **0** | **0** | **0** | **9** | **2** | **4** |
| 1 Portion, 50 g | 83 | 345 | 1,7 | 11 | 0 | 0 | 0 | 4 | 1 | 2 |
| **Makrele, geräuchert** | **222** | **929** | **2,2** | **21** | **0** | **0** | **0** | **16** | **3** | **7** |
| 1 Portion, 50 g | 111 | 464 | 2,2 | 10 | 0 | 0 | 0 | 8 | 1 | 3 |
| **Matjeshering (Matjesfilet)** | **267** | **1 117** | **2,7** | **16** | **0** | **0** | **0** | **23** | **5** | **12** |
| 1 Filet, 80 g | 214 | 894 | 2,7 | 13 | 0 | 0 | 0 | 18 | 4 | 9 |
| **Ölsardinen in Dosen** | **222** | **929** | **2,2** | **24** | **0** | **0** | **0** | **14** | **2** | **6** |
| 1 Stück, 15 g | 33 | 139 | 2,2 | 4 | 0 | 0 | 0 | 2 | ✓ | 1 |
| **Räucherlachs** | **288** | **1 205** | **2,9** | **28** | **0** | **0** | **0** | **19** | **4** | **8** |
| 1 Portion, 50 g | 144 | 602 | 2,9 | 14 | 0 | 0 | 0 | 10 | 2 | 4 |
| **Rollmops** | **203** | **849** | **2,0** | **16** | **1** | **0** | ✓ | **15** | **5** | **7** |
| 1 Portion, 125 g | 254 | 1 062 | 2,0 | 20 | 1 | 0 | ✓ | 19 | 6 | 9 |

| nehrfach unges. FS | Choles-terin | A (RÄ) | E (TÄ) | C | Folsäure | Natrium | Kalium | Kalzium | Magne-sium | Eisen | Lebensmittel |
|---|---|---|---|---|---|---|---|---|---|---|---|
| g | mg | µg | mg | mg | µg | mg | mg | mg | mg | mg | Fisch und Meeresfrüchte – jeweils essb. Anteil \| **Zeile 1: pro 100 g** \| Zeile 2: pro Portion |
| | | | | | | | | | | | **Krusten- und Weichtiere** |
| **1** | **140** | **25** | **1,0** | **2** | **10** | **182** | **500** | **68** | **40** | **1,3** | **Languste** |
| ↙ | 112 | 20 | 0,8 | 2 | 8 | 146 | 400 | 54 | 32 | 1,0 | 1 Portion, 80 g |
| **1** | **126** | **54** | **0,8** | **3** | **33** | **296** | **286** | **24** | **30** | **4,2** | **Miesmuscheln** |
| ↙ | 101 | 43 | 0,6 | 3 | 26 | 237 | 229 | 19 | 24 | 3,4 | 1 Portion, 80 g |
| **1** | **135** | **2** | **1,0** | **2** | **12** | **146** | **230** | **92** | **67** | **0,6** | **Nordseegarnelen (Nordseekrabben)** |
| ↙ | 41 | 1 | 0,3 | 1 | 4 | 44 | 69 | 28 | 20 | 0,2 | 1 Portion (3 EL), 30 g |
| ↙ | **275** | **3** | **2,4** | **5** | **14** | **387** | **273** | **27** | **34** | **0,8** | **Tintenfisch** |
| ↙ | 138 | 2 | 1,2 | 3 | 7 | 194 | 137 | 14 | 17 | 0,4 | 1 Portion, 50 g |
| | | | | | | | | | | | **Fischerzeugnisse** |
| **4** | **160** | **940** | **5,5** | ↙ | **10** | **500** | **243** | **19** | **18** | **0,7** | **Aal, geräuchert** |
| 2 | 80 | 470 | 2,8 | ↙ | 5 | 250 | 122 | 10 | 9 | 0,3 | 1 Portion, 50 g |
| **4** | **83** | **33** | **1,6** | ↙ | **3** | **1 090** | **74** | **38** | **12** | **1,5** | **Bismarckhering** |
| 5 | 104 | 41 | 2,0 | ↙ | 4 | 1 363 | 93 | 48 | 15 | 1,9 | 1 Portion, 125 g |
| **3** | **87** | **20** | **1,5** | **0** | **3** | **585** | **184** | **36** | **40** | **1,1** | **Brathering** |
| 3 | 109 | 25 | 1,9 | 0 | 4 | 731 | 230 | 45 | 50 | 1,4 | 1 Portion, 125 g |
| **3** | **90** | **28** | **1,6** | ↙ | **4** | **689** | **343** | **35** | **32** | **1,1** | **Bückling** |
| 4 | 113 | 35 | 2,0 | ↙ | 5 | 861 | 429 | 44 | 40 | 1,4 | 1 Portion, 125 g |
| **ø** | **ø** | **ø** | **ø** | **ø** | **ø** | **ø** | **ø** | **ø** | **ø** | **ø** | **Buttermakrele** |
| ø | ø | ø | ø | ø | ø | ø | ø | ø | ø | ø | 1 Portion, 50 g |
| ↙ | **53** | **7** | **0,7** | ↙ | **9** | **481** | **410** | **22** | **25** | **0,5** | **Flunder, geräuchert** |
| ↙ | 27 | 4 | 0,4 | ↙ | 5 | 241 | 205 | 11 | 13 | 0,3 | 1 Portion, 50 g |
| **1** | **89** | **50** | **3,8** | **ø** | **11** | **570** | **420** | **260** | **23** | **1,2** | **Forelle, geräuchert** |
| 1 | 45 | 25 | 1,9 | ø | 6 | 285 | 210 | 130 | 12 | 0,6 | 1 Portion, 50 g |
| **5** | **52** | **20** | **4,1** | **1** | **3** | **445** | **246** | **51** | **23** | **0,9** | **Heringsfilet in Cremesoßen i. D.** |
| 5 | 52 | 20 | 4,1 | 1 | 3 | 445 | 246 | 51 | 23 | 0,9 | 1 Portion, 100 g |
| **5** | **65** | **64** | **3,7** | **4** | **10** | **394** | **168** | **29** | **15** | **0,7** | **Heringssalat mit Rote Bete u. Äpfeln** |
| 10 | 130 | 127 | 7,4 | 8 | 20 | 788 | 336 | 58 | 30 | 1,4 | 1 Portion, 200 g |
| **4** | **80** | **38** | **2,1** | **2** | **6** | **214** | **255** | **36** | **22** | **0,9** | **Heringsstipp** |
| 7 | 160 | 76 | 4,2 | 5 | 12 | 428 | 510 | 72 | 44 | 1,8 | 1 Portion, 200 g |
| **5** | **300** | **561** | **1,9** | **ø** | **5** | **1940** | **164** | **51** | **5** | **1,4** | **Kaviar, echt (Stör Kaviar)** |
| ↙ | 15 | 28 | 0,1 | ø | ↙ | 97 | 8 | 3 | ↙ | 0,1 | 1 TL, 5 g |
| **ø** | **ø** | **ø** | **ø** | **ø** | **ø** | **2 110** | **73** | **51** | **ø** | **ø** | **Kaviar-Ersatz (Deutscher Kaviar)** |
| ø | ø | ø | ø | ø | ø | 106 | 4 | 3 | ø | ø | 1 TL, 5 g |
| **1** | **136** | **18** | **1,2** | **1** | **4** | **937** | **224** | **83** | **59** | **1,5** | **Krabben in Dosen** |
| ↙ | 68 | 9 | 0,6 | 1 | 2 | 469 | 112 | 42 | 30 | 0,8 | 1 Portion, 50 g |
| **2** | **34** | **59** | **1,5** | **0** | **38** | **540** | **300** | **185** | **30** | **1,1** | **Lachs in Dosen** |
| 1 | 17 | 30 | 0,8 | 0 | 19 | 270 | 150 | 93 | 15 | 0,6 | 1 Portion, 50 g |
| **4** | **105** | **30** | **0,3** | **0** | **1** | **261** | **275** | **5** | **30** | **1,2** | **Makrele, geräuchert** |
| 2 | 53 | 15 | 0,2 | 0 | 1 | 131 | 138 | 3 | 15 | 0,6 | 1 Portion, 50 g |
| **4** | **80** | **30** | **1,5** | **0** | **3** | **2 500** | **235** | **43** | **35** | **1,3** | **Matjeshering (Matjesfilet)** |
| 3 | 64 | 24 | 1,2 | 0 | 2 | 2 000 | 188 | 34 | 28 | 1,0 | 1 Filet, 80 g |
| **3** | **140** | **49** | **8,9** | **0** | **8** | **366** | **388** | **330** | **50** | **2,7** | **Ölsardinen in Dosen** |
| ↙ | 21 | 7 | 1,3 | 0 | 1 | 55 | 58 | 50 | 8 | 0,4 | 1 Stück, 15 g |
| **7** | **60** | **50** | **2,5** | **0** | **4** | **1 880** | **535** | **20** | **40** | **1,4** | **Räucherlachs** |
| 3 | 30 | 25 | 1,3 | 0 | 2 | 940 | 268 | 10 | 20 | 0,7 | 1 Portion, 50 g |
| **2** | **80** | **9** | **0,3** | ↙ | **5** | **1 200** | **75** | **59** | **30** | **1,6** | **Rollmops** |
| 3 | 100 | 11 | 0,4 | ↙ | 6 | 1 500 | 94 | 74 | 38 | 2,0 | 1 Portion, 125 g |

Column groups: Vitamine (A, E, C, Folsäure); Mineralstoffe (Natrium, Kalium, Kalzium, Magnesium, Eisen); Lebensmittel.

| Lebensmittel<br>**Fisch und Meeresfrüchte**<br>jeweils essb. Anteil \| **Zeile 1: pro 100 g** \| Zeile 2: pro Portion | Energie<br>Energie<br>kcal | <br><br>kJ | <br>Energie-dichte<br>kcal/g | Eiweiß<br>Eiweiß<br>g | Kohlenhydrate<br>Kohlen-hydrate<br>g | <br>KH-Port. | <br>Ballast-stoffe<br>g | Fett/Fettsäuren (FS)<br>Fett<br>g | <br>gesättigte FS<br>g | <br>einfach unges. FS<br>g |
|---|---|---|---|---|---|---|---|---|---|---|
| **FISCHERZEUGNISSE** | | | | | | | | | | |
| **Rotbarsch, geräuchert** | **145** | **607** | **1,5** | **24** | **0** | **0** | **0** | **6** | **1** | **3** |
| 1 Portion, 50 g | 73 | 303 | 1,5 | 12 | 0 | 0 | 0 | 3 | 1 | 1 |
| **Salzhering (Pökelhering)** | **218** | **912** | **2,2** | **20** | **0** | **0** | **0** | **15** | **4** | **8** |
| 1 Portion, 125 g | 273 | 1 140 | 2,2 | 25 | 0 | 0 | 0 | 19 | 5 | 10 |
| **Schellfisch, geräuchert** | **93** | **389** | **0,9** | **22** | **0** | **0** | **0** | ↙ | ↙ | ↙ |
| 1 Portion, 50 g | 47 | 195 | 0,9 | 11 | 0 | 0 | 0 | ↙ | ↙ | ↙ |
| **Schillerlocke** | **302** | **1 264** | **3,0** | **21** | **0** | **0** | **0** | **24** | **5** | **10** |
| 1 Portion, 100 g | 302 | 1 264 | 3,0 | 21 | 0 | 0 | 0 | 24 | 5 | 10 |
| **Schwarzer Heilbutt, geräuchert** | **223** | **933** | **2,2** | **17** | **0** | **0** | **0** | **17** | **3** | **12** |
| 1 Portion, 50 g | 112 | 467 | 2,2 | 9 | 0 | 0 | 0 | 9 | 1 | 6 |
| **Seelachs, geräuchert** | **98** | **410** | **1,0** | **23** | **0** | **0** | **0** | **1** | ↙ | ↙ |
| 1 Portion, 50 g | 49 | 205 | 1,0 | 11 | 0 | 0 | 0 | ↙ | ↙ | ↙ |
| **Seelachs in Öl (Lachsersatz)** | **150** | **628** | **1,5** | **20** | **0** | **0** | **0** | **8** | **ø** | **ø** |
| 1 Portion, 50 g | 75 | 314 | 1,5 | 10 | 0 | 0 | 0 | 4 | ø | ø |
| **Sprotte, geräuchert (Kieler Sprotte)** | **243** | **1 017** | **2,4** | **19** | **0** | **0** | **0** | **18** | **4** | **7** |
| 1 Sprotte, 25 g | 61 | 254 | 2,4 | 5 | 0 | 0 | 0 | 5 | 1 | 2 |
| **Stockfisch (Kabeljau, getrocknet)** | **339** | **1 418** | **3,4** | **79** | **0** | **0** | **0** | **3** | **1** | **1** |
| 1 Portion, 50 g | 170 | 709 | 3,4 | 40 | 0 | 0 | 0 | 1 | ↙ | 1 |
| **Stöcker (Schildmakrele)** | **114** | **477** | **1,1** | **20** | **0** | **0** | **0** | **4** | **1** | **2** |
| 1 Portion, 50 g | 57 | 238 | 1,1 | 10 | 0 | 0 | 0 | 2 | ↙ | 1 |
| **Thunfisch in Öl, abgetropft** | **192** | **803** | **1,9** | **28** | **0** | **0** | **0** | **8** | **1** | **3** |
| 1 Portion, 50 g | 96 | 402 | 1,9 | 14 | 0 | 0 | 0 | 4 | 1 | 2 |
| **Thunfisch in eigenem Saft, abgetropft (natur)** | **122** | **510** | **1,2** | **25** | **0** | **0** | **0** | **2** | **1** | ↙ |
| 1 Portion, 50 g | 61 | 255 | 1,2 | 12 | 0 | 0 | 0 | 1 | ↙ | ↙ |
| **FISCHGERICHTE** | | | | | | | | | | |
| **Fischfrikadelle, paniert, gebraten** | **204** | **851** | **2,0** | **13** | **9** | **1,0** | **1** | **13** | **5** | **5** |
| 1 Frikadelle, 80 g | 163 | 681 | 2,0 | 10 | 7 | 0,5 | ↙ | 11 | 4 | 4 |
| **Fischfrikadellen-Brötchen** | **202** | **846** | **2,0** | **10** | **26** | **2,0** | **2** | **7** | **2** | **2** |
| 1 Brötchen, 145 g | 293 | 1 227 | 2,0 | 15 | 37 | 3,5 | 2 | 9 | 3 | 3 |
| **Fischstäbchen, paniert, gebraten** | **195** | **815** | **1,9** | **12** | **12** | **1,0** | **1** | **11** | **5** | **4** |
| 1 Fischstäbchen, 30 g | 58 | 245 | 1,9 | 4 | 4 | 0,5 | ↙ | 3 | 1 | 1 |
| **Kabeljaufilet, paniert, gebraten** | **164** | **686** | **1,6** | **18** | **6** | **0,5** | ↙ | **8** | **3** | **3** |
| 1 Portion, 175 g | 287 | 1 201 | 1,6 | 31 | 10 | 1,0 | 1 | 14 | 6 | 5 |
| **Krabbenbrötchen** | **239** | **1 001** | **2,4** | **12** | **19** | **2,0** | **1** | **13** | **5** | **5** |
| 1 Brötchen, 130 g | 311 | 1 302 | 2,4 | 15 | 25 | 2,5 | 1 | 17 | 7 | 6 |
| **Matjesbrötchen** | **238** | **994** | **2,4** | **12** | **20** | **2,0** | **1** | **12** | **3** | **6** |
| 1 Brötchen, 160 g | 380 | 1 590 | 2,4 | 19 | 31 | 3,0 | 2 | 20 | 4 | 10 |
| **Rotbarschfilet, paniert, gebraten** | **192** | **803** | **1,9** | **19** | **6** | **0,5** | ↙ | **11** | **4** | **4** |
| 1 Portion, 175 g | 336 | 1 405 | 1,9 | 32 | 10 | 1,0 | 1 | 19 | 7 | 6 |
| **Schlemmerfilet i. D.** | **174** | **727** | **1,7** | **17** | **8** | **1,0** | **1** | **8** | **3** | **3** |
| 1 Portion, 200 g | 347 | 1 453 | 1,7 | 33 | 17 | 1,5 | 2 | 16 | 7 | 6 |
| **Scholle, paniert, gebraten** | **176** | **735** | **1,8** | **18** | **6** | **0,5** | ↙ | **9** | **3** | **3** |
| 1 Portion, 175 g | 308 | 1 287 | 1,8 | 31 | 10 | 1,0 | 1 | 16 | 6 | 6 |
| **Seelachsfilet, paniert, gebraten** | **169** | **707** | **1,7** | **18** | **6** | **0,5** | ↙ | **8** | **3** | **3** |
| 1 Portion, 175 g | 296 | 1 238 | 1,7 | 32 | 10 | 1,0 | 1 | 14 | 6 | 5 |
| **Tintenfischringe, fritiert (Calamari)** | **260** | **1 089** | **2,6** | **14** | **9** | **1,0** | **1** | **19** | **8** | **7** |
| 1 Portion, 125 g | 325 | 1 361 | 2,6 | 18 | 12 | 1,0 | 1 | 23 | 10 | 9 |

| | | Vitamine | | | | Mineralstoffe | | | | | Lebensmittel |
|---|---|---|---|---|---|---|---|---|---|---|---|
| mehrfach unges. FS g | Choles-terin mg | A (RÄ) µg | E (TÄ) mg | C mg | Folsäure µg | Natrium mg | Kalium mg | Kalzium mg | Magne-sium mg | Eisen mg | **Fisch und Meeresfrüchte** jeweils essb. Anteil \| **Zeile 1: pro 100 g** \| Zeile 2: pro Portion |
| | | | | | | | | | | | **FISCHERZEUGNISSE** |
| **1** | **ø** | **ø** | **ø** | **ø** | **ø** | **553** | **367** | **25** | **ø** | **4,7** | **Rotbarsch, geräuchert** |
| 1 | ø | ø | ø | ø | ø | 277 | 184 | 13 | ø | 2,4 | 1 Portion, 50 g |
| **4** | **ø** | **48** | **ø** | **✓** | **ø** | **5930** | **240** | **112** | **39** | **20,0** | **Salzhering (Pökelhering)** |
| 5 | ø | 60 | ø | ✓ | ø | 7413 | 300 | 140 | 49 | 25,0 | 1 Portion, 125 g |
| **✓** | **ø** | **✓** | **ø** | **✓** | **ø** | **557** | **300** | **20** | **25** | **1,0** | **Schellfisch, geräuchert** |
| ✓ | ø | ✓ | ø | ✓ | ø | 279 | 150 | 10 | 13 | 0,5 | 1 Portion, 50 g |
| **7** | **100** | **20** | **0,5** | **ø** | **4** | **623** | **58** | **18** | **28** | **1,1** | **Schillerlocke** |
| 7 | 100 | 20 | 0,5 | ø | 4 | 623 | 58 | 18 | 28 | 1,1 | 1 Portion, 100 g |
| **2** | **77** | **33** | **0,7** | **✓** | **7** | **520** | **265** | **18** | **30** | **0,9** | **Schwarzer Heilbutt, geräuchert** |
| 1 | 39 | 17 | 0,4 | ✓ | 4 | 260 | 133 | 9 | 15 | 0,5 | 1 Portion, 50 g |
| **✓** | **ø** | **ø** | **ø** | **ø** | **ø** | **648** | **ø** | **ø** | **ø** | **ø** | **Seelachs, geräuchert** |
| ✓ | ø | ø | ø | ø | ø | 324 | ø | ø | ø | ø | 1 Portion, 50 g |
| **ø** | **ø** | **ø** | **ø** | **ø** | **ø** | **2900** | **55** | **31** | **ø** | **ø** | **Seelachs in Öl (Lachsersatz)** |
| ø | ø | ø | ø | ø | ø | 1450 | 28 | 16 | ø | ø | 1 Portion, 50 g |
| **5** | **ø** | **150** | **ø** | **✓** | **ø** | **785** | **590** | **1700** | **ø** | **ø** | **Sprotte, geräuchert (Kieler Sprotte)** |
| 1 | ø | 38 | ø | ✓ | ø | 196 | 148 | 425 | ø | ø | 1 Sprotte, 25 g |
| **1** | **90** | **20** | **0,3** | **0** | **✓** | **500** | **1500** | **60** | **12** | **4,3** | **Stockfisch (Kabeljau, getrocknet)** |
| ✓ | 45 | 10 | 0,2 | 0 | ✓ | 250 | 750 | 30 | 6 | 2,2 | 1 Portion, 50 g |
| **✓** | **ø** | **12** | **ø** | **ø** | **ø** | **64** | **360** | **65** | **ø** | **ø** | **Stöcker (Schildmakrele)** |
| ✓ | ø | 6 | ø | ø | ø | 32 | 180 | 33 | ø | ø | 1 Portion, 50 g |
| **3** | **25** | **14** | **2,0** | **0** | **5** | **213** | **270** | **9** | **33** | **1,0** | **Thunfisch in Öl, abgetropft** |
| 1 | 12 | 7 | 1,0 | 0 | 3 | 106 | 135 | 4 | 16 | 0,5 | 1 Portion, 50 g |
| **1** | **36** | **12** | **0,6** | **0** | **3** | **204** | **237** | **13** | **30** | **1,3** | **Thunfisch in eigenem Saft, abgetropft (natur)** |
| ✓ | 18 | 6 | 0,3 | 0 | 2 | 102 | 119 | 6 | 15 | 0,6 | 1 Portion, 50 g |
| | | | | | | | | | | | **FISCHGERICHTE** |
| **2** | **61** | **24** | **0,8** | **1** | **13** | **302** | **203** | **23** | **22** | **0,8** | **Fischfrikadelle, paniert, gebraten** |
| 2 | 48 | 19 | 0,6 | ✓ | 10 | 242 | 163 | 18 | 17 | 0,6 | 1 Frikadelle, 80 g |
| **1** | **34** | **24** | **0,6** | **1** | **11** | **370** | **189** | **21** | **21** | **1,0** | **Fischfrikadellen-Brötchen** |
| 2 | 49 | 35 | 0,9 | 1 | 16 | 537 | 274 | 30 | 31 | 1,5 | 1 Brötchen, 145 g |
| **2** | **58** | **15** | **0,2** | **1** | **9** | **283** | **222** | **17** | **20** | **0,4** | **Fischstäbchen, paniert, gebraten** |
| ✓ | 17 | 5 | 0,1 | ✓ | 3 | 85 | 67 | 5 | 6 | 0,1 | 1 Fischstäbchen, 30 g |
| **1** | **78** | **29** | **0,6** | **1** | **15** | **307** | **242** | **24** | **30** | **0,6** | **Kabeljaufilet, paniert, gebraten** |
| 2 | 137 | 51 | 1,0 | 2 | 26 | 536 | 424 | 42 | 53 | 1,0 | 1 Portion, 175 g |
| **2** | **86** | **11** | **2,4** | **1** | **6** | **661** | **153** | **49** | **37** | **1,3** | **Krabbenbrötchen** |
| 2 | 112 | 15 | 3,1 | 1 | 8 | 859 | 199 | 64 | 48 | 1,7 | 1 Brötchen, 130 g |
| **2** | **72** | **28** | **1,4** | **1** | **7** | **1516** | **269** | **42** | **33** | **1,3** | **Matjesbrötchen** |
| 4 | 114 | 44 | 2,3 | 2 | 11 | 2426 | 430 | 67 | 52 | 2,0 | 1 Brötchen, 160 g |
| **2** | **70** | **31** | **1,2** | **✓** | **17** | **309** | **231** | **30** | **27** | **0,8** | **Rotbarschfilet, paniert, gebraten** |
| 3 | 123 | 53 | 2,2 | 1 | 29 | 540 | 405 | 52 | 48 | 1,3 | 1 Portion, 175 g |
| **1** | **63** | **20** | **0,4** | **3** | **13** | **380** | **271** | **25** | **24** | **0,6** | **Schlemmerfilet i. D.** |
| 3 | 125 | 40 | 0,8 | 5 | 25 | 761 | 541 | 50 | 49 | 1,2 | 1 Portion, 200 g |
| **2** | **70** | **26** | **0,9** | **1** | **14** | **331** | **235** | **57** | **22** | **0,9** | **Scholle, paniert, gebraten** |
| 3 | 123 | 45 | 1,5 | 2 | 25 | 579 | 410 | 99 | 38 | 1,6 | 1 Portion, 175 g |
| **1** | **98** | **29** | **0,5** | **1** | **13** | **314** | **267** | **23** | **25** | **0,6** | **Seelachsfilet, paniert, gebraten** |
| 2 | 171 | 51 | 0,9 | 1 | 23 | 550 | 468 | 40 | 44 | 1,1 | 1 Portion, 175 g |
| **3** | **125** | **20** | **1,9** | **2** | **15** | **426** | **189** | **41** | **28** | **1,7** | **Tintenfischringe, frittiert (Calamari)** |
| 3 | 157 | 25 | 2,4 | 3 | 19 | 532 | 237 | 51 | 35 | 2,1 | 1 Portion, 125 g |

| Lebensmittel<br>Fisch und Meeresfrüchte<br>jeweils essb. Anteil \| **Zeile 1: pro 100 g** \| Zeile 2: pro Portion | Energie<br>Energie<br>kcal | <br><br>kJ | <br>Energiedichte<br>kcal/g | Eiweiß<br>Eiweiß<br>g | Kohlenhydrate<br>Kohlenhydrate<br>g | <br>KH-Port. | <br>Ballaststoffe<br>g | Fett/Fettsäuren (FS)<br>Fett<br>g | <br>gesättigte FS<br>g | <br>einfach unges. FS<br>g |
|---|---|---|---|---|---|---|---|---|---|---|
| **Fischgerichte, Markenprodukte** | | | | | | | | | | |
| **Filegro (Fischfilet) in Senf-Dill-Sauce, TK, Iglo** | **108** | **452** | **1,1** | **13** | **2** | **0** | ↙ | **5** | **1** | ø |
| 1 Portion (= 1 Filet), 125 g | 135 | 565 | 1,1 | 16 | 3 | 0 | ↙ | 7 | 2 | ø |
| **Filegro (Fischfilet) Müllerin Art, TK, Iglo** | **131** | **548** | **1,3** | **14** | **7** | **0,5** | ↙ | **5** | **2** | ø |
| 1 Portion (= 1 Filet), 125 g | 164 | 685 | 1,3 | 18 | 8 | 1,0 | ↙ | 7 | 3 | ø |
| **Frutti di Mare, TK, Iglo** | **68** | **285** | **0,7** | **15** | **0** | **0** | ↙ | **1** | ↙ | ø |
| 1 Portion (= ½ Packung), 140 g | 94 | 393 | 0,7 | 21 | 0 | 0 | ↙ | 1 | ↙ | ø |
| **Gourmet-Garnelen Provence, TK, Iglo** | **158** | **661** | **1,6** | **14** | **1** | **0** | **1** | **11** | **4** | ø |
| 1 Portion, 125 g | 198 | 826 | 1,6 | 18 | 1 | 0 | 1 | 14 | 5 | ø |
| **Schlemmer-Pfanne Frühlingsgemüse, TK, Iglo** | **75** | **314** | **0,8** | **7** | **4** | **0,5** | **1** | **4** | **1** | ø |
| 1 Portion (= ½ Packung), 190 g | 143 | 596 | 0,8 | 13 | 7 | 0,5 | 2 | 7 | 3 | ø |
| **Schlemmer-Pfanne Helgoland, TK, Iglo** | **116** | **485** | **1,2** | **7** | **4** | **0,5** | **1** | **8** | **2** | ø |
| 1 Portion (= ½ Packung), 190 g | 220 | 922 | 1,2 | 13 | 7 | 0,5 | 1 | 16 | 4 | ø |

| | | Vitamine | | | | Mineralstoffe | | | | | Lebensmittel |
|---|---|---|---|---|---|---|---|---|---|---|---|
| mehrfach unges. FS | Choles-terin | A (RÄ) | E (TÄ) | C | Folsäure | Natrium | Kalium | Kalzium | Magne-sium | Eisen | Fisch und Meeresfrüchte |
| g | mg | µg | mg | mg | µg | mg | mg | mg | mg | mg | jeweils essb. Anteil \| **Zeile 1: pro 100 g** \| Zeile 2: pro Portion |
| | | | | | | | | | | | **FISCHGERICHTE, MARKENPRODUKTE** |
| ø | ø | ø | ø | ø | ø | **300** | ø | ø | ø | ø | **Filegro (Fischfilet) in Senf-Dill-Sauce, TK, Iglo** |
| ø | ø | ø | ø | ø | ø | 380 | ø | ø | ø | ø | 1 Portion (= 1 Filet), 125 g |
| ø | ø | ø | ø | ø | ø | **300** | ø | ø | ø | ø | **Filegro (Fischfilet) Müllerin Art, TK, Iglo** |
| ø | ø | ø | ø | ø | ø | 380 | ø | ø | ø | ø | 1 Portion (= 1 Filet), 125 g |
| ø | ø | ø | ø | ø | ø | **600** | ø | ø | ø | ø | **Frutti di Mare, TK, Iglo** |
| ø | ø | ø | ø | ø | ø | 830 | ø | ø | ø | ø | 1 Portion (= ½ Packung), 140 g |
| ø | ø | ø | ø | ø | ø | **400** | ø | ø | ø | ø | **Gourmet-Garnelen Provence, TK, Iglo** |
| ø | ø | ø | ø | ø | ø | 500 | ø | ø | ø | ø | 1 Portion, 125 g |
| ø | ø | ø | ø | ø | ø | **270** | ø | ø | ø | ø | **Schlemmer-Pfanne Frühlingsgemüse, TK, Iglo** |
| ø | ø | ø | ø | ø | ø | 510 | ø | ø | ø | ø | 1 Portion (= ½ Packung), 190 g |
| ø | ø | ø | ø | ø | ø | **300** | ø | ø | ø | ø | **Schlemmer-Pfanne Helgoland, TK, Iglo** |
| ø | ø | ø | ø | ø | ø | 570 | ø | ø | ø | ø | 1 Portion (= ½ Packung), 190 g |

| Lebensmittel<br>Milchprodukte und Käse<br>jeweils essb. Anteil \| **Zeile 1: pro 100 g** \| Zeile 2: pro Portion | Energie<br>Energie<br>kcal | <br><br>kJ | <br>Energiedichte<br>kcal/g | Eiweiß<br>Eiweiß<br>g | Kohlenhydrate<br>Kohlenhydrate<br>g | <br>KH-Port. | <br>Ballaststoffe<br>g | Fett/Fettsäuren (FS)<br>Fett<br>g | <br>gesättigte FS<br>g | <br>einfach unges. FS<br>g |
|---|---|---|---|---|---|---|---|---|---|---|
| **Milch** | | | | | | | | | | |
| **Milch, 3,5 % Fett (Vollmilch)** | **64** | **269** | **0,6** | **3** | **5** | **0,5** | **0** | **4** | **2** | **1** |
| 1 Glas, 200 ml | 129 | 538 | 0,6 | 7 | 10 | 1,0 | 0 | 7 | 4 | 2 |
| **Milch, 1,5 % Fett (fettarme Milch)** | **49** | **203** | **0,5** | **3** | **5** | **0,5** | **0** | **2** | **1** | **1** |
| 1 Glas, 200 ml | 97 | 406 | 0,5 | 7 | 10 | 1,0 | 0 | 3 | 2 | 1 |
| **Milch, entrahmt (Magermilch)** | **36** | **151** | **0,4** | **4** | **5** | **0,5** | **0** | ↙ | ↙ | ↙ |
| 1 Glas, 200 ml | 72 | 302 | 0,4 | 7 | 10 | 1,0 | 0 | ↙ | ↙ | ↙ |
| **Schafmilch** | **97** | **404** | **1,0** | **7** | **5** | **0,5** | **0** | **6** | **4** | **1** |
| 1 Glas, 125 ml | 121 | 505 | 1,0 | 9 | 6 | 0,5 | 0 | 7 | 4 | 2 |
| **Stutenmilch** | **48** | **199** | **0,5** | **2** | **6** | **0,5** | **0** | **2** | **1** | **1** |
| 1 Glas, 125 ml | 60 | 249 | 0,5 | 3 | 8 | 0,5 | 0 | 2 | 1 | 1 |
| **Ziegenmilch** | **69** | **290** | **0,7** | **3** | **4** | **0,5** | **0** | **4** | **3** | **1** |
| 1 Glas, 125 ml | 87 | 362 | 0,7 | 4 | 6 | 0,5 | 0 | 5 | 3 | 2 |
| **Milchgetränke** | | | | | | | | | | |
| **Bananenmilch (aus Vollmilch)** | **75** | **315** | **0,8** | **3** | **10** | **1,0** | **1** | **3** | **2** | **1** |
| 1 Glas, 200 ml | 150 | 629 | 0,8 | 6 | 19 | 1,5 | 1 | 5 | 3 | 2 |
| **Bananenmilch (aus Magermilch)** | **54** | **225** | **0,5** | **3** | **10** | **1,0** | **1** | ↙ | ↙ | ↙ |
| 1 Glas, 200 ml | 108 | 450 | 0,5 | 6 | 20 | 2,0 | 1 | ↙ | ↙ | ↙ |
| **Erdbeermilch (aus Vollmilch)** | **76** | **316** | **0,8** | **2** | **11** | **1,0** | **1** | **2** | **1** | **1** |
| 1 Glas, 200 ml | 151 | 632 | 0,8 | 5 | 22 | 2,0 | 1 | 5 | 3 | 1 |
| **Erdbeermilch (aus Magermilch)** | **58** | **242** | **0,6** | **2** | **11** | **1,0** | **1** | ↙ | ↙ | ↙ |
| 1 Glas, 200 ml | 116 | 485 | 0,6 | 5 | 22 | 2,0 | 1 | ↙ | ↙ | ↙ |
| **heiße Trinkschokolade** | **156** | **651** | **1,6** | **4** | **15** | **1,5** | ↙ | **9** | **5** | **3** |
| 1 Becher, 200 ml | 311 | 1 301 | 1,6 | 7 | 30 | 2,5 | 1 | 18 | 11 | 6 |
| **heiße weiße Trinkschokolade** | **157** | **656** | **1,6** | **3** | **17** | **1,5** | **0** | **9** | **5** | **3** |
| 1 Becher, 200 ml | 313 | 1 311 | 1,6 | 5 | 34 | 3,0 | 0 | 17 | 10 | 6 |
| **Kakaotrunk (aus Vollmilch)** | **79** | **329** | **0,8** | **3** | **8** | **0,5** | ↙ | **4** | **2** | **1** |
| 1 Glas, 200 ml | 157 | 659 | 0,8 | 7 | 16 | 1,5 | 1 | 7 | 4 | 2 |
| **Kakaotrunk (aus fettarmer Milch)** | **64** | **266** | **0,6** | **4** | **8** | **0,5** | ↙ | **2** | **1** | **1** |
| 1 Glas, 200 ml | 127 | 532 | 0,6 | 7 | 16 | 1,5 | 1 | 4 | 2 | 1 |
| **Kakaotrunk (aus Magermilch)** | **52** | **216** | **0,5** | **4** | **8** | **0,5** | ↙ | ↙ | ↙ | ↙ |
| 1 Glas, 200 ml | 103 | 433 | 0,5 | 7 | 16 | 1,5 | 1 | 1 | ↙ | ↙ |
| **Vanillemilch (aus Vollmilch)** | **83** | **347** | **0,8** | **3** | **10** | **1,0** | **0** | **3** | **2** | **1** |
| 1 Glas, 200 ml | 166 | 695 | 0,8 | 6 | 20 | 2,0 | 0 | 7 | 4 | 2 |
| **Vanillemilch (aus Magermilch)** | **56** | **236** | **0,6** | **3** | **10** | **1,0** | **0** | ↙ | ↙ | ↙ |
| 1 Glas, 200 ml | 113 | 471 | 0,6 | 7 | 20 | 2,0 | 0 | ↙ | ↙ | ↙ |
| **Milchprodukte** | | | | | | | | | | |
| **Buttermilch** | **36** | **150** | **0,4** | **3** | **4** | **0,5** | **0** | **1** | ↙ | ↙ |
| 1 Glas, 200 ml | 72 | 300 | 0,4 | 6 | 8 | 0,5 | 0 | 1 | 1 | ↙ |
| **Crème fraîche, 40 % Fett** | **373** | **1 560** | **3,7** | **2** | **2** | **0** | **0** | **40** | **24** | **12** |
| 1 EL, 15 g | 56 | 234 | 3,7 | ↙ | ↙ | 0 | 0 | 6 | 4 | 2 |
| **Crème fraîche, 30 % Fett** | **288** | **1 204** | **2,9** | **3** | **2** | **0** | **0** | **30** | **18** | **9** |
| 1 EL, 15 g | 43 | 181 | 2,9 | ↙ | ↙ | 0 | 0 | 5 | 3 | 1 |
| **Dickmilch, 3,5 % Fett** | **64** | **266** | **0,6** | **3** | **4** | **0,5** | **0** | **4** | **2** | **1** |
| 1 Portion, 150 g | 95 | 399 | 0,6 | 5 | 6 | 0,5 | 0 | 5 | 3 | 2 |
| **Dickmilch, fettarm, 1,5 % Fett** | **46** | **193** | **0,5** | **3** | **4** | **0,5** | **0** | **2** | **1** | **1** |
| 1 Portion, 150 g | 69 | 289 | 0,5 | 5 | 6 | 0,5 | 0 | 2 | 1 | 1 |

| mehrfach unges. FS | Choles-terin | A (RÄ) | E (TÄ) | C | Folsäure | Natrium | Kalium | Kalzium | Magne-sium | Eisen | Lebensmittel<br>Milchprodukte und Käse<br>jeweils essb. Anteil \| **Zeile 1: pro 100 g** \| Zeile 2: pro Portion |
|---|---|---|---|---|---|---|---|---|---|---|---|
| g | mg | µg | mg | mg | µg | mg | mg | mg | mg | mg | |
| | | | | | | | | | | | **Milch** |
| ✓ | **12** | **33** | **0,1** | **2** | **5** | **50** | **150** | **120** | **12** | **0,1** | **Milch, 3,5 % Fett (Vollmilch)** |
| ✓ | 24 | 66 | 0,2 | 3 | 10 | 100 | 300 | 240 | 24 | 0,2 | 1 Glas, 200 ml |
| ✓ | **5** | **14** | ✓ | **1** | **5** | **50** | **150** | **120** | **12** | **0,1** | **Milch, 1,5 % Fett (fettarme Milch)** |
| ✓ | 10 | 28 | ✓ | 2 | 10 | 100 | 300 | 240 | 24 | 0,2 | 1 Glas, 200 ml |
| ✓ | **3** | **2** | ✓ | **1** | **5** | **50** | **150** | **120** | **12** | **0,1** | **Milch, entrahmt (Magermilch)** |
| ✓ | 6 | 4 | ✓ | 2 | 10 | 100 | 300 | 240 | 24 | 0,2 | 1 Glas, 200 ml |
| ✓ | **11** | **72** | **0,2** | **5** | **6** | **50** | **180** | **190** | **18** | **0,1** | **Schafmilch** |
| ✓ | 14 | 90 | 0,3 | 6 | 8 | 63 | 225 | 238 | 23 | 0,1 | 1 Glas, 125 ml |
| ✓ | **5** | **17** | **0,1** | **15** | **4** | **25** | **70** | **110** | **9** | **0,1** | **Stutenmilch** |
| ✓ | 6 | 21 | 0,1 | 19 | 5 | 31 | 88 | 138 | 11 | 0,1 | 1 Glas, 125 ml |
| ✓ | **11** | **56** | **0,1** | **2** | **1** | **40** | **180** | **130** | **15** | **0,1** | **Ziegenmilch** |
| ✓ | 14 | 70 | 0,1 | 2 | 1 | 50 | 225 | 163 | 19 | 0,1 | 1 Glas, 125 ml |
| | | | | | | | | | | | **Milchgetränke** |
| ✓ | **10** | **34** | **0,1** | **4** | **8** | **38** | **204** | **93** | **17** | **0,2** | **Bananenmilch (aus Vollmilch)** |
| ✓ | 20 | 68 | 0,2 | 8 | 17 | 77 | 407 | 187 | 35 | 0,4 | 1 Glas, 200 ml |
| ✓ | **2** | **10** | **0,1** | **4** | **8** | **38** | **204** | **93** | **17** | **0,2** | **Bananenmilch (aus Magermilch)** |
| ✓ | 3 | 20 | 0,2 | 7 | 17 | 77 | 407 | 187 | 35 | 0,4 | 1 Glas, 200 ml |
| ✓ | **8** | **23** | **0,1** | **21** | **8** | **32** | **139** | **83** | **12** | **0,3** | **Erdbeermilch (aus Vollmilch)** |
| ✓ | 16 | 46 | 0,2 | 43 | 16 | 64 | 278 | 166 | 24 | 0,6 | 1 Glas, 200 ml |
| ✓ | **1** | **4** | ✓ | **21** | **8** | **32** | **139** | **83** | **12** | **0,4** | **Erdbeermilch (aus Magermilch)** |
| ✓ | 3 | 8 | ✓ | 42 | 16 | 64 | 278 | 166 | 24 | 0,8 | 1 Glas, 200 ml |
| ✓ | **8** | **29** | **0,1** | **1** | **5** | **37** | **179** | **107** | **26** | **0,6** | **heiße Trinkschokolade** |
| 1 | 16 | 58 | 0,2 | 2 | 9 | 74 | 359 | 214 | 52 | 1,2 | 1 Becher, 200 ml |
| ✓ | **11** | **30** | **0,1** | **1** | **4** | **41** | **125** | **100** | **11** | **0,1** | **heiße weiße Trinkschokolade** |
| 1 | 21 | 60 | 0,2 | 3 | 8 | 81 | 251 | 200 | 21 | 0,2 | 1 Becher, 200 ml |
| ✓ | **12** | **32** | **0,1** | **2** | **5** | **59** | **161** | **116** | **18** | **0,2** | **Kakaotrunk (aus Vollmilch)** |
| ✓ | 25 | 63 | 0,2 | 3 | 10 | 118 | 323 | 232 | 36 | 0,4 | 1 Glas, 200 ml |
| ✓ | **6** | **13** | ✓ | **1** | **5** | **59** | **161** | **116** | **18** | **0,2** | **Kakaotrunk (aus fettarmer Milch)** |
| ✓ | 11 | 27 | ✓ | 2 | 10 | 118 | 323 | 232 | 36 | 0,4 | 1 Glas, 200 ml |
| ✓ | **2** | **2** | ✓ | **1** | **5** | **59** | **161** | **116** | **18** | **0,2** | **Kakaotrunk (aus Magermilch)** |
| ✓ | 4 | 4 | ✓ | 2 | 10 | 118 | 323 | 232 | 36 | 0,4 | 1 Glas, 200 ml |
| ✓ | **12** | **31** | **0,1** | **2** | **5** | **56** | **143** | **114** | **12** | **0,1** | **Vanillemilch (aus Vollmilch)** |
| ✓ | 25 | 62 | 0,2 | 3 | 9 | 112 | 287 | 227 | 23 | 0,2 | 1 Glas, 200 ml |
| ✓ | **2** | **2** | ✓ | **1** | **5** | **56** | **143** | **114** | **12** | **0,1** | **Vanillemilch (aus Magermilch)** |
| ✓ | 4 | 4 | ✓ | 2 | 9 | 112 | 287 | 227 | 23 | 0,2 | 1 Glas, 200 ml |
| | | | | | | | | | | | **Milchprodukte** |
| ✓ | **3** | **9** | ✓ | **1** | **9** | **60** | **150** | **110** | **13** | **0,1** | **Buttermilch** |
| ✓ | 6 | 18 | ✓ | 2 | 18 | 120 | 300 | 220 | 26 | 0,2 | 1 Glas, 200 ml |
| **2** | **117** | **480** | **1,0** | **1** | **8** | **20** | **80** | **70** | **8** | **0,1** | **Crème fraîche, 40 % Fett** |
| ✓ | 18 | 72 | 0,2 | ✓ | 1 | 3 | 12 | 11 | 1 | ✓ | 1 EL, 15 g |
| **1** | **90** | **360** | **0,9** | **1** | **10** | **30** | **100** | **80** | **9** | **0,1** | **Crème fraîche, 30 % Fett** |
| ✓ | 14 | 54 | 0,1 | ✓ | 2 | 5 | 15 | 12 | 1 | ✓ | 1 EL, 15 g |
| ✓ | **13** | **43** | **0,1** | **1** | **5** | **50** | **150** | **120** | **12** | **0,1** | **Dickmilch, 3,5 % Fett** |
| ✓ | 20 | 65 | 0,2 | 2 | 8 | 75 | 225 | 180 | 18 | 0,2 | 1 Portion, 150 g |
| ✓ | **6** | **22** | **0,1** | **1** | **5** | **50** | **150** | **120** | **12** | **0,1** | **Dickmilch, fettarm, 1,5 % Fett** |
| ✓ | 9 | 33 | 0,2 | 2 | 8 | 75 | 225 | 180 | 18 | 0,2 | 1 Portion, 150 g |

| Lebensmittel<br>Milchprodukte und Käse<br>jeweils essb. Anteil \| **Zeile 1: pro 100 g** \| Zeile 2: pro Portion | Energie<br>Energie<br>kcal | <br><br>kJ | <br>Energie-dichte<br>kcal/g | Eiweiß<br>Eiweiß<br>g | Kohlenhydrate<br>Kohlen-hydrate<br>g | <br>KH-Port. | <br>Ballast-stoffe<br>g | Fett/Fettsäuren (FS)<br>Fett<br>g | <br>gesättigte FS<br>g | <br>einfach unges. FS<br>g |
|---|---|---|---|---|---|---|---|---|---|---|
| **MILCHPRODUKTE** | | | | | | | | | | |
| **Dickmilch, entrahmt (mager)** | **34** | **143** | **0,3** | **3** | **4** | **0,5** | **0** | ✓ | ✓ | ✓ |
| 1 Portion, 150 g | 51 | 215 | 0,3 | 5 | 6 | 0,5 | 0 | ✓ | ✓ | ✓ |
| **Fruchtbuttermilch** | **75** | **312** | **0,7** | **3** | **14** | **1,5** | ✓ | ✓ | ✓ | ✓ |
| 1 Glas, 200 ml | 149 | 624 | 0,7 | 6 | 28 | 2,5 | ✓ | 1 | 1 | ✓ |
| **Fruchtsahnedickmilch** | **144** | **602** | **1,4** | **3** | **13** | **1,0** | **1** | **9** | **5** | **3** |
| 1 Portion, 150 g | 216 | 903 | 1,4 | 4 | 20 | 2,0 | 1 | 13 | 8 | 4 |
| **Fruchtdickmilch, 3,5 % Fett** | **97** | **406** | **1,0** | **3** | **14** | **1,5** | **1** | **3** | **2** | **1** |
| 1 Portion, 150 g | 146 | 609 | 1,0 | 4 | 21 | 2,0 | 1 | 4 | 3 | 1 |
| **Fruchtdickmilch, fettarm, 1,5 % Fett** | **83** | **346** | **0,8** | **3** | **14** | **1,5** | **1** | **1** | **1** | ✓ |
| 1 Portion, 150 g | 124 | 519 | 0,8 | 4 | 21 | 2,0 | 1 | 2 | 1 | 1 |
| **Fruchtsahnejoghurt (Fruchtrahmjoghurt)** | **144** | **601** | **1,4** | **3** | **13** | **1,0** | **1** | **9** | **5** | **3** |
| 1 Portion, 150 g | 215 | 901 | 1,4 | 4 | 20 | 2,0 | 1 | 13 | 8 | 4 |
| **Fruchtjoghurt, 3,5 % Fett** | **99** | **414** | **1,0** | **3** | **14** | **1,5** | **1** | **3** | **2** | **1** |
| 1 Portion, 150 g | 148 | 621 | 1,0 | 4 | 21 | 2,0 | 1 | 5 | 3 | 2 |
| **Fruchtjoghurt, fettarm, 1,5 % Fett** | **83** | **346** | **0,8** | **3** | **14** | **1,5** | **1** | **1** | **1** | ✓ |
| 1 Portion, 150 g | 124 | 519 | 0,8 | 4 | 21 | 2,0 | 1 | 2 | 1 | 1 |
| **Fruchtjoghurt, mager (entrahmt)** | **76** | **317** | **0,8** | **4** | **14** | **1,5** | **1** | ✓ | ✓ | ✓ |
| 1 Portion, 150 g | 114 | 476 | 0,8 | 6 | 21 | 2,0 | 1 | ✓ | ✓ | ✓ |
| **Fruchtsahnekefir** | **146** | **611** | **1,5** | **3** | **13** | **1,0** | **1** | **9** | **5** | **3** |
| 1 Portion, 150 g | 219 | 916 | 1,5 | 4 | 20 | 2,0 | 1 | 13 | 8 | 4 |
| **Fruchtkefir, 3,5 % Fett** | **99** | **416** | **1,0** | **3** | **14** | **1,5** | **1** | **3** | **2** | **1** |
| 1 Portion, 150 g | 149 | 624 | 1,0 | 4 | 21 | 2,0 | 1 | 4 | 3 | 1 |
| **Fruchtkefir, fettarm, 1,5 % Fett** | **86** | **358** | **0,9** | **3** | **14** | **1,5** | **1** | **1** | **1** | ✓ |
| 1 Portion, 150 g | 128 | 537 | 0,9 | 4 | 21 | 2,0 | 1 | 2 | 1 | 1 |
| **Fruchtmolke** | **65** | **273** | **0,7** | **1** | **15** | **1,5** | ✓ | ✓ | ✓ | ✓ |
| 1 Glas, 200 ml | 130 | 546 | 0,7 | 1 | 30 | 2,5 | ✓ | ✓ | ✓ | ✓ |
| **Joghurt, 3,5 % Fett** | **66** | **275** | **0,7** | **3** | **4** | **0,5** | **0** | **4** | **2** | **1** |
| 1 Portion, 150 g | 99 | 412 | 0,7 | 5 | 6 | 0,5 | 0 | 6 | 3 | 2 |
| **Joghurt, fettarm, 1,5 % Fett** | **46** | **193** | **0,5** | **3** | **4** | **0,5** | **0** | **2** | **1** | **1** |
| 1 Portion, 150 g | 69 | 289 | 0,5 | 5 | 6 | 0,5 | 0 | 2 | 1 | 1 |
| **Joghurt, mager (entrahmt)** | **38** | **159** | **0,4** | **4** | **4** | **0,5** | **0** | ✓ | ✓ | ✓ |
| 1 Portion, 150 g | 57 | 238 | 0,4 | 6 | 6 | 0,5 | 0 | ✓ | ✓ | ✓ |
| **Kefir, 3,5 % Fett** | **66** | **277** | **0,7** | **3** | **4** | **0,5** | **0** | **4** | **2** | **1** |
| 1 Portion, 150 g | 99 | 415 | 0,7 | 5 | 6 | 0,5 | 0 | 5 | 3 | 2 |
| **Kefir, fettarm, 1,5 % Fett** | **50** | **208** | **0,5** | **3** | **4** | **0,5** | **0** | **2** | **1** | **1** |
| 1 Portion, 150 g | 75 | 312 | 0,5 | 5 | 6 | 0,5 | 0 | 2 | 1 | 1 |
| **Molkenpulver** | **354** | **1 480** | **3,5** | **11** | **68** | **6,0** | **0** | **1** | **1** | ✓ |
| 1 EL, 10 g | 35 | 148 | 3,5 | 1 | 7 | 0,5 | 0 | ✓ | ✓ | ✓ |
| **Molke, sauer** | **23** | **96** | **0,2** | **1** | **4** | **0,5** | **0** | ✓ | ✓ | ✓ |
| 1 Glas, 200 ml | 46 | 192 | 0,2 | 1 | 8 | 1,0 | 0 | ✓ | ✓ | ✓ |
| **Molke, süß** | **25** | **104** | **0,2** | **1** | **5** | **0,5** | **0** | ✓ | ✓ | ✓ |
| 1 Glas, 200 ml | 50 | 208 | 0,2 | 2 | 9 | 1,0 | 0 | ✓ | ✓ | ✓ |
| **Sahne, 30 % Fett (Schlagsahne)** | **289** | **1 207** | **2,9** | **3** | **3** | **0,5** | **0** | **30** | **18** | **9** |
| 1 EL, 15 g | 43 | 181 | 2,9 | ✓ | ✓ | 0 | 0 | 5 | 3 | 1 |
| **Sahnejoghurt (Rahmjoghurt)** | **116** | **486** | **1,2** | **3** | **9** | **1,0** | **0** | **8** | **5** | **2** |
| 1 Portion, 150 g | 174 | 729 | 1,2 | 5 | 13 | 1,0 | 0 | 11 | 7 | 3 |
| **Saure Sahne, 10 % Fett** | **117** | **488** | **1,2** | **3** | **3** | **0,5** | **0** | **10** | **6** | **3** |
| 1 EL, 15 g | 17 | 73 | 1,2 | ✓ | ✓ | 0 | 0 | 2 | 1 | ✓ |

# Lebensmittel

## Milchprodukte und Käse

jeweils essb. Anteil | **Zeile 1: pro 100 g** | Zeile 2: pro Portion

| …ehrfach …nges. FS | Choles-terin | Vitamine A (RÄ) | E (TÄ) | C | Folsäure | Mineralstoffe Natrium | Kalium | Kalzium | Magne-sium | Eisen | Lebensmittel |
|---|---|---|---|---|---|---|---|---|---|---|---|
| g | mg | µg | mg | mg | µg | mg | mg | mg | mg | mg | |
| | | | | | | | | | | | **MILCHPRODUKTE** |
| ✓ | 1 | ø | ø | 1 | 5 | 50 | 160 | 120 | 12 | 0,1 | **Dickmilch, entrahmt (mager)** |
| ✓ | 2 | ø | ø | 2 | 8 | 75 | 240 | 180 | 18 | 0,2 | 1 Portion, 150 g |
| ✓ | 3 | 8 | ✓ | 1 | 8 | 51 | 134 | 95 | 11 | 0,1 | **Fruchtbuttermilch** |
| ✓ | 6 | 16 | ✓ | 3 | 16 | 102 | 268 | 190 | 22 | 0,2 | 1 Glas, 200 ml |
| ✓ | 33 | 34 | 0,1 | 2 | 5 | 40 | 129 | 100 | 10 | 0,1 | **Fruchtsahnedickmilch** |
| 1 | 50 | 51 | 0,2 | 2 | 8 | 60 | 194 | 150 | 15 | 0,2 | 1 Portion, 150 g |
| ✓ | 11 | 36 | 0,1 | 2 | 5 | 42 | 137 | 106 | 11 | 0,1 | **Fruchtdickmilch, 3,5 % Fett** |
| ✓ | 17 | 54 | 0,2 | 2 | 8 | 63 | 206 | 159 | 17 | 0,2 | 1 Portion, 150 g |
| ✓ | 5 | 19 | 0,1 | 2 | 5 | 42 | 137 | 106 | 11 | 0,1 | **Fruchtdickmilch, fettarm, 1,5 % Fett** |
| ✓ | 8 | 29 | 0,2 | 2 | 8 | 63 | 206 | 159 | 17 | 0,2 | 1 Portion, 150 g |
| ✓ | 33 | 27 | 0,1 | 2 | 8 | 40 | 137 | 108 | 10 | 0,1 | **Fruchtsahnejoghurt (Fruchtrahmjoghurt)** |
| 1 | 50 | 41 | 0,2 | 2 | 12 | 60 | 206 | 162 | 15 | 0,2 | 1 Portion, 150 g |
| ✓ | 12 | 28 | 0,1 | 2 | 9 | 42 | 145 | 114 | 11 | 0,1 | **Fruchtjoghurt, 3,5 % Fett** |
| ✓ | 18 | 42 | 0,2 | 2 | 14 | 63 | 218 | 171 | 17 | 0,2 | 1 Portion, 150 g |
| ✓ | 4 | 19 | 0,1 | 2 | 9 | 42 | 145 | 114 | 11 | 0,1 | **Fruchtjoghurt, fettarm, 1,5 % Fett** |
| ✓ | 6 | 29 | 0,2 | 2 | 14 | 63 | 218 | 171 | 17 | 0,2 | 1 Portion, 150 g |
| ✓ | 1 | 2 | ✓ | 2 | 9 | 42 | 153 | 123 | 12 | 0,1 | **Fruchtjoghurt, mager (entrahmt)** |
| ✓ | 2 | 3 | ✓ | 2 | 14 | 63 | 230 | 185 | 18 | 0,2 | 1 Portion, 150 g |
| ✓ | 33 | 43 | 0,1 | 2 | 5 | 40 | 129 | 100 | 11 | 0,1 | **Fruchtsahnekefir** |
| 1 | 50 | 65 | 0,2 | 2 | 8 | 60 | 194 | 150 | 17 | 0,2 | 1 Portion, 150 g |
| ✓ | 11 | 45 | 0,1 | 2 | 5 | 42 | 137 | 106 | 12 | 0,1 | **Fruchtkefir, 3,5 % Fett** |
| ✓ | 17 | 68 | 0,2 | 2 | 8 | 63 | 206 | 159 | 18 | 0,2 | 1 Portion, 150 g |
| ✓ | 5 | 19 | 0,1 | 2 | 5 | 42 | 137 | 106 | 11 | 0,1 | **Fruchtkefir, fettarm, 1,5 % Fett** |
| ✓ | 8 | 29 | 0,2 | 2 | 8 | 63 | 206 | 159 | 17 | 0,2 | 1 Portion, 150 g |
| ✓ | 2 | 3 | 0 | 1 | 1 | 39 | 117 | 52 | 7 | 0,1 | **Fruchtmolke** |
| ✓ | 4 | 6 | 0 | 3 | 2 | 78 | 234 | 104 | 14 | 0,2 | 1 Glas, 200 ml |
| ✓ | 14 | 33 | 0,1 | 1 | 10 | 50 | 160 | 130 | 12 | 0,1 | **Joghurt, 3,5 % Fett** |
| ✓ | 21 | 50 | 0,2 | 2 | 15 | 75 | 240 | 195 | 18 | 0,2 | 1 Portion, 150 g |
| ✓ | 5 | 22 | ✓ | 1 | 10 | 50 | 160 | 130 | 12 | 0,1 | **Joghurt, fettarm, 1,5 % Fett** |
| ✓ | 8 | 33 | ✓ | 2 | 15 | 75 | 240 | 195 | 18 | 0,2 | 1 Portion, 150 g |
| ✓ | 1 | 1 | ✓ | 1 | 10 | 50 | 170 | 140 | 13 | 0,1 | **Joghurt, mager (entrahmt)** |
| ✓ | 2 | 2 | ✓ | 2 | 15 | 75 | 255 | 210 | 20 | 0,2 | 1 Portion, 150 g |
| ✓ | 13 | 53 | 0,1 | 1 | 5 | 50 | 150 | 120 | 13 | 0,1 | **Kefir, 3,5 % Fett** |
| ✓ | 20 | 80 | 0,2 | 2 | 8 | 75 | 225 | 180 | 20 | 0,2 | 1 Portion, 150 g |
| ✓ | 6 | 22 | ✓ | 1 | 5 | 50 | 150 | 120 | 12 | 0,1 | **Kefir, fettarm, 1,5 % Fett** |
| ✓ | 9 | 33 | ✓ | 2 | 8 | 75 | 225 | 180 | 18 | 0,2 | 1 Portion, 150 g |
| ✓ | 4 | 12 | 0,1 | 5 | 33 | 800 | 2 200 | 1 500 | 120 | 1,3 | **Molkenpulver** |
| ✓ | ✓ | 1 | ✓ | 1 | 3 | 80 | 220 | 150 | 12 | 0,1 | 1 EL, 10 g |
| ✓ | 2 | ø | 0 | 1 | 2 | 50 | 140 | 100 | 10 | 0,1 | **Molke, sauer** |
| ✓ | 4 | ø | 0 | 2 | 4 | 100 | 280 | 200 | 20 | 0,2 | 1 Glas, 200 ml |
| ✓ | 2 | 3 | 0 | 1 | 1 | 45 | 130 | 60 | 8 | 0,1 | **Molke, süß** |
| ✓ | 4 | 6 | 0 | 2 | 2 | 90 | 260 | 120 | 16 | 0,2 | 1 Glas, 200 ml |
| 1 | 90 | 360 | 0,9 | 1 | 10 | 30 | 100 | 80 | 9 | 0,1 | **Sahne, 30 % Fett (Schlagsahne)** |
| ✓ | 14 | 54 | 0,1 | ✓ | 2 | 5 | 15 | 12 | 1 | ✓ | 1 EL, 15 g |
| ✓ | 25 | 81 | 0,2 | 1 | 10 | 45 | 143 | 116 | 11 | 0,1 | **Sahnejoghurt (Rahmjoghurt)** |
| ✓ | 38 | 122 | 0,3 | 1 | 15 | 68 | 215 | 174 | 17 | 0,2 | 1 Portion, 150 g |
| ✓ | 37 | 120 | 0,3 | 1 | 12 | 40 | 140 | 110 | 12 | 0,1 | **Saure Sahne, 10 % Fett** |
| ✓ | 6 | 18 | ✓ | ✓ | 2 | 6 | 21 | 17 | 2 | ✓ | 1 EL, 15 g |

| Lebensmittel<br>Milchprodukte und Käse<br>jeweils essb. Anteil \| **Zeile 1: pro 100 g** \| Zeile 2: pro Portion | Energie<br>Energie<br>kcal | <br><br>kJ | <br>Energiedichte<br>kcal/g | Eiweiß<br>Eiweiß<br>g | Kohlenhydrate<br>Kohlenhydrate<br>g | <br>KH-Port. | <br>Ballaststoffe<br>g | Fett/Fettsäuren (FS)<br>Fett<br>g | <br>gesättigte FS<br>g | <br>einfach unges. FS<br>g |
|---|---|---|---|---|---|---|---|---|---|---|
| **Milchprodukte** | | | | | | | | | | |
| **Schmand, 24 % Fett (Sauerrahm)** | **238** | **997** | **2,4** | **3** | **3** | **0,5** | **0** | **24** | **15** | **7** |
| 1 EL, 15 g | 36 | 150 | 2,4 | ✓ | ✓ | 0 | 0 | 4 | 2 | 1 |
| **Milchprodukte, Markenprodukte** | | | | | | | | | | |
| **Almighurt Molke Drink, versch. Sorten** | **47** | **201** | **0,5** | **1** | **11** | **1,0** | **ø** | ✓ | **ø** | **ø** |
| ½ Flasche, 250 g | 118 | 503 | 0,5 | 3 | 26 | 2,5 | ø | ✓ | ø | ø |
| **Almighurt Joghurt Drink, versch. Sorten** | **73** | **310** | **0,7** | **3** | **14** | **1,0** | **ø** | **1** | **ø** | **ø** |
| 1 Flasche, 330 g | 241 | 1 023 | 0,7 | 9 | 45 | 4,0 | ø | 3 | ø | ø |
| **Froop Erdbeere, Müller** | **109** | **461** | **1,1** | **4** | **16** | **1,5** | **ø** | **3** | **ø** | **ø** |
| 1 Becher, 150 g | 164 | 692 | 1,1 | 6 | 24 | 2,0 | ø | 5 | ø | ø |
| **Frucht Zwerge** | **116** | **485** | **1,2** | **7** | **15** | **1,5** | ✓ | **4** | **2** | **ø** |
| 1 Becher, 50 g | 58 | 243 | 1,2 | 3 | 7 | 0,5 | ✓ | 2 | 1 | ø |
| **Frucht Zwerge, weniger süß** | **107** | **442** | **1,1** | **7** | **13** | **1,0** | ✓ | **4** | **2** | **ø** |
| 1 Becher, 50 g | 54 | 221 | 1,1 | 3 | 6 | 0,5 | ✓ | 2 | 1 | ø |
| **Joghurt mild Vanille, Onken** | **109** | **460** | **1,1** | **4** | **17** | **1,5** | **0** | **3** | **2** | **ø** |
| 1 Portion (¼ Becher), 125 g | 136 | 575 | 1,1 | 5 | 22 | 2,0 | 0 | 3 | 2 | ø |
| **Knusper Joghurt Original, Müller** | **132** | **553** | **1,3** | **6** | **14** | **1,5** | **ø** | **6** | **ø** | **ø** |
| 1 Becher, 150 g | 198 | 830 | 1,3 | 8 | 21 | 2,0 | ø | 8 | ø | ø |
| **Nesquik (zub. mit fettarmer Milch)** | **77** | **321** | **0,8** | **3** | **12** | **1,0** | **1** | **2** | **1** | **ø** |
| 1 Glas (20 g Pulver + 200 ml Milch) | 169 | 707 | 0,8 | 7 | 26 | 2,5 | 1 | 4 | 2 | ø |
| **Schlemmer Joghurt Kirsche, Müller** | **114** | **479** | **1,1** | **4** | **16** | **1,5** | **ø** | **4** | **ø** | **ø** |
| 1 Becher, 150 g | 171 | 719 | 1,1 | 6 | 24 | 2,0 | ø | 5 | ø | ø |
| **Vollkorn-Joghurt mild Erdbeere, Onken** | **115** | **483** | **1,2** | **4** | **18** | **1,5** | **1** | **3** | **2** | **ø** |
| 1 Portion (¼ Becher), 125 g | 144 | 604 | 1,2 | 5 | 22 | 2,0 | 1 | 4 | 2 | ø |
| **Probiotische Milchprodukte, Markenprodukte** | | | | | | | | | | |
| **Actimel Classic Joghurt-Drink** | **72** | **304** | **0,7** | **3** | **11** | **1,0** | **0** | **2** | **1** | **ø** |
| 1 Flasche, 100 ml | 72 | 304 | 0,7 | 3 | 11 | 1,0 | 0 | 2 | 1 | ø |
| **Actimel Classic 0,1 %** | **28** | **121** | **0,3** | **3** | **3** | **0,5** | **0** | ✓ | ✓ | **ø** |
| 1 Flasche, 100 ml | 28 | 121 | 0,3 | 3 | 3 | 0,5 | 0 | ✓ | ✓ | ø |
| **Actimel Classic zum Löffeln** | **95** | **401** | **1,0** | **4** | **12** | **1,0** | ✓ | **3** | **2** | **ø** |
| 1 Becher, 125 g | 119 | 501 | 1,0 | 6 | 15 | 1,5 | ✓ | 4 | 2 | ø |
| **LC1 Drink Multifrucht** | **83** | **351** | **0,8** | **3** | **14** | **1,0** | **0** | **2** | **1** | **ø** |
| 1 Flasche, 90 ml | 75 | 316 | 0,8 | 3 | 12 | 1,0 | 0 | 1 | 1 | ø |
| **LC1 Joghurt Erdbeere** | **108** | **455** | **1,1** | **4** | **16** | **1,5** | ✓ | **3** | **2** | **ø** |
| 1 Becher, 125 g | 135 | 569 | 1,1 | 5 | 20 | 2,0 | ✓ | 4 | 2 | ø |
| **LC1 PUR Joghurt** | **76** | **318** | **0,8** | **5** | **6** | **0,5** | **0** | **4** | **2** | **ø** |
| 1 Becher, 125 g | 95 | 398 | 0,8 | 6 | 7 | 0,5 | 0 | 4 | 3 | ø |
| **Yakult Original** | **74** | **311** | **0,7** | **1** | **17** | **1,5** | **0** | ✓ | ✓ | **ø** |
| 1 Flasche, 65 ml | 48 | 202 | 0,7 | 1 | 11 | 1,0 | 0 | ✓ | ✓ | ø |
| **Yakult Light** | **42** | **176** | **0,4** | **1** | **10** | **1,0** | **2** | ✓ | ✓ | **ø** |
| 1 Flasche, 65 ml | 27 | 114 | 0,4 | 1 | 7 | 0,5 | 1 | ✓ | ✓ | ø |
| **Laktosefreie Milch und Milchprodukte, Markenprodukte** | | | | | | | | | | |
| **Erdbeerjoghurt, MinusL** | **97** | **409** | **1,0** | **3** | **15** | **1,5** | **0** | **3** | **2** | **ø** |
| 1 Portion, 150 g | 146 | 614 | 1,0 | 5 | 23 | 2,0 | 0 | 4 | 3 | ø |
| **Frischkäse Doppelrahmstufe, MinusL** | **246** | **1 014** | **2,5** | **6** | **3** | **0** | ✓ | **24** | **15** | **ø** |
| 1 Portion, 30 g | 74 | 304 | 2,5 | 2 | 1 | 0 | ✓ | 7 | 5 | ø |

| (…)mehrfach (…)unges. FS g | Choles-terin mg | Vitamine A (RÄ) µg | E (TÄ) mg | C mg | Folsäure µg | Mineralstoffe Natrium mg | Kalium mg | Kalzium mg | Magne-sium mg | Eisen mg | Lebensmittel: Milchprodukte und Käse<br>jeweils essb. Anteil \| **Zeile 1: pro 100 g** \| Zeile 2: pro Portion |
|---|---|---|---|---|---|---|---|---|---|---|---|
| | | | | | | | | | | | **Milchprodukte** |
| 1 | 75 | 288 | 0,7 | 1 | 11 | 36 | 118 | 92 | 10 | 0,1 | **Schmand, 24 % Fett (Sauerrahm)** |
| ↙ | 11 | 43 | 0,1 | ↙ | 2 | 5 | 18 | 14 | 2 | ↙ | 1 EL, 15 g |
| | | | | | | | | | | | **Milchprodukte, Markenprodukte** |
| ø | ø | ø | ø | ø | ø | ø | ø | ø | ø | ø | **Almighurt Molke Drink, versch. Sorten** |
| ø | ø | ø | ø | ø | ø | ø | ø | ø | ø | ø | ½ Flasche, 250 g |
| ø | ø | ø | ø | ø | ø | ø | ø | ø | ø | ø | **Almighurt Joghurt Drink, versch. Sorten** |
| ø | ø | ø | ø | ø | ø | ø | ø | ø | ø | ø | 1 Flasche, 330 g |
| ø | ø | ø | ø | ø | ø | ø | ø | ø | ø | ø | **Froop Erdbeere, Müller** |
| ø | ø | ø | ø | ø | ø | ø | ø | ø | ø | ø | 1 Becher, 150 g |
| ø | ø | ø | ø | ø | ø | 30 | ø | 130 | ø | ø | **Frucht Zwerge** |
| ø | ø | ø | ø | ø | ø | 15 | ø | 65 | ø | ø | 1 Becher, 50 g |
| ø | ø | ø | ø | ø | ø | 30 | ø | 130 | ø | ø | **Frucht Zwerge, weniger süß** |
| ø | ø | ø | ø | ø | ø | 15 | ø | 65 | ø | ø | 1 Becher, 50 g |
| ø | ø | ø | ø | ø | ø | 70 | ø | ø | ø | ø | **Joghurt mild Vanille, Onken** |
| ø | ø | ø | ø | ø | ø | 90 | ø | ø | ø | ø | 1 Portion (¼ Becher), 125 g |
| ø | ø | ø | ø | ø | ø | ø | ø | ø | ø | ø | **Knusper Joghurt Original, Müller** |
| ø | ø | ø | ø | ø | ø | ø | ø | ø | ø | ø | 1 Becher, 150 g |
| ø | ø | ø | 0,9 | 6 | 23 | 55 | ø | 122 | 22 | ø | **Nesquik (zub. mit fettarmer Milch)** |
| ø | ø | ø | 1,9 | 14 | 50 | 120 | ø | 267 | 48 | ø | 1 Glas (20 g Pulver + 200 ml Milch) |
| ø | ø | ø | ø | ø | ø | ø | ø | ø | ø | ø | **Schlemmer Joghurt Kirsche, Müller** |
| ø | ø | ø | ø | ø | ø | ø | ø | ø | ø | ø | 1 Becher, 150 g |
| ø | ø | ø | ø | ø | ø | 60 | ø | ø | ø | ø | **Vollkorn-Joghurt mild Erdbeere, Onken** |
| ø | ø | ø | ø | ø | ø | 80 | ø | ø | ø | ø | 1 Portion (¼ Becher), 125 g |
| | | | | | | | | | | | **Probiotische Milchprodukte, Markenprodukte** |
| ø | ø | ø | ø | ø | ø | 40 | ø | ø | ø | ø | **Actimel Classic Joghurt-Drink** |
| ø | ø | ø | ø | ø | ø | 40 | ø | ø | ø | ø | 1 Flasche, 100 ml |
| ø | ø | ø | ø | ø | ø | 40 | ø | ø | ø | ø | **Actimel Classic 0,1 %** |
| ø | ø | ø | ø | ø | ø | 40 | ø | ø | ø | ø | 1 Flasche, 100 ml |
| ø | ø | ø | ø | ø | ø | 40 | ø | ø | ø | ø | **Actimel Classic zum Löffeln** |
| ø | ø | ø | ø | ø | ø | 50 | ø | ø | ø | ø | 1 Becher, 125 g |
| ø | ø | ø | ø | ø | ø | 40 | ø | ø | ø | ø | **LC1 Drink Multifrucht** |
| ø | ø | ø | ø | ø | ø | 36 | ø | ø | ø | ø | 1 Flasche, 90 ml |
| ø | ø | ø | ø | ø | ø | 60 | ø | ø | ø | ø | **LC1 Joghurt Erdbeere** |
| ø | ø | ø | ø | ø | ø | 75 | ø | ø | ø | ø | 1 Becher, 125 g |
| ø | ø | ø | ø | ø | ø | 70 | ø | ø | ø | ø | **LC1 PUR Joghurt** |
| ø | ø | ø | ø | ø | ø | 88 | ø | ø | ø | ø | 1 Becher, 125 g |
| ø | ø | ø | ø | ø | ø | 20 | ø | ø | ø | ø | **Yakult Original** |
| ø | ø | ø | ø | ø | ø | 10 | ø | ø | ø | ø | 1 Flasche, 65 ml |
| ø | ø | ø | ø | ø | ø | 20 | ø | ø | ø | ø | **Yakult Light** |
| ø | ø | ø | ø | ø | ø | 10 | ø | ø | ø | ø | 1 Flasche, 65 ml |
| | | | | | | | | | | | **Laktosefreie Milch und Milchprodukte, Markenprodukte** |
| ø | ø | ø | ø | ø | ø | 40 | ø | 140 | ø | ø | **Erdbeerjoghurt, MinusL** |
| ø | ø | ø | ø | ø | ø | 60 | ø | 210 | ø | ø | 1 Portion, 150 g |
| ø | ø | ø | ø | ø | ø | 300 | ø | 80 | ø | ø | **Frischkäse Doppelrahmstufe, MinusL** |
| ø | ø | ø | ø | ø | ø | 90 | ø | 24 | ø | ø | 1 Portion, 30 g |

| Lebensmittel<br>Milchprodukte und Käse<br>jeweils essb. Anteil \| **Zeile 1: pro 100 g** \| Zeile 2: pro Portion | Energie<br>Energie<br>kcal | <br><br>kJ | <br>Energie-dichte<br>kcal/g | Eiweiß<br>Eiweiß<br>g | Kohlenhydrate<br>Kohlen-hydrate<br>g | <br>KH-Port. | <br>Ballast-stoffe<br>g | Fett/Fettsäuren (FS)<br>Fett<br>g | <br>gesättigte FS<br>g | <br>einfach unges. FS<br>g |
|---|---|---|---|---|---|---|---|---|---|---|
| **Laktosefreie Milch und Milchprodukte, Markenprodukte** | | | | | | | | | | |
| **Joghurt 3,8 % Fett, MinusL** | **75** | **312** | **0,8** | **4** | **6** | **0,5** | **0** | **4** | **3** | **ø** |
| 1 Portion, 150 g | 113 | 468 | 0,8 | 6 | 9 | 1,0 | 0 | 6 | 4 | ø |
| **Magerquark, MinusL** | **62** | **261** | **0,6** | **13** | **2** | **0** | **0** | ✓ | ✓ | **ø** |
| 1 EL, 30 g | 19 | 78 | 0,6 | 4 | 1 | 0 | 0 | ✓ | ✓ | ø |
| **Milch 3,8 % Fett, MinusL** | **67** | **280** | **0,7** | **3** | **5** | **0,5** | **0** | **4** | **3** | **ø** |
| 1 Glas, 200 ml | 134 | 560 | 0,7 | 7 | 10 | 1,0 | 0 | 8 | 5 | ø |
| **Milch 1,5 % Fett, MinusL** | **46** | **192** | **0,5** | **3** | **5** | **0,5** | **0** | **2** | **1** | **ø** |
| 1 Glas, 200 ml | 92 | 384 | 0,5 | 7 | 9 | 1,0 | 0 | 3 | 2 | ø |
| **Schlagsahne mind. 30 % Fett, MinusL** | **293** | **1 207** | **2,9** | **2** | **3** | **0,5** | **0** | **30** | **19** | **ø** |
| 1 EL, 15 g | 44 | 181 | 2,9 | ✓ | 1 | 0 | 0 | 5 | 3 | ø |
| **Schmand 24 % Fett, MinusL** | **245** | **1 011** | **2,5** | **3** | **4** | **0,5** | **0** | **24** | **15** | **ø** |
| 1 EL, 15 g | 37 | 152 | 2,5 | ✓ | 1 | 0 | 0 | 4 | 2 | ø |
| **Schokomilch, MinusL** | **57** | **241** | **0,6** | **3** | **8** | **0,5** | **0** | **2** | **1** | **ø** |
| 1 Portion, 250 ml | 143 | 603 | 0,6 | 9 | 19 | 1,5 | 0 | 4 | 3 | ø |
| **Milchpulver und Kondensmilcherzeugnisse** | | | | | | | | | | |
| **Kaffeesahne, 10 % Fett** | **117** | **491** | **1,2** | **3** | **4** | **0,5** | **0** | **10** | **6** | **3** |
| 1 TL, 5 g | 6 | 25 | 1,2 | ✓ | ✓ | 0 | 0 | 1 | ✓ | ✓ |
| **Kondensmilch, 10 % Fett** | **176** | **738** | **1,8** | **9** | **13** | **1,0** | **0** | **10** | **6** | **3** |
| 1 TL, 5 g | 9 | 37 | 1,8 | ✓ | 1 | 0 | 0 | 1 | ✓ | ✓ |
| **Kondensmilch, 7,5 % Fett** | **133** | **557** | **1,3** | **7** | **10** | **1,0** | **0** | **8** | **5** | **2** |
| 1 TL, 5 g | 7 | 28 | 1,3 | ✓ | ✓ | 0 | 0 | ✓ | ✓ | ✓ |
| **Kondensmilch, gezuckert, 7,5 % Fett** | **331** | **1 383** | **3,3** | **8** | **56** | **5,0** | **0** | **8** | **5** | **2** |
| 1 TL, 5 g | 17 | 69 | 3,3 | ✓ | 3 | 0,5 | 0 | ✓ | ✓ | ✓ |
| **Kondensmilch, 4 % Fett** | **111** | **463** | **1,1** | **8** | **11** | **1,0** | **0** | **4** | **2** | **1** |
| 1 TL, 5 g | 6 | 23 | 1,1 | ✓ | 1 | 0 | 0 | ✓ | ✓ | ✓ |
| **Milchpulver, Vollmilchpulver** | **495** | **2 070** | **4,9** | **25** | **38** | **3,5** | **0** | **26** | **16** | **8** |
| 1 EL, 10 g | 49 | 207 | 4,9 | 3 | 4 | 0,5 | 0 | 3 | 2 | 1 |
| **Milchpulver, Magermilchpulver** | **368** | **1 541** | **3,7** | **36** | **52** | **4,5** | **0** | **1** | **1** | ✓ |
| 1 EL, 10 g | 37 | 154 | 3,7 | 4 | 5 | 0,5 | 0 | ✓ | ✓ | ✓ |
| **Milchersatzprodukte** | | | | | | | | | | |
| **Kaffeeweißer (Pulver)** | **549** | **2 298** | **5,5** | **4** | **55** | **5,0** | **0** | **35** | **33** | **1** |
| 1 TL, 5 g | 27 | 115 | 5,5 | ✓ | 3 | 0,5 | 0 | 2 | 2 | ✓ |
| **Joghurtersatz aus Soja** | **52** | **218** | **0,5** | **4** | **3** | **0,5** | **1** | **3** | **1** | **1** |
| 1 Portion, 150 g | 78 | 326 | 0,5 | 6 | 4 | 0,5 | 2 | 4 | 1 | 1 |
| **Joghurtersatz aus Soja mit Frucht** | **84** | **351** | **0,8** | **3** | **13** | **1,0** | **1** | **2** | ✓ | **1** |
| 1 Portion, 150 g | 126 | 527 | 0,8 | 5 | 19 | 1,5 | 2 | 3 | 1 | 1 |
| **Schokodrink auf Sojabasis** | **64** | **268** | **0,6** | **3** | **8** | **0,5** | **1** | **2** | **1** | **1** |
| 1 Glas, 200 ml | 128 | 536 | 0,6 | 7 | 15 | 1,5 | 1 | 4 | 1 | 1 |
| **Sojamilch** | **52** | **218** | **0,5** | **4** | **6** | **0,5** | **1** | **2** | ✓ | ✓ |
| 1 Glas, 200 ml | 104 | 435 | 0,5 | 7 | 12 | 1,0 | 1 | 4 | 1 | 1 |
| **Tofu (Sojakäse)** | **77** | **323** | **0,8** | **8** | **1** | **0** | **1** | **5** | **1** | **1** |
| 1 Portion, 100 g | 77 | 323 | 0,8 | 8 | 1 | 0 | 1 | 5 | 1 | 1 |
| **Milchersatzprodukte, Markenprodukte** | | | | | | | | | | |
| **Dessert Schoko, alpro soya** | **88** | **371** | **0,9** | **3** | **14** | **1,0** | **1** | **2** | **1** | **1** |
| 1 Becher, 125 g | 110 | 464 | 0,9 | 4 | 17 | 1,5 | 2 | 3 | 1 | 1 |

| ...mehrfach ...unges. FS g | Choles-terin mg | Vitamine A (RÄ) µg | E (TÄ) mg | C mg | Folsäure µg | Mineralstoffe Natrium mg | Kalium mg | Kalzium mg | Magne-sium mg | Eisen mg | Lebensmittel – Milchprodukte und Käse (jeweils essb. Anteil \| **Zeile 1: pro 100 g** \| Zeile 2: pro Portion) |
|---|---|---|---|---|---|---|---|---|---|---|---|
| | | | | | | | | | | | **Laktosefreie Milch und Milchprodukte, Markenprodukte** |
| ø | ø | ø | ø | ø | ø | 50 | ø | 160 | ø | ø | **Joghurt 3,8 % Fett, MinusL** |
| ø | ø | ø | ø | ø | ø | 75 | ø | 240 | ø | ø | 1 Portion, 150 g |
| ø | ø | ø | ø | ø | ø | 30 | ø | 120 | ø | ø | **Magerquark, MinusL** |
| ø | ø | ø | ø | ø | ø | 9 | ø | 36 | ø | ø | 1 EL, 30 g |
| ø | ø | ø | ø | ø | ø | 50 | ø | 120 | ø | ø | **Milch 3,8 % Fett, MinusL** |
| ø | ø | ø | ø | ø | ø | 100 | ø | 240 | ø | ø | 1 Glas, 200 ml |
| ø | ø | ø | ø | ø | ø | 50 | ø | 120 | ø | ø | **Milch 1,5 % Fett, MinusL** |
| ø | ø | ø | ø | ø | ø | 100 | ø | 240 | ø | ø | 1 Glas, 200 ml |
| ø | ø | ø | ø | ø | ø | 40 | ø | 90 | ø | ø | **Schlagsahne mind. 30 % Fett, MinusL** |
| ø | ø | ø | ø | ø | ø | 6 | ø | 14 | ø | ø | 1 EL, 15 g |
| ø | ø | ø | ø | ø | ø | 30 | ø | 80 | ø | ø | **Schmand 24 % Fett, MinusL** |
| ø | ø | ø | ø | ø | ø | 5 | ø | 12 | ø | ø | 1 EL, 15 g |
| ø | ø | ø | ø | ø | ø | 50 | ø | 120 | ø | ø | **Schokomilch, MinusL** |
| ø | ø | ø | ø | ø | ø | 125 | ø | 300 | ø | ø | 1 Portion, 250 ml |
| | | | | | | | | | | | **Milchpulver und Kondensmilcherzeugnisse** |
| ↙ | 39 | 120 | 0,3 | 1 | 12 | 40 | 140 | 110 | 12 | 0,1 | **Kaffeesahne, 10 % Fett** |
| ↙ | 2 | 6 | ↙ | ↙ | 1 | 2 | 7 | 6 | 1 | ↙ | 1 TL, 5 g |
| ↙ | 38 | 120 | 0,2 | 1 | 8 | 140 | 410 | 330 | 33 | 0,1 | **Kondensmilch, 10 % Fett** |
| ↙ | 2 | 6 | ↙ | ↙ | ↙ | 7 | 21 | 17 | 2 | ↙ | 1 TL, 5 g |
| ↙ | 28 | 82 | 0,2 | 1 | 6 | 100 | 320 | 240 | 24 | 0,1 | **Kondensmilch, 7,5 % Fett** |
| ↙ | 1 | 4 | ↙ | ↙ | ↙ | 5 | 16 | 12 | 1 | ↙ | 1 TL, 5 g |
| ↙ | 29 | 98 | 0,2 | 3 | 7 | 120 | 370 | 290 | 25 | 0,2 | **Kondensmilch, gezuckert, 7,5 % Fett** |
| ↙ | 1 | 5 | ↙ | ↙ | ↙ | 6 | 19 | 15 | 1 | ↙ | 1 TL, 5 g |
| ↙ | 16 | 43 | 0,1 | 1 | 7 | 110 | 330 | 260 | 26 | 0,1 | **Kondensmilch, 4 % Fett** |
| ↙ | 1 | 2 | ↙ | ↙ | ↙ | 6 | 17 | 13 | 1 | ↙ | 1 TL, 5 g |
| 1 | 98 | 317 | 0,5 | 10 | 40 | 370 | 1 200 | 920 | 100 | 0,6 | **Milchpulver, Vollmilchpulver** |
| ↙ | 10 | 32 | 0,1 | 1 | 4 | 37 | 120 | 92 | 10 | 0,1 | 1 EL, 10 g |
| ↙ | 3 | 14 | 0 | 10 | 50 | 550 | 1 600 | 1 300 | 120 | 0,8 | **Milchpulver, Magermilchpulver** |
| ↙ | ↙ | 1 | 0 | 1 | 5 | 55 | 160 | 130 | 12 | 0,1 | 1 EL, 10 g |
| | | | | | | | | | | | **Milchersatzprodukte** |
| ↙ | ø | 20 | 1,0 | 0 | 0 | 200 | 812 | 20 | 4 | 1,1 | **Kaffeeweißer (Pulver)** |
| ↙ | ø | 1 | 0,1 | 0 | 0 | 10 | 41 | 1 | ↙ | 0,1 | 1 TL, 5 g |
| 2 | 0 | ø | ø | ø | ø | 10 | ø | ø | ø | ø | **Joghurtersatz aus Soja** |
| 2 | 0 | ø | ø | ø | ø | 15 | ø | ø | ø | ø | 1 Portion, 150 g |
| 1 | 0 | ø | ø | ø | ø | 11 | ø | ø | ø | ø | **Joghurtersatz aus Soja mit Frucht** |
| 2 | 0 | ø | ø | ø | ø | 17 | ø | ø | ø | ø | 1 Portion, 150 g |
| 1 | 0 | ø | 1,5 | ø | 1 | 70 | ø | ø | ø | ø | **Schokodrink auf Sojabasis** |
| 2 | 0 | ø | 3,0 | ø | 2 | 140 | ø | ø | ø | ø | 1 Glas, 200 ml |
| 1 | 0 | ø | ø | ø | 1 | 3 | 191 | 3 | 28 | 0,8 | **Sojamilch** |
| 2 | 0 | ø | ø | ø | 2 | 6 | 382 | 6 | 56 | 1,6 | 1 Glas, 200 ml |
| 3 | 0 | 4 | 0,5 | ↙ | 15 | 4 | 94 | 87 | 99 | 3,7 | **Tofu (Sojakäse)** |
| 3 | 0 | 4 | 0,5 | ↙ | 15 | 4 | 94 | 87 | 99 | 3,7 | 1 Portion, 100 g |
| | | | | | | | | | | | **Milchersatzprodukte, Markenprodukte** |
| 1 | 0 | ø | ø | ø | ø | 50 | 107 | 120 | 42 | 0,8 | **Dessert Schoko, alpro soya** |
| 1 | 0 | ø | ø | ø | ø | 63 | 134 | 150 | 53 | 1,1 | 1 Becher, 125 g |

# Lebensmittel
## Milchprodukte und Käse

jeweils essb. Anteil | **Zeile 1: pro 100 g** | Zeile 2: pro Portion

| Lebensmittel | Energie kcal | Energie kJ | Energiedichte kcal/g | Eiweiß g | Kohlenhydrate g | KH-Port. | Ballaststoffe g | Fett g | gesättigte FS g | einfach unges. FS g |
|---|---|---|---|---|---|---|---|---|---|---|
| **MILCHERSATZPRODUKTE, MARKENPRODUKTE** | | | | | | | | | | |
| **Drink Calcium, alpro soya** | **42** | **177** | **0,4** | **3** | **3** | **0,5** | **1** | **2** | **↙** | **↙** |
| 1 Glas, 250 ml | 105 | 443 | 0,4 | 8 | 7 | 0,5 | 2 | 5 | 1 | 1 |
| **Drink ohne Zucker u. Salzzusatz, alpro soya** | **35** | **147** | **0,4** | **4** | **0** | **0** | **1** | **2** | **↙** | **1** |
| 1 Glas, 250 ml | 88 | 368 | 0,4 | 9 | 0 | 0 | 2 | 6 | 1 | 1 |
| **Drink Vanille, alpro soya** | **62** | **263** | **0,6** | **3** | **8** | **0,5** | **1** | **2** | **↙** | **↙** |
| 1 Portionspackung, 250 ml | 155 | 658 | 0,6 | 8 | 20 | 2,0 | 2 | 5 | 1 | 1 |
| **HaferDrink, Vitaquell** | **42** | **176** | **0,4** | **1** | **7** | **0,5** | **ø** | **2** | **↙** | **1** |
| 1 Glas, 200 ml | 84 | 352 | 0,4 | 2 | 13 | 1,0 | ø | 3 | ↙ | 2 |
| **ReisDrink, Vitaquell** | **49** | **206** | **0,5** | **↙** | **10** | **1,0** | **ø** | **1** | **↙** | **↙** |
| 1 Glas, 200 ml | 98 | 412 | 0,5 | ↙ | 19 | 1,5 | ø | 2 | ↙ | 1 |
| **Yofu Bio Natur, Probiotic, alpro soya** | **58** | **241** | **0,6** | **5** | **3** | **0,5** | **1** | **3** | **1** | **1** |
| 1 Becher, 125 g | 73 | 301 | 0,6 | 6 | 4 | 0,5 | 1 | 3 | 1 | 1 |
| **Yofu Waldfrüchte, Probiotic, alpro soya** | **79** | **331** | **0,8** | **4** | **10** | **1,0** | **1** | **2** | **↙** | **1** |
| 1 Becher, 125 g | 99 | 414 | 0,8 | 5 | 13 | 1,0 | 2 | 3 | 1 | 1 |
| **FRISCHKÄSE UND SPEISEQUARK** | | | | | | | | | | |
| **Frischkäse, Doppelrahmstufe, 60 % Fett i.Tr.** | **339** | **1420** | **3,4** | **11** | **3** | **0** | **0** | **32** | **19** | **10** |
| 1 EL, 30 g | 102 | 426 | 3,4 | 3 | 1 | 0 | 0 | 10 | 6 | 3 |
| **Frischkäse, Rahmstufe, 50 % Fett i.Tr.** | **285** | **1191** | **2,8** | **14** | **3** | **0,5** | **0** | **24** | **15** | **7** |
| 1 EL, 30 g | 85 | 357 | 2,8 | 4 | 1 | 0 | 0 | 7 | 4 | 2 |
| **Frischkäse, Halbfettstufe, 20 % Fett i.Tr.** | **105** | **439** | **1,0** | **11** | **4** | **0,5** | **0** | **5** | **3** | **2** |
| 1 EL, 30 g | 31 | 132 | 1,0 | 3 | 1 | 0 | 0 | 2 | 1 | ↙ |
| **Fruchtquark, 20 % Fett i.Tr.** | **121** | **507** | **1,2** | **5** | **17** | **1,5** | **1** | **4** | **2** | **1** |
| 1 Portion, 150 g | 182 | 761 | 1,2 | 7 | 26 | 2,5 | 1 | 5 | 3 | 2 |
| **Fruchtquark, Magerstufe** | **103** | **432** | **1,0** | **6** | **18** | **1,5** | **1** | **1** | **↙** | **↙** |
| 1 Portion, 150 g | 155 | 648 | 1,0 | 9 | 26 | 2,5 | 1 | 1 | 1 | ↙ |
| **Körniger Frischkäse (Hüttenkäse)** | **102** | **428** | **1,0** | **13** | **3** | **0** | **0** | **4** | **3** | **1** |
| 1 EL, 30 g | 31 | 128 | 1,0 | 4 | 1 | 0 | 0 | 1 | 1 | ↙ |
| **Kräuterquark, 40 % Fett i.Tr.** | **139** | **582** | **1,4** | **9** | **4** | **0,5** | **↙** | **10** | **6** | **3** |
| 1 EL, 30 g | 42 | 174 | 1,4 | 3 | 1 | 0 | ↙ | 3 | 2 | 1 |
| **Mascarpone** | **460** | **1926** | **4,6** | **5** | **4** | **0,5** | **0** | **48** | **30** | **15** |
| 1 EL, 30 g | 138 | 578 | 4,6 | 1 | 1 | 0 | 0 | 14 | 9 | 5 |
| **Schichtkäse, 20 % Fett i.Tr.** | **109** | **456** | **1,1** | **12** | **4** | **0,5** | **0** | **5** | **3** | **1** |
| 1 EL, 30 g | 33 | 137 | 1,1 | 4 | 1 | 0 | 0 | 1 | 1 | ↙ |
| **Schichtkäse, 10 % Fett i.Tr.** | **91** | **381** | **0,9** | **12** | **4** | **0,5** | **0** | **2** | **2** | **1** |
| 1 EL, 30 g | 27 | 114 | 0,9 | 4 | 1 | 0 | 0 | 1 | ↙ | ↙ |
| **Speisequark mit Sahne, 40 % Fett i.Tr.** | **159** | **665** | **1,6** | **11** | **3** | **0** | **0** | **11** | **7** | **3** |
| 1 EL, 30 g | 48 | 200 | 1,6 | 3 | 1 | 0 | 0 | 3 | 2 | 1 |
| **Speisequark, 20 % Fett i.Tr.** | **109** | **456** | **1,1** | **12** | **3** | **0** | **0** | **5** | **3** | **1** |
| 1 EL, 30 g | 33 | 137 | 1,1 | 4 | 1 | 0 | 0 | 2 | 1 | ↙ |
| **Speisequark, Magerstufe** | **71** | **297** | **0,7** | **13** | **3** | **0,5** | **0** | **↙** | **↙** | **↙** |
| 1 EL, 30 g | 21 | 89 | 0,7 | 4 | 1 | 0 | 0 | ↙ | ↙ | ↙ |
| **Zaziki** | **58** | **242** | **0,6** | **4** | **4** | **0,5** | **↙** | **3** | **2** | **1** |
| 1 EL, 30 g | 17 | 73 | 0,6 | 1 | 1 | 0 | ↙ | 1 | 1 | ↙ |
| **SONSTIGER KÄSE** | | | | | | | | | | |
| **Appenzeller, 50 % Fett i.Tr.** | **387** | **1617** | **3,9** | **25** | **0** | **0** | **0** | **32** | **19** | **10** |
| 1 Scheibe, 30 g | 116 | 485 | 3,9 | 8 | 0 | 0 | 0 | 9 | 6 | 3 |

| mehrfach unges. FS | Choles-terin | Vitamine A (RÄ) | E (TÄ) | C | Folsäure | Mineralstoffe Natrium | Kalium | Kalzium | Magne-sium | Eisen | Lebensmittel Milchprodukte und Käse |
|---|---|---|---|---|---|---|---|---|---|---|---|
| g | mg | µg | mg | mg | µg | mg | mg | mg | mg | mg | jeweils essb. Anteil \| **Zeile 1: pro 100 g** \| Zeile 2: pro Portion |
| | | | | | | | | | | | **MILCHERSATZPRODUKTE, MARKENPRODUKTE** |
| **1** | **0** | **ø** | **ø** | **ø** | **ø** | **50** | **59** | **140** | **41** | **0,4** | **Drink Calcium, alpro soya** |
| 3 | 0 | ø | ø | ø | ø | 125 | 147 | 350 | 103 | 1,0 | 1 Glas, 250 ml |
| **1** | **0** | **ø** | **ø** | **ø** | **ø** | **10** | **63** | **12** | **45** | **0,3** | **Drink ohne Zucker u. Salzzusatz, alpro soya** |
| 3 | 0 | ø | ø | ø | ø | 25 | 158 | 30 | 113 | 0,8 | 1 Glas, 250 ml |
| **1** | **0** | **ø** | **ø** | **ø** | **ø** | **50** | **81** | **120** | **40** | **0,3** | **Drink Vanille, alpro soya** |
| 3 | 0 | ø | ø | ø | ø | 125 | 202 | 300 | 99 | 0,8 | 1 Portionspackung, 250 ml |
| **1** | **0** | **ø** | **ø** | **ø** | **ø** | **ø** | **ø** | **ø** | **ø** | **ø** | **HaferDrink, Vitaquell** |
| 1 | 0 | ø | ø | ø | ø | ø | ø | ø | ø | ø | 1 Glas, 200 ml |
| **1** | **0** | **ø** | **ø** | **ø** | **ø** | **ø** | **ø** | **ø** | **ø** | **ø** | **ReisDrink, Vitaquell** |
| 1 | 0 | ø | ø | ø | ø | ø | ø | ø | ø | ø | 1 Glas, 200 ml |
| **2** | **0** | **ø** | **ø** | **ø** | **ø** | **70** | **84** | **16** | **58** | **0,4** | **Yofu Bio Natur, Probiotic, alpro soya** |
| 2 | 0 | ø | ø | ø | ø | 88 | 104 | 20 | 73 | 0,5 | 1 Becher, 125 g |
| **1** | **0** | **ø** | **ø** | **ø** | **ø** | **50** | **85** | **120** | **47** | **0,4** | **Yofu Waldfrüchte, Probiotic, alpro soya** |
| 2 | 0 | ø | ø | ø | ø | 63 | 106 | 150 | 59 | 0,5 | 1 Becher, 125 g |
| | | | | | | | | | | | **FRISCHKÄSE UND SPEISEQUARK** |
| **1** | **105** | **323** | **0,7** | ↙ | **23** | **347** | **89** | **89** | **7** | **0,1** | **Frischkäse, Doppelrahmstufe, 60 % Fett i.Tr.** |
| ↙ | 32 | 97 | 0,2 | ↙ | 7 | 104 | 27 | 27 | 2 | ↙ | 1 EL, 30 g |
| **1** | **78** | **247** | **0,7** | ↙ | **25** | **398** | **109** | **99** | **9** | **0,1** | **Frischkäse, Rahmstufe, 50 % Fett i.Tr.** |
| ↙ | 23 | 74 | 0,2 | ↙ | 8 | 119 | 33 | 30 | 3 | ↙ | 1 EL, 30 g |
| ↙ | **18** | **70** | **0,1** | ↙ | **30** | **40** | **119** | **119** | **11** | **0,1** | **Frischkäse, Halbfettstufe, 20 % Fett i.Tr.** |
| ↙ | 5 | 21 | ↙ | ↙ | 9 | 12 | 36 | 36 | 3 | ↙ | 1 EL, 30 g |
| ↙ | **10** | **45** | **0,2** | **8** | **18** | **24** | **148** | **71** | **12** | **0,2** | **Fruchtquark, 20 % Fett i.Tr.** |
| ↙ | 15 | 68 | 0,3 | 12 | 27 | 36 | 222 | 107 | 18 | 0,3 | 1 Portion, 150 g |
| ↙ | **2** | **12** | **0,1** | **8** | **18** | **24** | **156** | **71** | **12** | **0,3** | **Fruchtquark, Magerstufe** |
| ↙ | 3 | 18 | 0,2 | 12 | 27 | 36 | 234 | 107 | 18 | 0,5 | 1 Portion, 150 g |
| ↙ | **16** | **55** | **0,1** | ↙ | **15** | **380** | **80** | **80** | **8** | **0,1** | **Körniger Frischkäse (Hüttenkäse)** |
| ↙ | 5 | 17 | ↙ | ↙ | 5 | 114 | 24 | 24 | 2 | ↙ | 1 EL, 30 g |
| ↙ | **31** | **110** | **0,3** | **2** | **25** | **390** | **110** | **90** | **9** | **0,3** | **Kräuterquark, 40 % Fett i.Tr.** |
| ↙ | 9 | 33 | 0,1 | 1 | 8 | 117 | 33 | 27 | 3 | 0,1 | 1 EL, 30 g |
| **2** | **138** | **520** | **1,4** | **0** | **21** | **40** | **80** | **60** | **6** | **0,1** | **Mascarpone** |
| 1 | 41 | 156 | 0,4 | 0 | 6 | 12 | 24 | 18 | 2 | ↙ | 1 EL, 30 g |
| ↙ | **16** | **55** | **0,1** | **0** | **30** | **40** | **120** | **100** | **11** | **0,1** | **Schichtkäse, 20 % Fett i.Tr.** |
| ↙ | 5 | 17 | ↙ | 0 | 9 | 12 | 36 | 30 | 3 | ↙ | 1 EL, 30 g |
| ↙ | **7** | **22** | **0,1** | **0** | **30** | **40** | **130** | **91** | **11** | **0,1** | **Schichtkäse, 10 % Fett i.Tr.** |
| ↙ | 2 | 7 | ↙ | 0 | 9 | 12 | 39 | 27 | 3 | ↙ | 1 EL, 30 g |
| ↙ | **37** | **99** | **0,3** | **1** | **28** | **34** | **82** | **95** | **10** | **0,3** | **Speisequark mit Sahne, 40 % Fett i.Tr.** |
| ↙ | 11 | 30 | 0,1 | ↙ | 8 | 10 | 25 | 29 | 3 | 0,1 | 1 EL, 30 g |
| ↙ | **17** | **44** | **0,1** | **1** | **16** | **35** | **87** | **85** | **11** | **0,4** | **Speisequark, 20 % Fett i.Tr.** |
| ↙ | 5 | 13 | ↙ | ↙ | 5 | 11 | 26 | 26 | 3 | 0,1 | 1 EL, 30 g |
| ↙ | **1** | **2** | ↙ | **1** | **16** | **40** | **95** | **92** | **12** | **0,4** | **Speisequark, Magerstufe** |
| ↙ | ↙ | 1 | ↙ | ↙ | 5 | 12 | 29 | 28 | 4 | 0,1 | 1 EL, 30 g |
| ↙ | **10** | **44** | **0,1** | **3** | **18** | **35** | **144** | **93** | **11** | **0,2** | **Zaziki** |
| ↙ | 3 | 13 | ↙ | 1 | 5 | 10 | 43 | 28 | 3 | 0,1 | 1 EL, 30 g |
| | | | | | | | | | | | **SONSTIGER KÄSE** |
| **1** | **74** | **382** | **0,9** | **0** | **15** | **600** | **100** | **800** | **36** | **0,3** | **Appenzeller, 50 % Fett i.Tr.** |
| ↙ | 22 | 115 | 0,3 | 0 | 5 | 180 | 30 | 240 | 11 | 0,1 | 1 Scheibe, 30 g |

| Lebensmittel<br>Milchprodukte und Käse<br>jeweils essb. Anteil \| **Zeile 1: pro 100 g** \| Zeile 2: pro Portion | Energie<br>Energie<br>kcal | <br><br>kJ | <br>Energie-dichte<br>kcal/g | Eiweiß<br>Eiweiß<br>g | Kohlenhydrate<br>Kohlen-hydrate<br>g | <br>KH-Port. | <br>Ballast-stoffe<br>g | Fett/Fettsäuren (FS)<br>Fett<br>g | <br>gesättigte FS<br>g | <br>einfach unges. FS<br>g |
|---|---|---|---|---|---|---|---|---|---|---|
| **Sonstiger Käse** | | | | | | | | | | |
| **Bavaria Blue, 70 % Fett i.Tr.** | **408** | **1 707** | **4,1** | **13** | **0** | **0** | **0** | **40** | **24** | **12** |
| 1 Portion, 30 g | 122 | 512 | 4,1 | 4 | 0 | 0 | 0 | 12 | 7 | 4 |
| **Bavaria Blue, 50 % Fett i.Tr.** | **349** | **1 462** | **3,5** | **18** | **0** | **0** | **0** | **31** | **19** | **9** |
| 1 Portion, 30 g | 105 | 439 | 3,5 | 5 | 0 | 0 | 0 | 9 | 6 | 3 |
| **Bel Paese, 50 % Fett i.Tr.** | **372** | **1 556** | **3,7** | **25** | **0** | **0** | **0** | **30** | **18** | **9** |
| 1 Portion, 30 g | 112 | 467 | 3,7 | 8 | 0 | 0 | 0 | 9 | 5 | 3 |
| **Bergkäse, 45 % Fett i.Tr.** | **384** | **1 607** | **3,8** | **29** | **0** | **0** | **0** | **30** | **18** | **9** |
| 1 Portion, 30 g | 115 | 482 | 3,8 | 9 | 0 | 0 | 0 | 9 | 5 | 3 |
| **Blauschimmelkäse, 60 % Fett i.Tr.** | **425** | **1 779** | **4,3** | **19** | **0** | **0** | **0** | **39** | **24** | **12** |
| 1 Portion, 30 g | 128 | 534 | 4,3 | 6 | 0 | 0 | 0 | 12 | 7 | 4 |
| **Blauschimmelkäse, 50 % Fett i.Tr.** | **359** | **1 500** | **3,6** | **22** | **0** | **0** | **0** | **30** | **18** | **9** |
| 1 Portion, 30 g | 108 | 450 | 3,6 | 6 | 0 | 0 | 0 | 9 | 5 | 3 |
| **Brie, 50 % Fett i.Tr.** | **335** | **1 403** | **3,4** | **21** | **0** | **0** | **0** | **28** | **17** | **8** |
| 1 Portion, 30 g | 101 | 421 | 3,4 | 6 | 0 | 0 | 0 | 8 | 5 | 3 |
| **Butterkäse, 60 % Fett i.Tr.** | **379** | **1 586** | **3,8** | **17** | **0** | **0** | **0** | **35** | **21** | **11** |
| 1 Scheibe, 30 g | 114 | 476 | 3,8 | 5 | 0 | 0 | 0 | 10 | 6 | 3 |
| **Butterkäse, 30 % Fett i.Tr.** | **245** | **1 026** | **2,5** | **26** | **0** | **0** | **0** | **15** | **9** | **5** |
| 1 Scheibe, 30 g | 74 | 308 | 2,5 | 8 | 0 | 0 | 0 | 5 | 3 | 1 |
| **Camembert, 70 % Fett i.Tr.** | **408** | **1 707** | **4,1** | **13** | **0** | **0** | **0** | **40** | **24** | **12** |
| 1 Portion, 30 g | 122 | 512 | 4,1 | 4 | 0 | 0 | 0 | 12 | 7 | 4 |
| **Camembert, 60 % Fett i.Tr.** | **363** | **1 517** | **3,6** | **17** | **0** | **0** | **0** | **33** | **20** | **10** |
| 1 Portion, 30 g | 109 | 455 | 3,6 | 5 | 0 | 0 | 0 | 10 | 6 | 3 |
| **Camembert, 45 % Fett i.Tr.** | **288** | **1 204** | **2,9** | **21** | **0** | **0** | **0** | **23** | **14** | **7** |
| 1 Portion, 30 g | 86 | 361 | 2,9 | 6 | 0 | 0 | 0 | 7 | 4 | 2 |
| **Camembert, 30 % Fett i.Tr.** | **209** | **875** | **2,1** | **23** | **0** | **0** | **0** | **13** | **8** | **4** |
| 1 Portion, 30 g | 63 | 262 | 2,1 | 7 | 0 | 0 | 0 | 4 | 2 | 1 |
| **Camembert, paniert, gebraten** | **329** | **1 376** | **3,3** | **17** | **14** | **1,5** | **1** | **23** | **12** | **7** |
| 1 Camembert, 75 g | 247 | 1 032 | 3,3 | 13 | 11 | 1,0 | 1 | 17 | 9 | 6 |
| **Chester (Cheddar), 50 % Fett i.Tr.** | **394** | **1 648** | **3,9** | **25** | **0** | **0** | **0** | **32** | **20** | **10** |
| 1 Scheibe, 30 g | 118 | 494 | 3,9 | 8 | 0 | 0 | 0 | 10 | 6 | 3 |
| **Edamer, 45 % Fett i.Tr.** | **354** | **1 482** | **3,5** | **25** | **0** | **0** | **0** | **28** | **17** | **9** |
| 1 Scheibe, 30 g | 106 | 445 | 3,5 | 7 | 0 | 0 | 0 | 8 | 5 | 3 |
| **Edamer, 30 % Fett i.Tr.** | **257** | **1 077** | **2,6** | **27** | **0** | **0** | **0** | **16** | **10** | **5** |
| 1 Scheibe, 30 g | 77 | 323 | 2,6 | 8 | 0 | 0 | 0 | 5 | 3 | 1 |
| **Emmentaler, 45 % Fett i.Tr.** | **400** | **1 674** | **4,0** | **28** | **0** | **0** | **0** | **31** | **18** | **8** |
| 1 Scheibe, 30 g | 120 | 502 | 4,0 | 9 | 0 | 0 | 0 | 9 | 6 | 2 |
| **Feta, 45 % Fett i.Tr.** | **237** | **990** | **2,4** | **17** | **0** | **0** | **0** | **19** | **12** | **5** |
| 1 Portion, 30 g | 71 | 297 | 2,4 | 5 | 0 | 0 | 0 | 6 | 4 | 1 |
| **Gorgonzola, 55 % Fett i.Tr.** | **357** | **1 492** | **3,6** | **19** | **0** | **0** | **0** | **31** | **19** | **9** |
| 1 Portion, 30 g | 107 | 448 | 3,6 | 6 | 0 | 0 | 0 | 9 | 6 | 3 |
| **Gouda, 48 % Fett i.Tr.** | **365** | **1 527** | **3,7** | **26** | **0** | **0** | **0** | **29** | **18** | **9** |
| 1 Scheibe, 30 g | 110 | 458 | 3,7 | 8 | 0 | 0 | 0 | 9 | 5 | 3 |
| **Gouda, 40 % Fett i.Tr.** | **301** | **1 258** | **3,0** | **25** | **0** | **0** | **0** | **22** | **14** | **7** |
| 1 Scheibe, 30 g | 90 | 377 | 3,0 | 7 | 0 | 0 | 0 | 7 | 4 | 2 |
| **Harzerkäse (Korbkäse), 10 % Fett i.Tr.** | **131** | **549** | **1,3** | **30** | **0** | **0** | **0** | **1** | ↙ | ↙ |
| 1 Portion, 30 g | 39 | 165 | 1,3 | 9 | 0 | 0 | 0 | ↙ | ↙ | ↙ |
| **Hobelkäse, 50 % Fett i.Tr.** | **474** | **1983** | **4,7** | **33** | **0** | **0** | **0** | **38** | **23** | **11** |
| 1 Portion, 20 g | 95 | 397 | 4,7 | 7 | 0 | 0 | 0 | 8 | 5 | 2 |

| mehrfach unges. FS g | Choles-terin mg | Vitamine A (RÄ) µg | E (TÄ) mg | C mg | Folsäure µg | Mineralstoffe Natrium mg | Kalium mg | Kalzium mg | Magne-sium mg | Eisen mg | Lebensmittel Milchprodukte und Käse jeweils essb. Anteil \| Zeile 1: pro 100 g \| Zeile 2: pro Portion |
|---|---|---|---|---|---|---|---|---|---|---|---|
| | | | | | | | | | | | **SONSTIGER KÄSE** |
| **2** | **112** | **480** | **1,2** | **0** | **60** | **700** | **100** | **360** | **20** | **0,3** | **Bavaria Blue, 70% Fett i.Tr.** |
| ✓ | 34 | 144 | 0,4 | 0 | 18 | 210 | 30 | 108 | 6 | 0,1 | 1 Portion, 30 g |
| **1** | **88** | **493** | **0,6** | **0** | **50** | **700** | **200** | **300** | **20** | **0,3** | **Bavaria Blue, 50% Fett i.Tr.** |
| ✓ | 26 | 148 | 0,2 | 0 | 15 | 210 | 60 | 90 | 6 | 0,1 | 1 Portion, 30 g |
| **1** | **100** | **493** | **0,5** | **0** | **40** | **1 300** | **140** | **604** | **40** | **0,5** | **Bel Paese, 50% Fett i.Tr.** |
| ✓ | 30 | 148 | 0,2 | 0 | 12 | 390 | 42 | 181 | 12 | 0,2 | 1 Portion, 30 g |
| **1** | **70** | **360** | **0,9** | **0** | **20** | **300** | **100** | **1 100** | **43** | **0,3** | **Bergkäse, 45% Fett i.Tr.** |
| ✓ | 21 | 108 | 0,3 | 0 | 6 | 90 | 30 | 330 | 13 | 0,1 | 1 Portion, 30 g |
| **1** | **90** | **468** | **1,2** | **0** | **45** | **850** | **100** | **600** | **50** | **0,4** | **Blauschimmelkäse, 60% Fett i.Tr.** |
| ✓ | 27 | 140 | 0,4 | 0 | 14 | 255 | 30 | 180 | 15 | 0,1 | 1 Portion, 30 g |
| **1** | **90** | **275** | **0,8** | **0** | **36** | **1 234** | **120** | **540** | **23** | **0,1** | **Blauschimmelkäse, 50% Fett i.Tr.** |
| ✓ | 27 | 83 | 0,2 | 0 | 11 | 370 | 36 | 162 | 7 | ✓ | 1 Portion, 30 g |
| **1** | **92** | **305** | **0,7** | **0** | **65** | **700** | **150** | **400** | **20** | **0,5** | **Brie, 50% Fett i.Tr.** |
| ✓ | 28 | 92 | 0,2 | 0 | 20 | 210 | 45 | 120 | 6 | 0,2 | 1 Portion, 30 g |
| **1** | **81** | **415** | **1,0** | **0** | **18** | **700** | **100** | **600** | **27** | **0,4** | **Butterkäse, 60% Fett i.Tr.** |
| ✓ | 24 | 125 | 0,3 | 0 | 5 | 210 | 30 | 180 | 8 | 0,1 | 1 Scheibe, 30 g |
| **1** | **36** | **185** | **0,5** | **0** | **18** | **800** | **100** | **800** | **40** | **0,4** | **Butterkäse, 30% Fett i.Tr.** |
| ✓ | 11 | 56 | 0,2 | 0 | 5 | 240 | 30 | 240 | 12 | 0,1 | 1 Scheibe, 30 g |
| **2** | **112** | **480** | **1,2** | **0** | **50** | **700** | **100** | **250** | **20** | **0,2** | **Camembert, 70% Fett i.Tr.** |
| ✓ | 34 | 144 | 0,4 | 0 | 15 | 210 | 30 | 75 | 6 | 0,1 | 1 Portion, 30 g |
| **1** | **93** | **403** | **0,8** | **0** | **60** | **700** | **120** | **400** | **29** | **0,3** | **Camembert, 60% Fett i.Tr.** |
| ✓ | 28 | 121 | 0,2 | 0 | 18 | 210 | 36 | 120 | 9 | 0,1 | 1 Portion, 30 g |
| **1** | **70** | **362** | **0,5** | **0** | **80** | **700** | **150** | **500** | **20** | **0,3** | **Camembert, 45% Fett i.Tr.** |
| ✓ | 21 | 109 | 0,2 | 0 | 24 | 210 | 45 | 150 | 6 | 0,1 | 1 Portion, 30 g |
| **1** | **35** | **153** | **0,3** | **0** | **87** | **700** | **150** | **600** | **20** | **0,3** | **Camembert, 30% Fett i.Tr.** |
| ✓ | 11 | 46 | 0,1 | 0 | 26 | 210 | 45 | 180 | 6 | 0,1 | 1 Portion, 30 g |
| **2** | **82** | **260** | **0,6** | **0** | **64** | **541** | **132** | **341** | **18** | **0,6** | **Camembert, paniert, gebraten** |
| 1 | 62 | 195 | 0,4 | 0 | 48 | 406 | 99 | 255 | 14 | 0,4 | 1 Camembert, 75 g |
| **1** | **76** | **392** | **1,0** | **0** | **33** | **700** | **80** | **720** | **25** | **0,4** | **Chester (Cheddar), 50% Fett i.Tr.** |
| ✓ | 23 | 118 | 0,3 | 0 | 10 | 210 | 24 | 216 | 8 | 0,1 | 1 Scheibe, 30 g |
| **1** | **59** | **305** | **0,4** | **0** | **35** | **600** | **100** | **800** | **36** | **0,3** | **Edamer, 45% Fett i.Tr.** |
| ✓ | 18 | 92 | 0,1 | 0 | 11 | 180 | 30 | 240 | 11 | 0,1 | 1 Scheibe, 30 g |
| **1** | **37** | **197** | **0,4** | **0** | **40** | **600** | **120** | **870** | **40** | **0,3** | **Edamer, 30% Fett i.Tr.** |
| ✓ | 11 | 59 | 0,1 | 0 | 12 | 180 | 36 | 261 | 12 | 0,1 | 1 Scheibe, 30 g |
| **1** | **83** | **291** | **0,5** | **0** | **9** | **275** | **95** | **1 030** | **31** | **0,4** | **Emmentaler, 45% Fett i.Tr.** |
| ✓ | 25 | 87 | 0,2 | 0 | 3 | 83 | 29 | 309 | 9 | 0,1 | 1 Scheibe, 30 g |
| **1** | **45** | **228** | **0,5** | **0** | **30** | **1 300** | **150** | **450** | **25** | **0,6** | **Feta, 45% Fett i.Tr.** |
| ✓ | 14 | 68 | 0,2 | 0 | 9 | 390 | 45 | 135 | 8 | 0,2 | 1 Portion, 30 g |
| **1** | **102** | **257** | **0,6** | **0** | **31** | **1 400** | **260** | **612** | **20** | **0,3** | **Gorgonzola, 55% Fett i.Tr.** |
| ✓ | 31 | 77 | 0,2 | 0 | 9 | 420 | 78 | 184 | 6 | 0,1 | 1 Portion, 30 g |
| **1** | **59** | **305** | **0,8** | **0** | **21** | **600** | **100** | **800** | **36** | **0,3** | **Gouda, 48% Fett i.Tr.** |
| ✓ | 18 | 92 | 0,2 | 0 | 6 | 180 | 30 | 240 | 11 | 0,1 | 1 Scheibe, 30 g |
| **1** | **52** | **272** | **0,7** | **0** | **36** | **600** | **100** | **800** | **37** | **0,3** | **Gouda, 40% Fett i.Tr.** |
| ✓ | 16 | 82 | 0,2 | 0 | 11 | 180 | 30 | 240 | 11 | 0,1 | 1 Scheibe, 30 g |
| ✓ | **3** | **12** | ✓ | **0** | **3** | **800** | **100** | **180** | **15** | **0,3** | **Harzerkäse (Korbkäse), 10% Fett i.Tr.** |
| ✓ | 1 | 4 | ✓ | 0 | 1 | 240 | 30 | 54 | 5 | 0,1 | 1 Portion, 30 g |
| **1** | **90** | **420** | **1,1** | **0** | **7** | **1 000** | **100** | **1 200** | **44** | **0,6** | **Hobelkäse, 50% Fett i.Tr.** |
| ✓ | 18 | 84 | 0,2 | 0 | 1 | 200 | 20 | 240 | 9 | 0,1 | 1 Portion, 20 g |

# Lebensmittel
## Milchprodukte und Käse

jeweils essb. Anteil | **Zeile 1: pro 100 g** | Zeile 2: pro Portion

| Lebensmittel | Energie kcal | Energie kJ | Energiedichte kcal/g | Eiweiß g | Kohlenhydrate g | KH-Port. | Ballaststoffe g | Fett g | gesättigte FS g | einfach unges. FS g |
|---|---|---|---|---|---|---|---|---|---|---|
| **Sonstiger Käse** | | | | | | | | | | |
| **Jarlsberg, 45 % Fett i.Tr.** | **349** | **1 462** | **3,5** | **27** | **0** | **0** | **0** | **27** | **16** | **8** |
| 1 Scheibe, 30 g | 105 | 439 | 3,5 | 8 | 0 | 0 | 0 | 8 | 5 | 2 |
| **Klosterkäse, 50 % Fett i.Tr.** | **342** | **1 432** | **3,4** | **21** | **0** | **0** | **0** | **29** | **18** | **9** |
| 1 Portion, 30 g | 103 | 430 | 3,4 | 6 | 0 | 0 | 0 | 9 | 5 | 3 |
| **Kochkäse, 40 % Fett i.Tr.** | **187** | **783** | **1,9** | **12** | **3** | **0,5** | **0** | **14** | **8** | **4** |
| 1 Portion, 30 g | 56 | 235 | 1,9 | 4 | 1 | 0 | 0 | 4 | 3 | 1 |
| **Kochkäse, 10 % Fett i.Tr.** | **103** | **432** | **1,0** | **15** | **4** | **0,5** | **0** | **3** | **2** | **1** |
| 1 Portion, 30 g | 31 | 130 | 1,0 | 4 | 1 | 0 | 0 | 1 | 1 | ✓ |
| **Limburger, 40 % Fett i.Tr.** | **270** | **1 130** | **2,7** | **23** | **0** | **0** | **0** | **20** | **12** | **6** |
| 1 Portion, 30 g | 81 | 339 | 2,7 | 7 | 0 | 0 | 0 | 6 | 4 | 2 |
| **Limburger, 20 % Fett i.Tr.** | **188** | **788** | **1,9** | **26** | **0** | **0** | **0** | **9** | **6** | **3** |
| 1 Portion, 30 g | 56 | 236 | 1,9 | 8 | 0 | 0 | 0 | 3 | 2 | 1 |
| **Maasdamer, 45 % Fett i.Tr.** | **356** | **1 490** | **3,6** | **26** | **0** | **0** | **0** | **28** | **17** | **8** |
| 1 Scheibe, 30 g | 107 | 447 | 3,6 | 8 | 0 | 0 | 0 | 8 | 5 | 2 |
| **Mozzarella, 40 % Fett i.Tr.** | **255** | **1 066** | **2,5** | **19** | **0** | **0** | **0** | **20** | **13** | **5** |
| ¼ Kugel, 30 g | 76 | 320 | 2,5 | 6 | 0 | 0 | 0 | 6 | 4 | 2 |
| **Münsterkäse, 50 % Fett i.Tr.** | **313** | **1 309** | **3,1** | **20** | **0** | **0** | **0** | **26** | **16** | **8** |
| 1 Portion, 30 g | 94 | 393 | 3,1 | 6 | 0 | 0 | 0 | 8 | 5 | 2 |
| **Parmesankäse, 37 % Fett i.Tr.** | **375** | **1 569** | **3,8** | **35** | ✓ | **0** | **0** | **26** | **16** | **6** |
| 1 TL gerieben, 5 g | 19 | 78 | 3,8 | 2 | ✓ | 0 | 0 | 1 | 1 | ✓ |
| **Provolone, 50 % Fett i.Tr.** | **365** | **1 527** | **3,7** | **26** | **0** | **0** | **0** | **29** | **18** | **8** |
| 1 Portion, 30 g | 110 | 458 | 3,7 | 8 | 0 | 0 | 0 | 9 | 5 | 2 |
| **Ricottakäse, 20 % Fett i.Tr.** | **174** | **728** | **1,7** | **9** | ✓ | **0** | **0** | **15** | **9** | **4** |
| 1 Portion, 30 g | 52 | 218 | 1,7 | 3 | ✓ | 0 | 0 | 5 | 3 | 1 |
| **Romadur, 60 % Fett i.Tr.** | **377** | **1 579** | **3,8** | **17** | **0** | **0** | **0** | **35** | **21** | **11** |
| 1 Portion, 30 g | 113 | 474 | 3,8 | 5 | 0 | 0 | 0 | 10 | 6 | 3 |
| **Romadur, 40 % Fett i.Tr.** | **272** | **1 139** | **2,7** | **23** | **0** | **0** | **0** | **20** | **12** | **6** |
| 1 Portion, 30 g | 82 | 342 | 2,7 | 7 | 0 | 0 | 0 | 6 | 4 | 2 |
| **Romadur, 20 % Fett i.Tr.** | **179** | **748** | **1,8** | **24** | **0** | **0** | **0** | **9** | **6** | **3** |
| 1 Portion, 30 g | 54 | 224 | 1,8 | 7 | 0 | 0 | 0 | 3 | 2 | 1 |
| **Roquefort** | **361** | **1 512** | **3,6** | **21** | **0** | **0** | **0** | **31** | **20** | **8** |
| 1 Portion, 30 g | 108 | 454 | 3,6 | 6 | 0 | 0 | 0 | 9 | 6 | 2 |
| **Schafskäse** | **237** | **990** | **2,4** | **17** | **0** | **0** | **0** | **19** | **12** | **5** |
| 1 Portion, 30 g | 71 | 297 | 2,4 | 5 | 0 | 0 | 0 | 6 | 4 | 1 |
| **Scheibletten, 45 % Fett i.Tr.** | **296** | **1 240** | **3,0** | **17** | **6** | **0,5** | **0** | **23** | **14** | **7** |
| 1 Scheibe, 25 g | 74 | 310 | 3,0 | 4 | 2 | 0 | 0 | 6 | 4 | 2 |
| **Scheibletten, 20 % Fett i.Tr.** | **215** | **901** | **2,2** | **19** | **6** | **0,5** | **0** | **13** | **8** | **4** |
| 1 Scheibe, 25 g | 54 | 225 | 2,2 | 5 | 2 | 0 | 0 | 3 | 2 | 1 |
| **Schmelzkäse, 60 % Fett i.Tr.** | **326** | **1 364** | **3,3** | **13** | **0** | **0** | **0** | **30** | **16** | **6** |
| 1 Portion, 30 g | 98 | 409 | 3,3 | 4 | 0 | 0 | 0 | 9 | 5 | 2 |
| **Schmelzkäse, 45 % Fett i.Tr.** | **270** | **1 130** | **2,7** | **14** | **0** | **0** | **0** | **24** | **12** | **5** |
| 1 Portion, 30 g | 81 | 339 | 2,7 | 4 | 0 | 0 | 0 | 7 | 4 | 2 |
| **Steppenkäse, 45 % Fett i.Tr.** | **326** | **1 363** | **3,3** | **24** | **0** | **0** | **0** | **25** | **15** | **8** |
| 1 Portion, 30 g | 98 | 409 | 3,3 | 7 | 0 | 0 | 0 | 8 | 5 | 2 |
| **Tilsiter, 45 % Fett i.Tr.** | **358** | **1 498** | **3,6** | **26** | **0** | **0** | **0** | **28** | **17** | **7** |
| 1 Scheibe, 30 g | 107 | 449 | 3,6 | 8 | 0 | 0 | 0 | 8 | 5 | 2 |
| **Tilsiter, 30 % Fett i.Tr.** | **270** | **1 130** | **2,7** | **28** | **0** | **0** | **0** | **17** | **10** | **5** |
| 1 Scheibe, 30 g | 81 | 339 | 2,7 | 8 | 0 | 0 | 0 | 5 | 3 | 2 |

| mehrfach unges. FS | Choles-terin | Vitamine A (RÄ) | E (TÄ) | C | Folsäure | Mineralstoffe Natrium | Kalium | Kalzium | Magne-sium | Eisen | Lebensmittel Milchprodukte und Käse |
|---|---|---|---|---|---|---|---|---|---|---|---|
| g | mg | µg | mg | mg | µg | mg | mg | mg | mg | mg | jeweils essb. Anteil \| **Zeile 1: pro 100 g** \| Zeile 2: pro Portion |
| | | | | | | | | | | | **SONSTIGER KÄSE** |
| **1** | **69** | **327** | **0,8** | **0** | **30** | **600** | **120** | **800** | **40** | **0,4** | **Jarlsberg, 45 % Fett i. Tr.** |
| ↙ | 21 | 98 | 0,2 | 0 | 9 | 180 | 36 | 240 | 12 | 0,1 | 1 Scheibe, 30 g |
| **1** | **67** | **307** | **0,8** | **0** | **18** | **800** | **100** | **700** | **50** | **0,4** | **Klosterkäse, 50 % Fett i. Tr.** |
| ↙ | 20 | 92 | 0,2 | 0 | 5 | 240 | 30 | 210 | 15 | 0,1 | 1 Portion, 30 g |
| **1** | **32** | **163** | **0,4** | **0** | **45** | **400** | **100** | **160** | **16** | **0,2** | **Kochkäse, 40 % Fett i. Tr.** |
| ↙ | 10 | 49 | 0,1 | 0 | 14 | 120 | 30 | 48 | 5 | 0,1 | 1 Portion, 30 g |
| ↙ | **7** | **33** | **0,1** | **0** | **45** | **400** | **100** | **200** | **20** | **0,3** | **Kochkäse, 10 % Fett i. Tr.** |
| ↙ | 2 | 10 | ↙ | 0 | 14 | 120 | 30 | 60 | 6 | 0,1 | 1 Portion, 30 g |
| **1** | **46** | **240** | **0,6** | **0** | **50** | **800** | **100** | **350** | **20** | **0,3** | **Limburger, 40 % Fett i. Tr.** |
| ↙ | 14 | 72 | 0,2 | 0 | 15 | 240 | 30 | 105 | 6 | 0,1 | 1 Portion, 30 g |
| ↙ | **21** | **108** | **0,3** | **0** | **50** | **800** | **100** | **510** | **25** | **0,3** | **Limburger, 20 % Fett i. Tr.** |
| ↙ | 6 | 32 | 0,1 | 0 | 15 | 240 | 30 | 153 | 8 | 0,1 | 1 Portion, 30 g |
| **1** | **64** | **300** | **0,8** | **0** | **30** | **600** | **100** | **750** | **40** | **0,3** | **Maasdamer, 45 % Fett i. Tr.** |
| ↙ | 19 | 90 | 0,2 | 0 | 9 | 180 | 30 | 225 | 12 | 0,1 | 1 Scheibe, 30 g |
| **1** | **46** | **297** | **0,6** | **0** | **20** | **500** | **150** | **403** | **20** | **0,3** | **Mozzarella, 40 % Fett i. Tr.** |
| ↙ | 14 | 89 | 0,2 | 0 | 6 | 150 | 45 | 121 | 6 | 0,1 | ¼ Kugel, 30 g |
| **1** | **61** | **317** | **0,8** | **0** | **50** | **800** | **100** | **300** | **25** | **0,4** | **Münsterkäse, 50 % Fett i. Tr.** |
| ↙ | 18 | 95 | 0,2 | 0 | 15 | 240 | 30 | 90 | 8 | 0,1 | 1 Portion, 30 g |
| **1** | **68** | **359** | **0,6** | **0** | **20** | **704** | **131** | **1 107** | **40** | **1,0** | **Parmesankäse, 37 % Fett i. Tr.** |
| ↙ | 3 | 18 | ↙ | 0 | 1 | 35 | 7 | 55 | 2 | 0,1 | 1 TL gerieben, 5 g |
| **1** | **70** | **297** | **0,5** | **0** | **18** | **615** | **120** | **881** | **31** | **0,5** | **Provolone, 50 % Fett i. Tr.** |
| ↙ | 21 | 89 | 0,2 | 0 | 5 | 185 | 36 | 264 | 9 | 0,2 | 1 Portion, 30 g |
| ↙ | **40** | **180** | **0,5** | **0** | **30** | **500** | **105** | **275** | **20** | **0,3** | **Ricottakäse, 20 % Fett i. Tr.** |
| ↙ | 12 | 54 | 0,2 | 0 | 9 | 150 | 32 | 83 | 6 | 0,1 | 1 Portion, 30 g |
| **1** | **81** | **415** | **1,0** | **0** | **40** | **800** | **100** | **300** | **20** | **0,3** | **Romadur, 60 % Fett i. Tr.** |
| ↙ | 24 | 125 | 0,3 | 0 | 12 | 240 | 30 | 90 | 6 | 0,1 | 1 Portion, 30 g |
| **1** | **46** | **240** | **0,6** | **0** | **50** | **800** | **100** | **350** | **20** | **0,3** | **Romadur, 40 % Fett i. Tr.** |
| ↙ | 14 | 72 | 0,2 | 0 | 15 | 240 | 30 | 105 | 6 | 0,1 | 1 Portion, 30 g |
| ↙ | **21** | **108** | **0,3** | **0** | **50** | **800** | **100** | **400** | **25** | **0,3** | **Romadur, 20 % Fett i. Tr.** |
| ↙ | 6 | 32 | 0,1 | 0 | 15 | 240 | 30 | 120 | 8 | 0,1 | 1 Portion, 30 g |
| **1** | **72** | **318** | **0,8** | **0** | **40** | **1 600** | **100** | **662** | **30** | **0,5** | **Roquefort** |
| ↙ | 22 | 95 | 0,2 | 0 | 12 | 480 | 30 | 199 | 9 | 0,2 | 1 Portion, 30 g |
| **1** | **45** | **228** | **0,5** | **0** | **30** | **1 300** | **150** | **450** | **25** | **0,6** | **Schafskäse** |
| ↙ | 14 | 68 | 0,2 | 0 | 9 | 390 | 45 | 135 | 8 | 0,2 | 1 Portion, 30 g |
| **1** | **53** | **297** | **0,5** | **0** | **3** | **1 200** | **150** | **600** | **45** | **0,9** | **Scheibletten, 45 % Fett i. Tr.** |
| ↙ | 13 | 74 | 0,1 | 0 | 1 | 300 | 38 | 150 | 11 | 0,2 | 1 Scheibe, 25 g |
| **1** | **29** | **175** | **0,3** | **0** | **3** | **1 200** | **150** | **900** | **45** | **0,9** | **Scheibletten, 20 % Fett i. Tr.** |
| ↙ | 7 | 44 | 0,1 | 0 | 1 | 300 | 38 | 225 | 11 | 0,2 | 1 Scheibe, 25 g |
| **1** | **ø** | **ø** | **ø** | **0** | **3** | **1 010** | **108** | **355** | **48** | **1,4** | **Schmelzkäse, 60 % Fett i. Tr.** |
| ↙ | ø | ø | ø | 0 | 1 | 303 | 32 | 107 | 14 | 0,4 | 1 Portion, 30 g |
| **1** | **63** | **300** | **ø** | **0** | **4** | **1 260** | **65** | **547** | **30** | **1,0** | **Schmelzkäse, 45 % Fett i. Tr.** |
| ↙ | 19 | 90 | ø | 0 | 1 | 378 | 20 | 164 | 9 | 0,3 | 1 Portion, 30 g |
| **1** | **59** | **305** | **0,8** | **0** | **30** | **600** | **100** | **750** | **36** | **0,4** | **Steppenkäse, 45 % Fett i. Tr.** |
| ↙ | 18 | 92 | 0,2 | 0 | 9 | 180 | 30 | 225 | 11 | 0,1 | 1 Portion, 30 g |
| **1** | **69** | **120** | **0,9** | **0** | **30** | **573** | **60** | **843** | **29** | **0,5** | **Tilsiter, 45 % Fett i. Tr.** |
| ↙ | 21 | 36 | 0,3 | 0 | 9 | 172 | 18 | 253 | 9 | 0,2 | 1 Scheibe, 30 g |
| **1** | **37** | **74** | **0,5** | **0** | **34** | **573** | **69** | **910** | **36** | **0,4** | **Tilsiter, 30 % Fett i. Tr.** |
| ↙ | 11 | 22 | 0,2 | 0 | 10 | 172 | 21 | 273 | 11 | 0,1 | 1 Scheibe, 30 g |

| Lebensmittel<br>Milchprodukte und Käse<br>jeweils essb. Anteil \| **Zeile 1: pro 100 g** \| Zeile 2: pro Portion | Energie<br>Energie<br>kcal | <br><br>kJ | <br>Energiedichte<br>kcal/g | Eiweiß<br>Eiweiß<br>g | Kohlenhydrate<br>Kohlenhydrate<br>g | <br>KH-Port. | <br>Ballaststoffe<br>g | Fett/Fettsäuren (FS)<br>Fett<br>g | <br>gesättigte FS<br>g | <br>einfach unges. FS<br>g |
|---|---|---|---|---|---|---|---|---|---|---|
| **Sonstiger Käse** | | | | | | | | | | |
| **Ziegenkäse, Schnittkäse** | **355** | **1 485** | **3,6** | **28** | **0** | **0** | **0** | **27** | **17** | **7** |
| 1 Scheibe, 30 g | 107 | 446 | 3,6 | 8 | 0 | 0 | 0 | 8 | 5 | 2 |
| **Ziegenkäse, Weichkäse** | **280** | **1 172** | **2,8** | **21** | **0** | **0** | **0** | **22** | **14** | **6** |
| 1 Portion, 30 g | 84 | 351 | 2,8 | 6 | 0 | 0 | 0 | 7 | 4 | 2 |
| **Käse, Markenprodukte** | | | | | | | | | | |
| **Babybel, mini, rot** | **304** | **1 260** | **3,0** | **22** | **0** | **0** | **ø** | **24** | **ø** | **ø** |
| 1 mini Babybel, 20 g | 61 | 252 | 3,0 | 4 | 0 | 0 | ø | 5 | ø | ø |
| **Babybel, mini, light** | **208** | **870** | **2,1** | **25** | **0** | **0** | **ø** | **12** | **ø** | **ø** |
| 1 mini Babybel, 20 g | 42 | 174 | 2,1 | 5 | 0 | 0 | ø | 2 | ø | ø |
| **Buko active natur, 0,2 % Fett absolut** | **66** | **279** | **0,7** | **12** | **4** | **0,5** | **ø** | ↙ | **ø** | **ø** |
| 1 Portion, 30 g | 20 | 84 | 0,7 | 4 | 1 | 0 | ø | ↙ | ø | ø |
| **Buko Meerrettich, Doppelrahmstufe** | **253** | **1 048** | **2,5** | **5** | **6** | **0,5** | **ø** | **23** | **ø** | **ø** |
| 1 Portion, 30 g | 76 | 314 | 2,5 | 2 | 2 | 0 | ø | 7 | ø | ø |
| **Camembert, Du darfst** | **200** | **820** | **2,0** | **22** | ↙ | **0** | ↙ | **12** | **7** | **ø** |
| 1 Portion, 25 g | 50 | 210 | 2,0 | 6 | ↙ | 0 | ↙ | 3 | 2 | ø |
| **Finesse Frischkäse mit Buttermilch, Du darfst** | **130** | **560** | **1,3** | **11** | **5** | **0,5** | **1** | **8** | **5** | **ø** |
| 1 Portion, 25 g | 33 | 140 | 1,3 | 2 | 1 | 0 | ↙ | 2 | 1 | ø |
| **Gouda, Du darfst** | **260** | **1 085** | **2,6** | **29** | **0** | **0** | **0** | **16** | **11** | **ø** |
| 1 Scheibe, 21 g | 55 | 230 | 2,6 | 6 | 0 | 0 | 0 | 3 | 2 | ø |
| **Maasdamer, Du darfst** | **260** | **1 065** | **2,6** | **29** | **0** | **0** | **0** | **16** | **11** | **ø** |
| 1 Scheibe, 21 g | 55 | 236 | 2,6 | 6 | 0 | 0 | 0 | 3 | 2 | ø |
| **Milram Frühlingsquark, 10 % Fett absolut** | **145** | **607** | **1,5** | **9** | **5** | **0,5** | **ø** | **10** | **ø** | **ø** |
| 1 EL, 30 g | 44 | 182 | 1,5 | 3 | 1 | 0 | ø | 3 | ø | ø |
| **Philadelphia Garten-Ernte Kräuter, Doppelrahm** | **230** | **948** | **2,3** | **6** | **3** | **0,5** | ↙ | **22** | **14** | **ø** |
| 1 Portion, 30 g | 69 | 284 | 2,3 | 2 | 1 | 0 | ↙ | 7 | 4 | ø |
| **Philadelphia Klassisch so leicht** | **110** | **461** | **1,1** | **12** | **5** | **0,5** | **1** | **5** | **3** | **ø** |
| 1 Portion, 30 g | 33 | 138 | 1,1 | 3 | 2 | 0 | ↙ | 1 | 1 | ø |
| **Schmelzkäse Feine Ecken, Du darfst** | **190** | **790** | **1,9** | **17** | **7** | **0,5** | **1** | **10** | **6** | **ø** |
| 1 Ecke, 25 g | 48 | 198 | 1,9 | 5 | 2 | 0 | ↙ | 3 | 2 | ø |
| **Schmelzkäse mit Kräutern, Du darfst** | **190** | **790** | **1,9** | **16** | **7** | **0,5** | **1** | **11** | **7** | **ø** |
| 1 Portion, 25 g | 48 | 198 | 1,9 | 4 | 2 | 0 | ↙ | 3 | 2 | ø |

| | | Vitamine | | | | Mineralstoffe | | | | | Lebensmittel |
|---|---|---|---|---|---|---|---|---|---|---|---|
| mehrfach unges. FS g | Choles-terin mg | A (RÄ) µg | E (TÄ) mg | C mg | Folsäure µg | Natrium mg | Kalium mg | Kalzium mg | Magne-sium mg | Eisen mg | Milchprodukte und Käse<br>jeweils essb. Anteil \| **Zeile 1: pro 100 g** \| Zeile 2: pro Portion |
| | | | | | | | | | | | **Sonstiger Käse** |
| 1 | 45 | 310 | 0,7 | 0 | 10 | 600 | 290 | 500 | 32 | 0,5 | **Ziegenkäse, Schnittkäse** |
| ↙ | 14 | 93 | 0,2 | 0 | 3 | 180 | 87 | 150 | 10 | 0,2 | 1 Scheibe, 30 g |
| 1 | 35 | 250 | 0,6 | 0 | 8 | 800 | 230 | 430 | 25 | 0,4 | **Ziegenkäse, Weichkäse** |
| ↙ | 11 | 75 | 0,2 | 0 | 2 | 240 | 69 | 129 | 8 | 0,1 | 1 Portion, 30 g |
| | | | | | | | | | | | **Käse, Markenprodukte** |
| ø | ø | ø | ø | ø | ø | ø | ø | 670 | ø | ø | **Babybel, mini, rot** |
| ø | ø | ø | ø | ø | ø | ø | ø | 134 | ø | ø | 1 mini Babybel, 20 g |
| ø | ø | ø | ø | ø | ø | ø | ø | 850 | ø | ø | **Babybel, mini, light** |
| ø | ø | ø | ø | ø | ø | ø | ø | 170 | ø | ø | 1 mini Babybel, 20 g |
| ø | ø | ø | ø | ø | ø | ø | ø | ø | ø | ø | **Buko active natur, 0,2 % Fett absolut** |
| ø | ø | ø | ø | ø | ø | ø | ø | ø | ø | ø | 1 Portion, 30 g |
| ø | ø | ø | ø | ø | ø | ø | ø | ø | ø | ø | **Buko Meerrettich, Doppelrahmstufe** |
| ø | ø | ø | ø | ø | ø | ø | ø | ø | ø | ø | 1 Portion, 30 g |
| ø | ø | ø | ø | ø | ø | 800 | ø | ø | ø | ø | **Camembert, Du darfst** |
| ø | ø | ø | ø | ø | ø | 200 | ø | ø | ø | ø | 1 Portion, 25 g |
| ø | ø | ø | ø | ø | ø | 300 | ø | ø | ø | ø | **Finesse Frischkäse mit Buttermilch, Du darfst** |
| ø | ø | ø | ø | ø | ø | 60 | ø | ø | ø | ø | 1 Portion, 25 g |
| ø | ø | ø | ø | ø | ø | 680 | ø | ø | ø | ø | **Gouda, Du darfst** |
| ø | ø | ø | ø | ø | ø | 140 | ø | ø | ø | ø | 1 Scheibe, 21 g |
| ø | ø | ø | ø | ø | ø | 560 | ø | ø | ø | ø | **Maasdamer, Du darfst** |
| ø | ø | ø | ø | ø | ø | 120 | ø | ø | ø | ø | 1 Scheibe, 21 g |
| ø | ø | ø | ø | ø | ø | ø | ø | ø | ø | ø | **Milram Frühlingsquark, 10 % Fett absolut** |
| ø | ø | ø | ø | ø | ø | ø | ø | ø | ø | ø | 1 EL, 30 g |
| ø | ø | ø | ø | ø | ø | 400 | ø | ø | ø | ø | **Philadelphia Garten-Ernte Kräuter, Doppelrahm** |
| ø | ø | ø | ø | ø | ø | 100 | ø | ø | ø | ø | 1 Portion, 30 g |
| ø | ø | ø | ø | ø | ø | 400 | ø | ø | ø | ø | **Philadelphia Klassisch so leicht** |
| ø | ø | ø | ø | ø | ø | 100 | ø | ø | ø | ø | 1 Portion, 30 g |
| ø | ø | ø | ø | ø | ø | 1 500 | ø | ø | ø | ø | **Schmelzkäse Feine Ecken, Du darfst** |
| ø | ø | ø | ø | ø | ø | 380 | ø | ø | ø | ø | 1 Ecke, 25 g |
| ø | ø | ø | ø | ø | ø | 1 400 | ø | ø | ø | ø | **Schmelzkäse mit Kräutern, Du darfst** |
| ø | ø | ø | ø | ø | ø | 350 | ø | ø | ø | ø | 1 Portion, 25 g |

# Lebensmittel
## Fette und Öle

jeweils essb. Anteil | **Zeile 1: pro 100 g** | Zeile 2: pro Portion

| Lebensmittel | Energie kcal | Energie kJ | Energiedichte kcal/g | Eiweiß g | Kohlenhydrate g | KH-Port. | Ballaststoffe g | Fett g | gesättigte FS g | einfach unges. FS g |
|---|---|---|---|---|---|---|---|---|---|---|
| **Tierische Fette** | | | | | | | | | | |
| Butter | 741 | 3101 | 7,4 | 1 | ✓ | 0 | 0 | 83 | 51 | 25 |
| 1 TL, 5 g | 37 | 155 | 7,4 | ✓ | ✓ | 0 | 0 | 4 | 3 | 1 |
| Butter, halbfett | 383 | 1601 | 3,8 | 4 | ✓ | 0 | 0 | 40 | 24 | 12 |
| 1 TL, 5 g | 19 | 80 | 3,8 | ✓ | ✓ | 0 | 0 | 2 | 1 | 1 |
| Butterschmalz | 881 | 3686 | 8,8 | ✓ | 0 | 0 | 0 | 100 | 60 | 30 |
| 1 TL, 5 g | 44 | 184 | 8,8 | ✓ | 0 | 0 | 0 | 5 | 3 | 2 |
| Gänseschmalz | 884 | 3698 | 8,8 | 0 | 0 | 0 | 0 | 100 | 27 | 58 |
| 1 TL, 5 g | 44 | 185 | 8,8 | 0 | 0 | 0 | 0 | 5 | 1 | 3 |
| Kräuter-/Knoblauchbutter | 569 | 2380 | 5,7 | 5 | ✓ | 0 | 0 | 62 | 38 | 19 |
| 1 TL, 5 g | 28 | 119 | 5,7 | ✓ | ✓ | 0 | 0 | 3 | 2 | 1 |
| Schweineschmalz | 882 | 3691 | 8,8 | ✓ | 0 | 0 | 0 | 100 | 39 | 45 |
| 1 TL, 5 g | 44 | 185 | 8,8 | ✓ | 0 | 0 | 0 | 5 | 2 | 2 |
| **Pflanzliche Öle** | | | | | | | | | | |
| Arganöl | 900 | 3766 | 9,0 | 0 | 0 | 0 | 0 | 100 | 18 | 43 |
| 1 EL, 12 g | 108 | 452 | 9,0 | 0 | 0 | 0 | 0 | 12 | 2 | 5 |
| Distelöl (Safloröl) | 900 | 3766 | 9,0 | 0 | 0 | 0 | 0 | 100 | 9 | 12 |
| 1 EL, 12 g | 108 | 452 | 9,0 | 0 | 0 | 0 | 0 | 12 | 1 | 1 |
| Erdnussöl | 900 | 3766 | 9,0 | 0 | 0 | 0 | 0 | 100 | 18 | 49 |
| 1 EL, 12 g | 108 | 452 | 9,0 | 0 | 0 | 0 | 0 | 12 | 2 | 6 |
| Haselnussöl | 900 | 3766 | 9,0 | 0 | 0 | 0 | 0 | 100 | 7 | 78 |
| 1 EL, 12 g | 108 | 452 | 9,0 | 0 | 0 | 0 | 0 | 12 | 1 | 9 |
| Kürbiskernöl | 900 | 3766 | 9,0 | 0 | 0 | 0 | 0 | 100 | 21 | 23 |
| 1 EL, 12 g | 108 | 452 | 9,0 | 0 | 0 | 0 | 0 | 12 | 2 | 3 |
| Leinöl | 900 | 3766 | 9,0 | 0 | 0 | 0 | 0 | 100 | 10 | 18 |
| 1 EL, 12 g | 108 | 452 | 9,0 | 0 | 0 | 0 | 0 | 12 | 1 | 2 |
| Maiskeimöl | 900 | 3766 | 9,0 | 0 | 0 | 0 | 0 | 100 | 15 | 26 |
| 1 EL, 12 g | 108 | 452 | 9,0 | 0 | 0 | 0 | 0 | 12 | 2 | 3 |
| Mohnöl | 900 | 3766 | 9,0 | 0 | 0 | 0 | 0 | 100 | 12 | 11 |
| 1 EL, 12 g | 108 | 452 | 9,0 | 0 | 0 | 0 | 0 | 12 | 1 | 1 |
| Olivenöl | 900 | 3766 | 9,0 | 0 | 0 | 0 | 0 | 100 | 15 | 71 |
| 1 EL, 12 g | 108 | 452 | 9,0 | 0 | 0 | 0 | 0 | 12 | 2 | 9 |
| Palmöl | 900 | 3766 | 9,0 | 0 | 0 | 0 | 0 | 100 | 46 | 39 |
| 1 EL, 12 g | 108 | 452 | 9,0 | 0 | 0 | 0 | 0 | 12 | 6 | 5 |
| Rapsöl | 900 | 3766 | 9,0 | 0 | 0 | 0 | 0 | 100 | 8 | 55 |
| 1 EL, 12 g | 108 | 452 | 9,0 | 0 | 0 | 0 | 0 | 12 | 1 | 7 |
| Sesamöl | 900 | 3766 | 9,0 | 0 | 0 | 0 | 0 | 100 | 13 | 40 |
| 1 EL, 12 g | 108 | 452 | 9,0 | 0 | 0 | 0 | 0 | 12 | 2 | 5 |
| Sojaöl | 900 | 3766 | 9,0 | 0 | 0 | 0 | 0 | 100 | 14 | 24 |
| 1 EL, 12 g | 108 | 452 | 9,0 | 0 | 0 | 0 | 0 | 12 | 2 | 3 |
| Sonnenblumenöl | 900 | 3766 | 9,0 | 0 | 0 | 0 | 0 | 100 | 12 | 22 |
| 1 EL, 12 g | 108 | 452 | 9,0 | 0 | 0 | 0 | 0 | 12 | 1 | 3 |
| Traubenkernöl | 900 | 3766 | 9,0 | 0 | 0 | 0 | 0 | 100 | 9 | 16 |
| 1 EL, 12 g | 108 | 452 | 9,0 | 0 | 0 | 0 | 0 | 12 | 1 | 2 |
| Walnussöl | 900 | 3766 | 9,0 | 0 | 0 | 0 | 0 | 100 | 11 | 16 |
| 1 EL, 12 g | 108 | 452 | 9,0 | 0 | 0 | 0 | 0 | 12 | 1 | 2 |
| Weizenkeimöl | 900 | 3766 | 9,0 | 0 | 0 | 0 | 0 | 100 | 16 | 18 |
| 1 EL, 12 g | 108 | 452 | 9,0 | 0 | 0 | 0 | 0 | 12 | 2 | 2 |

| mehrfach unges. FS g | Cholesterin mg | Vitamine: A (RÄ) µg | Vitamine: E (TÄ) mg | Vitamine: C mg | Vitamine: Folsäure µg | Mineralstoffe: Natrium mg | Mineralstoffe: Kalium mg | Mineralstoffe: Kalzium mg | Mineralstoffe: Magnesium mg | Mineralstoffe: Eisen mg | Lebensmittel – Fette und Öle (jeweils essb. Anteil \| **Zeile 1: pro 100 g** \| Zeile 2: pro Portion) |
|---|---|---|---|---|---|---|---|---|---|---|---|
| | | | | | | | | | | | **Tierische Fette** |
| **3** | **240** | **653** | **2,0** | ✓ | ✓ | **5** | **16** | **13** | **3** | **0,1** | **Butter** |
| ✓ | 12 | 33 | 0,1 | ✓ | ✓ | ✓ | 1 | 1 | ✓ | ✓ | 1 TL, 5 g |
| **2** | **140** | **360** | **1,0** | ✓ | ✓ | **80** | **160** | **115** | **14** | ✓ | **Butter, halbfett** |
| ✓ | 7 | 18 | 0,1 | ✓ | ✓ | 4 | 8 | 6 | 1 | ✓ | 1 TL, 5 g |
| **4** | **286** | **883** | **3,6** | **0** | **0** | **2** | **3** | **6** | **1** | **0,2** | **Butterschmalz** |
| ✓ | 14 | 44 | 0,2 | 0 | 0 | ✓ | ✓ | ✓ | ✓ | ✓ | 1 TL, 5 g |
| **11** | **100** | **0** | **2,7** | **0** | **0** | **5** | **1** | **1** | **0** | ✓ | **Gänseschmalz** |
| 1 | 5 | 0 | 0,1 | 0 | 0 | ✓ | ✓ | ✓ | 0 | ✓ | 1 TL, 5 g |
| **2** | **172** | **635** | **1,5** | ✓ | ✓ | **280** | **20** | **20** | **3** | **0,1** | **Kräuter-/Knoblauchbutter** |
| ✓ | 9 | 32 | 0,1 | ✓ | ✓ | 14 | 1 | 1 | ✓ | ✓ | 1 TL, 5 g |
| **11** | **86** | **9** | **1,6** | **0** | **0** | **1** | **1** | **1** | **1** | **0,1** | **Schweineschmalz** |
| 1 | 4 | ✓ | 0,1 | 0 | 0 | ✓ | ✓ | ✓ | ✓ | ✓ | 1 TL, 5 g |
| | | | | | | | | | | | **Pflanzliche Öle** |
| **34** | ✓ | **ø** | **16,7** | **0** | **0** | **ø** | **ø** | **ø** | **ø** | **ø** | **Arganöl** |
| 4 | ✓ | ø | 2,0 | 0 | 0 | ø | ø | ø | ø | ø | 1 EL, 12 g |
| **74** | ✓ | **0** | **44,0** | **0** | **0** | **0** | **1** | **0** | **0** | **0** | **Distelöl (Safloröl)** |
| 9 | ✓ | 0 | 5,3 | 0 | 0 | 0 | ✓ | 0 | 0 | 0 | 1 EL, 12 g |
| **28** | ✓ | **0** | **10,3** | **0** | **0** | **1** | **1** | **1** | **1** | **0,1** | **Erdnussöl** |
| 3 | ✓ | 0 | 1,2 | 0 | 0 | ✓ | ✓ | ✓ | ✓ | ✓ | 1 EL, 12 g |
| **10** | ✓ | **0** | **47,0** | **0** | **0** | **0** | **0** | **0** | **0** | **0** | **Haselnussöl** |
| 1 | ✓ | 0 | 5,6 | 0 | 0 | 0 | 0 | 0 | 0 | 0 | 1 EL, 12 g |
| **52** | ✓ | **0** | **4,0** | **0** | **0** | **0** | **1** | **0** | **0** | **0** | **Kürbiskernöl** |
| 6 | ✓ | 0 | 0,5 | 0 | 0 | 0 | ✓ | 0 | 0 | 0 | 1 EL, 12 g |
| **67** | ✓ | **0** | **5,8** | **0** | **0** | **1** | **1** | **1** | **1** | **0** | **Leinöl** |
| 8 | ✓ | 0 | 0,7 | 0 | 0 | ✓ | ✓ | ✓ | ✓ | 0 | 1 EL, 12 g |
| **55** | ✓ | **23** | **34,0** | **0** | **0** | **1** | **1** | **15** | **0** | **1,3** | **Maiskeimöl** |
| 7 | ✓ | 3 | 4,1 | 0 | 0 | ✓ | ✓ | 2 | 0 | 0,2 | 1 EL, 12 g |
| **74** | ✓ | **0** | **3,2** | **0** | **0** | **0** | **1** | **0** | **0** | **0** | **Mohnöl** |
| 9 | ✓ | 0 | 0,4 | 0 | 0 | 0 | ✓ | 0 | 0 | 0 | 1 EL, 12 g |
| **9** | ✓ | **37** | **12,0** | **0** | **0** | **1** | **0** | **1** | **0** | **0,1** | **Olivenöl** |
| 1 | ✓ | 4 | 1,4 | 0 | 0 | ✓ | 0 | ✓ | 0 | ✓ | 1 EL, 12 g |
| **10** | ✓ | **4300** | **9,5** | **0** | **0** | **1** | **1** | **1** | **1** | **0** | **Palmöl** |
| 1 | ✓ | 516 | 1,1 | 0 | 0 | ✓ | ✓ | ✓ | ✓ | 0 | 1 EL, 12 g |
| **32** | ✓ | **550** | **23,0** | **0** | **0** | **1** | **1** | **1** | **1** | **0,1** | **Rapsöl** |
| 4 | ✓ | 66 | 2,8 | 0 | 0 | ✓ | ✓ | ✓ | ✓ | ✓ | 1 EL, 12 g |
| **42** | ✓ | **0** | **3,5** | **0** | **0** | **2** | **20** | **10** | **0** | **0,1** | **Sesamöl** |
| 5 | ✓ | 0 | 0,4 | 0 | 0 | ✓ | 2 | 1 | 0 | ✓ | 1 EL, 12 g |
| **57** | ✓ | **583** | **17,0** | **0** | **0** | **0** | **1** | **0** | **0** | **0** | **Sojaöl** |
| 7 | ✓ | 70 | 2,0 | 0 | 0 | 0 | ✓ | 0 | 0 | 0 | 1 EL, 12 g |
| **61** | ✓ | **4** | **63,0** | **0** | **0** | **1** | **1** | **1** | **1** | **0** | **Sonnenblumenöl** |
| 7 | ✓ | 1 | 7,6 | 0 | 0 | ✓ | ✓ | ✓ | ✓ | 0 | 1 EL, 12 g |
| **70** | ✓ | **0** | **32,0** | **0** | **0** | **0** | **1** | **0** | **0** | **0** | **Traubenkernöl** |
| 8 | ✓ | 0 | 3,8 | 0 | 0 | 0 | ✓ | 0 | 0 | 0 | 1 EL, 12 g |
| **68** | ✓ | **0** | **3,3** | **0** | **0** | **0** | **1** | **0** | **0** | **0** | **Walnussöl** |
| 8 | ✓ | 0 | 0,4 | 0 | 0 | 0 | ✓ | 0 | 0 | 0 | 1 EL, 12 g |
| **61** | ✓ | **0** | **174,0** | **0** | **0** | **1** | **1** | **1** | **1** | **0,1** | **Weizenkeimöl** |
| 7 | ✓ | 0 | 20,9 | 0 | 0 | ✓ | ✓ | ✓ | ✓ | ✓ | 1 EL, 12 g |

| Lebensmittel | Energie | | | Eiweiß | Kohlenhydrate | | | Fett/Fettsäuren (FS) | | |
|---|---|---|---|---|---|---|---|---|---|---|
| Fette und Öle<br>jeweils essb. Anteil \| **Zeile 1: pro 100 g** \| Zeile 2: pro Portion | Energie<br>kcal | kJ | Energie-dichte<br>kcal/g | Eiweiß<br>g | Kohlen-hydrate<br>g | KH-Port. | Ballast-stoffe<br>g | Fett<br>g | gesättigte FS<br>g | einfach unges. FS<br>g |
| **STREICH- UND SONSTIGE FETTE, MAYONNAISE** | | | | | | | | | | |
| **Frittierfett** | **900** | **3766** | **9,0** | **0** | **0** | **0** | **0** | **100** | **44** | **38** |
| 1 EL, 12 g | 108 | 452 | 9,0 | 0 | 0 | 0 | 0 | 12 | 5 | 5 |
| **Kakaobutter** | **900** | **3766** | **9,0** | **0** | **0** | **0** | **0** | **100** | **59** | **33** |
| 1 EL, 12 g | 108 | 452 | 9,0 | 0 | 0 | 0 | 0 | 12 | 7 | 4 |
| **Kokosfett** | **900** | **3766** | **9,0** | **0** | **0** | **0** | **0** | **100** | **86** | **6** |
| 1 EL, 12 g | 108 | 452 | 9,0 | 0 | 0 | 0 | 0 | 12 | 10 | 1 |
| **Margarine i. D.** | **722** | **3021** | **7,2** | **0** | **0** | **0** | **0** | **80** | **30** | **26** |
| 1 TL, 5 g | 36 | 151 | 7,2 | 0 | 0 | 0 | 0 | 4 | 1 | 1 |
| **Margarine, halbfett i. D.** | **368** | **1540** | **3,7** | **2** | **0** | **0** | **0** | **40** | **10** | **13** |
| 1 TL, 5 g | 18 | 77 | 3,7 | ✓ | 0 | 0 | 0 | 2 | 1 | 1 |
| **Diätmargarine i. D.** | **722** | **3021** | **7,2** | ✓ | **0** | **0** | **0** | **80** | **16** | **20** |
| 1 TL, 5 g | 36 | 151 | 7,2 | ✓ | 0 | 0 | 0 | 4 | 1 | 1 |
| **Margarine mit Olivenöl** | **720** | **3012** | **7,2** | **0** | **0** | **0** | **0** | **80** | **22** | **41** |
| 1 TL, 5 g | 36 | 151 | 7,2 | 0 | 0 | 0 | 0 | 4 | 1 | 2 |
| **Margarine mit Rapsöl** | **720** | **3012** | **7,2** | **0** | **0** | **0** | **0** | **80** | **17** | **40** |
| 1 TL, 5 g | 36 | 151 | 7,2 | 0 | 0 | 0 | 0 | 4 | 1 | 2 |
| **Margarine mit Sojaöl** | **720** | **3012** | **7,2** | **0** | **0** | **0** | **0** | **80** | **24** | **17** |
| 1 TL, 5 g | 36 | 151 | 7,2 | 0 | 0 | 0 | 0 | 4 | 1 | 1 |
| **Margarine mit Sonnenblumenöl** | **720** | **3012** | **7,2** | **0** | **0** | **0** | **0** | **80** | **19** | **19** |
| 1 TL, 5 g | 36 | 151 | 7,2 | 0 | 0 | 0 | 0 | 4 | 1 | 1 |
| **Mayonnaise, 80 % Fett** | **744** | **3112** | **7,4** | **2** | **2** | **0** | **0** | **83** | **37** | **31** |
| 1 EL, 15 g | 112 | 467 | 7,4 | ✓ | ✓ | 0 | 0 | 12 | 6 | 5 |
| **Salatmayonnaise, 50 % Fett** | **482** | **2018** | **4,8** | **1** | **5** | **0,5** | **0** | **52** | **23** | **20** |
| 1 EL, 15 g | 72 | 303 | 4,8 | ✓ | 1 | 0 | 0 | 8 | 3 | 3 |
| **Palmkernfett** | **900** | **3766** | **9,0** | **0** | **0** | **0** | **0** | **100** | **79** | **14** |
| 1 EL, 12 g | 108 | 452 | 9,0 | 0 | 0 | 0 | 0 | 12 | 9 | 2 |
| **Pflanzencreme i. D.** | **737** | **3084** | **7,4** | **0** | **0** | **0** | **0** | **82** | **9** | **39** |
| 1 EL, 12 g | 88 | 370 | 7,4 | 0 | 0 | 0 | 0 | 10 | 1 | 5 |
| **Remoulade, 65 % Fett** | **641** | **2682** | **6,4** | **1** | **15** | **1,5** | **1** | **65** | **29** | **25** |
| 1 EL, 15 g | 96 | 402 | 6,4 | ✓ | 2 | 0 | ✓ | 10 | 4 | 4 |
| **Remoulade, 50 % Fett** | **472** | **1975** | **4,7** | **1** | **5** | **0,5** | **1** | **50** | **20** | **15** |
| 1 EL, 15 g | 71 | 296 | 4,7 | ✓ | 1 | 0 | ✓ | 8 | 3 | 2 |
| **STREICH- UND SONSTIGE FETTE, MAYONNAISE, MARKENPRODUKTE** | | | | | | | | | | |
| **Becel Diät-Margarine Original** | **540** | **2220** | **5,4** | **0** | **0** | **0** | **0** | **60** | **12** | **18** |
| 1 TL, 5 g | 27 | 111 | 5,4 | 0 | 0 | 0 | 0 | 3 | 1 | 1 |
| **Becel pro-activ Diät-Halbfettmargarine** | **360** | **1480** | **3,6** | **0** | **0** | **0** | **0** | **40** | **10** | **10** |
| 1 TL, 5 g | 18 | 74 | 3,6 | 0 | 0 | 0 | 0 | 2 | 1 | 1 |
| **Bertolli Brotaufstrich** | **390** | **1605** | **3,9** | ✓ | **3** | **0,5** | **ø** | **42** | **10** | **24** |
| 1 TL, 5 g | 20 | 80 | 3,9 | ✓ | ✓ | 0 | ø | 2 | 1 | 1 |
| **Deli Reform Active** | **351** | **1443** | **3,5** | **0** | **0** | **0** | **0** | **39** | **12** | **17** |
| 1 TL, 5 g | 18 | 72 | 3,5 | 0 | 0 | 0 | 0 | 2 | 1 | 1 |
| **Deli Reform Die Leichte** | **352** | **1448** | **3,5** | **0** | ✓ | **0** | **1** | **39** | **11** | **16** |
| 1 TL, 5 g | 18 | 72 | 3,5 | 0 | ✓ | 0 | ✓ | 2 | 1 | 1 |
| **Deli Reform Original** | **720** | **2960** | **7,2** | **0** | **0** | **0** | **0** | **80** | **23** | **33** |
| 1 TL, 5 g | 36 | 148 | 7,2 | 0 | 0 | 0 | 0 | 4 | 1 | 2 |
| **Gourmet Pflanzen-Margarine, Vitaquell** | **720** | **2960** | **7,2** | ✓ | ✓ | **0** | **ø** | **80** | **48** | **20** |
| 1 TL, 5 g | 36 | 148 | 7,2 | ✓ | ✓ | 0 | ø | 4 | 2 | 1 |

| mehrfach unges. FS | Choles-terin | Vitamine A (RÄ) | E (TÄ) | C | Folsäure | Mineralstoffe Natrium | Kalium | Kalzium | Magne-sium | Eisen | Lebensmittel Fette und Öle |
|---|---|---|---|---|---|---|---|---|---|---|---|
| g | mg | µg | mg | mg | µg | mg | mg | mg | mg | mg | jeweils essb. Anteil \| **Zeile 1: pro 100 g** \| Zeile 2: pro Portion |
| | | | | | | | | | | | **Streich- und sonstige Fette, Mayonnaise** |
| **13** | **30** | **0** | **0,5** | **0** | **0** | **0** | **0** | **0** | **0** | **0** | **Frittierfett** |
| 2 | 4 | 0 | 0,1 | 0 | 0 | 0 | 0 | 0 | 0 | 0 | 1 EL, 12 g |
| **3** | **3** | **0** | **1,1** | **0** | **0** | **0** | **1** | **0** | **0** | ✓ | **Kakaobutter** |
| ✓ | ✓ | 0 | 0,1 | 0 | 0 | 0 | ✓ | 0 | 0 | ✓ | 1 EL, 12 g |
| **1** | **1** | **0** | **2,1** | **0** | **0** | **0** | **0** | **0** | **0** | **0** | **Kokosfett** |
| ✓ | ✓ | 0 | 0,3 | 0 | 0 | 0 | 0 | 0 | 0 | 0 | 1 EL, 12 g |
| **20** | ✓ | **608** | **16,0** | **0** | **0** | **101** | **7** | **10** | **13** | ✓ | **Margarine i. D.** |
| 1 | ✓ | 30 | 0,8 | 0 | 0 | 5 | ✓ | 1 | 1 | ✓ | 1 TL, 5 g |
| **14** | ✓ | **583** | **6,0** | **0** | **0** | **390** | **7** | **12** | **1** | ✓ | **Margarine, halbfett i. D.** |
| 1 | ✓ | 29 | 0,3 | 0 | 0 | 20 | ✓ | 1 | ✓ | ✓ | 1 TL, 5 g |
| **44** | ✓ | **533** | **67,0** | **0** | **0** | **39** | **30** | **10** | **2** | ✓ | **Diätmargarine i. D.** |
| 2 | ✓ | 27 | 3,4 | 0 | 0 | 2 | 2 | 1 | ✓ | ✓ | 1 TL, 5 g |
| **15** | ✓ | **ø** | **19,0** | **0** | **0** | **ø** | **ø** | **ø** | **ø** | **ø** | **Margarine mit Olivenöl** |
| 1 | ✓ | ø | 1,0 | 0 | 0 | ø | ø | ø | ø | ø | 1 TL, 5 g |
| **21** | ✓ | **ø** | **32,6** | **0** | **0** | **ø** | **ø** | **ø** | **ø** | **ø** | **Margarine mit Rapsöl** |
| 1 | ✓ | ø | 1,6 | 0 | 0 | ø | ø | ø | ø | ø | 1 TL, 5 g |
| **37** | ✓ | **ø** | **30,0** | **0** | **0** | **ø** | **ø** | **ø** | **ø** | **ø** | **Margarine mit Sojaöl** |
| 2 | ✓ | ø | 1,5 | 0 | 0 | ø | ø | ø | ø | ø | 1 TL, 5 g |
| **39** | ✓ | **ø** | **40,0** | **0** | **0** | **ø** | **ø** | **ø** | **ø** | **ø** | **Margarine mit Sonnenblumenöl** |
| 2 | ✓ | ø | 2,0 | 0 | 0 | ø | ø | ø | ø | ø | 1 TL, 5 g |
| **11** | **237** | **84** | **7,6** | **0** | **14** | **481** | **25** | **18** | **5** | **0,6** | **Mayonnaise, 80 % Fett** |
| 2 | 36 | 13 | 1,1 | 0 | 2 | 72 | 4 | 3 | 1 | 0,1 | 1 EL, 15 g |
| **7** | **52** | **30** | **5,0** | **0** | **7** | **750** | **9** | **10** | **2** | **0,3** | **Salatmayonnaise, 50 % Fett** |
| 1 | 8 | 5 | 0,8 | 0 | 1 | 113 | 1 | 2 | ✓ | ✓ | 1 EL, 15 g |
| **2** | ✓ | **0** | **4,0** | **0** | **0** | **0** | **1** | **0** | **0** | **0** | **Palmkernfett** |
| ✓ | ✓ | 0 | 0,5 | 0 | 0 | 0 | ✓ | 0 | 0 | 0 | 1 EL, 12 g |
| **34** | ✓ | **800** | **20,0** | **0** | **0** | **5** | **ø** | **ø** | **ø** | **ø** | **Pflanzencreme i. D.** |
| 4 | ✓ | 96 | 2,4 | 0 | 0 | 1 | ø | ø | ø | ø | 1 EL, 12 g |
| **9** | **100** | **54** | **7,5** | **2** | **7** | **265** | **49** | **14** | **3** | **0,7** | **Remoulade, 65 % Fett** |
| 1 | 15 | 8 | 1,1 | ✓ | 1 | 40 | 7 | 2 | ✓ | 0,1 | 1 EL, 15 g |
| **10** | **60** | **50** | **7,5** | **10** | **5** | **430** | **70** | **24** | **18** | **0,9** | **Remoulade, 50 % Fett** |
| 2 | 9 | 8 | 1,1 | 2 | 1 | 65 | 11 | 4 | 3 | 0,1 | 1 EL, 15 g |
| | | | | | | | | | | | **Streich- und sonstige Fette, Mayonnaise, Markenprodukte** |
| **30** | ✓ | **800** | **37,5** | **ø** | **500** | **0** | **ø** | **ø** | **ø** | **ø** | **Becel Diät-Margarine Original** |
| 2 | ✓ | 40 | 1,9 | ø | 25 | 0 | ø | ø | ø | ø | 1 TL, 5 g |
| **20** | **ø** | **800** | **37,5** | **ø** | **1 000** | **<20** | **ø** | **ø** | **ø** | **ø** | **Becel pro-activ Diät-Halbfettmargarine** |
| 1 | ø | 40 | 1,9 | ø | 50 | ✓ | ø | ø | ø | ø | 1 TL, 5 g |
| **8** | ✓ | **800** | **18,0** | **ø** | **ø** | **110** | **ø** | **ø** | **ø** | **ø** | **Bertolli Brotaufstrich** |
| ✓ | ✓ | 40 | 0,9 | ø | ø | 6 | ø | ø | ø | ø | 1 TL, 5 g |
| **10** | **ø** | **900** | **62,0** | **ø** | **ø** | **<50** | **ø** | **ø** | **ø** | **ø** | **Deli Reform Active** |
| 1 | ø | 45 | 3,1 | ø | ø | <3 | ø | ø | ø | ø | 1 TL, 5 g |
| **12** | ✓ | **750** | **30,0** | **ø** | **ø** | **20** | **ø** | **ø** | **ø** | **ø** | **Deli Reform Die Leichte** |
| 1 | ✓ | 38 | 1,5 | ø | ø | 1 | ø | ø | ø | ø | 1 TL, 5 g |
| **24** | ✓ | **900** | **30,0** | **ø** | **ø** | **20** | **ø** | **ø** | **ø** | **ø** | **Deli Reform Original** |
| 1 | ✓ | 45 | 1,5 | ø | ø | 1 | ø | ø | ø | ø | 1 TL, 5 g |
| **12** | ✓ | **ø** | **18,0** | **ø** | **ø** | ✓ | **ø** | **ø** | **ø** | **ø** | **Gourmet Pflanzen-Margarine, Vitaquell** |
| 1 | ✓ | ø | 0,9 | ø | ø | ✓ | ø | ø | ø | ø | 1 TL, 5 g |

| Lebensmittel | Energie | | | Eiweiß | Kohlenhydrate | | | Fett/Fettsäuren (FS) | | |
|---|---|---|---|---|---|---|---|---|---|---|
| **Fette und Öle** | Energie | | Energiedichte | Eiweiß | Kohlenhydrate | KH-Port. | Ballaststoffe | Fett | gesättigte FS | einfach unges. FS |
| jeweils essb. Anteil \| **Zeile 1: pro 100 g** \| Zeile 2: pro Portion | kcal | kJ | kcal/g | g | g | | g | g | g | g |
| **STREICH- UND SONSTIGE FETTE, MAYONNAISE, MARKENPRODUKTE** | | | | | | | | | | |
| laktosefreie Butter, MinusL | 743 | 3056 | 7,4 | 1 | 1 | 0 | 0 | 82 | 54 | ø |
| 1 TL, 5 g | 37 | 153 | 7,4 | ✓ | ✓ | 0 | 0 | 4 | 3 | ø |
| Lätta Halbfettmargarine | 367 | 1510 | 3,7 | ✓ | 4 | 0,5 | 0 | 39 | 15 | ø |
| 1 TL, 5 g | 18 | 76 | 3,7 | ✓ | ✓ | 0 | 0 | 2 | 1 | ø |
| Mega NussO Margarine, Eden | 720 | 2960 | 7,2 | 0 | 0 | 0 | 0 | 80 | 27 | 19 |
| 1 TL, 5 g | 36 | 148 | 7,2 | 0 | 0 | 0 | 0 | 4 | 1 | 1 |
| Miracel Whip Balance | 140 | 582 | 1,4 | ✓ | 11 | 1,0 | ✓ | 11 | 1 | ø |
| 1 EL, 15 g | 21 | 87 | 1,4 | ✓ | 2 | 0 | ✓ | 2 | ✓ | ø |
| Miracel Whip Klassik | 253 | 1060 | 2,5 | ✓ | 13 | 1,0 | ✓ | 23 | 3 | ø |
| 1 EL, 15 g | 38 | 159 | 2,5 | ✓ | 2 | 0 | ✓ | 3 | ✓ | ø |
| Miracel Whip so leicht | 109 | 457 | 1,1 | 2 | 14 | 1,0 | ✓ | 5 | 1 | ø |
| 1 EL, 15 g | 16 | 69 | 1,1 | ✓ | 2 | 0 | ✓ | 1 | ✓ | ø |
| Miracel Whip Typ Remoulade | 205 | 850 | 2,1 | 1 | 15 | 1,5 | ✓ | 16 | 2 | ø |
| 1 EL, 15 g | 31 | 127 | 2,1 | ✓ | 2 | 0 | ✓ | 2 | ✓ | ø |
| Rama Original | 630 | 2600 | 6,3 | ✓ | ✓ | 0 | 0 | 70 | 23 | 32 |
| 1 TL, 5 g | 32 | 130 | 6,3 | ✓ | ✓ | 0 | 0 | 4 | 1 | 2 |
| Rama Balance | 370 | 1500 | 3,7 | ✓ | 3 | 0,5 | ø | 39 | 12 | 14 |
| 1 TL, 5 g | 19 | 75 | 3,7 | ✓ | ✓ | 0 | ø | 2 | 1 | 1 |

| ehrfach nges. FS g | Choles-terin mg | Vitamine A (RÄ) µg | E (TÄ) mg | C mg | Folsäure µg | Mineralstoffe Natrium mg | Kalium mg | Kalzium mg | Magne-sium mg | Eisen mg | Lebensmittel **Fette und Öle** jeweils essb. Anteil \| **Zeile 1: pro 100 g** \| Zeile 2: pro Portion |
|---|---|---|---|---|---|---|---|---|---|---|---|
| | | | | | | | | | | | **Streich- und sonstige Fette, Mayonnaise, Markenprodukte** |
| **ø** | **ø** | **ø** | **ø** | **ø** | **ø** | **5** | **ø** | **13** | **ø** | **ø** | **laktosefreie Butter, MinusL** |
| ø | ø | ø | ø | ø | ø | ↙ | ø | 1 | ø | ø | 1 TL, 5 g |
| **ø** | **ø** | **800** | **12,0** | **ø** | **ø** | **220** | **ø** | **ø** | **ø** | **ø** | **Lätta Halbfettmargarine** |
| ø | ø | 40 | 0,6 | ø | ø | 11 | ø | ø | ø | ø | 1 TL, 5 g |
| **34** | ↙ | **ø** | **17,0** | **ø** | **ø** | **3** | **ø** | **ø** | **ø** | **ø** | **Mega NussO Margarine, Eden** |
| 2 | ↙ | ø | 0,9 | ø | ø | ↙ | ø | ø | ø | ø | 1 TL, 5 g |
| **ø** | **ø** | **ø** | **ø** | **ø** | **ø** | **900** | **ø** | **ø** | **ø** | **ø** | **Miracel Whip Balance** |
| ø | ø | ø | ø | ø | ø | 100 | ø | ø | ø | ø | 1 EL, 15 g |
| **ø** | **ø** | **ø** | **ø** | **ø** | **ø** | **700** | **ø** | **ø** | **ø** | **ø** | **Miracel Whip Klassik** |
| ø | ø | ø | ø | ø | ø | 100 | ø | ø | ø | ø | 1 EL, 15 g |
| **ø** | **ø** | **ø** | **ø** | **ø** | **ø** | **700** | **ø** | **ø** | **ø** | **ø** | **Miracel Whip so leicht** |
| ø | ø | ø | ø | ø | ø | 100 | ø | ø | ø | ø | 1 EL, 15 g |
| **ø** | **ø** | **ø** | **ø** | **ø** | **ø** | **1 000** | **ø** | **ø** | **ø** | **ø** | **Miracel Whip Typ Remoulade** |
| ø | ø | ø | ø | ø | ø | 100 | ø | ø | ø | ø | 1 EL, 15 g |
| **15** | **ø** | **800** | **25** | **ø** | **ø** | **100** | **ø** | **ø** | **ø** | **ø** | **Rama Original** |
| 1 | ø | 40 | 1 | ø | ø | 5 | ø | ø | ø | ø | 1 TL, 5 g |
| **13** | **ø** | **800** | **25** | **ø** | **ø** | **100** | **ø** | **ø** | **ø** | **ø** | **Rama Balance** |
| 1 | ø | 40 | 1 | ø | ø | 5 | ø | ø | ø | ø | 1 TL, 5 g |

| Lebensmittel | Energie | | | Eiweiß | Kohlenhydrate | | | Fett/Fettsäuren (FS) | | |
|---|---|---|---|---|---|---|---|---|---|---|
| **Getreide und Getreideerzeugnisse** jeweils essb. Anteil \| **Zeile 1: pro 100 g** \| Zeile 2: pro Portion | Energie kcal | kJ | Energiedichte kcal/g | Eiweiß g | Kohlenhydrate g | KH-Port. | Ballaststoffe g | Fett g | gesättigte FS g | einfach unges. FS g |
| **Getreide, Mehl, Mahlprodukte** | | | | | | | | | | |
| **Amaranth** | 365 | 1527 | 3,7 | 16 | 57 | 5,0 | 9 | 9 | 2 | 2 |
| 1 EL, 15 g | 55 | 229 | 3,7 | 2 | 9 | 1,0 | 1 | 1 | ↙ | ↙ |
| **Buchweizen** | 341 | 1425 | 3,4 | 9 | 71 | 6,5 | 4 | 2 | ↙ | 1 |
| 1 EL, 15 g | 51 | 214 | 3,4 | 1 | 11 | 1,0 | 1 | ↙ | ↙ | ↙ |
| **Buchweizengrütze** | 339 | 1420 | 3,4 | 8 | 73 | 6,5 | 3 | 2 | ↙ | 1 |
| 1 EL, 15 g | 51 | 213 | 3,4 | 1 | 11 | 1,0 | ↙ | ↙ | ↙ | ↙ |
| **Buchweizenmehl** | 341 | 1426 | 3,4 | 11 | 67 | 6,0 | 4 | 3 | 1 | 1 |
| 1 EL, 15 g | 51 | 214 | 3,4 | 2 | 10 | 1,0 | 1 | ↙ | ↙ | ↙ |
| **Dinkel** | 320 | 1339 | 3,2 | 17 | 60 | 5,5 | 10 | 2 | ø | ø |
| 1 EL, 15 g | 48 | 201 | 3,2 | 3 | 9 | 1,0 | 1 | ↙ | ø | ø |
| **Dinkelmehl Type 630** | 333 | 1393 | 3,3 | 12 | 69 | 6,5 | 4 | 1 | ø | ø |
| 1 EL, 15 g | 50 | 209 | 3,3 | 2 | 10 | 1,0 | 1 | ↙ | ø | ø |
| **Dinkelvollkornmehl Type 1050** | 332 | 1389 | 3,3 | 14 | 64 | 6,0 | 8 | 3 | ↙ | ↙ |
| 1 EL, 15 g | 50 | 208 | 3,3 | 2 | 10 | 1,0 | 1 | ↙ | ↙ | ↙ |
| **Gerste, spelzenfrei** | 320 | 1338 | 3,2 | 10 | 64 | 6,0 | 10 | 2 | ↙ | ↙ |
| 1 EL, 15 g | 48 | 201 | 3,2 | 1 | 10 | 1,0 | 1 | ↙ | ↙ | ↙ |
| **Gerstengraupen** | 340 | 1421 | 3,4 | 10 | 71 | 6,5 | 5 | 1 | ↙ | ↙ |
| 1 EL, 15 g | 51 | 213 | 3,4 | 1 | 11 | 1,0 | 1 | ↙ | ↙ | ↙ |
| **Gerstengrütze** | 314 | 1314 | 3,1 | 8 | 66 | 6,0 | 10 | 2 | ↙ | ↙ |
| 1 EL, 15 g | 47 | 197 | 3,1 | 1 | 10 | 1,0 | 2 | ↙ | ↙ | ↙ |
| **Gerstenmehl** | 336 | 1405 | 3,4 | 10 | 69 | 6,0 | 5 | 2 | ↙ | ↙ |
| 1 EL, 15 g | 50 | 211 | 3,4 | 1 | 10 | 1,0 | 1 | ↙ | ↙ | ↙ |
| **Getreidesprossen** | 70 | 291 | 0,7 | 3 | 13 | 1,0 | 3 | ↙ | ↙ | ↙ |
| 1 Portion, 75 g | 52 | 218 | 0,7 | 2 | 10 | 1,0 | 2 | ↙ | ↙ | ↙ |
| **Grünkern** | 325 | 1358 | 3,2 | 11 | 63 | 6,0 | 9 | 3 | ↙ | ↙ |
| 1 EL, 15 g | 49 | 204 | 3,2 | 2 | 9 | 1,0 | 1 | ↙ | ↙ | ↙ |
| **Grünkernmehl** | 345 | 1442 | 3,4 | 10 | 71 | 6,5 | 6 | 2 | ↙ | ↙ |
| 1 EL, 15 g | 52 | 216 | 3,4 | 1 | 11 | 1,0 | 1 | ↙ | ↙ | ↙ |
| **Grünkernschrot** | 333 | 1393 | 3,3 | 13 | 64 | 6,0 | 6 | 3 | ↙ | ↙ |
| 1 EL, 15 g | 50 | 209 | 3,3 | 2 | 10 | 1,0 | 1 | ↙ | ↙ | ↙ |
| **Hafer** | 353 | 1478 | 3,5 | 12 | 60 | 5,5 | 10 | 7 | 1 | 3 |
| 1 EL, 15 g | 53 | 222 | 3,5 | 2 | 9 | 1,0 | 1 | 1 | ↙ | ↙ |
| **Haferflocken** | 370 | 1548 | 3,7 | 13 | 63 | 6,0 | 10 | 7 | 1 | 3 |
| 1 EL, 15 g | 56 | 232 | 3,7 | 2 | 9 | 1,0 | 2 | 1 | ↙ | ↙ |
| **Hafergrütze** | 371 | 1553 | 3,7 | 13 | 66 | 6,0 | 11 | 6 | 1 | 2 |
| 1 EL, 15 g | 56 | 233 | 3,7 | 2 | 10 | 1,0 | 2 | 1 | ↙ | ↙ |
| **Hafermehl** | 375 | 1568 | 3,7 | 14 | 63 | 5,5 | 5 | 7 | 1 | 3 |
| 1 EL, 15 g | 56 | 235 | 3,7 | 2 | 9 | 1,0 | 1 | 1 | ↙ | ↙ |
| **Haferschmelzflocken** | 354 | 1481 | 3,5 | 12 | 58 | 5,5 | 5 | 8 | 2 | 3 |
| 1 EL, 15 g | 53 | 222 | 3,5 | 2 | 9 | 1,0 | 1 | 1 | ↙ | ↙ |
| **Hirse** | 354 | 1481 | 3,5 | 10 | 69 | 6,5 | 4 | 4 | 1 | 1 |
| 1 EL, 15 g | 53 | 222 | 3,5 | 1 | 10 | 1,0 | 1 | 1 | ↙ | ↙ |
| **Hirseflocken** | 354 | 1481 | 3,5 | 10 | 69 | 6,5 | 4 | 4 | 1 | 1 |
| 1 EL, 15 g | 53 | 222 | 3,5 | 1 | 10 | 1,0 | 1 | 1 | ↙ | ↙ |
| **Hirsemehl** | 345 | 1443 | 3,4 | 6 | 75 | 7,0 | 2 | 2 | ↙ | ↙ |
| 1 EL, 15 g | 52 | 216 | 3,4 | 1 | 11 | 1,0 | ↙ | ↙ | ↙ | ↙ |
| **Mais** | 331 | 1385 | 3,3 | 9 | 65 | 6,0 | 10 | 4 | 1 | 1 |
| 1 EL, 15 g | 50 | 208 | 3,3 | 1 | 10 | 1,0 | 1 | 1 | ↙ | ↙ |

| …mehrfach unges. FS g | Choles-terin mg | Vitamine A (RÄ) µg | E (TÄ) mg | C mg | Folsäure µg | Mineralstoffe Natrium mg | Kalium mg | Kalzium mg | Magne-sium mg | Eisen mg | Lebensmittel: Getreide und Getreideerzeugnisse (jeweils essb. Anteil \| **Zeile 1: pro 100 g** \| Zeile 2: pro Portion) |
|---|---|---|---|---|---|---|---|---|---|---|---|
| | | | | | | | | | | | **GETREIDE, MEHL, MAHLPRODUKTE** |
| 4 | 0 | 0 | ø | 4 | 49 | 26 | 484 | 214 | 308 | 7,6 | Amaranth |
| 1 | 0 | 0 | ø | 1 | 7 | 4 | 73 | 32 | 46 | 1,1 | 1 EL, 15 g |
| 1 | 0 | 2 | 0,8 | 0 | 50 | 2 | 392 | 20 | 142 | 3,5 | Buchweizen |
| ↙ | 0 | ↙ | 0,1 | 0 | 8 | ↙ | 59 | 3 | 21 | 0,5 | 1 EL, 15 g |
| 1 | 0 | 2 | 0,1 | 0 | 29 | 1 | 218 | 12 | 48 | 2,0 | Buchweizengrütze |
| ↙ | 0 | ↙ | ↙ | 0 | 4 | ↙ | 33 | 2 | 7 | 0,3 | 1 EL, 15 g |
| 1 | 0 | 2 | 2,1 | 0 | 50 | 1 | 680 | 33 | 50 | 2,2 | Buchweizenmehl |
| ↙ | 0 | ↙ | 0,3 | 0 | 8 | ↙ | 102 | 5 | 8 | 0,3 | 1 EL, 15 g |
| ø | 0 | ø | ø | ø | ø | 6 | 415 | 25 | 136 | 4,4 | Dinkel |
| ø | 0 | ø | ø | ø | ø | 1 | 62 | 4 | 20 | 0,7 | 1 EL, 15 g |
| ø | 0 | ø | ø | ø | ø | ø | ø | ø | ø | ø | Dinkelmehl Type 630 |
| ø | 0 | ø | ø | ø | ø | ø | ø | ø | ø | ø | 1 EL, 15 g |
| 1 | 0 | ø | 1,4 | ø | ø | ø | 381 | 24 | 114 | 3,2 | Dinkelvollkornmehl Type 1050 |
| ↙ | 0 | ø | 0,2 | ø | ø | ø | 57 | 4 | 17 | 0,5 | 1 EL, 15 g |
| 1 | 0 | 0 | 0,7 | 0 | 65 | 18 | 444 | 38 | 114 | 2,8 | Gerste, spelzenfrei |
| ↙ | 0 | 0 | 0,1 | 0 | 10 | 3 | 67 | 6 | 17 | 0,4 | 1 EL, 15 g |
| 1 | 0 | 0 | 0,2 | 0 | 20 | 5 | 250 | 18 | 65 | 2,8 | Gerstengraupen |
| ↙ | 0 | 0 | ↙ | 0 | 3 | 1 | 38 | 3 | 10 | 0,4 | 1 EL, 15 g |
| 1 | 0 | 0 | 0,6 | 0 | 19 | 3 | 160 | 16 | 66 | 2,0 | Gerstengrütze |
| ↙ | 0 | 0 | 0,1 | 0 | 3 | ↙ | 24 | 2 | 10 | 0,3 | 1 EL, 15 g |
| 1 | 0 | 0 | 0,9 | 0 | 20 | 3 | 458 | 39 | 155 | 4,5 | Gerstenmehl |
| ↙ | 0 | 0 | 0,1 | 0 | 3 | ↙ | 69 | 6 | 23 | 0,7 | 1 EL, 15 g |
| ↙ | 0 | 1 | 0,3 | 0 | 6 | 1 | 100 | 11 | 50 | 0,8 | Getreidesprossen |
| ↙ | 0 | 1 | 0,2 | 0 | 5 | 1 | 75 | 8 | 38 | 0,6 | 1 Portion, 75 g |
| 1 | 0 | 0 | 0,3 | 0 | 50 | 3 | 447 | 22 | 130 | 4,2 | Grünkern |
| ↙ | 0 | 0 | ↙ | 0 | 8 | ↙ | 67 | 3 | 20 | 0,6 | 1 EL, 15 g |
| 1 | 0 | 0 | 0,3 | 0 | 30 | 3 | 349 | 20 | 80 | 3,0 | Grünkernmehl |
| ↙ | 0 | 0 | ↙ | 0 | 5 | ↙ | 52 | 3 | 12 | 0,5 | 1 EL, 15 g |
| 1 | 0 | 0 | 0,3 | 0 | 40 | 2 | 380 | 24 | 115 | 3,2 | Grünkernschrot |
| ↙ | 0 | 0 | ↙ | 0 | 6 | ↙ | 57 | 4 | 17 | 0,5 | 1 EL, 15 g |
| 3 | 0 | 0 | 0,8 | 0 | 33 | 8 | 355 | 80 | 129 | 5,8 | Hafer |
| ↙ | 0 | 0 | 0,1 | 0 | 5 | 1 | 53 | 12 | 19 | 0,9 | 1 EL, 15 g |
| 3 | 0 | 0 | 1,5 | 0 | 87 | 7 | 374 | 54 | 134 | 5,4 | Haferflocken |
| ↙ | 0 | 0 | 0,2 | 0 | 13 | 1 | 56 | 8 | 20 | 0,8 | 1 EL, 15 g |
| 2 | 0 | 0 | 1,2 | 0 | 30 | 6 | 308 | 67 | 71 | 3,9 | Hafergrütze |
| ↙ | 0 | 0 | 0,2 | 0 | 5 | 1 | 46 | 10 | 11 | 0,6 | 1 EL, 15 g |
| 3 | 0 | 0 | 1,7 | 0 | 60 | 6 | 268 | 55 | 131 | 4,2 | Hafermehl |
| ↙ | 0 | 0 | 0,3 | 0 | 9 | 1 | 40 | 8 | 20 | 0,6 | 1 EL, 15 g |
| 3 | 0 | 0 | 1,5 | 0 | 80 | 5 | 320 | 65 | 135 | 4,0 | Haferschmelzflocken |
| ↙ | 0 | 0 | 0,2 | 0 | 12 | 1 | 48 | 10 | 20 | 0,6 | 1 EL, 15 g |
| 2 | 0 | 0 | 0,4 | 0 | 20 | 3 | 173 | 10 | 123 | 6,9 | Hirse |
| ↙ | 0 | 0 | 0,1 | 0 | 3 | ↙ | 26 | 2 | 18 | 1,0 | 1 EL, 15 g |
| 2 | 0 | 0 | 0,4 | 0 | 20 | 3 | 43 | 20 | 170 | 9,0 | Hirseflocken |
| ↙ | 0 | 0 | 0,1 | 0 | 3 | ↙ | 6 | 3 | 26 | 1,4 | 1 EL, 15 g |
| 1 | 0 | 0 | 0,2 | 0 | 15 | 2 | 370 | 40 | 150 | 6,0 | Hirsemehl |
| ↙ | 0 | 0 | ↙ | 0 | 2 | ↙ | 56 | 6 | 23 | 0,9 | 1 EL, 15 g |
| 1 | 0 | 185 | 2,0 | 0 | 26 | 6 | 330 | 15 | 120 | 1,5 | Mais |
| ↙ | 0 | 28 | 0,3 | 0 | 4 | 1 | 50 | 2 | 18 | 0,2 | 1 EL, 15 g |

## Lebensmittel

## Getreide und Getreideerzeugnisse

jeweils essb. Anteil | **Zeile 1: pro 100 g** | Zeile 2: pro Portion

| Lebensmittel | Energie | | | Eiweiß | Kohlenhydrate | | | Fett/Fettsäuren (FS) | | |
|---|---|---|---|---|---|---|---|---|---|---|
| | Energie kcal | kJ | Energiedichte kcal/g | Eiweiß g | Kohlenhydrate g | KH-Port. | Ballaststoffe g | Fett g | gesättigte FS g | einfach unges. FS g |
| **Getreide, Mehl, Mahlprodukte** | | | | | | | | | | |
| **Maisgrieß (Polenta)** | **345** | **1 444** | **3,5** | **9** | **74** | **6,5** | **5** | **1** | ✓ | ✓ |
| 1 EL, 15 g | 52 | 217 | 3,5 | 1 | 11 | 1,0 | 1 | ✓ | ✓ | ✓ |
| **Maismehl** | **354** | **1 482** | **3,5** | **8** | **73** | **6,5** | **3** | **3** | ✓ | **1** |
| 1 EL, 15 g | 53 | 222 | 3,5 | 1 | 11 | 1,0 | ✓ | ✓ | ✓ | ✓ |
| **Paniermehl (Semmelmehl)** | **358** | **1 499** | **3,6** | **10** | **74** | **6,5** | **5** | **2** | **1** | ✓ |
| 1 EL, 15 g | 54 | 225 | 3,6 | 2 | 11 | 1,0 | 1 | ✓ | ✓ | ✓ |
| **Quinoa (Reismelde)** | **334** | **1 397** | **3,3** | **15** | **59** | **5,5** | **7** | **5** | **1** | **1** |
| 1 EL, 15 g | 50 | 210 | 3,3 | 2 | 9 | 1,0 | 1 | 1 | ✓ | ✓ |
| **Naturreis, Vollkornreis, roh** | **350** | **1 463** | **3,5** | **7** | **74** | **6,5** | **2** | **2** | **1** | **1** |
| 1 Portion, 50 g | 175 | 732 | 3,5 | 4 | 37 | 3,5 | 1 | 1 | ✓ | ✓ |
| **Naturreis, Vollkornreis, gekocht** | **112** | **469** | **1,1** | **3** | **23** | **2,0** | **1** | **1** | ✓ | ✓ |
| 1 Portion (Beilage), 150 g | 168 | 704 | 1,1 | 4 | 35 | 3,0 | 1 | 1 | ✓ | ✓ |
| **Reis, geschält, roh** | **349** | **1 460** | **3,5** | **7** | **78** | **7,0** | **1** | **1** | ✓ | ✓ |
| 1 Portion, 50 g | 174 | 730 | 3,5 | 3 | 39 | 3,5 | 1 | ✓ | ✓ | ✓ |
| **Reis, geschält, gekocht** | **93** | **389** | **0,9** | **2** | **21** | **2,0** | ✓ | ✓ | ✓ | ✓ |
| 1 Portion (Beilage), 150 g | 140 | 584 | 0,9 | 3 | 31 | 3,0 | 1 | ✓ | ✓ | ✓ |
| **Reis, parboiled, roh** | **351** | **1 470** | **3,5** | **7** | **79** | **7,0** | **1** | **1** | ✓ | ✓ |
| 1 Portion, 50 g | 176 | 735 | 3,5 | 3 | 39 | 3,5 | 1 | ✓ | ✓ | ✓ |
| **Reis, parboiled, gekocht** | **108** | **451** | **1,1** | **2** | **24** | **2,0** | **1** | ✓ | ✓ | ✓ |
| 1 Portion (Beilage), 150 g | 162 | 677 | 1,1 | 3 | 36 | 3,5 | 1 | ✓ | ✓ | ✓ |
| **Reis, Wildreis, roh** | **352** | **1 473** | **3,5** | **14** | **72** | **6,5** | **2** | **1** | ✓ | ✓ |
| 1 Portion, 50 g | 176 | 736 | 3,5 | 7 | 36 | 3,5 | 1 | ✓ | ✓ | ✓ |
| **Reismehl** | **348** | **1 457** | **3,5** | **7** | **78** | **7,0** | **2** | **1** | ✓ | ✓ |
| 1 EL, 15 g | 52 | 219 | 3,5 | 1 | 12 | 1,0 | ✓ | ✓ | ✓ | ✓ |
| **Roggen** | **294** | **1 231** | **2,9** | **9** | **60** | **5,5** | **14** | **2** | ✓ | ✓ |
| 1 EL, 15 g | 44 | 185 | 2,9 | 1 | 9 | 1,0 | 2 | ✓ | ✓ | ✓ |
| **Roggenflocken** | **296** | **1 237** | **3,0** | **9** | **60** | **5,5** | **14** | **2** | ✓ | ✓ |
| 1 EL, 15 g | 44 | 186 | 3,0 | 1 | 9 | 1,0 | 2 | ✓ | ✓ | ✓ |
| **Roggenmehl Type 815** | **324** | **1 355** | **3,2** | **6** | **71** | **6,5** | **7** | **1** | ✓ | ✓ |
| 1 EL, 15 g | 49 | 203 | 3,2 | 1 | 11 | 1,0 | 1 | ✓ | ✓ | ✓ |
| **Roggenmehl Type 997** | **316** | **1 324** | **3,2** | **7** | **69** | **6,5** | **8** | **1** | ✓ | ✓ |
| 1 EL, 15 g | 47 | 199 | 3,2 | 1 | 10 | 1,0 | 1 | ✓ | ✓ | ✓ |
| **Roggenmehl Type 1150** | **318** | **1 332** | **3,2** | **8** | **67** | **6,0** | **9** | **1** | ✓ | ✓ |
| 1 EL, 15 g | 48 | 200 | 3,2 | 1 | 10 | 1,0 | 1 | ✓ | ✓ | ✓ |
| **Roggenvollkornmehl** | **294** | **1 228** | **2,9** | **10** | **59** | **5,5** | **14** | **2** | ✓ | ✓ |
| 1 EL, 15 g | 44 | 184 | 2,9 | 2 | 9 | 1,0 | 2 | ✓ | ✓ | ✓ |
| **Roggenvollkornbackschrot** | **294** | **1 228** | **2,9** | **10** | **59** | **5,5** | **14** | **2** | ✓ | ✓ |
| 1 EL, 15 g | 44 | 184 | 2,9 | 2 | 9 | 1,0 | 2 | ✓ | ✓ | ✓ |
| **Sago** | **341** | **1 427** | **3,4** | **1** | **83** | **7,5** | ✓ | ✓ | ✓ | ✓ |
| 1 EL, 15 g | 51 | 214 | 3,4 | ✓ | 12 | 1,0 | ✓ | ✓ | ✓ | ✓ |
| **Weizen** | **313** | **1 310** | **3,1** | **12** | **61** | **5,5** | **10** | **2** | ✓ | ✓ |
| 1 EL, 15 g | 47 | 197 | 3,1 | 2 | 9 | 1,0 | 2 | ✓ | ✓ | ✓ |
| **Weizenflocken** | **313** | **1 310** | **3,1** | **12** | **61** | **5,5** | **10** | **2** | ✓ | ✓ |
| 1 EL, 15 g | 47 | 197 | 3,1 | 2 | 9 | 1,0 | 2 | ✓ | ✓ | ✓ |
| **Weizengrieß** | **326** | **1 363** | **3,3** | **10** | **69** | **6,5** | **7** | **1** | ✓ | ✓ |
| 1 EL, 15 g | 49 | 204 | 3,3 | 1 | 10 | 1,0 | 1 | ✓ | ✓ | ✓ |
| **Weizenkeime** | **314** | **1 313** | **3,1** | **27** | **31** | **3,0** | **18** | **9** | **1** | **1** |
| 1 EL, 10 g | 31 | 131 | 3,1 | 3 | 3 | 0,5 | 2 | 1 | ✓ | ✓ |

| ehrfach nges. FS g | Choles-terin mg | Vitamine A (RÄ) µg | E (TÄ) mg | C mg | Folsäure µg | Mineralstoffe Natrium mg | Kalium mg | Kalzium mg | Magne-sium mg | Eisen mg | Lebensmittel<br>Getreide und Getreideerzeugnisse<br>jeweils essb. Anteil \| **Zeile 1: pro 100 g** \| Zeile 2: pro Portion |
|---|---|---|---|---|---|---|---|---|---|---|---|
| | | | | | | | | | | | **Getreide, Mehl, Mahlprodukte** |
| ↙ | 0 | 44 | 0,7 | 0 | 5 | 1 | 80 | 4 | 20 | 1,0 | **Maisgrieß (Polenta)** |
| ↙ | 0 | 7 | 0,1 | 0 | 1 | ↙ | 12 | 1 | 3 | 0,2 | 1 EL, 15 g |
| 2 | 0 | 50 | 1,5 | 0 | 10 | 1 | 120 | 18 | 47 | 2,4 | **Maismehl** |
| ↙ | 0 | 8 | 0,2 | 0 | 2 | ↙ | 18 | 3 | 7 | 0,4 | 1 EL, 15 g |
| 1 | 0 | 0 | 0,4 | 0 | 39 | 400 | 130 | 50 | 23 | 1,2 | **Paniermehl (Semmelmehl)** |
| ↙ | 0 | 0 | 0,1 | 0 | 6 | 60 | 20 | 8 | 3 | 0,2 | 1 EL, 15 g |
| 3 | 0 | ø | ø | ø | ø | 10 | 804 | 80 | 276 | 8,0 | **Quinoa (Reismelde)** |
| ↙ | 0 | ø | ø | ø | ø | 1 | 121 | 12 | 41 | 1,2 | 1 EL, 15 g |
| 1 | 0 | 0 | 0,7 | 0 | 16 | 10 | 150 | 23 | 157 | 2,6 | **Naturreis, Vollkornreis, roh** |
| ↙ | 0 | 0 | 0,4 | 0 | 8 | 5 | 75 | 12 | 79 | 1,3 | 1 Portion, 50 g |
| ↙ | 0 | 0 | 0,3 | 0 | 4 | 4 | 59 | 9 | 62 | 1,0 | **Naturreis, Vollkornreis, gekocht** |
| ↙ | 0 | 0 | 0,5 | 0 | 6 | 6 | 89 | 14 | 93 | 1,5 | 1 Portion (Beilage), 150 g |
| ↙ | 0 | 0 | 0,2 | 0 | 29 | 6 | 103 | 6 | 64 | 0,6 | **Reis, geschält, roh** |
| ↙ | 0 | 0 | 0,1 | 0 | 15 | 3 | 52 | 3 | 32 | 0,3 | 1 Portion, 50 g |
| ↙ | 0 | 0 | 0,1 | 0 | 7 | 2 | 19 | 2 | 21 | 0,2 | **Reis, geschält, gekocht** |
| ↙ | 0 | 0 | 0,2 | 0 | 11 | 3 | 29 | 3 | 32 | 0,3 | 1 Portion (Beilage), 150 g |
| ↙ | 0 | 0 | 0,3 | 0 | 11 | 6 | 150 | 24 | 28 | 2,9 | **Reis, parboiled, roh** |
| ↙ | 0 | 0 | 0,2 | 0 | 6 | 3 | 75 | 12 | 14 | 1,5 | 1 Portion, 50 g |
| ↙ | 0 | 0 | 0,1 | 0 | 3 | 2 | 57 | 9 | 11 | 1,1 | **Reis, parboiled, gekocht** |
| ↙ | 0 | 0 | 0,2 | 0 | 5 | 3 | 86 | 14 | 17 | 1,7 | 1 Portion (Beilage), 150 g |
| 1 | 0 | 0 | 1,0 | 0 | 45 | 10 | 345 | 19 | 130 | 4,4 | **Reis, Wildreis, roh** |
| ↙ | 0 | 0 | 0,5 | 0 | 23 | 5 | 173 | 10 | 65 | 2,2 | 1 Portion, 50 g |
| ↙ | 0 | 0 | 0,2 | 0 | 10 | 4 | 104 | 7 | 23 | 0,4 | **Reismehl** |
| ↙ | 0 | 0 | ↙ | 0 | 2 | 1 | 16 | 1 | 3 | 0,1 | 1 EL, 15 g |
| 1 | 0 | 2 | 2,0 | 0 | 143 | 4 | 510 | 64 | 120 | 4,9 | **Roggen** |
| ↙ | 0 | ↙ | 0,3 | 0 | 21 | 1 | 77 | 10 | 18 | 0,7 | 1 EL, 15 g |
| 1 | 0 | 2 | 1,8 | 0 | 56 | 2 | 450 | 64 | 120 | 3,7 | **Roggenflocken** |
| ↙ | 0 | ↙ | 0,3 | 0 | 8 | ↙ | 68 | 10 | 18 | 0,6 | 1 EL, 15 g |
| 1 | 0 | 0 | 0,5 | 0 | 50 | 1 | 170 | 22 | 26 | 2,1 | **Roggenmehl Type 815** |
| ↙ | 0 | 0 | 0,1 | 0 | 8 | ↙ | 26 | 3 | 4 | 0,3 | 1 EL, 15 g |
| 1 | 0 | 0 | 1,3 | 0 | 60 | 1 | 240 | 31 | 56 | 2,3 | **Roggenmehl Type 997** |
| ↙ | 0 | 0 | 0,2 | 0 | 9 | ↙ | 36 | 5 | 8 | 0,3 | 1 EL, 15 g |
| 1 | 0 | 0 | 0,9 | 0 | 70 | 1 | 297 | 20 | 67 | 2,6 | **Roggenmehl Type 1150** |
| ↙ | 0 | 0 | 0,1 | 0 | 11 | ↙ | 45 | 3 | 10 | 0,4 | 1 EL, 15 g |
| 1 | 0 | 1 | 1,6 | 0 | 78 | 2 | 439 | 23 | 83 | 4,0 | **Roggenvollkornmehl** |
| ↙ | 0 | ↙ | 0,2 | 0 | 12 | ↙ | 66 | 3 | 12 | 0,6 | 1 EL, 15 g |
| 1 | 0 | 1 | 1,6 | 0 | 78 | 2 | 439 | 23 | 83 | 4,0 | **Roggenvollkornbackschrot** |
| ↙ | 0 | ↙ | 0,2 | 0 | 12 | ↙ | 66 | 3 | 12 | 0,6 | 1 EL, 15 g |
| ↙ | 0 | 0 | ø | 0 | ø | 8 | 15 | 35 | 6 | 1,8 | **Sago** |
| ↙ | 0 | 0 | ø | 0 | ø | 1 | 2 | 5 | 1 | 0,3 | 1 EL, 15 g |
| 1 | 0 | 3 | 1,4 | 0 | 49 | 8 | 381 | 38 | 128 | 3,3 | **Weizen** |
| ↙ | 0 | ↙ | 0,2 | 0 | 7 | 1 | 57 | 6 | 19 | 0,5 | 1 EL, 15 g |
| 1 | 0 | 3 | 1,4 | 0 | 49 | 8 | 381 | 38 | 128 | 3,3 | **Weizenflocken** |
| ↙ | 0 | ↙ | 0,2 | 0 | 7 | 1 | 57 | 6 | 19 | 0,5 | 1 EL, 15 g |
| ↙ | 0 | 0 | 0,8 | 0 | 22 | 1 | 112 | 17 | 30 | 1,0 | **Weizengrieß** |
| ↙ | 0 | 0 | 0,1 | 0 | 3 | ↙ | 17 | 3 | 5 | 0,2 | 1 EL, 15 g |
| 4 | 0 | 10 | 24,7 | 0 | 520 | 5 | 837 | 69 | 250 | 7,9 | **Weizenkeime** |
| ↙ | 0 | 1 | 2,5 | 0 | 52 | 1 | 84 | 7 | 25 | 0,8 | 1 EL, 10 g |

## Getreide und Getreideerzeugnisse

jeweils essb. Anteil | **Zeile 1: pro 100 g** | Zeile 2: pro Portion

| Lebensmittel | Energie kcal | Energie kJ | Energiedichte kcal/g | Eiweiß g | Kohlenhydrate g | KH-Port. | Ballaststoffe g | Fett g | gesättigte FS g | einfach unges. FS g |
|---|---|---|---|---|---|---|---|---|---|---|
| **Getreide, Mehl, Mahlprodukte** | | | | | | | | | | |
| **Weizenkleie** | **172** | **721** | **1,7** | **15** | **18** | **1,5** | **45** | **5** | **1** | **1** |
| 1 EL, 6 g | 10 | 43 | 1,7 | 1 | 1 | 0 | 3 | ✓ | ✓ | ✓ |
| **Weizenmehl Type 405** | **337** | **1 409** | **3,4** | **10** | **71** | **6,5** | **4** | **1** | ✓ | ✓ |
| 1 EL, 15 g | 51 | 211 | 3,4 | 1 | 11 | 1,0 | 1 | ✓ | ✓ | ✓ |
| **Weizenmehl Type 550** | **338** | **1 412** | **3,4** | **10** | **71** | **6,5** | **4** | **1** | ✓ | ✓ |
| 1 EL, 15 g | 51 | 212 | 3,4 | 1 | 11 | 1,0 | 1 | ✓ | ✓ | ✓ |
| **Weizenmehl Type 1050** | **334** | **1 398** | **3,3** | **11** | **67** | **6,0** | **5** | **2** | ✓ | ✓ |
| 1 EL, 15 g | 50 | 210 | 3,3 | 2 | 10 | 1,0 | 1 | ✓ | ✓ | ✓ |
| **Weizenvollkornmehl** | **322** | **1 346** | **3,2** | **11** | **63** | **6,0** | **9** | **2** | ✓ | ✓ |
| 1 EL, 15 g | 48 | 202 | 3,2 | 2 | 10 | 1,0 | 1 | ✓ | ✓ | ✓ |
| **Weizenvollkornbackschrot** | **322** | **1 346** | **3,2** | **11** | **63** | **6,0** | **9** | **2** | ✓ | ✓ |
| 1 EL, 15 g | 48 | 202 | 3,2 | 2 | 10 | 1,0 | 1 | ✓ | ✓ | ✓ |
| **Stärkemehle** | | | | | | | | | | |
| **Kartoffelstärke** | **341** | **1 427** | **3,4** | **1** | **83** | **7,5** | ✓ | ✓ | ✓ | ✓ |
| 1 EL, 15 g | 51 | 214 | 3,4 | ✓ | 12 | 1,0 | ✓ | ✓ | ✓ | ✓ |
| **Maisstärke** | **351** | **1 469** | **3,5** | ✓ | **86** | **8,0** | **1** | ✓ | ✓ | ✓ |
| 1 EL, 15 g | 53 | 220 | 3,5 | ✓ | 13 | 1,0 | ✓ | ✓ | ✓ | ✓ |
| **Puddingpulver zum Kochen i. D.** | **382** | **1 600** | **3,8** | **1** | **92** | **8,5** | **1** | **1** | ✓ | ✓ |
| 1 Päckchen, 40 g | 153 | 640 | 3,8 | ✓ | 37 | 3,5 | ✓ | ✓ | ✓ | ✓ |
| **Reisstärke** | **348** | **1 455** | **3,5** | **1** | **85** | **8,0** | ✓ | ✓ | ✓ | ✓ |
| 1 EL, 15 g | 52 | 218 | 3,5 | ✓ | 13 | 1,0 | ✓ | ✓ | ✓ | ✓ |
| **Weizenstärke** | **351** | **1 470** | **3,5** | ✓ | **86** | **8,0** | **1** | ✓ | ✓ | ✓ |
| 1 EL, 15 g | 53 | 220 | 3,5 | ✓ | 13 | 1,0 | ✓ | ✓ | ✓ | ✓ |
| **Nudeln (Teigwaren)** | | | | | | | | | | |
| **Nudeln (Hartweizennudeln o. Ei), roh** | **348** | **1 455** | **3,5** | **13** | **70** | **6,5** | **5** | **1** | ✓ | ✓ |
| 1 Portion (Beilage), 50 g | 174 | 728 | 3,5 | 6 | 35 | 3,0 | 3 | 1 | ✓ | ✓ |
| 1 Portion (Hauptmahlzeit), 100 g | 348 | 1 455 | 3,5 | 13 | 70 | 6,5 | 5 | 1 | ✓ | ✓ |
| **Nudeln (Hartweizennudeln o. Ei), gekocht** | **150** | **626** | **1,5** | **5** | **30** | **3,0** | **2** | **1** | ✓ | ✓ |
| 1 Portion (Beilage), 150 g | 224 | 939 | 1,5 | 8 | 45 | 4,0 | 3 | 1 | ✓ | ✓ |
| 1 Portion (Hauptmahlzeit), 300 g | 449 | 1 878 | 1,5 | 16 | 91 | 8,5 | 7 | 2 | ✓ | ✓ |
| **Nudeln mit Ei, roh** | **352** | **1 474** | **3,5** | **12** | **68** | **6,0** | **5** | **3** | ✓ | ✓ |
| 1 Portion (Beilage), 50 g | 176 | 737 | 3,5 | 6 | 34 | 3,0 | 3 | 1 | ✓ | ✓ |
| 1 Portion (Hauptmahlzeit), 100 g | 352 | 1 474 | 3,5 | 12 | 68 | 6,0 | 5 | 3 | ✓ | ✓ |
| **Nudeln mit Ei, gekocht** | **126** | **527** | **1,3** | **4** | **24** | **2,0** | **2** | **1** | ✓ | ✓ |
| 1 Portion (Beilage), 150 g | 189 | 791 | 1,3 | 7 | 37 | 3,5 | 3 | 2 | ✓ | ✓ |
| 1 Portion (Hauptmahlzeit), 300 g | 378 | 1 582 | 1,3 | 13 | 73 | 6,5 | 6 | 3 | ✓ | ✓ |
| **Vollkornnudeln, roh** | **323** | **1 351** | **3,2** | **13** | **61** | **5,5** | **12** | **3** | ✓ | ✓ |
| 1 Portion (Beilage), 50 g | 161 | 676 | 3,2 | 7 | 30 | 3,0 | 6 | 1 | ✓ | ✓ |
| 1 Portion (Hauptmahlzeit), 100 g | 323 | 1 351 | 3,2 | 13 | 61 | 5,5 | 12 | 3 | ✓ | ✓ |
| **Vollkornnudeln, gekocht** | **139** | **581** | **1,4** | **6** | **26** | **2,5** | **5** | **1** | ✓ | ✓ |
| 1 Portion (Beilage), 150 g | 208 | 872 | 1,4 | 9 | 39 | 3,5 | 8 | 2 | ✓ | ✓ |
| 1 Portion (Hauptmahlzeit), 300 g | 417 | 1 743 | 1,4 | 17 | 78 | 7,0 | 16 | 3 | ✓ | ✓ |
| **Getreide-/Nudelgerichte** | | | | | | | | | | |
| **Cannelloni mit Soße** | **139** | **583** | **1,4** | **7** | **10** | **1,0** | **1** | **8** | **4** | **3** |
| 1 Portion, 400 g | 558 | 2 333 | 1,4 | 29 | 38 | 3,5 | 4 | 32 | 15 | 11 |

| …mehrfach …unges. FS g | Cholesterin mg | Vitamine A (RÄ) µg | E (TÄ) mg | C mg | Folsäure µg | Mineralstoffe Natrium mg | Kalium mg | Kalzium mg | Magnesium mg | Eisen mg | Lebensmittel – Getreide und Getreideerzeugnisse (jeweils essb. Anteil \| **Zeile 1: pro 100 g** \| Zeile 2: pro Portion) |
|---|---|---|---|---|---|---|---|---|---|---|---|
| | | | | | | | | | | | **Getreide, Mehl, Mahlprodukte** |
| 2 | 0 | 1 | 2,7 | 0 | 330 | 28 | 1 390 | 76 | 590 | 12,9 | **Weizenkleie** |
| ↙ | 0 | ↙ | 0,2 | 0 | 20 | 2 | 83 | 5 | 35 | 0,8 | 1 EL, 6 g |
| 1 | 0 | 0 | 0,3 | 0 | 10 | 2 | 108 | 15 | 20 | 1,5 | **Weizenmehl Type 405** |
| ↙ | 0 | 0 | ↙ | 0 | 2 | ↙ | 16 | 2 | 3 | 0,2 | 1 EL, 15 g |
| 1 | 0 | 0 | 0,3 | 0 | 16 | 3 | 126 | 16 | 10 | 1,5 | **Weizenmehl Type 550** |
| ↙ | 0 | 0 | ↙ | 0 | 2 | ↙ | 19 | 2 | 2 | 0,2 | 1 EL, 15 g |
| 1 | 0 | 0 | 0,6 | 0 | 22 | 2 | 203 | 14 | 53 | 2,9 | **Weizenmehl Type 1050** |
| ↙ | 0 | 0 | 0,1 | 0 | 3 | ↙ | 30 | 2 | 8 | 0,4 | 1 EL, 15 g |
| 1 | 0 | 1 | 2,1 | 0 | 50 | 2 | 290 | 41 | 140 | 4,0 | **Weizenvollkornmehl** |
| ↙ | 0 | ↙ | 0,3 | 0 | 8 | ↙ | 44 | 6 | 21 | 0,6 | 1 EL, 15 g |
| 1 | 0 | 1 | 2,1 | 0 | 50 | 2 | 290 | 41 | 140 | 4,0 | **Weizenvollkornbackschrot** |
| ↙ | 0 | ↙ | 0,3 | 0 | 8 | ↙ | 44 | 6 | 21 | 0,6 | 1 EL, 15 g |
| | | | | | | | | | | | **Stärkemehle** |
| ↙ | 0 | 0 | 0 | 0 | 0 | 8 | 15 | 35 | 6 | 1,8 | **Kartoffelstärke** |
| ↙ | 0 | 0 | 0 | 0 | 0 | 1 | 2 | 5 | 1 | 0,3 | 1 EL, 15 g |
| ↙ | 0 | 0 | 0 | 0 | 0 | 3 | 7 | 0 | 2 | 0,5 | **Maisstärke** |
| ↙ | 0 | 0 | 0 | 0 | 0 | ↙ | 1 | 0 | ↙ | 0,1 | 1 EL, 15 g |
| ↙ | 0 | 0 | 0 | 0 | 0 | 320 | 60 | 15 | 7 | 1,4 | **Puddingpulver zum Kochen i. D.** |
| ↙ | 0 | 0 | 0 | 0 | 0 | 128 | 24 | 6 | 3 | 0,6 | 1 Päckchen, 40 g |
| ↙ | 0 | 0 | 0 | 0 | 0 | 61 | 8 | 20 | 20 | ↙ | **Reisstärke** |
| ↙ | 0 | 0 | 0 | 0 | 0 | 9 | 1 | 3 | 3 | ↙ | 1 EL, 15 g |
| ↙ | 0 | 0 | 0 | 0 | 0 | 2 | 16 | 0 | 4 | ↙ | **Weizenstärke** |
| ↙ | 0 | 0 | 0 | 0 | 0 | ↙ | 2 | 0 | 1 | ↙ | 1 EL, 15 g |
| | | | | | | | | | | | **Nudeln (Teigwaren)** |
| 1 | 0 | 0 | 0,3 | 0 | 31 | 5 | 200 | 22 | 56 | 1,5 | **Nudeln (Hartweizennudeln o. Ei), roh** |
| ↙ | 0 | 0 | 0,2 | 0 | 16 | 3 | 100 | 11 | 28 | 0,8 | 1 Portion (Beilage), 50 g |
| 1 | 0 | 0 | 0,3 | 0 | 31 | 5 | 200 | 22 | 56 | 1,5 | 1 Portion (Hauptmahlzeit), 100 g |
| ↙ | 0 | 0 | 0,1 | 0 | 10 | 51 | 59 | 10 | 22 | 0,5 | **Nudeln (Hartweizennudeln o. Ei), gekocht** |
| ↙ | 0 | 0 | 0,2 | 0 | 15 | 77 | 89 | 15 | 33 | 0,8 | 1 Portion (Beilage), 150 g |
| 1 | 0 | 0 | 0,3 | 0 | 30 | 153 | 177 | 30 | 66 | 1,5 | 1 Portion (Hauptmahlzeit), 300 g |
| 1 | 94 | 63 | 0,2 | 0 | 11 | 17 | 164 | 27 | 67 | 1,6 | **Nudeln mit Ei, roh** |
| 1 | 47 | 32 | 0,1 | 0 | 6 | 9 | 82 | 14 | 34 | 0,8 | 1 Portion (Beilage), 50 g |
| 1 | 94 | 63 | 0,2 | 0 | 11 | 17 | 164 | 27 | 67 | 1,6 | 1 Portion (Hauptmahlzeit), 100 g |
| 1 | 34 | 23 | 0,1 | 0 | 3 | 53 | 40 | 10 | 21 | 0,5 | **Nudeln mit Ei, gekocht** |
| 1 | 51 | 35 | 0,2 | 0 | 5 | 80 | 60 | 15 | 32 | 0,8 | 1 Portion (Beilage), 150 g |
| 2 | 102 | 69 | 0,3 | 0 | 9 | 159 | 120 | 30 | 63 | 1,5 | 1 Portion (Hauptmahlzeit), 300 g |
| 1 | 0 | 0 | 0,3 | 0 | 40 | 5 | 390 | 34 | 120 | 3,9 | **Vollkornnudeln, roh** |
| 1 | 0 | 0 | 0,2 | 0 | 20 | 3 | 195 | 17 | 60 | 2,0 | 1 Portion (Beilage), 50 g |
| 1 | 0 | 0 | 0,3 | 0 | 40 | 5 | 390 | 34 | 120 | 3,9 | 1 Portion (Hauptmahlzeit), 100 g |
| 1 | 0 | 0 | 0,1 | 0 | 13 | 51 | 106 | 14 | 46 | 1,3 | **Vollkornnudeln, gekocht** |
| 1 | 0 | 0 | 0,2 | 0 | 20 | 77 | 159 | 21 | 69 | 2,0 | 1 Portion (Beilage), 150 g |
| 2 | 0 | 0 | 0,3 | 0 | 39 | 153 | 318 | 42 | 138 | 3,9 | 1 Portion (Hauptmahlzeit), 300 g |
| | | | | | | | | | | | **Getreide-/Nudelgerichte** |
| 1 | 20 | 149 | 0,9 | 3 | 10 | 222 | 134 | 97 | 17 | 0,7 | **Cannelloni mit Soße** |
| 4 | 79 | 596 | 3,4 | 13 | 40 | 888 | 537 | 386 | 68 | 2,7 | 1 Portion, 400 g |

| Lebensmittel<br>Getreide und Getreideerzeugnisse<br>jeweils essb. Anteil \| **Zeile 1: pro 100 g** \| Zeile 2: pro Portion | Energie<br>Energie<br>kcal | <br><br>kJ | <br>Energiedichte<br>kcal/g | Eiweiß<br>Eiweiß<br>g | Kohlenhydrate<br>Kohlenhydrate<br>g | <br>KH-Port. | <br>Ballaststoffe<br>g | Fett/Fettsäuren (FS)<br>Fett<br>g | <br>gesättigte FS<br>g | <br>einfach unges. FS<br>g |
|---|---|---|---|---|---|---|---|---|---|---|
| **Getreide-/Nudelgerichte** | | | | | | | | | | |
| **Getreidebratling, gebraten** | **168** | **702** | **1,7** | **5** | **15** | **1,5** | **2** | **10** | **4** | **4** |
| 1 Bratling, 125 g | 210 | 878 | 1,7 | 6 | 19 | 1,5 | 3 | 12 | 5 | 5 |
| **Käsespätzle** | **250** | **1044** | **2,5** | **11** | **24** | **2,0** | **1** | **12** | **7** | **4** |
| 1 Portion, 250 g | 624 | 2610 | 2,5 | 28 | 60 | 5,5 | 4 | 30 | 17 | 9 |
| **Lasagne mit Gemüse (vegetarisch)** | **174** | **726** | **1,7** | **6** | **12** | **1,0** | **1** | **11** | **5** | **4** |
| 1 Portion, 400 g | 695 | 2906 | 1,7 | 25 | 47 | 4,5 | 4 | 45 | 22 | 15 |
| **Lasagne mit Hackfleisch (Bolognese)** | **210** | **880** | **2,1** | **9** | **12** | **1,0** | **1** | **14** | **7** | **5** |
| 1 Portion, 400 g | 842 | 3521 | 2,1 | 36 | 47 | 4,5 | 4 | 57 | 26 | 20 |
| **Maultaschen** | **175** | **731** | **1,7** | **10** | **16** | **1,5** | **1** | **8** | **3** | **3** |
| 1 Maultasche, 50 g | 87 | 366 | 1,7 | 5 | 8 | 0,5 | 1 | 4 | 2 | 2 |
| **Nudelpfanne Bami Goreng** | **136** | **569** | **1,4** | **12** | **13** | **1,0** | **2** | **4** | **1** | **1** |
| 1 Portion, 350 g | 476 | 1991 | 1,4 | 40 | 47 | 4,5 | 5 | 14 | 2 | 5 |
| **Pfannkuchen ohne Füllung/Zucker** | **169** | **705** | **1,7** | **7** | **18** | **1,5** | **1** | **8** | **2** | **3** |
| 1 Pfannkuchen, 230 g | 388 | 1622 | 1,7 | 15 | 41 | 4,0 | 2 | 18 | 5 | 7 |
| **Pfannkuchen mit Apfel und Zucker** | **153** | **638** | **1,5** | **5** | **20** | **2,0** | **1** | **6** | **2** | **2** |
| 1 Pfannkuchen, 250 g | 381 | 1595 | 1,5 | 12 | 51 | 4,5 | 3 | 14 | 4 | 5 |
| **Pfannkuchen mit Gemüse** | **142** | **593** | **1,4** | **6** | **15** | **1,5** | **1** | **6** | **2** | **2** |
| 1 Pfannkuchen, 250 g | 355 | 1483 | 1,4 | 15 | 37 | 3,5 | 3 | 16 | 5 | 6 |
| **Porridge** | **129** | **540** | **1,3** | **3** | **18** | **1,5** | **1** | **5** | **3** | **2** |
| 1 Portion, 250 g | 323 | 1350 | 1,3 | 7 | 44 | 4,0 | 2 | 13 | 7 | 4 |
| **Ravioli mit Hackfleischfüllung** | **258** | **1079** | **2,6** | **14** | **25** | **2,5** | **2** | **11** | **3** | **5** |
| 1 Portion, 250 g | 645 | 2697 | 2,6 | 35 | 63 | 5,5 | 4 | 28 | 7 | 12 |
| **Reispfanne Nasi Goreng** | **134** | **561** | **1,3** | **9** | **13** | **1,0** | **1** | **5** | **1** | **2** |
| 1 Portion, 250 g | 336 | 1404 | 1,3 | 22 | 31 | 3,0 | 1 | 13 | 3 | 6 |
| **Risotto, Gemüserisotto** | **105** | **438** | **1,0** | **2** | **15** | **1,5** | **1** | **4** | **1** | **2** |
| 1 Portion, 250 g | 262 | 1096 | 1,0 | 5 | 38 | 3,5 | 3 | 10 | 1 | 4 |
| **Semmelknödel** | **163** | **680** | **1,6** | **7** | **21** | **2,0** | **1** | **6** | **2** | **2** |
| 2 Knödel, 190 g | 309 | 1293 | 1,6 | 13 | 40 | 3,5 | 2 | 11 | 5 | 4 |
| **Spaghetti Bolognese** | **152** | **634** | **1,5** | **9** | **14** | **1,5** | **1** | **6** | **2** | **3** |
| 1 Portion (Nudeln + Soße), 350 g | 531 | 2220 | 1,5 | 31 | 51 | 4,5 | 5 | 22 | 8 | 11 |
| **Spaghetti Carbonara** | **187** | **783** | **1,9** | **8** | **20** | **2,0** | **2** | **8** | **4** | **3** |
| 1 Portion (Nudeln + Soße), 350 g | 655 | 2742 | 1,9 | 30 | 72 | 6,5 | 5 | 28 | 14 | 9 |
| **Tortellini mit Fleischfüllung** | **244** | **1021** | **2,4** | **18** | **21** | **2,0** | **1** | **10** | **4** | **3** |
| 1 Portion, 250 g | 610 | 2553 | 2,4 | 46 | 52 | 4,5 | 3 | 24 | 11 | 8 |
| **Tortellini mit Ricottafüllung** | **215** | **897** | **2,1** | **10** | **22** | **2,0** | **2** | **9** | **5** | **3** |
| 1 Portion, 250 g | 536 | 2244 | 2,1 | 26 | 56 | 5,0 | 4 | 23 | 12 | 7 |
| **Getreide-/Nudelgerichte, Markenprodukte** | | | | | | | | | | |
| **Express Naturreis mit Gemüse, Uncle Ben's** | **172** | **723** | **1,7** | **4** | **27** | **2,5** | **2** | **5** | **1** | **ø** |
| 1 Portion, 250 g | 430 | 1808 | 1,7 | 10 | 68 | 6,0 | 5 | 13 | 4 | ø |
| **Express Indisch (Reisgericht), Uncle Ben's** | **154** | **652** | **1,5** | **3** | **30** | **3,0** | **1** | **2** | **↙** | **ø** |
| 1 Portion, 250 g | 385 | 1630 | 1,5 | 9 | 76 | 7,0 | 2 | 5 | 1 | ø |
| **Express Risi Bisi (Reisgericht), Uncle Ben's** | **148** | **627** | **1,5** | **3** | **30** | **2,5** | **1** | **2** | **↙** | **ø** |
| 1 Portion, 250 g | 370 | 1568 | 1,5 | 8 | 74 | 6,5 | 2 | 5 | 1 | ø |
| **Mirácoli Spaghetti Tomate-Basilikum** | **122** | **515** | **1,2** | **4** | **21** | **2,0** | **1** | **2** | **1** | **ø** |
| 1 Portion, 325 g | 397 | 1674 | 1,2 | 14 | 67 | 6,0 | 4 | 8 | 4 | ø |
| **Nudeltopf mit Huhn, Maggi** | **92** | **384** | **0,9** | **4** | **7** | **0,5** | **ø** | **6** | **ø** | **ø** |
| 1 Portion, 325 g | 299 | 1248 | 0,9 | 12 | 22 | 2,0 | ø | 18 | ø | ø |

# Lebensmittel

## Getreide und Getreideerzeugnisse

jeweils essb. Anteil | **Zeile 1: pro 100 g** | Zeile 2: pro Portion

### Getreide-/Nudelgerichte

| ehrfach nges. FS g | Cholesterin mg | Vitamine A (RÄ) µg | E (TÄ) mg | C mg | Folsäure µg | Mineralstoffe Natrium mg | Kalium mg | Kalzium mg | Magnesium mg | Eisen mg | Lebensmittel |
|---|---|---|---|---|---|---|---|---|---|---|---|
| 1 | 51 | 289 | 0,4 | 1 | 19 | 288 | 202 | 17 | 36 | 1,1 | Getreidebratling, gebraten |
| 2 | 64 | 362 | 0,5 | 1 | 24 | 360 | 253 | 21 | 45 | 1,4 | 1 Bratling, 125 g |
| 1 | 82 | 138 | 0,6 | 1 | 20 | 452 | 91 | 199 | 18 | 0,8 | Käsespätzle |
| 2 | 205 | 346 | 1,5 | 1 | 50 | 1 130 | 228 | 497 | 45 | 2,0 | 1 Portion, 250 g |
| 1 | 54 | 175 | 1,6 | 7 | 20 | 365 | 156 | 107 | 16 | 0,7 | Lasagne mit Gemüse (vegetarisch) |
| 6 | 215 | 701 | 6,5 | 27 | 81 | 1 461 | 624 | 429 | 64 | 2,6 | 1 Portion, 400 g |
| 2 | 58 | 203 | 1,8 | 2 | 10 | 313 | 146 | 95 | 14 | 1,0 | Lasagne mit Hackfleisch (Bolognese) |
| 7 | 230 | 810 | 7,2 | 9 | 39 | 1 250 | 584 | 380 | 57 | 4,0 | 1 Portion, 400 g |
| 1 | 81 | 70 | 0,6 | 2 | 13 | 237 | 109 | 20 | 12 | 1,1 | Maultaschen |
| ✓ | 41 | 35 | 0,3 | 1 | 7 | 119 | 54 | 10 | 6 | 0,6 | 1 Maultasche, 50 g |
| 2 | 60 | 101 | 1,7 | 1 | 5 | 288 | 169 | 33 | 27 | 0,9 | Nudelpfanne Bami Goreng |
| 5 | 210 | 352 | 5,9 | 3 | 19 | 1 008 | 592 | 115 | 96 | 3,3 | 1 Portion, 350 g |
| 2 | 92 | 84 | 1,6 | 1 | 19 | 58 | 136 | 80 | 13 | 0,8 | Pfannkuchen ohne Füllung/Zucker |
| 4 | 212 | 192 | 3,7 | 2 | 43 | 134 | 312 | 184 | 31 | 1,8 | 1 Pfannkuchen, 230 g |
| 1 | 67 | 62 | 1,3 | 3 | 15 | 43 | 131 | 59 | 11 | 0,7 | Pfannkuchen mit Apfel und Zucker |
| 4 | 166 | 155 | 3,3 | 9 | 38 | 107 | 328 | 148 | 28 | 1,8 | 1 Pfannkuchen, 250 g |
| 2 | 76 | 207 | 1,6 | 10 | 29 | 120 | 224 | 88 | 21 | 1,4 | Pfannkuchen mit Gemüse |
| 4 | 190 | 518 | 4,0 | 25 | 73 | 300 | 559 | 220 | 53 | 3,5 | 1 Pfannkuchen, 250 g |
| 1 | 13 | 50 | 0,3 | ✓ | 7 | 110 | 84 | 42 | 15 | 0,7 | Porridge |
| 1 | 33 | 125 | 0,8 | 1 | 17 | 275 | 210 | 106 | 37 | 1,8 | 1 Portion, 250 g |
| 3 | 119 | 147 | 2,2 | 1 | 17 | 322 | 155 | 25 | 17 | 1,8 | Ravioli mit Hackfleischfüllung |
| 6 | 298 | 369 | 5,5 | 2 | 43 | 805 | 389 | 63 | 42 | 4,5 | 1 Portion, 250 g |
| 2 | 48 | 41 | 1,3 | 6 | 12 | 276 | 101 | 15 | 23 | 0,8 | Reispfanne Nasi Goreng |
| 4 | 119 | 102 | 3,3 | 14 | 30 | 689 | 253 | 36 | 57 | 2,0 | 1 Portion, 250 g |
| 2 | 0 | 140 | 1,6 | 11 | 9 | 408 | 73 | 11 | 19 | 0,5 | Risotto, Gemüserisotto |
| 4 | 0 | 350 | 4,0 | 27 | 22 | 1 020 | 182 | 27 | 47 | 1,3 | 1 Portion, 250 g |
| 1 | 99 | 93 | 0,7 | 2 | 18 | 364 | 119 | 61 | 15 | 0,9 | Semmelknödel |
| 1 | 188 | 177 | 1,3 | 4 | 34 | 691 | 226 | 115 | 29 | 1,7 | 2 Knödel, 190 g |
| 1 | 17 | 60 | 0,5 | 2 | 7 | 202 | 121 | 46 | 18 | 0,8 | Spaghetti Bolognese |
| 2 | 59 | 208 | 1,7 | 6 | 25 | 707 | 424 | 160 | 63 | 2,7 | 1 Portion (Nudeln + Soße), 350 g |
| 1 | 52 | 80 | 0,4 | ✓ | 13 | 227 | 79 | 78 | 21 | 0,7 | Spaghetti Carbonara |
| 2 | 183 | 280 | 1,4 | ✓ | 46 | 795 | 277 | 272 | 73 | 2,3 | 1 Portion (Nudeln + Soße), 350 g |
| 1 | 131 | 133 | 0,8 | 3 | 18 | 464 | 162 | 197 | 25 | 1,3 | Tortellini mit Fleischfüllung |
| 2 | 327 | 331 | 2,0 | 6 | 46 | 1 159 | 405 | 492 | 62 | 3,3 | 1 Portion, 250 g |
| 1 | 113 | 277 | 1,0 | 4 | 28 | 248 | 157 | 157 | 19 | 1,5 | Tortellini mit Ricottafüllung |
| 2 | 281 | 691 | 2,5 | 10 | 71 | 620 | 393 | 392 | 49 | 3,7 | 1 Portion, 250 g |

### Getreide-/Nudelgerichte, Markenprodukte

| ehrfach nges. FS g | Cholesterin mg | Vitamine A (RÄ) µg | E (TÄ) mg | C mg | Folsäure µg | Mineralstoffe Natrium mg | Kalium mg | Kalzium mg | Magnesium mg | Eisen mg | Lebensmittel |
|---|---|---|---|---|---|---|---|---|---|---|---|
| ø | ø | ø | ø | ø | ø | 400 | ø | ø | ø | ø | Express Naturreis mit Gemüse, Uncle Ben's |
| ø | ø | ø | ø | ø | ø | 1 000 | ø | ø | ø | ø | 1 Portion, 250 g |
| ø | ø | ø | ø | ø | ø | 600 | ø | ø | ø | ø | Express Indisch (Reisgericht), Uncle Ben's |
| ø | ø | ø | ø | ø | ø | 1 500 | ø | ø | ø | ø | 1 Portion, 250 g |
| ø | ø | ø | ø | ø | ø | 630 | ø | ø | ø | ø | Express Risi Bisi (Reisgericht), Uncle Ben's |
| ø | ø | ø | ø | ø | ø | 1 575 | ø | ø | ø | ø | 1 Portion, 250 g |
| ø | ø | ø | ø | ø | ø | 200 | ø | ø | ø | ø | Mirácoli Spaghetti Tomate-Basilikum |
| ø | ø | ø | ø | ø | ø | 650 | ø | ø | ø | ø | 1 Portion, 325 g |
| ø | ø | ø | ø | ø | ø | ø | ø | ø | ø | ø | Nudeltopf mit Huhn, Maggi |
| ø | ø | ø | ø | ø | ø | ø | ø | ø | ø | ø | 1 Portion, 325 g |

| Lebensmittel<br>Getreide und Getreideerzeugnisse<br>jeweils essb. Anteil \| **Zeile 1: pro 100 g** \| Zeile 2: pro Portion | Energie<br>Energie<br>kcal | <br><br>kJ | <br>Energie-dichte<br>kcal/g | Eiweiß<br>Eiweiß<br>g | Kohlenhydrate<br>Kohlen-hydrate<br>g | <br>KH-Port. | <br>Ballast-stoffe<br>g | Fett/Fettsäuren (FS)<br>Fett<br>g | <br>gesättigte FS<br>g | <br>einfach unges. FS<br>g |
|---|---|---|---|---|---|---|---|---|---|---|
| **Getreide-/Nudelgerichte, Markenprodukte** | | | | | | | | | | |
| **Ravioli „Bolognese", Maggi** | **87** | **365** | **0,9** | **3** | **11** | **1,0** | **ø** | **3** | **ø** | **ø** |
| 1 Portion, 340 g | 296 | 1 241 | 0,9 | 11 | 37 | 3,5 | ø | 12 | ø | ø |
| **Röstzwiebelknödel aus Semmelbrot, Pfanni** | **139** | **585** | **1,4** | **3** | **21** | **2,0** | **1** | **4** | **ø** | **ø** |
| 2 zubereitete Knödel, 190 g | 264 | 1 112 | 1,4 | 6 | 40 | 3,5 | 2 | 8 | ø | ø |
| **Semmelknödel Klassisch, Pfanni** | **139** | **585** | **1,4** | **4** | **23** | **2,0** | **1** | **4** | **1** | **ø** |
| 2 zubereitete Knödel, 190 g | 264 | 1 112 | 1,4 | 8 | 44 | 4,0 | 2 | 8 | 2 | ø |
| **Speckknödel aus Semmelbrot, Pfanni** | **156** | **655** | **1,6** | **4** | **20** | **2,0** | **1** | **7** | **ø** | **ø** |
| 2 zubereitete Knödel, 190 g | 296 | 1 245 | 1,6 | 8 | 38 | 3,5 | 2 | 13 | ø | ø |
| **Brötchen und Croissants** | | | | | | | | | | |
| **Bagel** | **230** | **963** | **2,3** | **7** | **45** | **4,0** | **3** | **3** | **1** | **1** |
| 1 Bagel, 70 g | 161 | 674 | 2,3 | 5 | 31 | 3,0 | 2 | 2 | ✓ | 1 |
| **Baguettebrötchen** | **248** | **1 038** | **2,5** | **7** | **51** | **4,5** | **3** | **1** | **✓** | **✓** |
| 1 Brötchen, 65 g | 161 | 675 | 2,5 | 5 | 33 | 3,0 | 2 | 1 | ✓ | ✓ |
| **Brötchen (Semmeln)** | **248** | **1 038** | **2,5** | **7** | **51** | **4,5** | **3** | **1** | **✓** | **✓** |
| 1 Brötchen, 45 g | 112 | 467 | 2,5 | 3 | 23 | 2,0 | 1 | 1 | ✓ | ✓ |
| **Brötchen mit Kümmel** | **252** | **1 056** | **2,5** | **8** | **50** | **4,5** | **4** | **2** | **✓** | **1** |
| 1 Brötchen, 45 g | 114 | 475 | 2,5 | 4 | 23 | 2,0 | 2 | 1 | ✓ | ✓ |
| **Brötchen mit Mohn** | **259** | **1 083** | **2,6** | **8** | **48** | **4,5** | **4** | **3** | **1** | **1** |
| 1 Brötchen, 45 g | 117 | 487 | 2,6 | 4 | 22 | 2,0 | 2 | 2 | ✓ | ✓ |
| **Brötchen mit Sesam** | **263** | **1 101** | **2,6** | **8** | **49** | **4,5** | **4** | **4** | **1** | **1** |
| 1 Brötchen, 45 g | 118 | 495 | 2,6 | 4 | 22 | 2,0 | 2 | 2 | ✓ | 1 |
| **Butterhörnchen** | **290** | **1 215** | **2,9** | **7** | **45** | **4,0** | **3** | **9** | **5** | **3** |
| 1 Hörnchen, 50 g | 145 | 608 | 2,9 | 4 | 22 | 2,0 | 1 | 4 | 2 | 1 |
| **Croissant** | **508** | **2 126** | **5,1** | **7** | **45** | **4,0** | **3** | **34** | **15** | **11** |
| 1 Croissant, 65 g | 330 | 1 382 | 5,1 | 5 | 29 | 2,5 | 2 | 22 | 10 | 7 |
| **Laugenbrezel/-brötchen/-stange** | **226** | **946** | **2,3** | **7** | **45** | **4,0** | **2** | **2** | **1** | **✓** |
| 1 Brezel, 85 g | 192 | 804 | 2,3 | 6 | 39 | 3,5 | 2 | 2 | 1 | ✓ |
| **Mehrkornbrötchen** | **238** | **994** | **2,4** | **9** | **42** | **4,0** | **7** | **4** | **1** | **1** |
| 1 Brötchen, 65 g | 154 | 646 | 2,4 | 6 | 27 | 2,5 | 4 | 2 | ✓ | ✓ |
| **Milchbrötchen** | **280** | **1 169** | **2,8** | **7** | **44** | **4,0** | **2** | **8** | **3** | **3** |
| 1 Brötchen, 45 g | 126 | 526 | 2,8 | 3 | 20 | 2,0 | 1 | 4 | 2 | 1 |
| **Milchbrötchen mit Rosinen** | **297** | **1 241** | **3,0** | **7** | **48** | **4,5** | **3** | **8** | **4** | **3** |
| 1 Brötchen, 45 g | 133 | 558 | 3,0 | 3 | 22 | 2,0 | 1 | 4 | 2 | 1 |
| **Roggenbrötchen** | **223** | **933** | **2,2** | **6** | **46** | **4,0** | **6** | **1** | **✓** | **✓** |
| 1 Brötchen, 60 g | 134 | 560 | 2,2 | 4 | 28 | 2,5 | 4 | 1 | ✓ | ✓ |
| **Schokoladen-Croissant** | **494** | **2 068** | **4,9** | **8** | **48** | **4,5** | **4** | **30** | **15** | **9** |
| 1 Croissant, 80 g | 395 | 1 655 | 4,9 | 6 | 38 | 3,5 | 3 | 24 | 12 | 8 |
| **Vollkornbrötchen** | **222** | **928** | **2,2** | **8** | **43** | **4,0** | **7** | **2** | **✓** | **✓** |
| 1 Brötchen, 65 g | 144 | 603 | 2,2 | 5 | 28 | 2,5 | 4 | 1 | ✓ | ✓ |
| **Brot** | | | | | | | | | | |
| **Baguette** | **248** | **1 038** | **2,5** | **7** | **51** | **4,5** | **3** | **1** | **✓** | **✓** |
| 1 Scheibe, 30 g | 74 | 311 | 2,5 | 2 | 15 | 1,5 | 1 | ✓ | ✓ | ✓ |
| **Fladenbrot** | **235** | **985** | **2,4** | **7** | **48** | **4,5** | **3** | **1** | **✓** | **✓** |
| 1 Stück, 40 g | 94 | 394 | 2,4 | 3 | 19 | 2,0 | 1 | 1 | ✓ | ✓ |
| **Grahambrot (Weizenvollkornbrot)** | **213** | **889** | **2,1** | **8** | **41** | **4,0** | **6** | **2** | **✓** | **✓** |
| 1 Scheibe, 40 g | 85 | 356 | 2,1 | 3 | 17 | 1,5 | 3 | 1 | ✓ | ✓ |

# Lebensmittel

## Getreide und Getreideerzeugnisse

jeweils essb. Anteil | **Zeile 1: pro 100 g** | Zeile 2: pro Portion

| …ehrfach …nges. FS g | Choles-terin mg | Vitamine A (RÄ) µg | E (TÄ) mg | C mg | Folsäure µg | Mineralstoffe Natrium mg | Kalium mg | Kalzium mg | Magne-sium mg | Eisen mg | Lebensmittel |
|---|---|---|---|---|---|---|---|---|---|---|---|
| | | | | | | | | | | | **Getreide-/Nudelgerichte, Markenprodukte** |
| **ø** | **ø** | **ø** | **ø** | **ø** | **ø** | **ø** | **ø** | **ø** | **ø** | **ø** | **Ravioli „Bolognese", Maggi** |
| ø | ø | ø | ø | ø | ø | ø | ø | ø | ø | ø | 1 Portion, 340 g |
| **ø** | **ø** | **ø** | **ø** | **ø** | **ø** | **430** | **ø** | **ø** | **ø** | **ø** | **Röstzwiebelknödel aus Semmelbrot, Pfanni** |
| ø | ø | ø | ø | ø | ø | 817 | ø | ø | ø | ø | 2 zubereitete Knödel, 190 g |
| **ø** | **ø** | **ø** | **ø** | **ø** | **ø** | **450** | **ø** | **ø** | **ø** | **ø** | **Semmelknödel Klassisch, Pfanni** |
| ø | ø | ø | ø | ø | ø | 855 | ø | ø | ø | ø | 2 zubereitete Knödel, 190 g |
| **ø** | **ø** | **ø** | **ø** | **ø** | **ø** | **380** | **ø** | **ø** | **ø** | **ø** | **Speckknödel aus Semmelbrot, Pfanni** |
| ø | ø | ø | ø | ø | ø | 722 | ø | ø | ø | ø | 2 zubereitete Knödel, 190 g |
| | | | | | | | | | | | **Brötchen und Croissants** |
| **1** | **28** | **20** | **0,3** | **0** | **44** | **147** | **95** | **33** | **22** | **1,4** | **Bagel** |
| 1 | 20 | 14 | 0,2 | 0 | 31 | 103 | 66 | 23 | 16 | 1,0 | 1 Bagel, 70 g |
| **1** | **0** | **4** | **0,4** | **0** | **9** | **451** | **100** | **16** | **21** | **1,3** | **Baguettebrötchen** |
| ✓ | 0 | 3 | 0,3 | 0 | 6 | 293 | 65 | 10 | 14 | 0,8 | 1 Brötchen, 65 g |
| **1** | **0** | **4** | **0,4** | **0** | **9** | **451** | **100** | **16** | **21** | **1,3** | **Brötchen (Semmeln)** |
| ✓ | 0 | 2 | 0,2 | 0 | 4 | 203 | 45 | 7 | 9 | 0,6 | 1 Brötchen, 45 g |
| **1** | **0** | **5** | **0,3** | **0** | **8** | **436** | **146** | **49** | **29** | **1,9** | **Brötchen mit Kümmel** |
| ✓ | 0 | 2 | 0,2 | 0 | 4 | 196 | 66 | 22 | 13 | 0,8 | 1 Brötchen, 45 g |
| **2** | **0** | **4** | **0,5** | **0** | **11** | **430** | **129** | **85** | **36** | **1,7** | **Brötchen mit Mohn** |
| 1 | 0 | 2 | 0,2 | 0 | 5 | 194 | 58 | 38 | 16 | 0,8 | 1 Brötchen, 45 g |
| **2** | **0** | **4** | **0,5** | **0** | **11** | **431** | **118** | **50** | **37** | **1,7** | **Brötchen mit Sesam** |
| 1 | 0 | 2 | 0,2 | 0 | 5 | 194 | 53 | 23 | 17 | 0,8 | 1 Brötchen, 45 g |
| **1** | **44** | **76** | **0,5** | **0** | **45** | **177** | **119** | **32** | **14** | **1,2** | **Butterhörnchen** |
| ✓ | 22 | 38 | 0,2 | 0 | 22 | 88 | 59 | 16 | 7 | 0,6 | 1 Hörnchen, 50 g |
| **6** | **26** | **254** | **5,4** | **✓** | **22** | **371** | **135** | **50** | **16** | **1,0** | **Croissant** |
| 4 | 17 | 165 | 3,5 | ✓ | 14 | 241 | 88 | 33 | 10 | 0,7 | 1 Croissant, 65 g |
| **1** | **0** | **ø** | **0,4** | **0** | **9** | **500** | **100** | **17** | **18** | **0,9** | **Laugenbrezel/-brötchen/-stange** |
| ✓ | 0 | ø | 0,3 | 0 | 8 | 425 | 85 | 14 | 15 | 0,8 | 1 Brezel, 85 g |
| **2** | **0** | **1** | **2,9** | **0** | **26** | **517** | **243** | **34** | **108** | **2,8** | **Mehrkornbrötchen** |
| 1 | 0 | 1 | 1,9 | 0 | 17 | 336 | 158 | 22 | 70 | 1,8 | 1 Brötchen, 65 g |
| **1** | **35** | **71** | **1,0** | **1** | **42** | **109** | **122** | **45** | **17** | **1,1** | **Milchbrötchen** |
| 1 | 16 | 32 | 0,5 | ✓ | 19 | 49 | 55 | 20 | 8 | 0,5 | 1 Brötchen, 45 g |
| **1** | **14** | **62** | **1,0** | **1** | **74** | **19** | **160** | **39** | **17** | **1,1** | **Milchbrötchen mit Rosinen** |
| 1 | 6 | 28 | 0,5 | ✓ | 33 | 9 | 72 | 18 | 8 | 0,5 | 1 Brötchen, 45 g |
| **1** | **0** | **0** | **0,6** | **0** | **23** | **452** | **229** | **20** | **50** | **2,2** | **Roggenbrötchen** |
| ✓ | 0 | 0 | 0,4 | 0 | 14 | 271 | 137 | 12 | 30 | 1,3 | 1 Brötchen, 60 g |
| **4** | **20** | **192** | **4,1** | **1** | **20** | **293** | **272** | **77** | **43** | **1,7** | **Schokoladen-Croissant** |
| 3 | 16 | 153 | 3,3 | ✓ | 16 | 234 | 217 | 62 | 35 | 1,4 | 1 Croissant, 80 g |
| **1** | **0** | **1** | **1,3** | **0** | **23** | **541** | **221** | **31** | **95** | **2,7** | **Vollkornbrötchen** |
| ✓ | 0 | 1 | 0,8 | 0 | 15 | 352 | 144 | 20 | 62 | 1,8 | 1 Brötchen, 65 g |
| | | | | | | | | | | | **Brot** |
| **1** | **0** | **4** | **0,4** | **0** | **9** | **451** | **100** | **16** | **21** | **1,3** | **Baguette** |
| ✓ | 0 | 1 | 0,1 | 0 | 3 | 135 | 30 | 5 | 6 | 0,4 | 1 Scheibe, 30 g |
| **1** | **0** | **4** | **0,3** | **0** | **17** | **428** | **95** | **15** | **20** | **1,3** | **Fladenbrot** |
| ✓ | 0 | 2 | 0,1 | 0 | 7 | 171 | 38 | 6 | 8 | 0,5 | 1 Stück, 40 g |
| **1** | **0** | **1** | **1,2** | **0** | **34** | **424** | **222** | **30** | **91** | **2,7** | **Grahambrot (Weizenvollkornbrot)** |
| ✓ | 0 | ✓ | 0,5 | 0 | 14 | 170 | 89 | 12 | 36 | 1,1 | 1 Scheibe, 40 g |

| Lebensmittel | Energie | | | Eiweiß | Kohlenhydrate | | | Fett/Fettsäuren (FS) | | |
|---|---|---|---|---|---|---|---|---|---|---|
| **Getreide und Getreideerzeugnisse** | Energie | | Energie-dichte | Eiweiß | Kohlen-hydrate | KH-Port. | Ballast-stoffe | Fett | gesättigte FS | einfach unges. FS |
| jeweils essb. Anteil \| **Zeile 1: pro 100 g** \| Zeile 2: pro Portion | kcal | kJ | kcal/g | g | g | | g | g | g | g |
| **BROT** | | | | | | | | | | |
| **Kartoffelbrot** | **217** | **909** | **2,2** | **7** | **44** | **4,0** | **3** | **1** | ↙ | ↙ |
| 1 Scheibe, 45 g | 98 | 409 | 2,2 | 3 | 20 | 2,0 | 1 | ↙ | ↙ | ↙ |
| **Knäckebrot (Mehrkorn)** | **343** | **1 436** | **3,4** | **9** | **72** | **6,5** | **8** | **2** | ↙ | ↙ |
| 1 Scheibe, 10 g | 34 | 144 | 3,4 | 1 | 7 | 0,5 | 1 | ↙ | ↙ | ↙ |
| **Knäckebrot (Roggenvollkorn)** | **336** | **1 405** | **3,4** | **10** | **70** | **6,5** | **9** | **2** | ↙ | ↙ |
| 1 Scheibe, 10 g | 34 | 140 | 3,4 | 1 | 7 | 0,5 | 1 | ↙ | ↙ | ↙ |
| **Leinsamenbrot** | **196** | **818** | **2,0** | **7** | **36** | **3,5** | **10** | **2** | ↙ | ↙ |
| 1 Scheibe, 40 g | 78 | 327 | 2,0 | 3 | 14 | 1,5 | 4 | 1 | ↙ | ↙ |
| **Mehrkornbrot** | **219** | **915** | **2,2** | **6** | **46** | **4,0** | **5** | **1** | ↙ | ↙ |
| 1 Scheibe, 45 g | 98 | 412 | 2,2 | 3 | 21 | 2,0 | 2 | ↙ | ↙ | ↙ |
| **Pumpernickel** | **188** | **786** | **1,9** | **7** | **38** | **3,5** | **9** | **1** | ↙ | ↙ |
| 1 Scheibe, 40 g | 75 | 314 | 1,9 | 3 | 15 | 1,5 | 3 | ↙ | ↙ | ↙ |
| **Roggenbrot** | **211** | **883** | **2,1** | **6** | **44** | **4,0** | **6** | **1** | ↙ | ↙ |
| 1 Scheibe, 45 g | 95 | 397 | 2,1 | 3 | 20 | 2,0 | 3 | ↙ | ↙ | ↙ |
| **Roggenmischbrot** | **210** | **880** | **2,1** | **6** | **44** | **4,0** | **5** | **1** | ↙ | ↙ |
| 1 Scheibe, 45 g | 95 | 396 | 2,1 | 3 | 20 | 2,0 | 2 | ↙ | ↙ | ↙ |
| **Roggenvollkornbrot (Roggenschrotbrot)** | **186** | **777** | **1,9** | **6** | **38** | **3,5** | **7** | **1** | ↙ | ↙ |
| 1 Scheibe, 50 g | 93 | 388 | 1,9 | 3 | 19 | 1,5 | 4 | ↙ | ↙ | ↙ |
| **Rosinenbrot (Weißbrot mit Rosinen, Stuten)** | **241** | **1 007** | **2,4** | **7** | **50** | **4,5** | **3** | **1** | ↙ | ↙ |
| 1 Scheibe, 40 g | 96 | 403 | 2,4 | 3 | 20 | 2,0 | 1 | ↙ | ↙ | ↙ |
| **Sonnenblumenkernbrot** | **204** | **853** | **2,0** | **7** | **37** | **3,5** | **9** | **3** | ↙ | **1** |
| 1 Scheibe, 40 g | 82 | 341 | 2,0 | 3 | 15 | 1,5 | 3 | 1 | ↙ | ↙ |
| **Steinmetzbrot** | **209** | **874** | **2,1** | **6** | **44** | **4,0** | **5** | **1** | ↙ | ↙ |
| 1 Scheibe, 45 g | 94 | 393 | 2,1 | 3 | 20 | 2,0 | 2 | ↙ | ↙ | ↙ |
| **Toastbrot** | **253** | **1 060** | **2,5** | **7** | **48** | **4,5** | **3** | **3** | **1** | **1** |
| 1 Scheibe, 30 g | 76 | 318 | 2,5 | 2 | 14 | 1,5 | 1 | 1 | ↙ | ↙ |
| **Vollkorn-Toastbrot** | **238** | **996** | **2,4** | **8** | **45** | **4,0** | **7** | **3** | ↙ | ↙ |
| 1 Scheibe, 30 g | 71 | 299 | 2,4 | 2 | 14 | 1,0 | 2 | 1 | ↙ | ↙ |
| **Weißbrot (Weizenbrot)** | **235** | **985** | **2,4** | **7** | **48** | **4,5** | **3** | **1** | ↙ | ↙ |
| 1 Scheibe, 40 g | 94 | 394 | 2,4 | 3 | 19 | 1,5 | 1 | 1 | ↙ | ↙ |
| **Weizenmischbrot** | **219** | **917** | **2,2** | **7** | **45** | **4,0** | **4** | **1** | ↙ | ↙ |
| 1 Scheibe, 40 g | 88 | 367 | 2,2 | 3 | 18 | 1,5 | 2 | ↙ | ↙ | ↙ |
| **BROT, MARKENPRODUKTE** | | | | | | | | | | |
| **Crisp Original, Wasa** | **315** | **1 330** | **3,2** | **11** | **63** | **5,5** | **16** | **2** | ↙ | **ø** |
| 1 Scheibe, 10 g | 32 | 135 | 3,2 | 1 | 6 | 0,5 | 2 | ↙ | ↙ | ø |
| **Knusperbrot Crisp'n light Roggen, Wasa** | **355** | **1 520** | **3,6** | **11** | **73** | **6,5** | **7** | **2** | **1** | **ø** |
| 1 Scheibe, 7 g | 24 | 100 | 3,6 | 1 | 5 | 0,5 | 1 | ↙ | ↙ | ø |
| **Sandwich Käse & Schnittlauch, Wasa** | **470** | **1950** | **4,7** | **9** | **48** | **4,5** | **9** | **26** | **18** | **ø** |
| 1 Scheibe (½ Portionspackung), 19 g | 85 | 360 | 4,7 | 2 | 9 | 1,0 | 2 | 5 | 4 | ø |
| **Skorpa (Sesam-), Wasa** | **385** | **1 620** | **3,9** | **11** | **63** | **5,5** | **9** | **10** | **2** | **ø** |
| 1 Scheibe, 10 g | 40 | 170 | 3,9 | 1 | 7 | 0,5 | 1 | 1 | ↙ | ø |
| **Vollkorn-Knäckebrot, Wasa** | **320** | **1 350** | **3,2** | **9** | **66** | **6,0** | **15** | **2** | ↙ | **ø** |
| 1 Scheibe, 13 g | 40 | 180 | 3,2 | 1 | 9 | 1,0 | 2 | ↙ | ↙ | ø |
| **Mjölk, Wasa** | **320** | **1 350** | **3,2** | **12** | **63** | **5,5** | **15** | **3** | **1** | **ø** |
| 1 Scheibe, 8 g | 25 | 120 | 3,2 | 1 | 5 | 0,5 | 1 | ↙ | ↙ | ø |

| | | Vitamine | | | | Mineralstoffe | | | | | Lebensmittel |
|---|---|---|---|---|---|---|---|---|---|---|---|
| ehrfach nges. FS | Choles-terin | A (RÄ) | E (TÄ) | C | Folsäure | Natrium | Kalium | Kalzium | Magne-sium | Eisen | Getreide und Getreideerzeugnisse |
| g | mg | µg | mg | mg | µg | mg | mg | mg | mg | mg | jeweils essb. Anteil \| **Zeile 1: pro 100 g** \| Zeile 2: pro Portion |
| | | | | | | | | | | | **Brot** |
| ↙ | 2 | 5 | 0,2 | 4 | 37 | 224 | 187 | 29 | 20 | 1,1 | Kartoffelbrot |
| ↙ | 1 | 2 | 0,1 | 2 | 17 | 101 | 84 | 13 | 9 | 0,5 | 1 Scheibe, 45 g |
| 1 | 0 | 0 | 1,1 | 0 | 38 | 622 | 254 | 38 | 69 | 2,8 | Knäckebrot (Mehrkorn) |
| ↙ | 0 | 0 | 0,1 | 0 | 4 | 62 | 25 | 4 | 7 | 0,3 | 1 Scheibe, 10 g |
| 1 | 0 | 0 | 0,9 | 0 | 70 | 681 | 345 | 30 | 75 | 3,3 | Knäckebrot (Roggenvollkorn) |
| ↙ | 0 | 0 | 0,1 | 0 | 7 | 68 | 35 | 3 | 8 | 0,3 | 1 Scheibe, 10 g |
| 1 | 0 | 4 | 1,1 | 0 | 35 | 412 | 299 | 30 | 68 | 2,9 | Leinsamenbrot |
| 1 | 0 | 2 | 0,4 | 0 | 14 | 165 | 120 | 12 | 27 | 1,2 | 1 Scheibe, 40 g |
| ↙ | 0 | 0 | 0,7 | 0 | 24 | 396 | 162 | 24 | 44 | 1,8 | Mehrkornbrot |
| ↙ | 0 | 0 | 0,3 | 0 | 11 | 178 | 73 | 11 | 20 | 0,8 | 1 Scheibe, 45 g |
| 1 | 0 | 1 | 1,0 | 0 | 36 | 430 | 290 | 21 | 56 | 2,7 | Pumpernickel |
| ↙ | 0 | ↙ | 0,4 | 0 | 14 | 172 | 116 | 8 | 22 | 1,1 | 1 Scheibe, 40 g |
| ↙ | 0 | 0 | 0,6 | 0 | 44 | 428 | 217 | 19 | 47 | 2,1 | Roggenbrot |
| ↙ | 0 | 0 | 0,3 | 0 | 20 | 193 | 98 | 9 | 21 | 0,9 | 1 Scheibe, 45 g |
| ↙ | 0 | 0 | 0,7 | 0 | 23 | 422 | 153 | 23 | 38 | 1,5 | Roggenmischbrot |
| ↙ | 0 | 0 | 0,3 | 0 | 10 | 190 | 69 | 10 | 17 | 0,7 | 1 Scheibe, 45 g |
| ↙ | 0 | 0 | 0,9 | 0 | 22 | 434 | 243 | 20 | 49 | 2,2 | Roggenvollkornbrot (Roggenschrotbrot) |
| ↙ | 0 | 0 | 0,5 | 0 | 11 | 217 | 122 | 10 | 25 | 1,1 | 1 Scheibe, 50 g |
| ↙ | 0 | 4 | 0,4 | 0 | 16 | 394 | 152 | 16 | 20 | 1,2 | Rosinenbrot (Weißbrot mit Rosinen, Stuten) |
| ↙ | 0 | 2 | 0,2 | 0 | 6 | 158 | 61 | 6 | 8 | 0,5 | 1 Scheibe, 40 g |
| 2 | 0 | 1 | 2,5 | 0 | 39 | 412 | 307 | 24 | 70 | 2,8 | Sonnenblumenkernbrot |
| 1 | 0 | ↙ | 1,0 | 0 | 16 | 165 | 123 | 10 | 28 | 1,1 | 1 Scheibe, 40 g |
| ↙ | 0 | 0 | 0,7 | 0 | 23 | 422 | 166 | 23 | 40 | 1,6 | Steinmetzbrot |
| ↙ | 0 | 0 | 0,3 | 0 | 10 | 190 | 75 | 10 | 18 | 0,7 | 1 Scheibe, 45 g |
| 1 | 0 | 20 | 0,7 | 0 | 25 | 435 | 125 | 33 | 13 | 1,2 | Toastbrot |
| ↙ | 0 | 6 | 0,2 | 0 | 8 | 131 | 38 | 10 | 4 | 0,4 | 1 Scheibe, 30 g |
| 2 | 0 | 25 | 1,7 | 0 | ø | 750 | 320 | 55 | 56 | 1,6 | Vollkorn-Toastbrot |
| 1 | 0 | 8 | 0,5 | 0 | ø | 225 | 96 | 17 | 17 | 0,5 | 1 Scheibe, 30 g |
| 1 | 0 | 4 | 0,3 | 0 | 17 | 428 | 95 | 15 | 20 | 1,3 | Weißbrot (Weizenbrot) |
| ↙ | 0 | 2 | 0,1 | 0 | 7 | 171 | 38 | 6 | 8 | 0,5 | 1 Scheibe, 40 g |
| ↙ | 0 | 0 | 0,6 | 0 | 38 | 421 | 157 | 22 | 40 | 1,7 | Weizenmischbrot |
| ↙ | 0 | 0 | 0,2 | 0 | 15 | 168 | 63 | 9 | 16 | 0,7 | 1 Scheibe, 40 g |
| | | | | | | | | | | | **Brot, Markenprodukte** |
| ø | ø | ø | ø | ø | ø | 700 | ø | ø | 130 | 2,0 | Crisp Original, Wasa |
| ø | ø | ø | ø | ø | ø | 70 | ø | ø | 10 | 0,2 | 1 Scheibe, 10 g |
| ø | ø | ø | ø | ø | ø | 600 | ø | ø | ø | ø | Knusperbrot Crisp'n light Roggen, Wasa |
| ø | ø | ø | ø | ø | ø | 40 | ø | ø | ø | ø | 1 Scheibe, 7 g |
| ø | ø | ø | ø | ø | ø | 600 | ø | ø | ø | ø | Sandwich Käse & Schnittlauch, Wasa |
| ø | ø | ø | ø | ø | ø | 100 | ø | ø | ø | ø | 1 Scheibe (½ Portionspackung), 19 g |
| ø | ø | ø | ø | ø | ø | 400 | ø | ø | ø | ø | Skorpa (Sesam-), Wasa |
| ø | ø | ø | ø | ø | ø | 40 | ø | ø | ø | ø | 1 Scheibe, 10 g |
| ø | ø | ø | ø | ø | ø | 400 | ø | ø | ø | ø | Vollkorn-Knäckebrot, Wasa |
| ø | ø | ø | ø | ø | ø | 50 | ø | ø | ø | ø | 1 Scheibe, 13 g |
| ø | ø | ø | ø | ø | ø | 500 | ø | ø | ø | ø | Mjölk, Wasa |
| ø | ø | ø | ø | ø | ø | 40 | ø | ø | ø | ø | 1 Scheibe, 8 g |

| Lebensmittel<br>Getreide und Getreideerzeugnisse<br>jeweils essb. Anteil \| **Zeile 1: pro 100 g** \| Zeile 2: pro Portion | Energie<br>Energie<br>kcal | <br><br>kJ | <br>Energiedichte<br>kcal/g | Eiweiß<br>Eiweiß<br>g | Kohlenhydrate<br>Kohlenhydrate<br>g | <br>KH-Port. | <br>Ballaststoffe<br>g | Fett/Fettsäuren (FS)<br>Fett<br>g | <br>gesättigte FS<br>g | <br>einfach unges. FS<br>g |
|---|---|---|---|---|---|---|---|---|---|---|
| **CEREALIEN** | | | | | | | | | | |
| **Cornflakes** | **356** | **1488** | **3,6** | **7** | **79** | **7,0** | **4** | **1** | **↙** | **↙** |
| 1 Portion (trocken), 30 g | 107 | 446 | 3,6 | 2 | 24 | 2,0 | 1 | ↙ | ↙ | ↙ |
| **Früchte-Müsli** | **340** | **1423** | **3,4** | **10** | **60** | **5,5** | **9** | **6** | **1** | **3** |
| 1 Portion (trocken), 50 g | 170 | 711 | 3,4 | 5 | 30 | 2,5 | 4 | 3 | ↙ | 1 |
| **Müsli-Basismischung** | **352** | **1471** | **3,5** | **10** | **60** | **5,5** | **8** | **7** | **1** | **4** |
| 1 Portion (trocken), 50 g | 176 | 736 | 3,5 | 5 | 30 | 2,5 | 4 | 4 | 1 | 2 |
| **Müsliriegel i. D.** | **375** | **1569** | **3,8** | **7** | **44** | **4,0** | **4** | **19** | **2** | **14** |
| 1 Riegel, 25 g | 94 | 392 | 3,8 | 2 | 11 | 1,0 | 1 | 5 | 1 | 3 |
| **Müsli-Mandelriegel i. D.** | **454** | **1900** | **4,5** | **11** | **38** | **3,5** | **9** | **29** | **4** | **18** |
| 1 Riegel, 50 g | 227 | 950 | 4,5 | 6 | 19 | 1,5 | 5 | 14 | 2 | 9 |
| **Müsli-Nussriegel i. D.** | **494** | **2067** | **4,9** | **9** | **38** | **3,5** | **6** | **34** | **3** | **24** |
| 1 Riegel, 50 g | 247 | 1033 | 4,9 | 4 | 19 | 1,5 | 3 | 17 | 1 | 12 |
| **Nuss-Müsli** | **404** | **1691** | **4,0** | **13** | **44** | **4,0** | **11** | **19** | **3** | **9** |
| 1 Portion (trocken), 50 g | 202 | 845 | 4,0 | 7 | 22 | 2,0 | 5 | 10 | 1 | 4 |
| **Schoko-Müsli** | **390** | **1632** | **3,9** | **10** | **60** | **5,5** | **7** | **12** | **5** | **5** |
| 1 Portion (trocken), 50 g | 195 | 816 | 3,9 | 5 | 30 | 2,5 | 3 | 6 | 2 | 2 |
| **CEREALIEN, MARKENPRODUKTE** | | | | | | | | | | |
| **Corny free Apfel, Schwartau** | **317** | **1336** | **3,2** | **7** | **73** | **6,5** | **5** | **5** | **3** | **ø** |
| 1 Riegel, 25 g | 79 | 334 | 3,2 | 2 | 18 | 1,5 | 1 | 1 | 1 | ø |
| **Corny Joghurt, Schwartau** | **432** | **1814** | **4,3** | **7** | **60** | **5,5** | **ø** | **18** | **ø** | **ø** |
| 1 Riegel, 25 g | 108 | 453 | 4,3 | 2 | 15 | 1,5 | ø | 5 | ø | ø |
| **Corny Milchsandwich, Schwartau** | **432** | **1812** | **4,3** | **7** | **56** | **5,0** | **7** | **19** | **16** | **ø** |
| 1 Riegel, 30 g | 130 | 544 | 4,3 | 2 | 17 | 1,5 | 2 | 6 | 5 | ø |
| **Corny Schoko, Schwartau** | **431** | **1810** | **4,3** | **7** | **62** | **5,5** | **ø** | **17** | **ø** | **ø** |
| 1 Riegel, 25 g | 108 | 453 | 4,3 | 2 | 16 | 1,5 | ø | 4 | ø | ø |
| **Crunchy Nut Corn Flakes, Kellogg's** | **387** | **1640** | **3,9** | **6** | **85** | **7,5** | **2** | **3** | **1** | **ø** |
| 1 Portion (trocken), 30 g | 116 | 492 | 3,9 | 2 | 26 | 2,5 | 1 | 1 | ↙ | ø |
| **Frosties Original, Kellogg's** | **371** | **1578** | **3,7** | **5** | **87** | **8,0** | **2** | **1** | **↙** | **ø** |
| 1 Portion (trocken), 30 g | 111 | 473 | 3,7 | 1 | 26 | 2,5 | 1 | ↙ | ↙ | ø |
| **Haferkleie Flocken, Kölln** | **321** | **1352** | **3,2** | **19** | **42** | **4,0** | **18** | **9** | **2** | **4** |
| 1 Portion, 25 g | 80 | 338 | 3,2 | 5 | 11 | 1,0 | 5 | 2 | ↙ | 1 |
| **Müsli Knusper Klassik, Kölln** | **432** | **1817** | **4,3** | **10** | **64** | **6,0** | **5** | **15** | **6** | **7** |
| 1 Portion (trocken), 40 g | 173 | 727 | 4,3 | 4 | 26 | 2,5 | 2 | 6 | 2 | 3 |
| **Rice Krispies, Kellogg's** | **382** | **1620** | **3,8** | **7** | **85** | **7,5** | **1** | **2** | **↙** | **ø** |
| 1 Portion (trocken), 30 g | 115 | 486 | 3,8 | 2 | 26 | 2,5 | ↙ | ↙ | ↙ | ø |
| **Smacks, Kellogg's** | **374** | **1587** | **3,7** | **7** | **82** | **7,5** | **5** | **2** | **1** | **ø** |
| 1 Portion (trocken), 30 g | 112 | 476 | 3,7 | 2 | 25 | 2,0 | 1 | 1 | ↙ | ø |
| **Vollkorn Haferfleks, Kölln** | **381** | **1613** | **3,8** | **11** | **73** | **6,5** | **6** | **5** | **1** | **2** |
| 1 Portion (trocken), 40 g | 152 | 645 | 3,8 | 4 | 29 | 2,5 | 2 | 2 | ↙ | 1 |
| **Weetabix Original** | **338** | **1432** | **3,4** | **12** | **68** | **6,0** | **10** | **2** | **1** | **ø** |
| 1 Portion (2 Weetabix, trocken), 38 g | 127 | 537 | 3,4 | 4 | 26 | 2,5 | 4 | 1 | ↙ | ø |
| **Zauberfleks Schoko, Kölln** | **389** | **1644** | **3,9** | **7** | **77** | **7,0** | **5** | **6** | **3** | **2** |
| 1 Portion (trocken), 40 g | 156 | 658 | 3,9 | 3 | 31 | 3,0 | 2 | 2 | 1 | 1 |
| **KUCHEN, TORTEN UND GEBÄCK** | | | | | | | | | | |
| **Amerikaner** | **315** | **1317** | **3,1** | **5** | **53** | **5,0** | **1** | **9** | **3** | **4** |
| 1 Amerikaner, 100 g | 315 | 1317 | 3,1 | 5 | 53 | 5,0 | 1 | 9 | 3 | 4 |

| …ehrfach …nges. FS g | Choles-terin mg | Vitamine A (RÄ) µg | E (TÄ) mg | C mg | Folsäure µg | Mineralstoffe Natrium mg | Kalium mg | Kalzium mg | Magne-sium mg | Eisen mg | Lebensmittel – Getreide und Getreideerzeugnisse (jeweils essb. Anteil \| **Zeile 1: pro 100 g** \| Zeile 2: pro Portion) |
|---|---|---|---|---|---|---|---|---|---|---|---|
| | | | | | | | | | | | **Cerealien** |
| **↙** | **0** | **28** | **0,2** | **0** | **6** | **938** | **120** | **13** | **14** | **2,0** | **Cornflakes** |
| ↙ | 0 | 8 | 0,1 | 0 | 2 | 281 | 36 | 4 | 4 | 0,6 | 1 Portion (trocken), 30 g |
| **2** | **0** | **29** | **2,7** | **3** | **37** | **44** | **451** | **53** | **110** | **3,3** | **Früchte-Müsli** |
| 1 | 0 | 15 | 1,4 | 1 | 19 | 22 | 226 | 27 | 55 | 1,7 | 1 Portion (trocken), 50 g |
| **2** | **0** | **10** | **3,4** | **2** | **44** | **100** | **421** | **51** | **109** | **3,3** | **Müsli-Basismischung** |
| 1 | 0 | 5 | 1,7 | 1 | 22 | 50 | 211 | 26 | 55 | 1,7 | 1 Portion (trocken), 50 g |
| **3** | **0** | **18** | **7,3** | **2** | **28** | **5** | **365** | **77** | **84** | **2,2** | **Müsliriegel i. D.** |
| 1 | 0 | 5 | 1,8 | 1 | 7 | 1 | 91 | 19 | 21 | 0,5 | 1 Riegel, 25 g |
| **5** | **0** | **21** | **12,3** | **6** | **50** | **69** | **544** | **147** | **127** | **3,2** | **Müsli-Mandelriegel i. D.** |
| 3 | 0 | 11 | 6,1 | 3 | 25 | 34 | 272 | 73 | 64 | 1,6 | 1 Riegel, 50 g |
| **6** | **0** | **25** | **13,1** | **3** | **27** | **89** | **420** | **119** | **101** | **3,0** | **Müsli-Nussriegel i. D.** |
| 3 | 0 | 12 | 6,5 | 2 | 13 | 45 | 210 | 60 | 51 | 1,5 | 1 Riegel, 50 g |
| **7** | **0** | **9** | **6,1** | **↙** | **51** | **9** | **488** | **129** | **185** | **4,5** | **Nuss-Müsli** |
| 4 | 0 | 5 | 3,1 | ↙ | 25 | 5 | 244 | 65 | 93 | 2,3 | 1 Portion (trocken), 50 g |
| **2** | **2** | **16** | **2,1** | **1** | **31** | **61** | **377** | **73** | **104** | **3,2** | **Schoko-Müsli** |
| 1 | 1 | 8 | 1,1 | ↙ | 16 | 31 | 189 | 37 | 52 | 1,6 | 1 Portion (trocken), 50 g |
| | | | | | | | | | | | **Cerealien, Markenprodukte** |
| **ø** | **ø** | **ø** | **ø** | **ø** | **ø** | **210** | **ø** | **ø** | **ø** | **ø** | **Corny free Apfel, Schwartau** |
| ø | ø | ø | ø | ø | ø | 50 | ø | ø | ø | ø | 1 Riegel, 25 g |
| **ø** | **ø** | **ø** | **ø** | **ø** | **ø** | **ø** | **ø** | **ø** | **ø** | **ø** | **Corny Joghurt, Schwartau** |
| ø | ø | ø | ø | ø | ø | ø | ø | ø | ø | ø | 1 Riegel, 25 g |
| **ø** | **ø** | **ø** | **ø** | **ø** | **ø** | **320** | **ø** | **ø** | **ø** | **ø** | **Corny Milchsandwich, Schwartau** |
| ø | ø | ø | ø | ø | ø | 100 | ø | ø | ø | ø | 1 Riegel, 30 g |
| **ø** | **ø** | **ø** | **ø** | **ø** | **ø** | **ø** | **ø** | **ø** | **ø** | **ø** | **Corny Schoko, Schwartau** |
| ø | ø | ø | ø | ø | ø | ø | ø | ø | ø | ø | 1 Riegel, 25 g |
| **ø** | **ø** | **ø** | **ø** | **ø** | **334** | **450** | **ø** | **ø** | **ø** | **8,0** | **Crunchy Nut Corn Flakes, Kellogg's** |
| ø | ø | ø | ø | ø | 100 | 135 | ø | ø | ø | 2,4 | 1 Portion (trocken), 30 g |
| **ø** | **ø** | **ø** | **ø** | **ø** | **166** | **450** | **ø** | **456** | **ø** | **8,0** | **Frosties Original, Kellogg's** |
| ø | ø | ø | ø | ø | 50 | 135 | ø | 137 | ø | 2,4 | 1 Portion (trocken), 30 g |
| **3** | **0** | **ø** | **2,0** | **ø** | **ø** | **8** | **700** | **100** | **280** | **7,8** | **Haferkleie Flocken, Kölln** |
| 1 | 0 | ø | 0,5 | ø | ø | 2 | 175 | 25 | 70 | 2,0 | 1 Portion, 25 g |
| **3** | **0** | **ø** | **2,5** | **ø** | **ø** | **189** | **260** | **36** | **110** | **3,3** | **Müsli Knusper Klassik, Kölln** |
| 1 | 0 | ø | 1,0 | ø | ø | 76 | 104 | 14 | 44 | 1,3 | 1 Portion (trocken), 40 g |
| **ø** | **ø** | **ø** | **ø** | **ø** | **166** | **700** | **ø** | **ø** | **ø** | **8,0** | **Rice Krispies, Kellogg's** |
| ø | ø | ø | ø | ø | 50 | 210 | ø | ø | ø | 2,4 | 1 Portion (trocken), 30 g |
| **ø** | **ø** | **ø** | **ø** | **ø** | **166** | **10** | **ø** | **264** | **ø** | **8,0** | **Smacks, Kellogg's** |
| ø | ø | ø | ø | ø | 50 | 3 | ø | 79 | ø | 2,4 | 1 Portion (trocken), 30 g |
| **2** | **0** | **ø** | **0,8** | **ø** | **ø** | **451** | **342** | **44** | **134** | **3,3** | **Vollkorn Haferfleks, Kölln** |
| 1 | 0 | ø | 0,3 | ø | ø | 180 | 137 | 18 | 54 | 1,3 | 1 Portion (trocken), 40 g |
| **ø** | **0** | **ø** | **ø** | **ø** | **170** | **260** | **ø** | **ø** | **ø** | **11,9** | **Weetabix Original** |
| ø | 0 | ø | ø | ø | 64 | 100 | ø | ø | ø | 4,5 | 1 Portion (2 Weetabix, trocken), 38 g |
| **1** | **0** | **ø** | **0,2** | **ø** | **17** | **364** | **384** | **34** | **111** | **3,8** | **Zauberfleks Schoko, Kölln** |
| ↙ | 0 | ø | 0,1 | ø | 7 | 146 | 154 | 14 | 44 | 1,5 | 1 Portion (trocken), 40 g |
| | | | | | | | | | | | **Kuchen, Torten und Gebäck** |
| **2** | **50** | **89** | **1,7** | **↙** | **6** | **148** | **79** | **43** | **11** | **0,9** | **Amerikaner** |
| 2 | 50 | 89 | 1,7 | ↙ | 6 | 148 | 79 | 43 | 11 | 0,9 | 1 Amerikaner, 100 g |

| Lebensmittel | Energie | | | Eiweiß | Kohlenhydrate | | | Fett/Fettsäuren (FS) | | |
|---|---|---|---|---|---|---|---|---|---|---|
| **Getreide und Getreideerzeugnisse**<br>jeweils essb. Anteil \| **Zeile 1: pro 100 g** \| Zeile 2: pro Portion | Energie<br>kcal | kJ | Energiedichte<br>kcal/g | Eiweiß<br>g | Kohlenhydrate<br>g | KH-Port. | Ballaststoffe<br>g | Fett<br>g | gesättigte FS<br>g | einfach unges. FS<br>g |
| **KUCHEN, TORTEN UND GEBÄCK** | | | | | | | | | | |
| **Apfelkuchen (Hefeteig)** | **144** | **604** | **1,4** | **3** | **25** | **2,5** | **2** | **3** | **2** | **1** |
| 1 Stück, 150 g | 217 | 906 | 1,4 | 4 | 38 | 3,5 | 3 | 5 | 3 | 2 |
| **Apfelkuchen (Rührteig)** | **214** | **895** | **2,1** | **3** | **28** | **2,5** | **2** | **10** | **5** | **3** |
| 1 Stück, 150 g | 321 | 1 342 | 2,1 | 5 | 43 | 4,0 | 2 | 14 | 8 | 4 |
| **Apfelkuchen, gedeckter (Mürbeteig)** | **229** | **959** | **2,3** | **3** | **34** | **3,0** | **2** | **9** | **2** | **4** |
| 1 Stück, 100 g | 229 | 959 | 2,3 | 3 | 34 | 3,0 | 2 | 9 | 2 | 4 |
| **Apfelstrudel** | **218** | **912** | **2,2** | **3** | **36** | **3,0** | **3** | **7** | **3** | **3** |
| 1 Stück, 150 g | 327 | 1 368 | 2,2 | 5 | 53 | 5,0 | 4 | 10 | 4 | 4 |
| **Apfeltasche (Blätterteig)** | **310** | **1 297** | **3,1** | **3** | **30** | **2,5** | **2** | **20** | **12** | **6** |
| 1 Apfeltasche, 70 g | 217 | 908 | 3,1 | 2 | 21 | 2,0 | 1 | 14 | 8 | 4 |
| **Baumkuchen** | **427** | **1 786** | **4,3** | **4** | **52** | **4,5** | **1** | **22** | **12** | **8** |
| 1 Stück, 70 g | 299 | 1 250 | 4,3 | 3 | 36 | 3,5 | 1 | 16 | 8 | 5 |
| **Berliner** | **323** | **1 350** | **3,2** | **8** | **43** | **4,0** | **2** | **13** | **7** | **4** |
| 1 Berliner, 60 g | 194 | 810 | 3,2 | 5 | 26 | 2,5 | 1 | 8 | 4 | 2 |
| **Bienenstich, gefüllt** | **300** | **1 257** | **3,0** | **6** | **33** | **3,0** | **2** | **16** | **7** | **7** |
| 1 Stück, 120 g | 360 | 1 508 | 3,0 | 7 | 40 | 3,5 | 3 | 19 | 9 | 8 |
| **Biskuitrolle mit Sahnefüllung** | **217** | **906** | **2,2** | **4** | **24** | **2,0** | **1** | **12** | **6** | **4** |
| 1 Stück, 80 g | 173 | 725 | 2,2 | 3 | 19 | 2,0 | 1 | 9 | 5 | 3 |
| **Brownies** | **411** | **1 719** | **4,1** | **6** | **58** | **5,5** | **2** | **17** | **7** | **7** |
| 1 Stück, 45 g | 185 | 774 | 4,1 | 3 | 26 | 2,5 | 1 | 8 | 3 | 3 |
| **Buttercremetorte i. D.** | **396** | **1 656** | **4,0** | **6** | **33** | **3,0** | **1** | **27** | **13** | **9** |
| 1 Stück, 100 g | 396 | 1 656 | 4,0 | 6 | 33 | 3,0 | 1 | 27 | 13 | 9 |
| **Butterkuchen** | **373** | **1 559** | **3,7** | **7** | **42** | **4,0** | **3** | **20** | **10** | **8** |
| 1 Stück, 75 g | 279 | 1 169 | 3,7 | 5 | 31 | 3,0 | 2 | 15 | 7 | 6 |
| **Cremetorte i. D.** | **316** | **1 323** | **3,2** | **4** | **31** | **3,0** | **1** | **19** | **11** | **6** |
| 1 Stück, 120 g | 379 | 1 588 | 3,2 | 5 | 38 | 3,5 | 1 | 23 | 14 | 7 |
| **Donauwellen** | **313** | **1 308** | **3,1** | **4** | **31** | **3,0** | **2** | **19** | **11** | **6** |
| 1 Stück, 100 g | 313 | 1 308 | 3,1 | 4 | 31 | 3,0 | 2 | 19 | 11 | 6 |
| **Donuts** | **344** | **1 440** | **3,4** | **7** | **46** | **4,0** | **2** | **15** | **6** | **5** |
| 1 Donut, 75 g | 258 | 1 080 | 3,4 | 5 | 35 | 3,0 | 2 | 11 | 5 | 4 |
| **Eiserkuchen** | **443** | **1 854** | **4,4** | **5** | **54** | **5,0** | **2** | **23** | **6** | **11** |
| 1 Eiserkuchen, 30 g | 133 | 556 | 4,4 | 1 | 16 | 1,5 | ↙ | 7 | 2 | 3 |
| **Frankfurter Kranz** | **364** | **1 521** | **3,6** | **5** | **32** | **3,0** | **2** | **24** | **13** | **8** |
| 1 Stück, 80 g | 291 | 1 217 | 3,6 | 4 | 26 | 2,5 | 1 | 19 | 10 | 7 |
| **Früchtebrot** | **350** | **1 466** | **3,5** | **7** | **53** | **5,0** | **5** | **12** | **1** | **8** |
| 1 Stück, 50 g | 175 | 733 | 3,5 | 3 | 26 | 2,5 | 2 | 6 | 1 | 4 |
| **Gewürzkuchen** | **360** | **1 508** | **3,6** | **7** | **48** | **4,5** | **1** | **16** | **5** | **7** |
| 1 Stück, 60 g | 216 | 905 | 3,6 | 4 | 29 | 2,5 | 1 | 10 | 3 | 4 |
| **Hefegebäck (Hefeteilchen) i. D.** | **335** | **1 403** | **3,4** | **7** | **46** | **4,0** | **3** | **14** | **3** | **7** |
| 1 Hefegebäck, 70 g | 235 | 982 | 3,4 | 5 | 32 | 3,0 | 2 | 10 | 2 | 5 |
| **Hefezopf mit Rosinen** | **302** | **1 263** | **3,0** | **8** | **47** | **4,0** | **3** | **9** | **5** | **3** |
| 1 Stück, 70 g | 211 | 884 | 3,0 | 5 | 33 | 3,0 | 2 | 6 | 3 | 2 |
| **Honigkuchen** | **305** | **1 275** | **3,0** | **4** | **67** | **6,0** | **2** | **1** | **1** | ↙ |
| 1 Stück, 70 g | 213 | 892 | 3,0 | 3 | 47 | 4,5 | 1 | 1 | ↙ | ↙ |
| **Käsekuchen** | **195** | **815** | **1,9** | **10** | **23** | **2,0** | **1** | **6** | **2** | **3** |
| 1 Stück, 140 g | 273 | 1 141 | 1,9 | 15 | 33 | 3,0 | 1 | 9 | 2 | 4 |
| **Linzer Torte** | **418** | **1 747** | **4,2** | **8** | **44** | **4,0** | **4** | **24** | **9** | **10** |
| 1 Stück, 100 g | 418 | 1 747 | 4,2 | 8 | 44 | 4,0 | 4 | 24 | 9 | 10 |

| ehrfach nges. FS g | Choles- terin mg | Vitamine A (RÄ) µg | E (TÄ) mg | C mg | Folsäure µg | Mineralstoffe Natrium mg | Kalium mg | Kalzium mg | Magne- sium mg | Eisen mg | Lebensmittel Getreide und Getreideerzeugnisse jeweils essb. Anteil \| **Zeile 1: pro 100 g** \| Zeile 2: pro Portion |
|---|---|---|---|---|---|---|---|---|---|---|---|
| | | | | | | | | | | | **Kuchen, Torten und Gebäck** |
| ↙ | **19** | **31** | **0,4** | **2** | **11** | **12** | **162** | **19** | **10** | **0,7** | **Apfelkuchen (Hefeteig)** |
| 1 | 29 | 47 | 0,6 | 3 | 17 | 18 | 243 | 29 | 15 | 1,1 | 1 Stück, 150 g |
| **1** | **74** | **100** | **0,6** | **1** | **7** | **88** | **120** | **19** | **8** | **0,8** | **Apfelkuchen (Rührteig)** |
| 1 | 111 | 150 | 0,9 | 2 | 11 | 132 | 180 | 29 | 12 | 1,2 | 1 Stück, 150 g |
| **2** | **17** | **70** | **2,1** | **2** | **5** | **49** | **140** | **14** | **12** | **0,7** | **Apfelkuchen, gedeckter (Mürbeteig)** |
| 2 | 17 | 70 | 2,1 | 2 | 5 | 49 | 140 | 14 | 12 | 0,7 | 1 Stück, 100 g |
| **1** | **20** | **53** | **1,1** | **6** | **10** | **20** | **157** | **17** | **12** | **0,7** | **Apfelstrudel** |
| 1 | 30 | 79 | 1,7 | 9 | 15 | 31 | 236 | 26 | 18 | 1,1 | 1 Stück, 150 g |
| **1** | **57** | **157** | **0,7** | **4** | **5** | **279** | **74** | **12** | **9** | **0,6** | **Apfeltasche (Blätterteig)** |
| 1 | 40 | 110 | 0,5 | 3 | 4 | 195 | 52 | 8 | 6 | 0,4 | 1 Apfeltasche, 70 g |
| **1** | **146** | **210** | **2,0** | **1** | **11** | **52** | **80** | **30** | **13** | **1,0** | **Baumkuchen** |
| 1 | 102 | 147 | 1,4 | ↙ | 8 | 36 | 56 | 21 | 9 | 0,7 | 1 Stück, 70 g |
| **1** | **104** | **130** | **0,8** | ↙ | **14** | **246** | **113** | **38** | **16** | **1,3** | **Berliner** |
| 1 | 62 | 78 | 0,5 | ↙ | 8 | 148 | 68 | 23 | 10 | 0,8 | 1 Berliner, 60 g |
| **1** | **52** | **117** | **2,5** | **1** | **10** | **48** | **166** | **80** | **28** | **0,9** | **Bienenstich, gefüllt** |
| 2 | 62 | 140 | 3,0 | 1 | 12 | 58 | 199 | 96 | 34 | 1,1 | 1 Stück, 120 g |
| **1** | **91** | **162** | **0,7** | **13** | **10** | **40** | **108** | **45** | **11** | **0,8** | **Biskuitrolle mit Sahnefüllung** |
| 1 | 73 | 130 | 0,6 | 10 | 8 | 32 | 86 | 36 | 9 | 0,6 | 1 Stück, 80 g |
| **3** | **57** | **109** | **2,0** | ↙ | **12** | **104** | **163** | **55** | **32** | **1,4** | **Brownies** |
| 1 | 26 | 49 | 0,9 | ↙ | 5 | 47 | 73 | 25 | 14 | 0,6 | 1 Stück, 45 g |
| **3** | **193** | **277** | **2,3** | ↙ | **26** | **61** | **71** | **26** | **8** | **1,0** | **Buttercremetorte i. D.** |
| 3 | 193 | 277 | 2,3 | ↙ | 26 | 61 | 71 | 26 | 8 | 1,0 | 1 Stück, 100 g |
| **2** | **60** | **134** | **2,4** | ↙ | **48** | **45** | **151** | **50** | **28** | **1,1** | **Butterkuchen** |
| 1 | 45 | 100 | 1,8 | ↙ | 36 | 33 | 113 | 37 | 21 | 0,8 | 1 Stück, 75 g |
| **1** | **95** | **160** | **0,7** | ↙ | **6** | **120** | **132** | **63** | **19** | **0,8** | **Cremetorte i. D.** |
| 1 | 114 | 192 | 0,8 | ↙ | 7 | 144 | 158 | 76 | 23 | 1,0 | 1 Stück, 120 g |
| **1** | **87** | **161** | **0,7** | **1** | **6** | **75** | **139** | **42** | **22** | **1,0** | **Donauwellen** |
| 1 | 87 | 161 | 0,7 | 1 | 6 | 75 | 139 | 42 | 22 | 1,0 | 1 Stück, 100 g |
| **2** | **46** | **120** | **1,7** | ↙ | **42** | **27** | **111** | **34** | **17** | **1,2** | **Donuts** |
| 2 | 34 | 90 | 1,3 | ↙ | 31 | 20 | 83 | 26 | 13 | 0,9 | 1 Donut, 75 g |
| **6** | **34** | **188** | **4,6** | ↙ | **9** | **68** | **59** | **16** | **13** | **1,0** | **Eiserkuchen** |
| 2 | 10 | 56 | 1,4 | ↙ | 3 | 20 | 18 | 5 | 4 | 0,3 | 1 Eiserkuchen, 30 g |
| **2** | **105** | **174** | **2,6** | **1** | **9** | **92** | **138** | **71** | **24** | **0,9** | **Frankfurter Kranz** |
| 1 | 84 | 139 | 2,1 | ↙ | 7 | 74 | 110 | 57 | 19 | 0,7 | 1 Stück, 80 g |
| **2** | **62** | **53** | **4,9** | **1** | **14** | **60** | **442** | **89** | **46** | **1,6** | **Früchtebrot** |
| 1 | 31 | 27 | 2,5 | 1 | 7 | 30 | 221 | 45 | 23 | 0,8 | 1 Stück, 50 g |
| **3** | **74** | **135** | **2,5** | ↙ | **8** | **99** | **133** | **61** | **22** | **1,2** | **Gewürzkuchen** |
| 2 | 44 | 81 | 1,5 | ↙ | 5 | 59 | 80 | 37 | 13 | 0,7 | 1 Stück, 60 g |
| **3** | **32** | **81** | **2,7** | **1** | **127** | **32** | **238** | **53** | **31** | **1,6** | **Hefegebäck (Hefeteilchen) i. D.** |
| 2 | 22 | 57 | 1,9 | ↙ | 89 | 23 | 167 | 37 | 21 | 1,1 | 1 Hefegebäck, 70 g |
| **1** | **84** | **126** | **0,7** | ↙ | **12** | **69** | **205** | **39** | **16** | **1,1** | **Hefezopf mit Rosinen** |
| ↙ | 59 | 88 | 0,5 | ↙ | 8 | 48 | 144 | 27 | 11 | 0,8 | 1 Stück, 70 g |
| ↙ | **2** | **6** | **0,1** | ↙ | **3** | **106** | **98** | **40** | **15** | **1,3** | **Honigkuchen** |
| ↙ | 1 | 4 | 0,1 | ↙ | 2 | 74 | 69 | 28 | 11 | 0,9 | 1 Stück, 70 g |
| **1** | **67** | **79** | **1,2** | ↙ | **28** | **51** | **112** | **76** | **11** | **0,8** | **Käsekuchen** |
| 2 | 93 | 111 | 1,7 | 1 | 39 | 71 | 156 | 106 | 15 | 1,1 | 1 Stück, 140 g |
| **3** | **97** | **148** | **4,8** | ↙ | **14** | **70** | **198** | **63** | **45** | **1,5** | **Linzer Torte** |
| 3 | 97 | 148 | 4,8 | ↙ | 14 | 70 | 198 | 63 | 45 | 1,5 | 1 Stück, 100 g |

| Lebensmittel | Energie kcal | Energie kJ | Energiedichte kcal/g | Eiweiß g | Kohlenhydrate g | KH-Port. | Ballaststoffe g | Fett g | gesättigte FS g | einfach unges. FS g |
|---|---|---|---|---|---|---|---|---|---|---|
| **Getreide und Getreideerzeugnisse** — jeweils essb. Anteil \| **Zeile 1: pro 100 g** \| Zeile 2: pro Portion | | | | | | | | | | |
| **KUCHEN, TORTEN UND GEBÄCK** | | | | | | | | | | |
| **Marmorkuchen** | **392** | **1638** | **3,9** | **6** | **43** | **4,0** | **2** | **22** | **12** | **7** |
| 1 Stück, 80 g | 313 | 1310 | 3,9 | 5 | 34 | 3,0 | 1 | 17 | 10 | 5 |
| **Muffins** | **327** | **1366** | **3,3** | **6** | **47** | **4,0** | **2** | **13** | **2** | **4** |
| 1 Muffin, 45 g | 147 | 615 | 3,3 | 3 | 21 | 2,0 | 1 | 6 | 1 | 2 |
| **Napfkuchen** | **350** | **1464** | **3,5** | **5** | **54** | **5,0** | **3** | **12** | **7** | **4** |
| 1 Stück, 80 g | 280 | 1171 | 3,5 | 4 | 43 | 4,0 | 2 | 10 | 6 | 3 |
| **Nussecke** | **540** | **2259** | **5,4** | **7** | **48** | **4,5** | **4** | **36** | **10** | **20** |
| 1 Nussecke, 50 g | 270 | 1129 | 5,4 | 3 | 24 | 2,0 | 2 | 18 | 5 | 10 |
| **Nusskuchen (Rührteig)** | **426** | **1783** | **4,3** | **6** | **39** | **3,5** | **2** | **27** | **6** | **14** |
| 1 Stück, 80 g | 341 | 1426 | 4,3 | 5 | 32 | 3,0 | 1 | 22 | 5 | 12 |
| **Obstkuchen (Quark-Öl-Teig)** | **292** | **1222** | **2,9** | **10** | **34** | **3,0** | **2** | **13** | **2** | **5** |
| 1 Stück, 100 g | 292 | 1222 | 2,9 | 10 | 34 | 3,0 | 2 | 13 | 2 | 5 |
| **Obstkuchen (Rührteig)** | **271** | **1133** | **2,7** | **4** | **36** | **3,5** | **2** | **12** | **3** | **5** |
| 1 Stück, 150 g | 406 | 1700 | 2,7 | 6 | 54 | 5,0 | 2 | 18 | 5 | 8 |
| **Obsttorte** | **208** | **870** | **2,1** | **3** | **31** | **3,0** | **2** | **8** | **2** | **4** |
| 1 Stück, 110 g | 229 | 957 | 2,1 | 3 | 34 | 3,0 | 2 | 9 | 2 | 4 |
| **Pflaumenkuchen (Hefeteig)** | **138** | **577** | **1,4** | **3** | **24** | **2,0** | **2** | **3** | **1** | **1** |
| 1 Stück, 150 g | 207 | 865 | 1,4 | 5 | 36 | 3,5 | 3 | 5 | 1 | 2 |
| **Plundergebäck (-teilchen) mit Obst** | **250** | **1047** | **2,5** | **3** | **29** | **2,5** | **1** | **14** | **4** | **6** |
| 1 Plundergebäck, 120 g | 300 | 1257 | 2,5 | 3 | 34 | 3,0 | 2 | 17 | 4 | 7 |
| **Quark-Sahne-Torte (Biskuitboden)** | **218** | **914** | **2,2** | **8** | **21** | **2,0** | ↙ | **12** | **7** | **4** |
| 1 Stück, 125 g | 273 | 1142 | 2,2 | 10 | 26 | 2,5 | ↙ | 15 | 8 | 5 |
| **Quarkstrudel** | **224** | **937** | **2,2** | **10** | **28** | **2,5** | **1** | **8** | **2** | **4** |
| 1 Stück, 150 g | 336 | 1405 | 2,2 | 14 | 42 | 4,0 | 2 | 12 | 3 | 5 |
| **Rhabarbertorte mit Baiser** | **181** | **758** | **1,8** | **2** | **20** | **2,0** | **2** | **10** | **6** | **3** |
| 1 Stück, 100 g | 181 | 758 | 1,8 | 2 | 20 | 2,0 | 2 | 10 | 6 | 3 |
| **Rosinenkuchen (Rührteig)** | **306** | **1281** | **3,1** | **6** | **50** | **4,5** | **2** | **9** | **5** | **3** |
| 1 Stück, 80 g | 245 | 1025 | 3,1 | 5 | 40 | 3,5 | 2 | 7 | 4 | 2 |
| **Rüblitorte (Möhren-Nuss-Torte)** | **317** | **1326** | **3,2** | **7** | **35** | **3,0** | **3** | **17** | **2** | **12** |
| 1 Stück, 120 g | 380 | 1591 | 3,2 | 8 | 42 | 4,0 | 4 | 20 | 2 | 14 |
| **Sachertorte** | **443** | **1855** | **4,4** | **5** | **51** | **4,5** | **4** | **24** | **10** | **10** |
| 1 Stück, 110 g | 488 | 2041 | 4,4 | 5 | 56 | 5,0 | 5 | 27 | 11 | 11 |
| **Sahnetorte i. D.** | **313** | **1309** | **3,1** | **5** | **23** | **2,0** | ↙ | **23** | **11** | **8** |
| 1 Stück, 120 g | 375 | 1571 | 3,1 | 6 | 28 | 2,5 | ↙ | 27 | 14 | 9 |
| **Schokoladenkuchen (Rührteig)** | **359** | **1501** | **3,6** | **7** | **41** | **3,5** | **4** | **18** | **5** | **9** |
| 1 Stück, 80 g | 287 | 1201 | 3,6 | 6 | 33 | 3,0 | 3 | 15 | 4 | 7 |
| **Schwarzwälder Kirschtorte** | **247** | **1034** | **2,5** | **4** | **21** | **2,0** | **1** | **16** | **9** | **5** |
| 1 Stück, 140 g | 346 | 1447 | 2,5 | 5 | 30 | 2,5 | 1 | 23 | 13 | 7 |
| **Schweinsöhrchen (Blätterteig)** | **501** | **2096** | **5,0** | **6** | **53** | **5,0** | **2** | **30** | **7** | **5** |
| 1 Schweinsöhrchen, 60 g | 301 | 1258 | 5,0 | 3 | 32 | 3,0 | 1 | 18 | 4 | 3 |
| **Stollen (Dresdner-/Christ-)** | **409** | **1709** | **4,1** | **6** | **47** | **4,0** | **3** | **22** | **12** | **8** |
| 1 Stück, 70 g | 286 | 1196 | 4,1 | 4 | 33 | 3,0 | 2 | 15 | 8 | 5 |
| **Streuselkuchen (Hefeteig)** | **336** | **1407** | **3,4** | **7** | **49** | **4,5** | **2** | **13** | **3** | **6** |
| 1 Stück, 75 g | 252 | 1055 | 3,4 | 5 | 36 | 3,5 | 2 | 10 | 3 | 4 |
| **Waffeln (Herzwaffeln)** | **327** | **1368** | **3,3** | **6** | **40** | **3,5** | **1** | **16** | **4** | **7** |
| 1 Waffel, 55 g | 180 | 752 | 3,3 | 3 | 22 | 2,0 | 1 | 9 | 2 | 4 |
| **Windbeutel mit Sahne u. Kirschen** | **315** | **1319** | **3,2** | **8** | **27** | **2,5** | **1** | **20** | **8** | **7** |
| 1 Stück, 100 g | 315 | 1319 | 3,2 | 8 | 27 | 2,5 | 1 | 20 | 8 | 7 |

| ehrfach nges. FS g | Choles-terin mg | Vitamine A (RÄ) µg | E (TÄ) mg | C mg | Folsäure µg | Mineralstoffe Natrium mg | Kalium mg | Kalzium mg | Magne-sium mg | Eisen mg | Lebensmittel – Getreide und Getreideerzeugnisse (jeweils essb. Anteil \| **Zeile 1: pro 100 g** \| Zeile 2: pro Portion) |
|---|---|---|---|---|---|---|---|---|---|---|---|
| | | | | | | | | | | | **Kuchen, Torten und Gebäck** |
| **1** | **141** | **209** | **1,0** | ✓ | **9** | **141** | **105** | **39** | **15** | **1,2** | **Marmorkuchen** |
| 1 | 113 | 167 | 0,8 | ✓ | 7 | 113 | 84 | 31 | 12 | 1,0 | 1 Stück, 80 g |
| **6** | **41** | **54** | **4,5** | ✓ | **12** | **88** | **93** | **45** | **12** | **1,0** | **Muffins** |
| 3 | 18 | 24 | 2,0 | ✓ | 5 | 39 | 42 | 20 | 6 | 0,5 | 1 Muffin, 45 g |
| **1** | **73** | **130** | **0,7** | ✓ | **6** | **90** | **267** | **36** | **11** | **0,7** | **Napfkuchen** |
| 1 | 58 | 104 | 0,6 | ✓ | 5 | 72 | 214 | 29 | 9 | 0,6 | 1 Stück, 80 g |
| **4** | **64** | **165** | **8,8** | **1** | **14** | **50** | **259** | **84** | **56** | **1,9** | **Nussecke** |
| 2 | 32 | 83 | 4,4 | ✓ | 7 | 25 | 130 | 42 | 28 | 1,0 | 1 Nussecke, 50 g |
| **5** | **88** | **195** | **5,5** | ✓ | **21** | **201** | **130** | **57** | **27** | **1,3** | **Nusskuchen (Rührteig)** |
| 4 | 71 | 156 | 4,4 | ✓ | 17 | 161 | 104 | 46 | 22 | 1,0 | 1 Stück, 80 g |
| **6** | **57** | **44** | **6,3** | ✓ | **13** | **409** | **173** | **91** | **25** | **1,1** | **Obstkuchen (Quark-Öl-Teig)** |
| 6 | 57 | 44 | 6,3 | ✓ | 13 | 409 | 173 | 91 | 25 | 1,1 | 1 Stück, 100 g |
| **3** | **53** | **122** | **2,5** | **8** | **17** | **138** | **124** | **29** | **14** | **0,8** | **Obstkuchen (Rührteig)** |
| 4 | 79 | 183 | 3,8 | 12 | 26 | 207 | 185 | 43 | 21 | 1,2 | 1 Stück, 150 g |
| **2** | **16** | **74** | **1,7** | **13** | **15** | **16** | **155** | **17** | **15** | **0,6** | **Obsttorte** |
| 2 | 18 | 82 | 1,9 | 14 | 16 | 18 | 171 | 18 | 17 | 0,7 | 1 Stück, 110 g |
| **1** | **15** | **66** | **1,1** | **3** | **22** | **14** | **181** | **24** | **12** | **0,7** | **Pflaumenkuchen (Hefeteig)** |
| 1 | 22 | 99 | 1,7 | 5 | 33 | 21 | 272 | 36 | 18 | 1,1 | 1 Stück, 150 g |
| **3** | **14** | **115** | **2,8** | **8** | **11** | **36** | **129** | **35** | **14** | **0,5** | **Plundergebäck (-teilchen) mit Obst** |
| 4 | 16 | 138 | 3,4 | 9 | 13 | 43 | 155 | 42 | 17 | 0,6 | 1 Plundergebäck, 120 g |
| **1** | **83** | **157** | **0,6** | **1** | **23** | **43** | **107** | **75** | **10** | **0,6** | **Quark-Sahne-Torte (Biskuitboden)** |
| 1 | 104 | 197 | 0,8 | 1 | 28 | 53 | 134 | 94 | 12 | 0,8 | 1 Stück, 125 g |
| **2** | **49** | **84** | **1,6** | ✓ | **11** | **105** | **136** | **70** | **13** | **0,9** | **Quarkstrudel** |
| 3 | 74 | 126 | 2,4 | ✓ | 17 | 158 | 204 | 105 | 20 | 1,4 | 1 Stück, 150 g |
| **1** | **37** | **88** | **0,5** | **4** | **3** | **61** | **204** | **44** | **12** | **0,6** | **Rhabarbertorte mit Baiser** |
| 1 | 37 | 88 | 0,5 | 4 | 3 | 61 | 204 | 44 | 12 | 0,6 | 1 Stück, 100 g |
| **1** | **72** | **90** | **0,6** | ✓ | **7** | **32** | **173** | **40** | **13** | **0,9** | **Rosinenkuchen (Rührteig)** |
| ✓ | 58 | 72 | 0,5 | ✓ | 6 | 26 | 138 | 32 | 10 | 0,7 | 1 Stück, 80 g |
| **2** | **101** | **392** | **6,6** | **2** | **17** | **86** | **270** | **86** | **49** | **2,1** | **Rüblitorte (Möhren-Nuss-Torte)** |
| 2 | 121 | 470 | 7,9 | 3 | 20 | 103 | 324 | 103 | 59 | 2,5 | 1 Stück, 120 g |
| **4** | **22** | **127** | **3,1** | ✓ | **10** | **27** | **250** | **21** | **52** | **1,9** | **Sachertorte** |
| 4 | 24 | 140 | 3,4 | ✓ | 11 | 30 | 275 | 23 | 57 | 2,1 | 1 Stück, 110 g |
| **2** | **116** | **274** | **1,9** | **1** | **18** | **47** | **90** | **54** | **10** | **0,6** | **Sahnetorte i. D.** |
| 3 | 139 | 329 | 2,3 | 1 | 21 | 57 | 108 | 64 | 12 | 0,7 | 1 Stück, 120 g |
| **4** | **49** | **136** | **4,0** | ✓ | **9** | **182** | **203** | **60** | **40** | **1,6** | **Schokoladenkuchen (Rührteig)** |
| 3 | 39 | 109 | 3,2 | ✓ | 7 | 146 | 162 | 48 | 32 | 1,3 | 1 Stück, 80 g |
| **1** | **88** | **204** | **0,7** | **1** | **6** | **51** | **105** | **47** | **13** | **0,7** | **Schwarzwälder Kirschtorte** |
| 1 | 123 | 286 | 1,0 | 1 | 8 | 71 | 147 | 66 | 18 | 1,0 | 1 Stück, 140 g |
| **11** | **20** | **53** | **1,5** | ✓ | **8** | **302** | **70** | **57** | **12** | **0,9** | **Schweinsöhrchen (Blätterteig)** |
| 6 | 12 | 32 | 0,9 | ✓ | 5 | 181 | 42 | 34 | 7 | 0,5 | 1 Schweinsöhrchen, 60 g |
| **1** | **54** | **151** | **1,9** | ✓ | **21** | **11** | **254** | **39** | **24** | **1,0** | **Stollen (Dresdner-/Christ-)** |
| 1 | 38 | 106 | 1,3 | ✓ | 15 | 8 | 178 | 27 | 17 | 0,7 | 1 Stück, 70 g |
| **3** | **32** | **108** | **2,5** | ✓ | **40** | **33** | **102** | **31** | **16** | **1,1** | **Streuselkuchen (Hefeteig)** |
| 2 | 24 | 81 | 1,9 | ✓ | 30 | 25 | 76 | 24 | 12 | 0,8 | 1 Stück, 75 g |
| **4** | **93** | **164** | **3,0** | ✓ | **15** | **216** | **88** | **48** | **13** | **1,1** | **Waffeln (Herzwaffeln)** |
| 2 | 51 | 90 | 1,7 | ✓ | 8 | 119 | 49 | 27 | 7 | 0,6 | 1 Waffel, 55 g |
| **3** | **183** | **270** | **2,5** | **1** | **17** | **102** | **127** | **51** | **15** | **1,3** | **Windbeutel mit Sahne u. Kirschen** |
| 3 | 183 | 270 | 2,5 | 1 | 17 | 102 | 127 | 51 | 15 | 1,3 | 1 Stück, 100 g |

| Lebensmittel<br>Getreide und Getreideerzeugnisse<br>jeweils essb. Anteil \| **Zeile 1: pro 100 g** \| Zeile 2: pro Portion | Energie<br>Energie<br>kcal | <br><br>kJ | <br>Energiedichte<br>kcal/g | Eiweiß<br>Eiweiß<br>g | Kohlenhydrate<br>Kohlenhydrate<br>g | <br>KH-Port. | <br>Ballaststoffe<br>g | Fett/Fettsäuren (FS)<br>Fett<br>g | <br>gesättigte FS<br>g | <br>einfach unges. FS<br>g |
|---|---|---|---|---|---|---|---|---|---|---|
| **KUCHEN, TORTEN UND GEBÄCK** | | | | | | | | | | |
| **Zitronenkuchen** | **331** | **1384** | **3,3** | **5** | **43** | **4,0** | **1** | **16** | **7** | **6** |
| 1 Stück, 80 g | 265 | 1107 | 3,3 | 4 | 34 | 3,0 | 1 | 12 | 5 | 5 |
| **KLEINGEBÄCK UND KEKSE** | | | | | | | | | | |
| **Anisplätzchen** | **385** | **1610** | **3,8** | **9** | **77** | **7,0** | **2** | **4** | **1** | **2** |
| 1 Plätzchen, 8 g | 31 | 129 | 3,8 | 1 | 6 | 0,5 | ↙ | ↙ | ↙ | ↙ |
| **Butterkeks** | **480** | **2008** | **4,8** | **10** | **62** | **5,5** | **3** | **21** | **13** | **6** |
| 1 Keks, 5 g | 24 | 100 | 4,8 | 1 | 3 | 0,5 | ↙ | 1 | 1 | ↙ |
| **Dominosteine** | **403** | **1687** | **4,0** | **6** | **62** | **5,5** | **5** | **14** | **7** | **6** |
| 1 Dominostein, 13 g | 52 | 219 | 4,0 | 1 | 8 | 0,5 | 1 | 2 | 1 | 1 |
| **Haferplätzchen** | **417** | **1746** | **4,2** | **8** | **50** | **4,5** | **2** | **21** | **11** | **7** |
| 1 Plätzchen, 10 g | 42 | 175 | 4,2 | 1 | 5 | 0,5 | ↙ | 2 | 1 | 1 |
| **Heidesand** | **461** | **1930** | **4,6** | **4** | **59** | **5,5** | **2** | **23** | **6** | **10** |
| 1 Plätzchen, 10 g | 46 | 193 | 4,6 | ↙ | 6 | 0,5 | ↙ | 2 | 1 | 1 |
| **Lebkuchen (Elisen-)** | **413** | **1727** | **4,1** | **9** | **49** | **4,5** | **5** | **20** | **2** | **13** |
| 1 Lebkuchen, 40 g | 165 | 691 | 4,1 | 4 | 20 | 2,0 | 2 | 8 | 1 | 5 |
| **Löffelbiskuits** | **411** | **1720** | **4,1** | **11** | **75** | **7,0** | **2** | **7** | **2** | **3** |
| 1 Löffelbiskuit, 7 g | 29 | 120 | 4,1 | 1 | 5 | 0,5 | ↙ | ↙ | ↙ | ↙ |
| **Makronen** | **449** | **1879** | **4,5** | **10** | **47** | **4,5** | **7** | **24** | **2** | **17** |
| 1 Makrone, 10 g | 45 | 188 | 4,5 | 1 | 5 | 0,5 | 1 | 2 | ↙ | 2 |
| **Mutzen (Rheinische)** | **295** | **1232** | **2,9** | **9** | **54** | **5,0** | **2** | **4** | **1** | **1** |
| 1 Mutze, 15 g | 44 | 185 | 2,9 | 1 | 8 | 0,5 | ↙ | 1 | ↙ | ↙ |
| **Nussplätzchen** | **466** | **1948** | **4,7** | **7** | **47** | **4,5** | **4** | **28** | **8** | **16** |
| 1 Plätzchen, 10 g | 47 | 195 | 4,7 | 1 | 5 | 0,5 | ↙ | 3 | 1 | 2 |
| **Orangenplätzchen** | **378** | **1581** | **3,8** | **6** | **80** | **7,5** | **1** | **3** | **1** | **1** |
| 1 Plätzchen, 10 g | 38 | 158 | 3,8 | 1 | 8 | 0,5 | ↙ | ↙ | ↙ | ↙ |
| **Pfeffernüsse** | **396** | **1656** | **4,0** | **7** | **79** | **7,0** | **3** | **5** | **1** | **3** |
| 1 Pfeffernuss, 12 g | 47 | 199 | 4,0 | 1 | 9 | 1,0 | ↙ | 1 | ↙ | ↙ |
| **Plätzchen/Kekse, gemischt** | **499** | **2086** | **5,0** | **6** | **60** | **5,5** | **2** | **26** | **15** | **8** |
| 1 Plätzchen, 8 g | 40 | 167 | 5,0 | ↙ | 5 | 0,5 | ↙ | 2 | 1 | 1 |
| **Printen (Schokoladen-)** | **466** | **1948** | **4,7** | **8** | **60** | **5,5** | **6** | **21** | **5** | **13** |
| 1 Printe, 20 g | 93 | 390 | 4,7 | 2 | 12 | 1,0 | 1 | 4 | 1 | 3 |
| **Russisch Brot (ABC-Gebäck)** | **382** | **1596** | **3,8** | **9** | **83** | **7,5** | **2** | **1** | **↙** | **↙** |
| 1 „Buchstabe", 5 g | 19 | 80 | 3,8 | ↙ | 4 | 0,5 | ↙ | ↙ | ↙ | ↙ |
| **Spekulatius** | **490** | **2048** | **4,9** | **8** | **57** | **5,0** | **3** | **26** | **12** | **10** |
| 1 Spekulatius, 10 g | 49 | 205 | 4,9 | 1 | 6 | 0,5 | ↙ | 3 | 1 | 1 |
| **Spritzgebäck** | **531** | **2222** | **5,3** | **7** | **54** | **5,0** | **4** | **33** | **17** | **12** |
| 1 Plätzchen, 10 g | 53 | 222 | 5,3 | 1 | 5 | 0,5 | ↙ | 3 | 2 | 1 |
| **Vanillekipferl** | **491** | **2056** | **4,9** | **7** | **46** | **4,0** | **4** | **31** | **14** | **13** |
| 1 Vanillekipferl, 7 g | 34 | 144 | 4,9 | 1 | 3 | 0,5 | ↙ | 2 | 1 | 1 |
| **Vollkornkeks** | **471** | **1971** | **4,7** | **12** | **52** | **4,5** | **9** | **24** | **3** | **5** |
| 1 Keks, 10 g | 47 | 197 | 4,7 | 1 | 5 | 0,5 | 1 | 2 | ↙ | 1 |
| **Waffelkekse/-plätzchen** | **554** | **2318** | **5,5** | **6** | **42** | **4,0** | **1** | **41** | **24** | **13** |
| 1 Keks, 10 g | 55 | 232 | 5,5 | 1 | 4 | 0,5 | ↙ | 4 | 2 | 1 |
| **Zimtsterne** | **456** | **1907** | **4,6** | **11** | **44** | **4,0** | **7** | **26** | **2** | **18** |
| 1 Stern, 7 g | 32 | 133 | 4,6 | 1 | 3 | 0,5 | 1 | 2 | ↙ | 1 |
| **Zwieback** | **365** | **1529** | **3,7** | **9** | **71** | **6,5** | **5** | **4** | **1** | **1** |
| 1 Zwieback, 10 g | 37 | 153 | 3,7 | 1 | 7 | 0,5 | 1 | ↙ | ↙ | ↙ |

| ehrfach nges. FS g | Choles-terin mg | **Vitamine** A (RÄ) µg | E (TÄ) mg | C mg | Folsäure µg | **Mineralstoffe** Natrium mg | Kalium mg | Kalzium mg | Magne-sium mg | Eisen mg | **Lebensmittel** **Getreide und Getreideerzeugnisse** jeweils essb. Anteil \| **Zeile 1: pro 100 g** \| Zeile 2: pro Portion |
|---|---|---|---|---|---|---|---|---|---|---|---|
| | | | | | | | | | | | **KUCHEN, TORTEN UND GEBÄCK** |
| 2 | 102 | 158 | 1,9 | 3 | 16 | 147 | 75 | 36 | 11 | 0,9 | **Zitronenkuchen** |
| 2 | 82 | 126 | 1,5 | 2 | 13 | 117 | 60 | 29 | 9 | 0,7 | 1 Stück, 80 g |
| | | | | | | | | | | | **KLEINGEBÄCK UND KEKSE** |
| 1 | 128 | 91 | 0,8 | ↙ | 13 | 82 | 107 | 31 | 15 | 1,8 | **Anisplätzchen** |
| ↙ | 10 | 7 | 0,1 | ↙ | 1 | 7 | 9 | 2 | 1 | 0,1 | 1 Plätzchen, 8 g |
| 1 | 62 | 173 | 0,8 | 1 | 9 | 266 | 257 | 136 | 43 | 1,6 | **Butterkeks** |
| ↙ | 3 | 9 | ↙ | ↙ | ↙ | 13 | 13 | 7 | 2 | 0,1 | 1 Keks, 5 g |
| 1 | 22 | 62 | 1,8 | 1 | 12 | 104 | 325 | 79 | 64 | 2,0 | **Dominosteine** |
| ↙ | 3 | 8 | 0,2 | ↙ | 2 | 14 | 42 | 10 | 8 | 0,3 | 1 Dominostein, 13 g |
| 2 | 109 | 172 | 1,2 | ↙ | 10 | 119 | 155 | 40 | 51 | 2,1 | **Haferplätzchen** |
| ↙ | 11 | 17 | 0,1 | ↙ | 1 | 12 | 16 | 4 | 5 | 0,2 | 1 Plätzchen, 10 g |
| 6 | 2 | 173 | 4,6 | 0 | 3 | 52 | 51 | 11 | 12 | 0,8 | **Heidesand** |
| 1 | ↙ | 17 | 0,5 | 0 | ↙ | 5 | 5 | 1 | 1 | 0,1 | 1 Plätzchen, 10 g |
| 4 | 77 | 151 | 8,9 | 7 | 23 | 43 | 325 | 119 | 76 | 2,3 | **Lebkuchen (Elisen-)** |
| 1 | 31 | 60 | 3,6 | 3 | 9 | 17 | 130 | 48 | 30 | 0,9 | 1 Lebkuchen, 40 g |
| 1 | 249 | 176 | 1,3 | 0 | 17 | 99 | 127 | 39 | 17 | 2,4 | **Löffelbiskuits** |
| ↙ | 17 | 12 | 0,1 | 0 | 1 | 7 | 9 | 3 | 1 | 0,2 | 1 Löffelbiskuit, 7 g |
| 5 | 0 | 10 | 11,8 | ↙ | 22 | 31 | 404 | 115 | 102 | 2,0 | **Makronen** |
| ↙ | 0 | 1 | 1,2 | ↙ | 2 | 3 | 40 | 12 | 10 | 0,2 | 1 Makrone, 10 g |
| 1 | 107 | 77 | 0,7 | 0 | 11 | 63 | 106 | 28 | 15 | 1,5 | **Mutzen (Rheinische)** |
| ↙ | 16 | 12 | 0,1 | 0 | 2 | 9 | 16 | 4 | 2 | 0,2 | 1 Mutze, 15 g |
| 2 | 32 | 90 | 7,3 | 1 | 11 | 52 | 217 | 80 | 49 | 1,6 | **Nussplätzchen** |
| ↙ | 3 | 9 | 0,7 | ↙ | 1 | 5 | 22 | 8 | 5 | 0,2 | 1 Plätzchen, 10 g |
| 1 | 103 | 88 | 0,6 | 3 | 11 | 69 | 92 | 27 | 10 | 1,3 | **Orangenplätzchen** |
| ↙ | 10 | 9 | 0,1 | ↙ | 1 | 7 | 9 | 3 | 1 | 0,1 | 1 Plätzchen, 10 g |
| 1 | 46 | 37 | 2,0 | 1 | 9 | 75 | 141 | 41 | 28 | 1,8 | **Pfeffernüsse** |
| ↙ | 6 | 4 | 0,2 | ↙ | 1 | 9 | 17 | 5 | 3 | 0,2 | 1 Pfeffernuss, 12 g |
| 1 | 127 | 243 | 1,2 | ↙ | 6 | 82 | 70 | 19 | 11 | 1,1 | **Plätzchen/Kekse, gemischt** |
| ↙ | 10 | 19 | 0,1 | ↙ | ↙ | 7 | 6 | 2 | 1 | 0,1 | 1 Plätzchen, 8 g |
| 2 | 14 | 40 | 6,0 | 1 | 11 | 174 | 407 | 121 | 77 | 2,6 | **Printen (Schokoladen-)** |
| ↙ | 3 | 8 | 1,2 | ↙ | 2 | 35 | 81 | 24 | 15 | 0,5 | 1 Printe, 20 g |
| ↙ | 0 | 1 | 0,1 | 1 | 5 | 88 | 296 | 73 | 33 | 2,1 | **Russisch Brot (ABC-Gebäck)** |
| ↙ | 0 | ↙ | ↙ | ↙ | ↙ | 4 | 15 | 4 | 2 | 0,1 | 1 „Buchstabe“, 5 g |
| 2 | 97 | 181 | 3,2 | ↙ | 11 | 84 | 156 | 49 | 33 | 1,7 | **Spekulatius** |
| ↙ | 10 | 18 | 0,3 | ↙ | 1 | 8 | 16 | 5 | 3 | 0,2 | 1 Spekulatius, 10 g |
| 2 | 76 | 208 | 3,5 | ↙ | 8 | 3 | 154 | 38 | 36 | 1,3 | **Spritzgebäck** |
| ↙ | 8 | 21 | 0,4 | ↙ | 1 | ↙ | 15 | 4 | 4 | 0,1 | 1 Plätzchen, 10 g |
| 3 | 151 | 228 | 5,0 | ↙ | 14 | 73 | 175 | 61 | 42 | 1,7 | **Vanillekipferl** |
| ↙ | 11 | 16 | 0,4 | ↙ | 1 | 5 | 12 | 4 | 3 | 0,1 | 1 Vanillekipferl, 7 g |
| 15 | ø | 8 | 15,5 | 1 | 24 | 333 | 317 | 40 | 86 | 4,3 | **Vollkornkeks** |
| 1 | ø | 1 | 1,6 | ↙ | 2 | 33 | 32 | 4 | 9 | 0,4 | 1 Keks, 10 g |
| 2 | 240 | 426 | 1,6 | ↙ | 11 | 137 | 96 | 59 | 11 | 1,2 | **Waffelkekse/-plätzchen** |
| ↙ | 24 | 43 | 0,2 | ↙ | 1 | 14 | 10 | 6 | 1 | 0,1 | 1 Keks, 10 g |
| 5 | 0 | 10 | 12,6 | 1 | 24 | 27 | 436 | 126 | 110 | 2,2 | **Zimtsterne** |
| ↙ | 0 | 1 | 0,9 | ↙ | 2 | 2 | 31 | 9 | 8 | 0,2 | 1 Stern, 7 g |
| 2 | 0 | 0 | 0,2 | 0 | 0 | 263 | 160 | 42 | 16 | 1,5 | **Zwieback** |
| ↙ | 0 | 0 | ↙ | 0 | 0 | 26 | 16 | 4 | 2 | 0,2 | 1 Zwieback, 10 g |

| Lebensmittel<br>**Getreide und Getreideerzeugnisse**<br>jeweils essb. Anteil \| **Zeile 1: pro 100 g** \| Zeile 2: pro Portion | Energie<br>Energie<br>kcal | <br><br>kJ | <br>Energiedichte<br>kcal/g | Eiweiß<br>Eiweiß<br>g | Kohlenhydrate<br>Kohlenhydrate<br>g | <br>KH-Port. | <br>Ballaststoffe<br>g | Fett/Fettsäuren (FS)<br>Fett<br>g | <br>gesättigte FS<br>g | <br>einfach unges. FS<br>g |
|---|---|---|---|---|---|---|---|---|---|---|
| **Kleingebäck und Kekse, Markenprodukte** | | | | | | | | | | |
| **Aachener Printen, Lambertz** | **381** | **1616** | **3,8** | **6** | **83** | 7,5 | **ø** | **2** | **ø** | **ø** |
| 1 Printe, 20 g | 76 | 323 | 3,8 | 1 | 17 | 1,5 | ø | ↙ | ø | ø |
| **Anis-Zwieback, Brandt** | **388** | **1644** | **3,9** | **7** | **81** | **7,5** | **2** | **4** | **ø** | **ø** |
| 1 Zwieback, 18 g | 70 | 296 | 3,9 | 1 | 15 | 1,5 | ↙ | 1 | ø | ø |
| **Butterkeks, Leibniz** | **432** | **1823** | **4,3** | **8** | **75** | **7,0** | **2** | **11** | **7** | **ø** |
| 6 Kekse, ca. 30 g | 130 | 547 | 4,3 | 3 | 22 | 2,0 | 1 | 3 | 2 | ø |
| **Milchsnack, Leibniz** | **510** | **2132** | **5,1** | **8** | **60** | **5,5** | **2** | **27** | **18** | **ø** |
| 1 Keks, 25 g | 127 | 533 | 5,1 | 2 | 15 | 1,5 | 1 | 7 | 5 | ø |
| **Ohne Gleichen Vollmilch, Bahlsen** | **555** | **2314** | **5,6** | **8** | **48** | **4,5** | **4** | **37** | **21** | **ø** |
| 1 Plätzchen, 10 g | 56 | 231 | 5,6 | 1 | 5 | 0,5 | ↙ | 4 | 2 | ø |
| **Prinzen Rolle, Griesson de Beukelaer** | **472** | **1979** | **4,7** | **6** | **62** | **5,5** | **7** | **22** | **16** | **ø** |
| 1 Keks, 24 g | 112 | 469 | 4,7 | 1 | 15 | 1,5 | 2 | 5 | 4 | ø |
| **Selection Mischung, Bahlsen** | **514** | **2148** | **5,1** | **7** | **57** | **5,0** | **4** | **29** | **16** | **ø** |
| 1 Portion (3–4 Kekse), 30 g | 154 | 644 | 5,1 | 2 | 17 | 1,5 | 1 | 9 | 5 | ø |
| **Schoko-Zwieback, Brandt** | **453** | **1923** | **4,5** | **10** | **64** | **6,0** | **3** | **18** | **ø** | **ø** |
| 1 Zwieback, 18 g | 82 | 346 | 4,5 | 2 | 12 | 1,0 | 1 | 3 | ø | ø |
| **Vollkorn-Zwieback, Brandt** | **362** | **1531** | **3,6** | **14** | **64** | **6,0** | **9** | **6** | **3** | **ø** |
| 1 Zwieback, 10 g | 36 | 153 | 3,6 | 1 | 6 | 0,5 | 1 | 1 | ↙ | ø |

| | | Vitamine | | | | Mineralstoffe | | | | | Lebensmittel |
|---|---|---|---|---|---|---|---|---|---|---|---|
| ehrfach nges. FS g | Choles-terin mg | A (RÄ) µg | E (TÄ) mg | C mg | Folsäure µg | Natrium mg | Kalium mg | Kalzium mg | Magne-sium mg | Eisen mg | **Getreide und Getreideerzeugnisse** jeweils essb. Anteil \| **Zeile 1: pro 100 g** \| Zeile 2: pro Portion |
| | | | | | | | | | | | **KLEINGEBÄCK UND KEKSE, MARKENPRODUKTE** |
| **ø** | **ø** | **ø** | **ø** | **ø** | **ø** | **ø** | **ø** | **ø** | **ø** | **ø** | **Aachener Printen, Lambertz** |
| ø | ø | ø | ø | ø | ø | ø | ø | ø | ø | ø | 1 Printe, 20 g |
| **ø** | **ø** | **ø** | **ø** | **ø** | **ø** | **ø** | **ø** | **ø** | **ø** | **ø** | **Anis-Zwieback, Brandt** |
| ø | ø | ø | ø | ø | ø | ø | ø | ø | ø | ø | 1 Zwieback, 18 g |
| **ø** | **ø** | **ø** | **ø** | **ø** | **ø** | **600** | **ø** | **ø** | **ø** | **ø** | **Butterkeks, Leibniz** |
| ø | ø | ø | ø | ø | ø | 180 | ø | ø | ø | ø | 6 Kekse, ca. 30 g |
| **ø** | **ø** | **ø** | **ø** | **ø** | **ø** | **240** | **ø** | **ø** | **ø** | **ø** | **Milchsnack, Leibniz** |
| ø | ø | ø | ø | ø | ø | 60 | ø | ø | ø | ø | 1 Keks, 25 g |
| **ø** | **ø** | **ø** | **ø** | **ø** | **ø** | **130** | **ø** | **ø** | **ø** | **ø** | **Ohne Gleichen Vollmilch, Bahlsen** |
| ø | ø | ø | ø | ø | ø | 13 | ø | ø | ø | ø | 1 Plätzchen, 10 g |
| **ø** | **ø** | **ø** | **ø** | **ø** | **ø** | **200** | **ø** | **ø** | **ø** | **ø** | **Prinzen Rolle, Griesson de Beukelaer** |
| ø | ø | ø | ø | ø | ø | 50 | ø | ø | ø | ø | 1 Keks, 24 g |
| **ø** | **ø** | **ø** | **ø** | **ø** | **ø** | **170** | **ø** | **ø** | **ø** | **ø** | **Selection Mischung, Bahlsen** |
| ø | ø | ø | ø | ø | ø | 51 | ø | ø | ø | ø | 1 Portion (3–4 Kekse), 30 g |
| **ø** | **ø** | **ø** | **ø** | **ø** | **ø** | **ø** | **ø** | **ø** | **ø** | **ø** | **Schoko-Zwieback, Brandt** |
| ø | ø | ø | ø | ø | ø | ø | ø | ø | ø | ø | 1 Zwieback, 18 g |
| **ø** | **ø** | **ø** | **ø** | **ø** | **ø** | **500** | **ø** | **240** | **ø** | **ø** | **Vollkorn-Zwieback, Brandt** |
| ø | ø | ø | ø | ø | ø | 50 | ø | 24 | ø | ø | 1 Zwieback, 10 g |

| Lebensmittel<br>Gemüse, Salat, Kartoffeln<br>jeweils essb. Anteil \| **Zeile 1: pro 100 g** \| Zeile 2: pro Portion | Energie<br>Energie<br>kcal | <br><br>kJ | <br>Energie-dichte<br>kcal/g | Eiweiß<br>Eiweiß<br>g | Kohlenhydrate<br>Kohlen-hydrate<br>g | <br>KH-Port. | <br>Ballast-stoffe<br>g | Fett/Fettsäuren (FS)<br>Fett<br>g | <br>gesättigte FS<br>g | <br>einfach unges. FS<br>g |
|---|---|---|---|---|---|---|---|---|---|---|
| **Gemüse, Salat und Kräuter** | | | | | | | | | | |
| **Artischocke** | **22** | **93** | **0,2** | **2** | **3** | **0** | **11** | ✓ | ✓ | ✓ |
| 1 Portion, 100 g | 22 | 93 | 0,2 | 2 | 3 | 0 | 11 | ✓ | ✓ | ✓ |
| **Artischocken Konserve** | **16** | **67** | **0,2** | **2** | **2** | **0** | **9** | ✓ | ✓ | ✓ |
| 1 Portion, 50 g | 8 | 33 | 0,2 | 1 | 1 | 0 | 4 | ✓ | ✓ | ✓ |
| **Aubergine (Eierfrucht)** | **17** | **72** | **0,2** | **1** | **3** | **0** | **3** | ✓ | ✓ | ✓ |
| 1 Portion, 200 g | 34 | 144 | 0,2 | 2 | 5 | 0,5 | 6 | ✓ | ✓ | ✓ |
| **Bambussprossen** | **18** | **76** | **0,2** | **3** | **1** | **0** | **3** | ✓ | ✓ | ✓ |
| 1 Portion, 150 g | 27 | 114 | 0,2 | 4 | 2 | 0 | 4 | ✓ | ✓ | ✓ |
| **Blattsalat, gemischter (ohne Dressing)** | **14** | **58** | **0,1** | **1** | **1** | **0** | **2** | ✓ | ✓ | ✓ |
| 1 Portion, 50 g | 7 | 29 | 0,1 | 1 | 1 | 0 | 1 | ✓ | ✓ | ✓ |
| **Bleichsellerie (Staudensellerie)** | **17** | **70** | **0,2** | **1** | **2** | **0** | **3** | ✓ | ✓ | ✓ |
| 1 Portion, 150 g | 25 | 105 | 0,2 | 2 | 3 | 0,5 | 4 | ✓ | ✓ | ✓ |
| **Blumenkohl (Karfiol)** | **23** | **95** | **0,2** | **3** | **2** | **0** | **3** | ✓ | ✓ | ✓ |
| 1 Portion, 200 g | 45 | 190 | 0,2 | 5 | 5 | 0,5 | 6 | ✓ | ✓ | ✓ |
| **Bohnen (Gemüsebohnen) i. D.** | **25** | **106** | **0,3** | **2** | **3** | **0,5** | **3** | ✓ | ✓ | ✓ |
| 1 Portion, 200 g | 51 | 212 | 0,3 | 5 | 6 | 0,5 | 6 | ✓ | ✓ | ✓ |
| **Bohnen (Gemüsebohnen) Konserve** | **22** | **90** | **0,2** | **2** | **3** | **0** | **3** | ✓ | ✓ | ✓ |
| 1 Portion, 200 g | 43 | 180 | 0,2 | 4 | 5 | 0,5 | 6 | ✓ | ✓ | ✓ |
| **Brokkoli** | **26** | **110** | **0,3** | **3** | **3** | **0** | **3** | ✓ | ✓ | ✓ |
| 1 Portion, 200 g | 53 | 220 | 0,3 | 7 | 5 | 0,5 | 6 | ✓ | ✓ | ✓ |
| **Brunnenkresse** | **19** | **78** | **0,2** | **2** | **2** | **0** | **3** | ✓ | ✓ | ✓ |
| 1 EL, 3 g | 1 | 2 | 0,2 | ✓ | ✓ | 0 | ✓ | ✓ | ✓ | ✓ |
| **Chicorée** | **17** | **72** | **0,2** | **1** | **2** | **0** | **1** | ✓ | ✓ | ✓ |
| 1 Portion, 75 g | 13 | 54 | 0,2 | 1 | 2 | 0 | 1 | ✓ | ✓ | ✓ |
| **Chinakohl** | **14** | **57** | **0,1** | **1** | **1** | **0** | **2** | ✓ | ✓ | ✓ |
| 1 Portion, 200 g | 27 | 114 | 0,1 | 2 | 2 | 0 | 4 | ✓ | ✓ | ✓ |
| **Dicke Bohnen** | **84** | **351** | **0,8** | **7** | **13** | **1,0** | **3** | **1** | ✓ | ✓ |
| 1 Portion, 200 g | 168 | 702 | 0,8 | 14 | 25 | 2,5 | 6 | 1 | ✓ | ✓ |
| **Dill** | **55** | **232** | **0,6** | **4** | **8** | **0,5** | **5** | **1** | ✓ | ✓ |
| 1 EL gehackt, 5 g | 3 | 12 | 0,6 | ✓ | ✓ | 0 | ✓ | ✓ | ✓ | ✓ |
| **Eisbergsalat** | **13** | **55** | **0,1** | **1** | **2** | **0** | **2** | ✓ | ✓ | ✓ |
| 1 Portion, 50 g | 7 | 27 | 0,1 | 1 | 1 | 0 | 1 | ✓ | ✓ | ✓ |
| **Endivie** | **11** | **46** | **0,1** | **2** | ✓ | **0** | **1** | ✓ | ✓ | ✓ |
| 1 Portion, 50 g | 6 | 23 | 0,1 | 1 | ✓ | 0 | 1 | ✓ | ✓ | ✓ |
| **Erbsen (Gemüseerbsen)** | **82** | **342** | **0,8** | **7** | **12** | **1,0** | **5** | **1** | ✓ | ✓ |
| 1 Portion, 200 g | 163 | 684 | 0,8 | 13 | 25 | 2,0 | 10 | 1 | ✓ | ✓ |
| **Erbsen (Gemüseerbsen) Konserve** | **70** | **294** | **0,7** | **6** | **10** | **1,0** | **5** | **1** | ✓ | ✓ |
| 1 Portion, 200 g | 141 | 588 | 0,7 | 12 | 20 | 2,0 | 10 | 1 | ✓ | ✓ |
| **Feldsalat** | **14** | **60** | **0,1** | **2** | **1** | **0** | **2** | ✓ | ✓ | ✓ |
| 1 Portion, 50 g | 7 | 30 | 0,1 | 1 | ✓ | 0 | 1 | ✓ | ✓ | ✓ |
| **Fenchel (Gemüsefenchel)** | **19** | **79** | **0,2** | **1** | **3** | **0,5** | **2** | ✓ | ✓ | ✓ |
| 1 Portion, 150 g | 29 | 119 | 0,2 | 2 | 5 | 0,5 | 3 | 1 | ✓ | ✓ |
| **Gartenkresse** | **38** | **159** | **0,4** | **4** | **2** | **0** | **3** | **1** | ✓ | ✓ |
| 1 EL, 3 g | 1 | 5 | 0,4 | ✓ | ✓ | 0 | ✓ | ✓ | ✓ | ✓ |
| **Grünkohl (Braunkohl)** | **37** | **155** | **0,4** | **4** | **3** | **0** | **4** | **1** | ✓ | ✓ |
| 1 Portion, 200 g | 74 | 310 | 0,4 | 9 | 5 | 0,5 | 8 | 2 | ✓ | ✓ |
| **Gurke (Salatgurke)** | **12** | **51** | **0,1** | **1** | **2** | **0** | **1** | ✓ | ✓ | ✓ |
| 1 Stück, 200 g | 24 | 102 | 0,1 | 1 | 4 | 0,5 | 1 | ✓ | ✓ | ✓ |

| ehrfach ges. FS g | Choles-terin mg | Vitamine A (RÄ) µg | E (TÄ) mg | C mg | Folsäure µg | Mineralstoffe Natrium mg | Kalium mg | Kalzium mg | Magne-sium mg | Eisen mg | Lebensmittel Gemüse, Salat, Kartoffeln (jeweils essb. Anteil \| **Zeile 1: pro 100 g** \| Zeile 2: pro Portion) |
|---|---|---|---|---|---|---|---|---|---|---|---|
| | | | | | | | | | | | **GEMÜSE, SALAT UND KRÄUTER** |
| ↙ | **0** | **17** | **0,2** | **8** | **68** | **47** | **350** | **53** | **26** | **1,5** | **Artischocke** |
| ↙ | 0 | 17 | 0,2 | 8 | 68 | 47 | 350 | 53 | 26 | 1,5 | 1 Portion, 100 g |
| ↙ | **0** | **11** | **0,2** | **2** | **12** | **248** | **164** | **45** | **17** | **0,9** | **Artischocken Konserve** |
| ↙ | 0 | 6 | 0,1 | 1 | 6 | 124 | 82 | 23 | 9 | 0,5 | 1 Portion, 50 g |
| ↙ | **0** | **7** | ↙ | **5** | **31** | **4** | **203** | **12** | **14** | **0,4** | **Aubergine (Eierfrucht)** |
| ↙ | 0 | 14 | 0,1 | 10 | 62 | 8 | 406 | 24 | 28 | 0,7 | 1 Portion, 200 g |
| ↙ | **0** | **2** | **0,3** | **7** | **60** | **6** | **470** | **15** | **3** | **0,7** | **Bambussprossen** |
| ↙ | 0 | 3 | 0,5 | 10 | 90 | 9 | 705 | 23 | 5 | 1,1 | 1 Portion, 150 g |
| ↙ | **0** | **438** | **0,6** | **19** | **44** | **9** | **274** | **32** | **9** | **1,1** | **Blattsalat, gemischter (ohne Dressing)** |
| ↙ | 0 | 219 | 0,3 | 10 | 22 | 4 | 137 | 16 | 5 | 0,6 | 1 Portion, 50 g |
| ↙ | **0** | **483** | **0,2** | **7** | **7** | **132** | **344** | **80** | **12** | **0,5** | **Bleichsellerie (Staudensellerie)** |
| ↙ | 0 | 725 | 0,3 | 11 | 11 | 198 | 516 | 120 | 18 | 0,8 | 1 Portion, 150 g |
| ↙ | **0** | **2** | **0,1** | **73** | **55** | **16** | **328** | **20** | **17** | **0,6** | **Blumenkohl (Karfiol)** |
| ↙ | 0 | 4 | 0,2 | 146 | 110 | 32 | 656 | 40 | 34 | 1,2 | 1 Portion, 200 g |
| ↙ | **0** | **56** | **0,1** | **20** | **44** | **2** | **248** | **57** | **25** | **0,8** | **Bohnen (Gemüsebohnen) i. D.** |
| ↙ | 0 | 112 | 0,2 | 40 | 88 | 4 | 496 | 114 | 50 | 1,6 | 1 Portion, 200 g |
| ↙ | **0** | **45** | **0,2** | **5** | **7** | **181** | **116** | **61** | **19** | **0,6** | **Bohnen (Gemüsebohnen) Konserve** |
| ↙ | 0 | 90 | 0,4 | 10 | 14 | 362 | 232 | 122 | 38 | 1,2 | 1 Portion, 200 g |
| ↙ | **0** | **143** | **0,6** | **115** | **90** | **19** | **373** | **105** | **24** | **1,3** | **Brokkoli** |
| ↙ | 0 | 286 | 1,2 | 230 | 180 | 38 | 746 | 210 | 48 | 2,6 | 1 Portion, 200 g |
| ↙ | **0** | **692** | **1,0** | **51** | **40** | **12** | **276** | **180** | **34** | **3,1** | **Brunnenkresse** |
| ↙ | 0 | 21 | ↙ | 2 | 1 | ↙ | 8 | 5 | 1 | 0,1 | 1 EL, 3 g |
| ↙ | **0** | **572** | **0,1** | **9** | **52** | **4** | **194** | **26** | **13** | **0,7** | **Chicorée** |
| ↙ | 0 | 429 | 0,1 | 7 | 39 | 3 | 146 | 20 | 10 | 0,5 | 1 Portion, 75 g |
| ↙ | **0** | **71** | **0,2** | **26** | **83** | **19** | **144** | **40** | **11** | **0,6** | **Chinakohl** |
| ↙ | 0 | 142 | 0,4 | 52 | 166 | 38 | 288 | 80 | 22 | 1,2 | 1 Portion, 200 g |
| ↙ | **0** | **22** | **0,3** | **33** | **44** | **27** | **360** | **25** | **38** | **2,0** | **Dicke Bohnen** |
| 1 | 0 | 44 | 0,6 | 66 | 88 | 54 | 720 | 50 | 76 | 4,0 | 1 Portion, 200 g |
| ↙ | **0** | **1017** | **1,7** | **70** | **50** | **27** | **647** | **230** | **28** | **5,5** | **Dill** |
| ↙ | 0 | 51 | 0,1 | 4 | 3 | 1 | 32 | 12 | 1 | 0,3 | 1 EL gehackt, 5 g |
| ↙ | **0** | **600** | **0,6** | **4** | **53** | **12** | **160** | **19** | **7** | **0,5** | **Eisbergsalat** |
| ↙ | 0 | 300 | 0,3 | 2 | 27 | 6 | 80 | 10 | 4 | 0,3 | 1 Portion, 50 g |
| ↙ | **0** | **280** | **1,0** | **10** | **49** | **53** | **346** | **54** | **10** | **1,4** | **Endivie** |
| ↙ | 0 | 140 | 0,5 | 5 | 25 | 27 | 173 | 27 | 5 | 0,7 | 1 Portion, 50 g |
| ↙ | **0** | **72** | **0,3** | **25** | **33** | **2** | **304** | **24** | **33** | **1,8** | **Erbsen (Gemüseerbsen)** |
| ↙ | 0 | 144 | 0,6 | 50 | 66 | 4 | 608 | 48 | 66 | 3,6 | 1 Portion, 200 g |
| ↙ | **0** | **58** | **0,3** | **7** | **7** | **222** | **177** | **26** | **27** | **1,3** | **Erbsen (Gemüseerbsen) Konserve** |
| ↙ | 0 | 116 | 0,6 | 13 | 14 | 444 | 354 | 52 | 54 | 2,6 | 1 Portion, 200 g |
| ↙ | **0** | **650** | **0,6** | **35** | **30** | **4** | **420** | **35** | **13** | **2,0** | **Feldsalat** |
| ↙ | 0 | 325 | 0,3 | 18 | 15 | 2 | 210 | 18 | 7 | 1,0 | 1 Portion, 50 g |
| ↙ | **0** | **23** | **ø** | **9** | **37** | **27** | **395** | **38** | **12** | **0,7** | **Fenchel (Gemüsefenchel)** |
| ↙ | 0 | 35 | ø | 14 | 56 | 41 | 593 | 57 | 18 | 1,1 | 1 Portion, 150 g |
| **1** | **0** | **365** | **0,7** | **59** | **110** | **5** | **550** | **214** | **40** | **2,9** | **Gartenkresse** |
| ↙ | 0 | 11 | ↙ | 2 | 3 | ↙ | 17 | 6 | 1 | 0,1 | 1 EL, 3 g |
| **1** | **0** | **862** | **1,7** | **105** | **60** | **42** | **490** | **212** | **31** | **1,9** | **Grünkohl (Braunkohl)** |
| 1 | 0 | 1724 | 3,4 | 210 | 120 | 84 | 980 | 424 | 62 | 3,8 | 1 Portion, 200 g |
| ↙ | **0** | **62** | **0,1** | **8** | **15** | **3** | **164** | **16** | **8** | **0,2** | **Gurke (Salatgurke)** |
| ↙ | 0 | 124 | 0,1 | 16 | 30 | 6 | 328 | 32 | 16 | 0,4 | 1 Stück, 200 g |

| Lebensmittel<br>Gemüse, Salat, Kartoffeln<br>jeweils essb. Anteil \| **Zeile 1: pro 100 g** \| Zeile 2: pro Portion | Energie<br>Energie<br>kcal | <br><br>kJ | <br>Energiedichte<br>kcal/g | Eiweiß<br>Eiweiß<br>g | Kohlenhydrate<br>Kohlenhydrate<br>g | <br>KH-Port. | <br>Ballaststoffe<br>g | Fett/Fettsäuren (FS)<br>Fett<br>g | <br>gesättigte FS<br>g | <br>einfach unges. FS |
|---|---|---|---|---|---|---|---|---|---|---|
| **Gemüse, Salat und Kräuter** | | | | | | | | | | |
| **Knoblauch** | **142** | **593** | **1,4** | **6** | **28** | **2,5** | **2** | ✓ | ✓ | ✓ |
| 1 Zehe, 3 g | 4 | 18 | 1,4 | ✓ | 1 | 0 | ✓ | ✓ | ✓ | ✓ |
| **Knollensellerie** | **19** | **81** | **0,2** | **2** | **2** | **0** | **4** | ✓ | ✓ | ✓ |
| ¼ Knolle, 70 g | 14 | 57 | 0,2 | 1 | 2 | 0 | 3 | ✓ | ✓ | ✓ |
| **Kohlrabi** | **25** | **103** | **0,2** | **2** | **4** | **0,5** | **2** | ✓ | ✓ | ✓ |
| 1 Portion, 200 g | 49 | 206 | 0,2 | 4 | 7 | 0,5 | 3 | ✓ | ✓ | ✓ |
| **Kopfsalat** | **12** | **49** | **0,1** | **1** | **1** | **0** | **2** | ✓ | ✓ | ✓ |
| 1 Portion, 50 g | 6 | 24 | 0,1 | 1 | 1 | 0 | 1 | ✓ | ✓ | ✓ |
| **Kürbis** | **25** | **105** | **0,3** | **1** | **5** | **0,5** | **2** | ✓ | ✓ | ✓ |
| 1 Portion, 200 g | 50 | 209 | 0,3 | 2 | 9 | 1,0 | 4 | ✓ | ✓ | ✓ |
| **Löwenzahnblattsalat** | **28** | **117** | **0,3** | **3** | **2** | **0** | **3** | **1** | ✓ | ✓ |
| 1 Portion, 30 g | 8 | 35 | 0,3 | 1 | 1 | 0 | 1 | ✓ | ✓ | ✓ |
| **Mangold** | **14** | **59** | **0,1** | **2** | **1** | **0** | **ø** | ✓ | ✓ | ✓ |
| 1 Portion, 200 g | 28 | 117 | 0,1 | 4 | 1 | 0 | ø | ✓ | ✓ | ✓ |
| **Meerrettich, gerieben** | **64** | **266** | **0,6** | **3** | **12** | **1,0** | **8** | ✓ | ✓ | ✓ |
| 1 EL, 10 g | 6 | 27 | 0,6 | ✓ | 1 | 0 | 1 | ✓ | ✓ | ✓ |
| **Möhre (Karotte)** | **26** | **108** | **0,3** | **1** | **5** | **0,5** | **4** | ✓ | ✓ | ✓ |
| 1 Möhre, 80 g | 21 | 86 | 0,3 | 1 | 4 | 0,5 | 3 | ✓ | ✓ | ✓ |
| **Paprika (Gemüsepaprika), gelb** | **30** | **126** | **0,3** | **1** | **5** | **0,5** | **4** | ✓ | ✓ | ✓ |
| 1 Schote, 150 g | 45 | 189 | 0,3 | 2 | 8 | 0,5 | 5 | ✓ | ✓ | ✓ |
| **Paprika (Gemüsepaprika), grün** | **20** | **85** | **0,2** | **1** | **3** | **0,5** | **4** | ✓ | ✓ | ✓ |
| 1 Schote, 150 g | 30 | 127 | 0,2 | 2 | 4 | 0,5 | 5 | ✓ | ✓ | ✓ |
| **Paprika (Gemüsepaprika), rot** | **37** | **154** | **0,4** | **1** | **6** | **0,5** | **4** | **1** | ✓ | ✓ |
| 1 Schote, 150 g | 55 | 231 | 0,4 | 2 | 10 | 1,0 | 5 | 1 | ✓ | ✓ |
| **Pastinake** | **59** | **247** | **0,6** | **1** | **12** | **1,0** | **2** | ✓ | ✓ | ✓ |
| 1 Portion, 125 g | 74 | 309 | 0,6 | 2 | 15 | 1,5 | 3 | ✓ | ✓ | ✓ |
| **Petersilie** | **53** | **220** | **0,5** | **4** | **7** | **0,5** | **4** | ✓ | ✓ | ✓ |
| 1 EL gehackt, 5 g | 3 | 11 | 0,5 | ✓ | ✓ | 0 | ✓ | ✓ | ✓ | ✓ |
| **Porree (Lauch)** | **26** | **107** | **0,3** | **2** | **3** | **0,5** | **2** | ✓ | ✓ | ✓ |
| 1 Portion, 200 g | 51 | 214 | 0,3 | 4 | 6 | 0,5 | 4 | ✓ | ✓ | ✓ |
| **Portulak (Postelein)** | **16** | **67** | **0,2** | **1** | **3** | **0,5** | **ø** | ✓ | ✓ | ✓ |
| 1 Portion, 50 g | 8 | 33 | 0,2 | 1 | 2 | 0 | ø | ✓ | ✓ | ✓ |
| **Radicchio** | **14** | **57** | **0,1** | **1** | **2** | **0** | **2** | ✓ | ✓ | ✓ |
| 1 Portion, 50 g | 7 | 28 | 0,1 | 1 | 1 | 0 | 1 | ✓ | ✓ | ✓ |
| **Radieschen** | **15** | **61** | **0,1** | **1** | **2** | **0** | **2** | ✓ | ✓ | ✓ |
| 1 Bund (ca. 10 Stück), 80 g | 12 | 49 | 0,1 | 1 | 2 | 0 | 1 | ✓ | ✓ | ✓ |
| **Rettich** | **14** | **57** | **0,1** | **1** | **2** | **0** | **3** | ✓ | ✓ | ✓ |
| 1 Portion, 100 g | 14 | 57 | 0,1 | 1 | 2 | 0 | 3 | ✓ | ✓ | ✓ |
| **Rhabarber** | **13** | **55** | **0,1** | **1** | **1** | **0** | **2** | ✓ | ✓ | ✓ |
| 1 Portion, 125 g | 16 | 69 | 0,1 | 1 | 2 | 0 | 3 | ✓ | ✓ | ✓ |
| **Rohkost, gemischte (ohne Blattsalat/Dressing)** | **18** | **76** | **0,2** | **1** | **3** | **0,5** | **2** | ✓ | ✓ | ✓ |
| 1 Portion, 250 g | 45 | 189 | 0,2 | 2 | 7 | 0,5 | 5 | 1 | ✓ | ✓ |
| **Romanosalat** | **16** | **67** | **0,2** | **2** | **2** | **0** | **1** | ✓ | ✓ | ✓ |
| 1 Portion, 50 g | 8 | 33 | 0,2 | 1 | 1 | 0 | 1 | ✓ | ✓ | ✓ |
| **Rosenkohl** | **36** | **151** | **0,4** | **4** | **3** | **0,5** | **4** | ✓ | ✓ | ✓ |
| 1 Portion, 200 g | 72 | 302 | 0,4 | 9 | 7 | 0,5 | 9 | ✓ | ✓ | ✓ |
| **Rote Bete (Rote Rübe)** | **42** | **175** | **0,4** | **2** | **8** | **1,0** | **3** | ✓ | ✓ | ✓ |
| 1 Portion, 125 g | 52 | 219 | 0,4 | 2 | 11 | 1,0 | 3 | ✓ | ✓ | ✓ |

| ehrfach nges. FS | Choles- terin | Vitamine A (RÄ) | E (TÄ) | C | Folsäure | Mineralstoffe Natrium | Kalium | Kalzium | Magne- sium | Eisen | Lebensmittel Gemüse, Salat, Kartoffeln |
|---|---|---|---|---|---|---|---|---|---|---|---|
| g | mg | µg | mg | mg | µg | mg | mg | mg | mg | mg | jeweils essb. Anteil \| **Zeile 1: pro 100 g** \| Zeile 2: pro Portion |
| | | | | | | | | | | | **Gemüse, Salat und Kräuter** |
| ✓ | **0** | ✓ | ✓ | **14** | **20** | **19** | **530** | **38** | **35** | **1,4** | **Knoblauch** |
| ✓ | 0 | ✓ | ✓ | ✓ | 1 | 1 | 16 | 1 | 1 | ✓ | 1 Zehe, 3 g |
| ✓ | **0** | **3** | **0,5** | **8** | **12** | **77** | **321** | **68** | **9** | **0,5** | **Knollensellerie** |
| ✓ | 0 | 2 | 0,4 | 6 | 8 | 54 | 225 | 48 | 6 | 0,4 | ¼ Knolle, 70 g |
| ✓ | **0** | **33** | **0,4** | **64** | **25** | **32** | **380** | **68** | **43** | **0,9** | **Kohlrabi** |
| ✓ | 0 | 66 | 0,8 | 128 | 50 | 64 | 760 | 136 | 86 | 1,8 | 1 Portion, 200 g |
| ✓ | **0** | **240** | **0,6** | **13** | **37** | **10** | **224** | **37** | **11** | **1,0** | **Kopfsalat** |
| ✓ | 0 | 120 | 0,3 | 7 | 19 | 5 | 112 | 19 | 6 | 0,5 | 1 Portion, 50 g |
| ✓ | **0** | **128** | **1,1** | **12** | **36** | **3** | **304** | **22** | **8** | **0,8** | **Kürbis** |
| ✓ | 0 | 256 | 2,2 | 24 | 72 | 6 | 608 | 44 | 16 | 1,6 | 1 Portion, 200 g |
| ✓ | **0** | **1 300** | **2,5** | **68** | **40** | **76** | **501** | **168** | **37** | **3,4** | **Löwenzahnblattsalat** |
| ✓ | 0 | 390 | 0,8 | 20 | 12 | 23 | 150 | 50 | 11 | 1,0 | 1 Portion, 30 g |
| ✓ | **0** | **588** | **1,5** | **39** | **30** | **90** | **376** | **103** | **81** | **2,7** | **Mangold** |
| ✓ | 0 | 1 176 | 3,0 | 78 | 60 | 180 | 752 | 206 | 162 | 5,4 | 1 Portion, 200 g |
| ✓ | **0** | **3** | **0,1** | **114** | **26** | **9** | **554** | **105** | **33** | **1,4** | **Meerrettich, gerieben** |
| ✓ | 0 | ✓ | ✓ | 11 | 3 | 1 | 55 | 11 | 3 | 0,1 | 1 EL, 10 g |
| ✓ | **0** | **1 574** | **0,5** | **7** | **12** | **60** | **290** | **41** | **18** | **2,1** | **Möhre (Karotte)** |
| ✓ | 0 | 1 259 | 0,4 | 6 | 10 | 48 | 232 | 33 | 14 | 1,7 | 1 Möhre, 80 g |
| ✓ | **0** | **31** | **2,5** | **130** | **18** | **4** | **220** | **8** | **16** | **0,4** | **Paprika (Gemüsepaprika), gelb** |
| ✓ | 0 | 47 | 3,8 | 195 | 27 | 6 | 330 | 12 | 24 | 0,6 | 1 Schote, 150 g |
| ✓ | **0** | **180** | **2,5** | **139** | **18** | **3** | **177** | **11** | **12** | **0,8** | **Paprika (Gemüsepaprika), grün** |
| ✓ | 0 | 270 | 3,8 | 209 | 27 | 5 | 266 | 17 | 18 | 1,2 | 1 Schote, 150 g |
| ✓ | **0** | **354** | **2,9** | **140** | **50** | **5** | **260** | **10** | **14** | **0,6** | **Paprika (Gemüsepaprika), rot** |
| ✓ | 0 | 531 | 4,4 | 210 | 75 | 8 | 390 | 15 | 21 | 0,9 | 1 Schote, 150 g |
| ✓ | **0** | **3** | **0,9** | **18** | **59** | **8** | **523** | **47** | **26** | **0,7** | **Pastinake** |
| ✓ | 0 | 4 | 1,1 | 23 | 74 | 10 | 654 | 59 | 33 | 0,9 | 1 Portion, 125 g |
| ✓ | **0** | **871** | **3,7** | **159** | **149** | **37** | **811** | **179** | **44** | **3,6** | **Petersilie** |
| ✓ | 0 | 44 | 0,2 | 8 | 7 | 2 | 41 | 9 | 2 | 0,2 | 1 EL gehackt, 5 g |
| ✓ | **0** | **167** | **0,5** | **24** | **56** | **5** | **235** | **87** | **18** | **1,0** | **Porree (Lauch)** |
| ✓ | 0 | 334 | 1,0 | 48 | 112 | 10 | 470 | 174 | 36 | 2,0 | 1 Portion, 200 g |
| ✓ | **0** | **66** | **ø** | **21** | **12** | **45** | **494** | **65** | **68** | **2,0** | **Portulak (Postelein)** |
| ✓ | 0 | 33 | ø | 11 | 6 | 23 | 247 | 33 | 34 | 1,0 | 1 Portion, 50 g |
| ✓ | **0** | **133** | **0,5** | **28** | **34** | **10** | **240** | **40** | **11** | **1,5** | **Radicchio** |
| ✓ | 0 | 67 | 0,3 | 14 | 17 | 5 | 120 | 20 | 6 | 0,8 | 1 Portion, 50 g |
| ✓ | **0** | **4** | ✓ | **29** | **24** | **17** | **255** | **34** | **8** | **1,5** | **Radieschen** |
| ✓ | 0 | 3 | ✓ | 23 | 19 | 14 | 204 | 27 | 6 | 1,2 | 1 Bund (ca. 10 Stück), 80 g |
| ✓ | **0** | **2** | ✓ | **27** | **24** | **18** | **322** | **33** | **15** | **0,8** | **Rettich** |
| ✓ | 0 | 2 | ✓ | 27 | 24 | 18 | 322 | 33 | 15 | 0,8 | 1 Portion, 100 g |
| ✓ | **0** | **12** | **0,3** | **10** | **3** | **2** | **270** | **52** | **13** | **0,5** | **Rhabarber** |
| ✓ | 0 | 15 | 0,4 | 13 | 4 | 3 | 338 | 65 | 16 | 0,6 | 1 Portion, 125 g |
| ✓ | **0** | **382** | **0,8** | **42** | **23** | **19** | **221** | **23** | **12** | **1,1** | **Rohkost, gemischte (ohne Blattsalat/Dressing)** |
| ✓ | 0 | 954 | 1,9 | 104 | 57 | 47 | 553 | 58 | 30 | 2,7 | 1 Portion, 250 g |
| ✓ | **0** | **260** | **0,6** | **24** | **55** | **8** | **290** | **36** | **6** | **1,1** | **Romanosalat** |
| ✓ | 0 | 130 | 0,3 | 12 | 28 | 4 | 145 | 18 | 3 | 0,6 | 1 Portion, 50 g |
| ✓ | **0** | **75** | **0,6** | **112** | **78** | **10** | **387** | **31** | **22** | **1,1** | **Rosenkohl** |
| ✓ | 0 | 150 | 1,2 | 224 | 156 | 20 | 774 | 62 | 44 | 2,2 | 1 Portion, 200 g |
| ✓ | **0** | **2** | ✓ | **10** | **93** | **58** | **336** | **29** | **25** | **0,9** | **Rote Bete (Rote Rübe)** |
| ✓ | 0 | 3 | ✓ | 13 | 116 | 73 | 420 | 36 | 31 | 1,1 | 1 Portion, 125 g |

| Lebensmittel | Energie | | | Eiweiß | Kohlenhydrate | | | Fett/Fettsäuren (FS) | | |
|---|---|---|---|---|---|---|---|---|---|---|
| **Gemüse, Salat, Kartoffeln** jeweils essb. Anteil \| **Zeile 1: pro 100 g** \| Zeile 2: pro Portion | Energie kcal | kJ | Energie-dichte kcal/g | Eiweiß g | Kohlen-hydrate g | KH-Port. | Ballast-stoffe g | Fett g | gesättigte FS g | einfach unges. FS g |
| **Gemüse, Salat und Kräuter** | | | | | | | | | | |
| **Rotkohl (Rotkraut, Blaukraut)** | 23 | 95 | 0,2 | 2 | 4 | 0,5 | 3 | ✓ | ✓ | ✓ |
| 1 Portion, 200 g | 45 | 190 | 0,2 | 3 | 7 | 0,5 | 5 | ✓ | ✓ | ✓ |
| **Rotkohl, Konserve** | 15 | 63 | 0,2 | 1 | 2 | 0 | 2 | ✓ | ✓ | ✓ |
| 1 Portion, 200 g | 30 | 126 | 0,2 | 3 | 4 | 0,5 | 4 | ✓ | ✓ | ✓ |
| **Rucola (Rauke)** | 25 | 105 | 0,3 | 3 | 2 | 0 | 2 | 1 | ✓ | ✓ |
| 1 Portion, 50 g | 13 | 52 | 0,3 | 1 | 1 | 0 | 1 | ✓ | ✓ | ✓ |
| **Sauerkraut** | 17 | 70 | 0,2 | 2 | 1 | 0 | 4 | ✓ | ✓ | ✓ |
| 1 Portion, 200 g | 33 | 140 | 0,2 | 3 | 2 | 0 | 7 | ✓ | ✓ | ✓ |
| **Schnittlauch** | 27 | 114 | 0,3 | 4 | 2 | 0 | 6 | 1 | ✓ | ✓ |
| 1 EL gehackt, 5 g | 1 | 6 | 0,3 | ✓ | ✓ | 0 | ✓ | ✓ | ✓ | ✓ |
| **Schwarzwurzel** | 17 | 70 | 0,2 | 1 | 2 | 0 | 4 | ✓ | ✓ | ✓ |
| 1 Portion, 200 g | 33 | 140 | 0,2 | 3 | 3 | 0,5 | 9 | 1 | ✓ | ✓ |
| **Schwarzwurzel, Konserve** | 15 | 61 | 0,1 | 1 | 1 | 0 | 4 | ✓ | ✓ | ✓ |
| 1 Portion, 200 g | 29 | 122 | 0,1 | 3 | 3 | 0 | 8 | 1 | ✓ | ✓ |
| **Spargel** | 18 | 75 | 0,2 | 2 | 2 | 0 | 1 | ✓ | ✓ | ✓ |
| 1 Portion, 250 g | 45 | 188 | 0,2 | 5 | 5 | 0,5 | 3 | ✓ | ✓ | ✓ |
| **Spargel, Konserve** | 16 | 67 | 0,2 | 2 | 1 | 0 | 1 | ✓ | ✓ | ✓ |
| 1 Portion, 150 g | 24 | 100 | 0,2 | 3 | 2 | 0 | 2 | ✓ | ✓ | ✓ |
| **Spinat** | 17 | 71 | 0,2 | 3 | 1 | 0 | 3 | ✓ | ✓ | ✓ |
| 1 Portion, 200 g | 34 | 142 | 0,2 | 6 | 1 | 0 | 5 | ✓ | ✓ | ✓ |
| **Steckrübe (Kohlrübe)** | 28 | 115 | 0,3 | 1 | 5 | 0,5 | 2 | ✓ | ✓ | ✓ |
| 1 Portion, 200 g | 55 | 230 | 0,3 | 2 | 10 | 1,0 | 5 | ✓ | ✓ | ✓ |
| **Stielmus (Rübstiel)** | 24 | 102 | 0,2 | 2 | 3 | 0,5 | 2 | ✓ | ✓ | ✓ |
| 1 Portion, 200 g | 49 | 204 | 0,2 | 4 | 6 | 0,5 | 5 | ✓ | ✓ | ✓ |
| **Süßkartoffel (Batate)** | 111 | 466 | 1,1 | 2 | 24 | 2,0 | 3 | 1 | ✓ | ✓ |
| 1 Süßkartoffel, 50 g | 56 | 233 | 1,1 | 1 | 12 | 1,0 | 2 | ✓ | ✓ | ✓ |
| **Tomate** | 17 | 73 | 0,2 | 1 | 3 | 0 | 1 | ✓ | ✓ | ✓ |
| 1 Tomate, 80 g | 14 | 58 | 0,2 | 1 | 2 | 0 | 1 | ✓ | ✓ | ✓ |
| **Tomaten in Dosen** | 18 | 75 | 0,2 | 1 | 2 | 0 | 1 | ✓ | ✓ | ✓ |
| 1 Portion, 200 g | 36 | 151 | 0,2 | 2 | 5 | 0,5 | 2 | ✓ | ✓ | ✓ |
| **Topinambur** | 31 | 130 | 0,3 | 2 | 4 | 0,5 | 13 | ✓ | ✓ | ✓ |
| 1 Portion, 150 g | 47 | 195 | 0,3 | 4 | 6 | 0,5 | 19 | ✓ | ✓ | ✓ |
| **Weißkohl (Weißkraut)** | 25 | 105 | 0,3 | 1 | 4 | 0,5 | 3 | ✓ | ✓ | ✓ |
| 1 Portion, 200 g | 50 | 209 | 0,3 | 3 | 8 | 1,0 | 6 | ✓ | ✓ | ✓ |
| **Wirsing** | 26 | 109 | 0,3 | 3 | 3 | 0,5 | 3 | ✓ | ✓ | ✓ |
| 1 Portion, 200 g | 52 | 218 | 0,3 | 6 | 6 | 0,5 | 5 | ✓ | ✓ | ✓ |
| **Wurzelpetersilie** | 40 | 167 | 0,4 | 3 | 6 | 0,5 | 4 | ✓ | ✓ | ✓ |
| 1 Portion, 125 g | 50 | 209 | 0,4 | 4 | 8 | 0,5 | 5 | ✓ | ✓ | ✓ |
| **Zucchini** | 20 | 84 | 0,2 | 2 | 2 | 0 | 1 | ✓ | ✓ | ✓ |
| 1 Zucchini, 150 g | 30 | 126 | 0,2 | 3 | 3 | 0,5 | 2 | ✓ | ✓ | ✓ |
| **Zuckererbsen** | 60 | 249 | 0,6 | 4 | 10 | 1,0 | 5 | ✓ | ✓ | ✓ |
| 1 Portion, 200 g | 119 | 498 | 0,6 | 8 | 20 | 2,0 | 10 | ✓ | ✓ | ✓ |
| **Zuckermais** | 89 | 374 | 0,9 | 3 | 16 | 1,5 | 3 | 1 | ✓ | ✓ |
| 1 Portion, 100 g | 89 | 374 | 0,9 | 3 | 16 | 1,5 | 3 | 1 | ✓ | ✓ |
| **Zuckermais in Dosen** | 76 | 317 | 0,8 | 3 | 13 | 1,0 | 3 | 1 | ✓ | ✓ |
| 1 EL, 25 g | 19 | 79 | 0,8 | 1 | 3 | 0,5 | 1 | ✓ | ✓ | ✓ |
| **Zwiebel** | 27 | 113 | 0,3 | 1 | 5 | 0,5 | 2 | ✓ | ✓ | ✓ |
| 1 Zwiebel, 40 g | 11 | 45 | 0,3 | ✓ | 2 | 0 | 1 | ✓ | ✓ | ✓ |

| ehrfach ges. FS g | Cholesterin mg | Vitamine A (RÄ) µg | E (TÄ) mg | C mg | Folsäure µg | Mineralstoffe Natrium mg | Kalium mg | Kalzium mg | Magnesium mg | Eisen mg | Lebensmittel – Gemüse, Salat, Kartoffeln (jeweils essb. Anteil \| **Zeile 1: pro 100 g** \| Zeile 2: pro Portion) |
|---|---|---|---|---|---|---|---|---|---|---|---|
| | | | | | | | | | | | **Gemüse, Salat und Kräuter** |
| ↙ | **0** | **3** | **1,7** | **50** | **39** | **4** | **266** | **35** | **18** | **0,5** | **Rotkohl (Rotkraut, Blaukraut)** |
| ↙ | 0 | 6 | 3,4 | 100 | 78 | 8 | 532 | 70 | 36 | 1,0 | 1 Portion, 200 g |
| ↙ | **0** | **3** | **1,8** | **10** | **6** | **166** | **77** | **32** | **10** | **0,3** | **Rotkohl, Konserve** |
| ↙ | 0 | 6 | 3,6 | 19 | 12 | 332 | 154 | 64 | 20 | 0,6 | 1 Portion, 200 g |
| ↙ | **0** | **233** | **ø** | **ø** | **ø** | **27** | **369** | **160** | **ø** | **1,5** | **Rucola (Rauke)** |
| ↙ | 0 | 117 | ø | ø | ø | 14 | 185 | 80 | ø | 0,8 | 1 Portion, 50 g |
| ↙ | **0** | **3** | **0,2** | **20** | **16** | **355** | **288** | **48** | **14** | **0,6** | **Sauerkraut** |
| ↙ | 0 | 6 | 0,4 | 40 | 32 | 710 | 576 | 96 | 28 | 2,1 | 1 Portion, 200 g |
| ↙ | **0** | **50** | **1,6** | **47** | **80** | **3** | **434** | **129** | **44** | **1,9** | **Schnittlauch** |
| ↙ | 0 | 3 | 0,1 | 2 | 4 | ↙ | 22 | 6 | 2 | 0,1 | 1 EL gehackt, 5 g |
| ↙ | **0** | **3** | **6,0** | **4** | **57** | **5** | **320** | **53** | **23** | **3,3** | **Schwarzwurzel** |
| ↙ | 0 | 6 | 12,0 | 8 | 114 | 10 | 640 | 106 | 46 | 6,6 | 1 Portion, 200 g |
| ↙ | **0** | **3** | **6,1** | **1** | **12** | **218** | **180** | **50** | **17** | **2,3** | **Schwarzwurzel, Konserve** |
| ↙ | 0 | 6 | 12,2 | 2 | 24 | 436 | 360 | 100 | 34 | 4,6 | 1 Portion, 200 g |
| ↙ | **0** | **87** | **2,0** | **20** | **108** | **4** | **203** | **26** | **17** | **0,7** | **Spargel** |
| ↙ | 0 | 218 | 5,0 | 50 | 270 | 10 | 508 | 65 | 43 | 1,7 | 1 Portion, 250 g |
| ↙ | **0** | **58** | **ø** | **15** | **55** | **375** | **121** | **17** | **8** | **0,7** | **Spargel, Konserve** |
| ↙ | 0 | 87 | ø | 23 | 83 | 563 | 182 | 26 | 12 | 1,0 | 1 Portion, 150 g |
| ↙ | **0** | **795** | **1,4** | **51** | **145** | **69** | **554** | **117** | **62** | **3,4** | **Spinat** |
| ↙ | 0 | 1 590 | 2,8 | 102 | 290 | 138 | 1 108 | 234 | 124 | 6,8 | 1 Portion, 200 g |
| ↙ | **0** | **17** | **0,2** | **33** | **27** | **10** | **227** | **48** | **11** | **0,4** | **Steckrübe (Kohlrübe)** |
| ↙ | 0 | 34 | 0,4 | 66 | 54 | 20 | 454 | 96 | 22 | 0,8 | 1 Portion, 200 g |
| ↙ | **0** | **600** | **1,5** | **130** | **30** | **100** | **400** | **100** | **10** | **1,5** | **Stielmus (Rübstiel)** |
| ↙ | 0 | 1 200 | 3,0 | 260 | 60 | 200 | 800 | 200 | 20 | 3,0 | 1 Portion, 200 g |
| ↙ | **0** | **1 426** | **4,6** | **30** | **12** | **4** | **413** | **35** | **25** | **0,9** | **Süßkartoffel (Batate)** |
| ↙ | 0 | 713 | 2,3 | 15 | 6 | 2 | 207 | 18 | 13 | 0,5 | 1 Süßkartoffel, 50 g |
| ↙ | **0** | **97** | **0,8** | **19** | **22** | **3** | **235** | **9** | **11** | **0,3** | **Tomate** |
| ↙ | 0 | 78 | 0,6 | 15 | 18 | 2 | 188 | 7 | 9 | 0,3 | 1 Tomate, 80 g |
| ↙ | **0** | **81** | **0,8** | **17** | **8** | **9** | **186** | **27** | **13** | **0,5** | **Tomaten in Dosen** |
| ↙ | 0 | 162 | 1,6 | 34 | 16 | 18 | 372 | 54 | 26 | 1,1 | 1 Portion, 200 g |
| ↙ | **0** | **2** | **0,2** | **4** | **35** | **3** | **478** | **10** | **20** | **3,7** | **Topinambur** |
| ↙ | 0 | 3 | 0,3 | 6 | 53 | 5 | 717 | 15 | 30 | 5,6 | 1 Portion, 150 g |
| ↙ | **0** | **12** | **1,7** | **52** | **31** | **12** | **269** | **45** | **13** | **0,4** | **Weißkohl (Weißkraut)** |
| ↙ | 0 | 24 | 3,4 | 104 | 62 | 24 | 538 | 90 | 26 | 0,7 | 1 Portion, 200 g |
| ↙ | **0** | **8** | **2,5** | **49** | **90** | **9** | **236** | **64** | **12** | **0,6** | **Wirsing** |
| ↙ | 0 | 15 | 5,0 | 98 | 180 | 18 | 472 | 128 | 24 | 1,1 | 1 Portion, 200 g |
| ↙ | **0** | **5** | **1,7** | **41** | **22** | **12** | **399** | **39** | **26** | **0,9** | **Wurzelpetersilie** |
| ↙ | 0 | 6 | 2,1 | 51 | 28 | 15 | 499 | 49 | 33 | 1,1 | 1 Portion, 125 g |
| ↙ | **0** | **31** | **0,5** | **18** | **48** | **3** | **177** | **25** | **18** | **1,0** | **Zucchini** |
| ↙ | 0 | 47 | 0,8 | 27 | 72 | 5 | 266 | 38 | 27 | 1,5 | 1 Zucchini, 150 g |
| ↙ | **0** | **68** | **0,5** | **25** | **33** | **4** | **300** | **20** | **30** | **2,0** | **Zuckererbsen** |
| ↙ | 0 | 136 | 1,0 | 50 | 66 | 8 | 600 | 40 | 60 | 4,0 | 1 Portion, 200 g |
| **1** | **0** | **10** | **0,1** | **12** | **43** | ↙ | **300** | **2** | **27** | **0,4** | **Zuckermais** |
| 1 | 0 | 10 | 0,1 | 12 | 43 | ↙ | 300 | 2 | 27 | 0,4 | 1 Portion, 100 g |
| **1** | **0** | **7** | **0,1** | **3** | **9** | **223** | **175** | **10** | **38** | **0,4** | **Zuckermais in Dosen** |
| ↙ | 0 | 2 | ↙ | 1 | 2 | 56 | 44 | 3 | 10 | 0,1 | 1 EL, 25 g |
| ↙ | **0** | **1** | **0,1** | **7** | **11** | **3** | **162** | **22** | **10** | **0,2** | **Zwiebel** |
| ↙ | 0 | ↙ | ↙ | 3 | 4 | 1 | 65 | 9 | 4 | 0,1 | 1 Zwiebel, 40 g |

| Lebensmittel | Energie | | | Eiweiß | Kohlenhydrate | | | Fett/Fettsäuren (FS) | | |
|---|---|---|---|---|---|---|---|---|---|---|
| **Gemüse, Salat, Kartoffeln** jeweils essb. Anteil \| **Zeile 1: pro 100 g** \| Zeile 2: pro Portion | Energie kcal | kJ | Energiedichte kcal/g | Eiweiß g | Kohlenhydrate g | KH-Port. | Ballaststoffe g | Fett g | gesättigte FS g | einfach unges. FS |
| **GEMÜSESÄFTE** | | | | | | | | | | |
| **Gemüsesaft i. D.** | **22** | **93** | **0,2** | **2** | **3** | **0,5** | ✓ | ✓ | ✓ | ✓ |
| 1 Glas, 150 ml | 33 | 140 | 0,2 | 3 | 5 | 0,5 | ✓ | ✓ | ✓ | ✓ |
| **Möhren-/Karottensaft** | **22** | **91** | **0,2** | **1** | **4** | **0,5** | ✓ | ✓ | ✓ | ✓ |
| 1 Glas, 150 ml | 33 | 136 | 0,2 | 1 | 6 | 0,5 | 1 | ✓ | ✓ | ✓ |
| **Rote-Bete-Saft** | **35** | **147** | **0,4** | **1** | **7** | **0,5** | ✓ | ✓ | ✓ | ✓ |
| 1 Glas, 150 ml | 53 | 220 | 0,4 | 2 | 11 | 1,0 | ✓ | ✓ | ✓ | ✓ |
| **Sauerkrautsaft** | **15** | **64** | **0,2** | **1** | **1** | **0** | ✓ | ✓ | ✓ | ✓ |
| 1 Glas, 150 ml | 23 | 96 | 0,2 | 2 | 1 | 0 | 1 | ✓ | ✓ | ✓ |
| **Spinatsaft** | **15** | **64** | **0,2** | **2** | **1** | **0** | ✓ | ✓ | ✓ | ✓ |
| 1 Glas, 150 ml | 23 | 96 | 0,2 | 3 | 1 | 0 | ✓ | ✓ | ✓ | ✓ |
| **Tomatensaft** | **15** | **61** | **0,1** | **1** | **2** | **0** | ✓ | ✓ | ✓ | ✓ |
| 1 Glas, 150 ml | 22 | 92 | 0,1 | 1 | 3 | 0,5 | ✓ | ✓ | ✓ | ✓ |
| **GEMÜSESAUERKONSERVEN** | | | | | | | | | | |
| **Gewürz-/Salz-/Dillgurken** | **16** | **68** | **0,2** | **1** | **2** | **0** | **1** | ✓ | ✓ | ✓ |
| 1 Gurke, 50 g | 8 | 34 | 0,2 | ✓ | 1 | 0 | ✓ | ✓ | ✓ | ✓ |
| **Mixed Pickles** | **36** | **150** | **0,4** | **1** | **6** | **0,5** | **1** | ✓ | ✓ | ✓ |
| 1 Portion, 50 g | 18 | 75 | 0,4 | 1 | 3 | 0,5 | 1 | ✓ | ✓ | ✓ |
| **Oliven, eingelegt, grün** | **145** | **607** | **1,5** | **1** | **4** | **0,5** | **4** | **15** | **2** | **11** |
| 1 Olive, 5 g | 7 | 30 | 1,5 | ✓ | ✓ | 0 | ✓ | 1 | ✓ | 1 |
| **Oliven, eingelegt, schwarz** | **294** | **1 230** | **2,9** | **2** | **8** | **0,5** | **4** | **30** | **4** | **21** |
| 1 Olive, 5 g | 15 | 61 | 2,9 | ✓ | ✓ | 0 | ✓ | 2 | ✓ | 1 |
| **Rote Bete (Rote Rübe) Konserve** | **30** | **127** | **0,3** | **1** | **6** | **0,5** | **2** | ✓ | ✓ | ✓ |
| 1 Portion, 50 g | 15 | 64 | 0,3 | 1 | 3 | 0,5 | 1 | ✓ | ✓ | ✓ |
| **Silber-/Perlzwiebeln** | **62** | **259** | **0,6** | **1** | **13** | **1,0** | **2** | ✓ | ✓ | ✓ |
| 1 Portion, 50 g | 31 | 129 | 0,6 | 1 | 7 | 0,5 | 1 | ✓ | ✓ | ✓ |
| **Tomatenpaprika** | **29** | **121** | **0,3** | **1** | **5** | **0,5** | **2** | ✓ | ✓ | ✓ |
| 1 Portion, 50 g | 14 | 60 | 0,3 | ✓ | 2 | 0 | 1 | ✓ | ✓ | ✓ |
| **GEMÜSEGERICHTE** | | | | | | | | | | |
| **Apfel-Rotkohl** | **63** | **265** | **0,6** | **1** | **6** | **0,5** | **2** | **4** | **2** | **2** |
| 1 Portion, 200 g | 127 | 531 | 0,6 | 2 | 12 | 1,0 | 4 | 8 | 3 | 3 |
| **Blumenkohl mit Buttersoße** | **99** | **413** | **1,0** | **3** | **9** | **1,0** | **3** | **6** | **3** | **2** |
| 1 Portion, 200 g | 197 | 825 | 1,0 | 6 | 19 | 1,5 | 6 | 11 | 6 | 3 |
| **Brokkoli mit Mandelbutter** | **120** | **500** | **1,2** | **4** | **2** | **0** | **4** | **11** | **4** | **5** |
| 1 Portion, 200 g | 239 | 1 001 | 1,2 | 8 | 4 | 0,5 | 7 | 21 | 8 | 9 |
| **Frühlingsrolle** | **155** | **649** | **1,6** | **9** | **17** | **1,5** | **1** | **5** | **2** | **2** |
| 1 Frühlingsrolle, 150 g | 233 | 973 | 1,6 | 14 | 26 | 2,5 | 2 | 8 | 2 | 3 |
| **Gemüse im Teigmantel** | **133** | **554** | **1,3** | **5** | **12** | **1,0** | **2** | **7** | **2** | **2** |
| 1 Portion, 200 g | 265 | 1 109 | 1,3 | 9 | 25 | 2,5 | 4 | 14 | 4 | 5 |
| **Leipziger-Allerlei mit Butter** | **86** | **360** | **0,9** | **3** | **7** | **0,5** | **3** | **5** | **3** | **2** |
| 1 Portion, 200 g | 172 | 720 | 0,9 | 6 | 14 | 1,5 | 6 | 10 | 6 | 3 |
| **Rahm-Blumenkohl** | **85** | **354** | **0,8** | **3** | **6** | **0,5** | **3** | **6** | **3** | **2** |
| 1 Portion, 200 g | 169 | 709 | 0,8 | 5 | 11 | 1,0 | 5 | 11 | 6 | 4 |
| **Rahm-Brokkoli** | **87** | **362** | **0,9** | **3** | **5** | **0,5** | **3** | **6** | **3** | **2** |
| 1 Portion, 200 g | 173 | 724 | 0,9 | 7 | 11 | 1,0 | 6 | 11 | 6 | 4 |
| **Rahm-Gemüse i. D.** | **86** | **358** | **0,9** | **3** | **7** | **0,5** | **3** | **5** | **2** | **2** |
| 1 Portion, 200 g | 171 | 715 | 0,9 | 6 | 14 | 1,5 | 6 | 10 | 5 | 4 |

| nehrfach unges. FS g | Choles-terin mg | Vitamine A (RÄ) µg | E (TÄ) mg | C mg | Folsäure µg | Mineralstoffe Natrium mg | Kalium mg | Kalzium mg | Magne-sium mg | Eisen mg | Lebensmittel Gemüse, Salat, Kartoffeln jeweils essb. Anteil \| **Zeile 1: pro 100 g** \| Zeile 2: pro Portion |
|---|---|---|---|---|---|---|---|---|---|---|---|
| | | | | | | | | | | | **GEMÜSESÄFTE** |
| ✓ | **0** | **299** | **0,6** | **18** | **9** | **213** | **180** | **19** | **15** | **0,9** | **Gemüsesaft i. D.** |
| ✓ | 0 | 448 | 0,9 | 27 | 14 | 319 | 269 | 29 | 23 | 1,4 | 1 Glas, 150 ml |
| ✓ | **0** | **437** | **0,5** | **4** | **5** | **274** | **271** | **42** | **19** | **2,0** | **Möhren-/Karottensaft** |
| ✓ | 0 | 656 | 0,8 | 6 | 8 | 411 | 407 | 63 | 29 | 3,0 | 1 Glas, 150 ml |
| ✓ | **0** | **2** | ✓ | **4** | **38** | **272** | **314** | **30** | **26** | **0,9** | **Rote-Bete-Saft** |
| ✓ | 0 | 3 | ✓ | 6 | 57 | 408 | 471 | 45 | 39 | 1,4 | 1 Glas, 150 ml |
| ✓ | **0** | **3** | **0,2** | **8** | **7** | **547** | **267** | **49** | **15** | **0,6** | **Sauerkrautsaft** |
| ✓ | 0 | 5 | 0,3 | 12 | 11 | 821 | 401 | 74 | 23 | 0,9 | 1 Glas, 150 ml |
| ✓ | **0** | **ø** | **1,4** | **21** | **32** | **274** | **583** | **125** | **57** | **3,8** | **Spinatsaft** |
| ✓ | 0 | ø | 2,1 | 32 | 48 | 411 | 875 | 188 | 86 | 5,7 | 1 Glas, 150 ml |
| ✓ | **0** | **77** | **0,8** | **10** | **16** | **218** | **221** | **14** | **13** | **0,5** | **Tomatensaft** |
| ✓ | 0 | 116 | 1,2 | 15 | 24 | 327 | 332 | 21 | 20 | 0,8 | 1 Glas, 150 ml |
| | | | | | | | | | | | **GEMÜSESAUERKONSERVEN** |
| ✓ | **0** | **50** | **0,1** | **2** | **5** | **345** | **107** | **22** | **12** | **0,5** | **Gewürz-/Salz-/Dillgurken** |
| ✓ | 0 | 25 | 0,1 | 1 | 3 | 173 | 54 | 11 | 6 | 0,3 | 1 Gurke, 50 g |
| ✓ | **0** | **32** | **0,1** | **10** | **10** | **257** | **171** | **21** | **18** | **0,6** | **Mixed Pickles** |
| ✓ | 0 | 16 | 0,1 | 5 | 5 | 129 | 86 | 11 | 9 | 0,3 | 1 Portion, 50 g |
| **1** | **0** | **180** | **2,0** | **0** | **6** | **1 610** | **42** | **52** | **20** | **1,2** | **Oliven, eingelegt, grün** |
| ✓ | 0 | 9 | 0,1 | 0 | ✓ | 81 | 2 | 3 | 1 | 0,1 | 1 Olive, 5 g |
| **3** | **0** | **40** | **2,0** | **0** | **11** | **3 288** | **40** | **61** | **22** | **1,5** | **Oliven, eingelegt, schwarz** |
| ✓ | 0 | 2 | 0,1 | 0 | 1 | 164 | 2 | 3 | 1 | 0,1 | 1 Olive, 5 g |
| ✓ | **0** | **1** | ✓ | **3** | **30** | **234** | **233** | **23** | **21** | **0,7** | **Rote Bete (Rote Rübe) Konserve** |
| ✓ | 0 | 1 | ✓ | 2 | 15 | 117 | 117 | 12 | 11 | 0,4 | 1 Portion, 50 g |
| ✓ | **0** | ✓ | **0,2** | **4** | **2** | **225** | **145** | **40** | **10** | **0,7** | **Silber-/Perlzwiebeln** |
| ✓ | 0 | ✓ | 0,1 | 2 | 1 | 113 | 73 | 20 | 5 | 0,4 | 1 Portion, 50 g |
| ✓ | **0** | **194** | **1,9** | **45** | **16** | **199** | **183** | **11** | **14** | **0,4** | **Tomatenpaprika** |
| ✓ | 0 | 97 | 1,0 | 23 | 8 | 100 | 92 | 6 | 7 | 0,2 | 1 Portion, 50 g |
| | | | | | | | | | | | **GEMÜSEGERICHTE** |
| **1** | **3** | **4** | **1,2** | **15** | **13** | **188** | **121** | **25** | **9** | **0,4** | **Apfel-Rotkohl** |
| 1 | 6 | 9 | 2,4 | 30 | 25 | 376 | 242 | 50 | 19 | 0,8 | 1 Portion, 200 g |
| ✓ | **15** | **41** | **0,2** | **30** | **27** | **113** | **219** | **23** | **15** | **0,6** | **Blumenkohl mit Buttersoße** |
| 1 | 29 | 82 | 0,4 | 60 | 54 | 226 | 438 | 46 | 30 | 1,2 | 1 Portion, 200 g |
| **1** | **18** | **167** | **2,7** | **52** | **48** | **74** | **317** | **115** | **37** | **1,3** | **Brokkoli mit Mandelbutter** |
| 2 | 37 | 335 | 5,4 | 104 | 96 | 148 | 635 | 230 | 73 | 2,6 | 1 Portion, 200 g |
| **1** | **16** | **13** | **0,9** | **4** | **21** | **239** | **132** | **21** | **14** | **1,1** | **Frühlingsrolle** |
| 2 | 24 | 20 | 1,4 | 6 | 32 | 359 | 198 | 31 | 20 | 1,7 | 1 Frühlingsrolle, 150 g |
| **2** | **30** | **182** | **0,6** | **6** | **27** | **153** | **118** | **68** | **34** | **1,4** | **Gemüse im Teigmantel** |
| 5 | 60 | 364 | 1,2 | 11 | 53 | 306 | 236 | 136 | 67 | 2,8 | 1 Portion, 200 g |
| ✓ | **13** | **236** | **0,6** | **18** | **20** | **69** | **198** | **29** | **24** | **1,0** | **Leipziger-Allerlei mit Butter** |
| 1 | 26 | 472 | 1,2 | 35 | 39 | 138 | 397 | 57 | 49 | 2,0 | 1 Portion, 200 g |
| **1** | **7** | **26** | **0,1** | **49** | **33** | **76** | **286** | **23** | **16** | **0,6** | **Rahm-Blumenkohl** |
| 1 | 14 | 52 | 0,2 | 98 | 67 | 152 | 571 | 46 | 32 | 1,2 | 1 Portion, 200 g |
| **1** | **7** | **147** | **0,7** | **55** | **44** | **76** | **278** | **106** | **23** | **1,1** | **Rahm-Brokkoli** |
| 1 | 14 | 294 | 1,4 | 109 | 87 | 152 | 556 | 211 | 45 | 2,2 | 1 Portion, 200 g |
| **1** | **4** | **316** | **0,7** | **23** | **13** | **82** | **171** | **45** | **15** | **0,9** | **Rahm-Gemüse i. D.** |
| 1 | 8 | 631 | 1,4 | 47 | 25 | 164 | 343 | 89 | 31 | 1,8 | 1 Portion, 200 g |

# Lebensmittel
## Gemüse, Salat, Kartoffeln

jeweils essb. Anteil | **Zeile 1: pro 100 g** | Zeile 2: pro Portion

| Lebensmittel | Energie | | Energie | Eiweiß | Kohlenhydrate | | | Fett/Fettsäuren (FS) | | |
|---|---|---|---|---|---|---|---|---|---|---|
| | Energie kcal | kJ | Energiedichte kcal/g | Eiweiß g | Kohlenhydrate g | KH-Port. | Ballaststoffe g | Fett g | gesättigte FS g | einfach unges. FS g |
| **Gemüsegerichte** | | | | | | | | | | |
| **Rahm-Kohlrabi** | **90** | **375** | **0,9** | **3** | **7** | **0,5** | **2** | **6** | **3** | **2** |
| 1 Portion, 200 g | 179 | 750 | 0,9 | 5 | 15 | 1,5 | 3 | 11 | 6 | 4 |
| **Rahm-Porree** | **79** | **329** | **0,8** | **3** | **6** | **0,5** | **2** | **5** | **2** | **2** |
| 1 Portion, 200 g | 157 | 658 | 0,8 | 5 | 13 | 1,0 | 5 | 9 | 4 | 3 |
| **Rahm-Rosenkohl** | **103** | **430** | **1,0** | **4** | **7** | **0,5** | **4** | **7** | **3** | **2** |
| 1 Portion, 200 g | 205 | 859 | 1,0 | 8 | 13 | 1,0 | 7 | 13 | 6 | 4 |
| **Rahm-Spinat, Rahm-Blattspinat** | **63** | **262** | **0,6** | **3** | **1** | **0** | **3** | **5** | **3** | **2** |
| 1 Portion, 200 g | 125 | 524 | 0,6 | 5 | 2 | 0 | 5 | 10 | 5 | 3 |
| **Rahm-Wirsing** | **79** | **328** | **0,8** | **3** | **5** | **0,5** | **2** | **5** | **2** | **2** |
| 1 Portion, 200 g | 157 | 657 | 0,8 | 6 | 10 | 1,0 | 5 | 10 | 5 | 4 |
| **Ratatouille** | **74** | **311** | **0,7** | **1** | **3** | **0,5** | **2** | **6** | **1** | **3** |
| 1 Portion, 250 g | 186 | 778 | 0,7 | 3 | 7 | 0,5 | 6 | 16 | 2 | 7 |
| **Spargel-Schinken-Röllchen** | **101** | **422** | **1,0** | **6** | **3** | **0,5** | **1** | **7** | **3** | **3** |
| 2 Röllchen, 240 g | 242 | 1013 | 1,0 | 14 | 7 | 0,5 | 2 | 18 | 8 | 7 |
| **Pilze** | | | | | | | | | | |
| **Austernpilze** | **11** | **46** | **0,1** | **3** | **0** | **0** | **6** | ↙ | ↙ | ↙ |
| 1 Portion, 150 g | 17 | 69 | 0,1 | 5 | 0 | 0 | 9 | ↙ | ↙ | ↙ |
| **Birkenpilze** | **18** | **75** | **0,2** | **5** | **0** | **0** | **6** | **1** | ↙ | ↙ |
| 1 Portion, 150 g | 27 | 113 | 0,2 | 7 | 0 | 0 | 10 | 1 | ↙ | ↙ |
| **Butterpilze** | **11** | **46** | **0,1** | **3** | ↙ | **0** | **4** | ↙ | ↙ | ↙ |
| 1 Portion, 150 g | 17 | 69 | 0,1 | 4 | ↙ | 0 | 7 | 1 | ↙ | ↙ |
| **Champignons** | **16** | **67** | **0,2** | **4** | **1** | **0** | **2** | ↙ | ↙ | ↙ |
| 1 Portion, 150 g | 24 | 100 | 0,2 | 6 | 1 | 0 | 3 | ↙ | ↙ | ↙ |
| 1 Champignon, 10 g | 2 | 7 | 0,2 | ↙ | ↙ | 0 | ↙ | ↙ | ↙ | ↙ |
| **Champignons, Konserve** | **14** | **59** | **0,1** | **3** | ↙ | **0** | **2** | **1** | ↙ | ↙ |
| 1 Portion, 150 g | 21 | 88 | 0,1 | 5 | ↙ | 0 | 2 | 1 | ↙ | ↙ |
| **Hallimasche** | **15** | **63** | **0,2** | **3** | ↙ | **0** | **6** | **1** | ↙ | ↙ |
| 1 Portion, 150 g | 23 | 94 | 0,2 | 5 | ↙ | 0 | 8 | 1 | ↙ | ↙ |
| **Morcheln (Speise-)** | **10** | **42** | **0,1** | **2** | **0** | **0** | **7** | ↙ | ↙ | ↙ |
| 1 Portion, 150 g | 15 | 63 | 0,1 | 4 | 0 | 0 | 11 | ↙ | ↙ | ↙ |
| **Pfifferlinge** | **11** | **46** | **0,1** | **2** | ↙ | **0** | **3** | ↙ | ↙ | ↙ |
| 1 Portion, 150 g | 17 | 69 | 0,1 | 4 | ↙ | 0 | 5 | 1 | ↙ | ↙ |
| **Pfifferlinge, getrocknet** | **93** | **389** | **0,9** | **25** | **2** | **0** | **46** | **2** | **ø** | **ø** |
| 1 Portion, 25 g | 23 | 97 | 0,9 | 6 | ↙ | 0 | 12 | 1 | ø | ø |
| **Pfifferlinge, Konserve** | **13** | **54** | **0,1** | **2** | ↙ | **0** | **4** | **1** | ↙ | ↙ |
| 1 Portion, 150 g | 20 | 82 | 0,1 | 3 | ↙ | 0 | 6 | 1 | ↙ | ↙ |
| **Steinpilze** | **21** | **88** | **0,2** | **5** | **1** | **0** | **6** | ↙ | ↙ | ↙ |
| 1 Portion, 150 g | 32 | 132 | 0,2 | 8 | 1 | 0 | 9 | 1 | ↙ | ↙ |
| **Steinpilze, getrocknet** | **149** | **623** | **1,5** | **27** | **4** | **0,5** | **55** | **3** | **1** | ↙ |
| 1 Portion, 25 g | 37 | 156 | 1,5 | 7 | 1 | 0 | 14 | 1 | ↙ | ↙ |
| **Kartoffelgerichte und -produkte** | | | | | | | | | | |
| **Bratkartoffeln, in Öl gebraten** | **133** | **556** | **1,3** | **2** | **15** | **1,5** | **2** | **7** | **1** | **3** |
| 1 Portion, 200 g | 266 | 1111 | 1,3 | 4 | 30 | 2,5 | 5 | 14 | 2 | 6 |
| **Gnocchi** | **128** | **536** | **1,3** | **5** | **21** | **2,0** | **2** | **2** | **1** | **1** |
| 1 Portion, 200 g | 256 | 1071 | 1,3 | 10 | 42 | 4,0 | 4 | 4 | 1 | 2 |
| **Herzoginkartoffeln (Pommes Duchesse)** | **162** | **679** | **1,6** | **3** | **13** | **1,0** | **2** | **11** | **6** | **4** |
| 1 Portion, 150 g | 243 | 1018 | 1,6 | 5 | 19 | 1,5 | 3 | 16 | 8 | 5 |

| mehrfach unges. FS g | Choles-terin mg | Vitamine A (RÄ) µg | E (TÄ) mg | C mg | Folsäure µg | Mineralstoffe Natrium mg | Kalium mg | Kalzium mg | Magne-sium mg | Eisen mg | Lebensmittel Gemüse, Salat, Kartoffeln jeweils essb. Anteil \| **Zeile 1: pro 100 g** \| Zeile 2: pro Portion |
|---|---|---|---|---|---|---|---|---|---|---|---|
| | | | | | | | | | | | **Gemüsegerichte** |
| **1** | **7** | **51** | **0,4** | **45** | **16** | **91** | **349** | **66** | **40** | **0,9** | **Rahm-Kohlrabi** |
| 1 | 14 | 103 | 0,8 | 91 | 33 | 182 | 697 | 132 | 79 | 1,8 | 1 Portion, 200 g |
| **1** | **3** | **156** | **0,6** | **19** | **39** | **65** | **239** | **89** | **19** | **1,1** | **Rahm-Porree** |
| 1 | 6 | 312 | 1,2 | 38 | 78 | 130 | 477 | 177 | 38 | 2,2 | 1 Portion, 200 g |
| **1** | **7** | **76** | **0,5** | **69** | **43** | **70** | **310** | **30** | **18** | **0,9** | **Rahm-Rosenkohl** |
| 2 | 15 | 152 | 1,0 | 138 | 86 | 140 | 620 | 61 | 37 | 1,8 | 1 Portion, 200 g |
| **1** | **7** | **739** | **1,5** | **21** | **36** | **112** | **327** | **127** | **36** | **3,1** | **Rahm-Spinat, Rahm-Blattspinat** |
| 1 | 14 | 1479 | 3,0 | 42 | 71 | 224 | 654 | 254 | 72 | 6,2 | 1 Portion, 200 g |
| **1** | **5** | **21** | **2,2** | **20** | **41** | **332** | **126** | **47** | **8** | **0,7** | **Rahm-Wirsing** |
| 1 | 10 | 42 | 4,4 | 39 | 81 | 664 | 253 | 94 | 16 | 1,4 | 1 Portion, 200 g |
| **3** | **0** | **89** | **2,8** | **28** | **20** | **63** | **182** | **18** | **13** | **0,7** | **Ratatouille** |
| 7 | 0 | 223 | 7,0 | 71 | 50 | 158 | 455 | 46 | 33 | 1,8 | 1 Portion, 250 g |
| **1** | **22** | **64** | **2,3** | **7** | **33** | **252** | **111** | **25** | **13** | **0,7** | **Spargel-Schinken-Röllchen** |
| 2 | 52 | 154 | 5,5 | 16 | 79 | 605 | 267 | 59 | 31 | 1,7 | 2 Röllchen, 240 g |
| | | | | | | | | | | | **Pilze** |
| ↙ | **0** | **ø** | **ø** | **1** | **ø** | **6** | **254** | **12** | **13** | **1,2** | **Austernpilze** |
| ↙ | 0 | ø | ø | 1 | ø | 9 | 381 | 18 | 20 | 1,8 | 1 Portion, 150 g |
| ↙ | **0** | **0** | **0,1** | **7** | **25** | **2** | **360** | **9** | **10** | **1,6** | **Birkenpilze** |
| ↙ | 0 | 0 | 0,2 | 11 | 38 | 3 | 540 | 14 | 15 | 2,4 | 1 Portion, 150 g |
| ↙ | **0** | **0** | **0,1** | **8** | **25** | **3** | **190** | **25** | **6** | **1,3** | **Butterpilze** |
| ↙ | 0 | 0 | 0,2 | 12 | 38 | 5 | 285 | 38 | 9 | 2,0 | 1 Portion, 150 g |
| ↙ | **0** | **2** | **0,1** | **5** | **25** | **8** | **422** | **11** | **13** | **1,2** | **Champignons** |
| ↙ | 0 | 3 | 0,2 | 7 | 38 | 12 | 633 | 17 | 20 | 1,8 | 1 Portion, 150 g |
| ↙ | 0 | ↙ | ↙ | ↙ | 3 | 1 | 42 | 1 | 1 | 0,1 | 1 Champignon, 10 g |
| ↙ | **0** | **2** | **0,1** | **2** | **3** | **320** | **110** | **19** | **15** | **0,8** | **Champignons, Konserve** |
| ↙ | 0 | 3 | 0,2 | 3 | 5 | 480 | 165 | 29 | 23 | 1,2 | 1 Portion, 150 g |
| ↙ | **0** | **ø** | **ø** | **5** | **ø** | **ø** | **427** | **4** | **13** | **0,9** | **Hallimasche** |
| ↙ | 0 | ø | ø | 8 | ø | ø | 641 | 6 | 20 | 1,3 | 1 Portion, 150 g |
| ↙ | **0** | **0** | **0,2** | **5** | **25** | **2** | **390** | **11** | **16** | **1,2** | **Morcheln (Speise-)** |
| ↙ | 0 | 0 | 0,3 | 8 | 38 | 3 | 585 | 17 | 24 | 1,8 | 1 Portion, 150 g |
| ↙ | **0** | **217** | **0,1** | **6** | **25** | **3** | **332** | **4** | **14** | **ø** | **Pfifferlinge** |
| ↙ | 0 | 326 | 0,2 | 9 | 38 | 5 | 498 | 6 | 21 | ø | 1 Portion, 150 g |
| **ø** | **0** | **ø** | **ø** | **2** | **ø** | **32** | **5 370** | **85** | **135** | **ø** | **Pfifferlinge, getrocknet** |
| ø | 0 | ø | ø | 1 | ø | 8 | 1 343 | 21 | 34 | ø | 1 Portion, 25 g |
| ↙ | **0** | **217** | **0,1** | **3** | **6** | **165** | **155** | **5** | **6** | **ø** | **Pfifferlinge, Konserve** |
| ↙ | 0 | 326 | 0,2 | 5 | 9 | 248 | 233 | 8 | 9 | ø | 1 Portion, 150 g |
| ↙ | **0** | **1** | **0,2** | **3** | **25** | **6** | **327** | **4** | **12** | **1,0** | **Steinpilze** |
| ↙ | 0 | 2 | 0,2 | 4 | 38 | 9 | 491 | 6 | 18 | 1,5 | 1 Portion, 150 g |
| **2** | **0** | **8** | **1,2** | **8** | **98** | **14** | **2000** | **34** | **83** | **8,4** | **Steinpilze, getrocknet** |
| ↙ | 0 | 2 | 0,3 | 2 | 25 | 4 | 500 | 9 | 21 | 2,1 | 1 Portion, 25 g |
| | | | | | | | | | | | **Kartoffelgerichte und -produkte** |
| **3** | **0** | **15** | **2,3** | **10** | **19** | **63** | **382** | **6** | **20** | **0,4** | **Bratkartoffeln, in Öl gebraten** |
| 5 | 0 | 29 | 4,6 | 21 | 37 | 126 | 764 | 13 | 39 | 0,8 | 1 Portion, 200 g |
| ↙ | **71** | **51** | **0,4** | **8** | **21** | **75** | **253** | **16** | **17** | **0,8** | **Gnocchi** |
| 1 | 143 | 102 | 0,8 | 16 | 42 | 150 | 507 | 32 | 34 | 1,6 | 1 Portion, 200 g |
| **1** | **151** | **150** | **0,8** | **11** | **30** | **128** | **361** | **21** | **19** | **1,1** | **Herzoginkartoffeln (Pommes Duchesse)** |
| 1 | 226 | 225 | 1,2 | 16 | 45 | 192 | 542 | 31 | 28 | 1,7 | 1 Portion, 150 g |

| Lebensmittel<br>Gemüse, Salat, Kartoffeln<br>jeweils essb. Anteil \| **Zeile 1: pro 100 g** \| Zeile 2: pro Portion | Energie<br>Energie<br>kcal | <br><br>kJ | <br>Energiedichte<br>kcal/g | Eiweiß<br>Eiweiß<br>g | Kohlenhydrate<br>Kohlenhydrate<br>g | <br>KH-Port. | <br>Ballaststoffe<br>g | Fett/Fettsäuren (FS)<br>Fett<br>g | <br>gesättigte FS<br>g | <br>einfach unges. FS<br>g |
|---|---|---|---|---|---|---|---|---|---|---|
| **KARTOFFELGERICHTE UND -PRODUKTE** | | | | | | | | | | |
| **Kartoffel, gekocht** | **69** | **287** | **0,7** | **2** | **14** | **1,5** | **2** | ✓ | ✓ | ✓ |
| 1 mittelgroße Kartoffel, 80 g | 55 | 230 | 0,7 | 2 | 11 | 1,0 | 2 | ✓ | ✓ | ✓ |
| **Kartoffelgratin** | **151** | **632** | **1,5** | **2** | **11** | **1,0** | **2** | **11** | **6** | **3** |
| 1 Portion, 200 g | 302 | 1 264 | 1,5 | 5 | 23 | 2,0 | 3 | 21 | 12 | 7 |
| **Kartoffelpüree, Trockenprodukt** | **329** | **1 375** | **3,3** | **9** | **71** | **6,5** | **6** | **1** | ✓ | ✓ |
| für 1 Portion, 30 g Pulver | 99 | 412 | 3,3 | 3 | 21 | 2,0 | 2 | ✓ | ✓ | ✓ |
| **Kartoffelpüree, zub. mit Milch u. Butter** | **91** | **380** | **0,9** | **3** | **12** | **1,0** | **2** | **3** | **2** | **1** |
| 1 Portion, 200 g | 182 | 761 | 0,9 | 5 | 24 | 2,0 | 3 | 7 | 4 | 2 |
| **Kartoffelklöße/-knödel, Trockenprodukt** | **325** | **1 360** | **3,3** | **6** | **74** | **6,5** | **6** | ✓ | ✓ | ✓ |
| für 2 Klöße, 50 g Pulver | 163 | 680 | 3,3 | 3 | 37 | 3,5 | 3 | ✓ | ✓ | ✓ |
| **Kartoffelklöße/-knödel, zubereitet** | **108** | **451** | **1,1** | **3** | **22** | **2,0** | **3** | **1** | ✓ | ✓ |
| 1 Kloß, 100 g | 108 | 451 | 1,1 | 3 | 22 | 2,0 | 3 | 1 | ✓ | ✓ |
| **Kartoffelkroketten, frittiert** | **214** | **895** | **2,1** | **4** | **22** | **2,0** | **1** | **13** | **2** | **3** |
| 1 Portion (7–8 Kroketten), 150 g | 321 | 1 343 | 2,1 | 6 | 32 | 3,0 | 2 | 20 | 3 | 5 |
| **Kartoffelpuffer (Reibekuchen), in Öl gebraten** | **255** | **1 065** | **2,5** | **4** | **15** | **1,5** | **2** | **20** | **3** | **7** |
| 1 Puffer, 120 g | 306 | 1 278 | 2,5 | 4 | 19 | 1,5 | 2 | 24 | 3 | 8 |
| **Kartoffelwedges (Kartoffelecken), frittiert** | **283** | **1 184** | **2,8** | **4** | **34** | **3,0** | **3** | **15** | **3** | **9** |
| 1 Portion, 150 g | 425 | 1 776 | 2,8 | 6 | 50 | 4,5 | 5 | 22 | 4 | 13 |
| **Pommes frites, frittiert** | **316** | **1 323** | **3,2** | **3** | **38** | **3,5** | **3** | **17** | **5** | **9** |
| 1 Portion, 150 g | 474 | 1 984 | 3,2 | 5 | 58 | 5,0 | 5 | 25 | 7 | 13 |
| **Pommes frites aus dem Backofen** | **157** | **657** | **1,6** | **3** | **26** | **2,5** | **3** | **5** | **1** | **3** |
| 1 Portion, 150 g | 236 | 985 | 1,6 | 4 | 38 | 3,5 | 4 | 8 | 2 | 4 |
| **Rösti, frittiert** | **257** | **1 075** | **2,6** | **2** | **25** | **2,5** | **3** | **17** | **3** | **7** |
| 1 Rösti, 50 g | 129 | 538 | 2,6 | 1 | 13 | 1,0 | 2 | 9 | 2 | 4 |
| **Schupfnudeln, gekocht** | **150** | **628** | **1,5** | **6** | **27** | **2,5** | **2** | **2** | **1** | **1** |
| 1 Portion, 200 g | 300 | 1 255 | 1,5 | 11 | 54 | 5,0 | 5 | 4 | 1 | 1 |
| **Zwetschgenknödel** | **186** | **776** | **1,9** | **3** | **28** | **2,5** | **3** | **7** | **4** | **2** |
| 1 Knödel, 65 g | 121 | 504 | 1,9 | 2 | 18 | 1,5 | 2 | 4 | 2 | 1 |
| **KARTOFFELPRODUKTE, MARKENPRODUKTE** | | | | | | | | | | |
| **Country Potatoes Classic, TK, McCain** | **158** | **663** | **1,6** | **3** | **25** | **2,0** | **ø** | **6** | **ø** | **ø** |
| 1 Portion, 150 g | 237 | 995 | 1,6 | 4 | 37 | 3,5 | ø | 8 | ø | ø |
| **Kroketten, TK, McCain** | **207** | **866** | **2,1** | **3** | **29** | **2,5** | **3** | **9** | **3** | **3** |
| 1 Portion, 150 g | 311 | 1 299 | 2,1 | 5 | 43 | 4,0 | 5 | 14 | 4 | 5 |
| **Rösti, TK, McCain** | **185** | **774** | **1,9** | **2** | **25** | **2,5** | **3** | **9** | **3** | **3** |
| 1 Portion, 150 g | 278 | 1 161 | 1,9 | 3 | 38 | 3,5 | 5 | 13 | 4 | 5 |
| **1·2·3 Frites Original, TK, McCain** | **141** | **592** | **1,4** | **3** | **23** | **2,0** | **ø** | **5** | **1** | **2** |
| 1 Portion, 150 g | 212 | 888 | 1,4 | 4 | 34 | 3,0 | ø | 7 | 2 | 3 |
| **HÜLSENFRÜCHTE** | | | | | | | | | | |
| **Bohnen, weiß, Trockenprodukt** | **237** | **992** | **2,4** | **21** | **35** | **3,0** | **23** | **2** | ✓ | ✓ |
| 1 Portion, 60 g | 142 | 595 | 2,4 | 13 | 21 | 2,0 | 14 | 1 | ✓ | ✓ |
| **Bohnen, weiß, Konserve** | **66** | **274** | **0,7** | **5** | **10** | **1,0** | **4** | ✓ | ✓ | ✓ |
| 1 Portion, 125 g | 82 | 343 | 0,7 | 7 | 12 | 1,0 | 5 | 1 | ✓ | ✓ |
| **Erbsen, Trockenprodukt** | **271** | **1 134** | **2,7** | **23** | **41** | **3,5** | **17** | **1** | ✓ | ✓ |
| 1 Portion, 60 g | 163 | 680 | 2,7 | 14 | 25 | 2,0 | 10 | 1 | ✓ | ✓ |
| **Kichererbsen, Trockenprodukt** | **305** | **1 276** | **3,1** | **19** | **44** | **4,0** | **16** | **6** | **1** | ✓ |
| 1 Portion, 60 g | 183 | 766 | 3,1 | 11 | 27 | 2,5 | 9 | 4 | 1 | ✓ |

| …mehrfach …unges. FS g | Choles-terin mg | Vitamine A (RÄ) µg | E (TÄ) mg | C mg | Folsäure µg | Mineralstoffe Natrium mg | Kalium mg | Kalzium mg | Magne-sium mg | Eisen mg | Lebensmittel **Gemüse, Salat, Kartoffeln** jeweils essb. Anteil \| **Zeile 1: pro 100 g** \| Zeile 2: pro Portion |
|---|---|---|---|---|---|---|---|---|---|---|---|
| | | | | | | | | | | | **KARTOFFELGERICHTE UND -PRODUKTE** |
| ↙ | **0** | **1** | **0,1** | **12** | **15** | **62** | **333** | **6** | **18** | **0,4** | **Kartoffel, gekocht** |
| ↙ | 0 | 1 | 0,1 | 10 | 12 | 50 | 266 | 5 | 14 | 0,3 | 1 mittelgroße Kartoffel, 80 g |
| **1** | **50** | **122** | **0,4** | **11** | **21** | **69** | **321** | **26** | **17** | **0,5** | **Kartoffelgratin** |
| 1 | 100 | 244 | 0,8 | 21 | 42 | 138 | 642 | 51 | 34 | 1,0 | 1 Portion, 200 g |
| ↙ | **0** | **0** | **0,3** | **20** | **24** | **160** | **1 150** | **30** | **69** | **2,4** | **Kartoffelpüree, Trockenprodukt** |
| ↙ | 0 | 0 | 0,1 | 6 | 7 | 48 | 345 | 9 | 21 | 0,7 | für 1 Portion, 30 g Pulver |
| ↙ | **29** | **38** | **0,2** | **11** | **20** | **74** | **342** | **32** | **18** | **0,4** | **Kartoffelpüree, zub. mit Milch u. Butter** |
| ↙ | 57 | 76 | 0,4 | 22 | 40 | 148 | 685 | 64 | 36 | 0,8 | 1 Portion, 200 g |
| ↙ | **0** | **0** | **0** | **20** | **24** | **1 260** | **749** | **40** | **45** | **2,4** | **Kartoffelklöße/-knödel, Trockenprodukt** |
| ↙ | 0 | 0 | 0 | 10 | 12 | 630 | 375 | 20 | 23 | 1,2 | für 2 Klöße, 50 g Pulver |
| ↙ | **15** | **11** | **0,2** | **12** | **17** | **210** | **340** | **13** | **21** | **0,7** | **Kartoffelklöße/-knödel, zubereitet** |
| ↙ | 15 | 11 | 0,2 | 12 | 17 | 210 | 340 | 13 | 21 | 0,7 | 1 Kloß, 100 g |
| **8** | **0** | **0** | **ø** | **2** | **2** | **420** | **360** | **44** | **19** | **0,9** | **Kartoffelkroketten, frittiert** |
| 11 | 0 | 0 | ø | 3 | 3 | 630 | 540 | 66 | 29 | 1,4 | 1 Portion (7–8 Kroketten), 150 g |
| **9** | **49** | **70** | **7,6** | **6** | **23** | **173** | **321** | **15** | **18** | **0,7** | **Kartoffelpuffer (Reibekuchen), in Öl gebraten** |
| 11 | 59 | 84 | 9,1 | 8 | 28 | 207 | 385 | 18 | 22 | 0,8 | 1 Puffer, 120 g |
| **2** | **0** | **ø** | **1,8** | **ø** | **ø** | **757** | **522** | **26** | **30** | **1,1** | **Kartoffelwedges (Kartoffelecken), frittiert** |
| 3 | 0 | ø | 2,8 | ø | ø | 1 136 | 783 | 39 | 45 | 1,6 | 1 Portion, 150 g |
| **3** | **0** | **ø** | **1,5** | **3** | **12** | **320** | **561** | **13** | **29** | **1,1** | **Pommes frites, frittiert** |
| 4 | 0 | ø | 2,3 | 5 | 18 | 480 | 842 | 20 | 44 | 1,7 | 1 Portion, 150 g |
| ↙ | **0** | **ø** | **0,3** | **14** | **13** | **222** | **461** | **8** | **23** | **0,5** | **Pommes frites aus dem Backofen** |
| ↙ | 0 | ø | 0,5 | 21 | 20 | 333 | 692 | 12 | 35 | 0,8 | 1 Portion, 150 g |
| **4** | **0** | **0** | **1,8** | **3** | **38** | **546** | **391** | **18** | **21** | **0,8** | **Rösti, frittiert** |
| 2 | 0 | 0 | 0,9 | 2 | 19 | 273 | 196 | 9 | 11 | 0,4 | 1 Rösti, 50 g |
| ↙ | **55** | **39** | **0,4** | **9** | **24** | **132** | **290** | **15** | **19** | **0,9** | **Schupfnudeln, gekocht** |
| 1 | 110 | 79 | 0,8 | 18 | 47 | 264 | 581 | 30 | 37 | 1,8 | 1 Portion, 200 g |
| ↙ | **32** | **74** | **0,5** | **5** | **12** | **87** | **215** | **14** | **13** | **0,6** | **Zwetschgenknödel** |
| ↙ | 21 | 48 | 0,3 | 3 | 7 | 57 | 139 | 9 | 9 | 0,4 | 1 Knödel, 65 g |
| | | | | | | | | | | | **KARTOFFELPRODUKTE, MARKENPRODUKTE** |
| **ø** | **ø** | **ø** | **ø** | **ø** | **ø** | **ø** | **ø** | **ø** | **ø** | **ø** | **Country Potatoes Classic, TK, McCain** |
| ø | ø | ø | ø | ø | ø | ø | ø | ø | ø | ø | 1 Portion, 150 g |
| **3** | **ø** | **ø** | **ø** | **ø** | **ø** | **350** | **ø** | **ø** | **ø** | **ø** | **Kroketten, TK, McCain** |
| 5 | ø | ø | ø | ø | ø | 525 | ø | ø | ø | ø | 1 Portion, 150 g |
| **3** | **ø** | **ø** | **ø** | **ø** | **ø** | **350** | **ø** | **ø** | **ø** | **ø** | **Rösti, TK, McCain** |
| 5 | ø | ø | ø | ø | ø | 525 | ø | ø | ø | ø | 1 Portion, 150 g |
| **1** | ↙ | **ø** | **ø** | **ø** | **ø** | **ø** | **ø** | **ø** | **ø** | **ø** | **1·2·3 Frites Original, TK, McCain** |
| 2 | ↙ | ø | ø | ø | ø | ø | ø | ø | ø | ø | 1 Portion, 150 g |
| | | | | | | | | | | | **HÜLSENFRÜCHTE** |
| **1** | **0** | **67** | **0,2** | **3** | **205** | **4** | **1 337** | **113** | **140** | **6,5** | **Bohnen, weiß, Trockenprodukt** |
| 1 | 0 | 40 | 0,1 | 2 | 123 | 2 | 802 | 68 | 84 | 3,9 | 1 Portion, 60 g |
| ↙ | **0** | **15** | **0,1** | ↙ | **52** | **195** | **332** | **33** | **36** | **1,5** | **Bohnen, weiß, Konserve** |
| ↙ | 0 | 19 | 0,1 | ↙ | 65 | 244 | 415 | 41 | 45 | 1,9 | 1 Portion, 125 g |
| **1** | **0** | **13** | **0,8** | **2** | **151** | **24** | **992** | **50** | **118** | **5,2** | **Erbsen, Trockenprodukt** |
| ↙ | 0 | 8 | 0,5 | 1 | 91 | 14 | 595 | 30 | 71 | 3,1 | 1 Portion, 60 g |
| **4** | **0** | **30** | **5,8** | **5** | **340** | **23** | **800** | **124** | **126** | **6,1** | **Kichererbsen, Trockenprodukt** |
| 2 | 0 | 18 | 3,5 | 3 | 204 | 14 | 480 | 74 | 76 | 3,7 | 1 Portion, 60 g |

| Lebensmittel<br>Gemüse, Salat, Kartoffeln<br>jeweils essb. Anteil \| **Zeile 1: pro 100 g** \| Zeile 2: pro Portion | Energie<br>Energie<br>kcal | <br><br>kJ | <br>Energie-dichte<br>kcal/g | Eiweiß<br>Eiweiß<br>g | Kohlenhydrate<br>Kohlen-hydrate<br>g | <br>KH-Port. | <br>Ballast-stoffe<br>g | Fett/Fettsäuren (FS)<br>Fett<br>g | <br>gesättigte FS<br>g | <br>einfach unges. FS<br>g |
|---|---|---|---|---|---|---|---|---|---|---|
| **HÜLSENFRÜCHTE** | | | | | | | | | | |
| **Kidneybohnen, Konserve** | **84** | **351** | **0,8** | **5** | **15** | **1,5** | **5** | **1** | ✓ | ✓ |
| 1 Portion, 125 g | 105 | 439 | 0,8 | 7 | 18 | 1,5 | 7 | 1 | ✓ | ✓ |
| **Kidneybohnen, Trockenprodukt** | **333** | **1 393** | **3,3** | **24** | **60** | **5,5** | **25** | **1** | ✓ | ✓ |
| 1 Portion, 60 g | 200 | 836 | 3,3 | 14 | 36 | 3,5 | 15 | ✓ | ✓ | ✓ |
| **Limabohnen (Butterbohnen), Trockenprodukt** | **275** | **1 151** | **2,8** | **21** | **45** | **4,0** | **14** | **1** | ✓ | ✓ |
| 1 Portion, 60 g | 165 | 690 | 2,8 | 12 | 27 | 2,5 | 9 | 1 | ✓ | ✓ |
| **Linsen, Trockenprodukt** | **270** | **1 130** | **2,7** | **23** | **41** | **3,5** | **17** | **2** | **ø** | **ø** |
| 1 Portion, 60 g | 162 | 678 | 2,7 | 14 | 24 | 2,0 | 10 | 1 | ø | ø |
| **Mungobohnensprossen** | **24** | **99** | **0,2** | **3** | **2** | **0** | **6** | ✓ | ✓ | ✓ |
| 1 Portion, 50 g | 12 | 50 | 0,2 | 2 | 1 | 0 | 3 | ✓ | ✓ | ✓ |
| **Mungobohnen, Trockenprodukt** | **269** | **1 125** | **2,7** | **23** | **42** | **4,0** | **17** | **1** | ✓ | ✓ |
| 1 Portion, 60 g | 161 | 675 | 2,7 | 14 | 25 | 2,5 | 10 | 1 | ✓ | ✓ |
| **Sojabohnen, Trockenprodukt** | **329** | **1 377** | **3,3** | **38** | **6** | **0,5** | **22** | **18** | **2** | **4** |
| 1 Portion, 60 g | 197 | 826 | 3,3 | 23 | 4 | 0,5 | 13 | 11 | 1 | 2 |
| **Sojamehl (vollfett)** | **347** | **1 452** | **3,5** | **41** | **3** | **0,5** | **19** | **21** | **3** | **3** |
| 1 EL, 15 g | 52 | 218 | 3,5 | 6 | ✓ | 0 | 3 | 3 | ✓ | 1 |
| **Sojaschrot** | **246** | **1 027** | **2,5** | **36** | ✓ | **0** | **32** | **11** | **2** | **2** |
| 1 EL, 15 g | 37 | 154 | 2,5 | 5 | ✓ | 0 | 5 | 2 | ✓ | ✓ |
| **Sojasprossen (Sojakeime)** | **52** | **217** | **0,5** | **5** | **5** | **0,5** | **2** | **1** | ✓ | ✓ |
| 1 Portion, 50 g | 26 | 109 | 0,5 | 3 | 2 | 0 | 1 | 1 | ✓ | ✓ |

| | | Vitamine | | | | Mineralstoffe | | | | | Lebensmittel |
|---|---|---|---|---|---|---|---|---|---|---|---|
| nehrfach unges. FS g | Choles-terin mg | A (RÄ) µg | E (TÄ) mg | C mg | Folsäure µg | Natrium mg | Kalium mg | Kalzium mg | Magne-sium mg | Eisen mg | Gemüse, Salat, Kartoffeln<br>jeweils essb. Anteil \| **Zeile 1: pro 100 g** \| Zeile 2: pro Portion |
| | | | | | | | | | | | **Hülsenfrüchte** |
| ↙ | 0 | 0 | ↙ | 1 | 36 | 296 | 237 | 34 | 27 | 1,2 | Kidneybohnen, Konserve |
| ↙ | 0 | 0 | ↙ | 2 | 45 | 370 | 296 | 43 | 34 | 1,5 | 1 Portion, 125 g |
| ↙ | 0 | 0 | 0,2 | 5 | 394 | 24 | 1 406 | 143 | 140 | 8,2 | Kidneybohnen, Trockenprodukt |
| ↙ | 0 | 0 | 0,1 | 3 | 236 | 14 | 844 | 86 | 84 | 4,9 | 1 Portion, 60 g |
| 1 | 0 | ø | ø | 1 | 360 | 13 | 1 750 | 89 | 216 | 6,8 | Limabohnen (Butterbohnen), Trockenprodukt |
| ↙ | 0 | ø | ø | 1 | 216 | 8 | 1 050 | 53 | 130 | 4,1 | 1 Portion, 60 g |
| ø | 0 | 17 | ø | 7 | 168 | 7 | 837 | 65 | 129 | 8,0 | Linsen, Trockenprodukt |
| ø | 0 | 10 | ø | 4 | 101 | 4 | 502 | 39 | 77 | 4,8 | 1 Portion, 60 g |
| ↙ | 0 | 7 | 0,1 | 11 | 61 | 5 | 134 | 13 | 18 | 0,9 | Mungobohnensprossen |
| ↙ | 0 | 4 | 0,1 | 6 | 31 | 3 | 67 | 7 | 9 | 0,5 | 1 Portion, 50 g |
| 1 | 0 | 6 | 1,9 | 3 | 140 | 9 | 171 | 90 | 166 | 6,8 | Mungobohnen, Trockenprodukt |
| ↙ | 0 | 4 | 1,1 | 2 | 84 | 5 | 103 | 54 | 100 | 4,1 | 1 Portion, 60 g |
| 11 | 0 | 63 | 1,5 | ↙ | 250 | 5 | 1 800 | 200 | 220 | 6,6 | Sojabohnen, Trockenprodukt |
| 6 | 0 | 38 | 0,9 | ↙ | 150 | 3 | 1 080 | 120 | 132 | 4,0 | 1 Portion, 60 g |
| 12 | 0 | 14 | 1,5 | 0 | 190 | 4 | 1 870 | 195 | 247 | 12,0 | Sojamehl (vollfett) |
| 2 | 0 | 2 | 0,2 | 0 | 29 | 1 | 281 | 29 | 37 | 1,8 | 1 EL, 15 g |
| 7 | 0 | 3 | 1,5 | 0 | 340 | 4 | 1 700 | 200 | 250 | 10,0 | Sojaschrot |
| 1 | 0 | ↙ | 0,2 | 0 | 51 | 1 | 255 | 30 | 38 | 1,5 | 1 EL, 15 g |
| 1 | 0 | 4 | 0,1 | 20 | 160 | 30 | 235 | 32 | 19 | 0,9 | Sojasprossen (Sojakeime) |
| ↙ | 0 | 2 | 0,1 | 10 | 80 | 15 | 118 | 16 | 10 | 0,5 | 1 Portion, 50 g |

| Lebensmittel | Energie | | Energiedichte | Eiweiß | Kohlenhydrate | | | Fett/Fettsäuren (FS) | | |
|---|---|---|---|---|---|---|---|---|---|---|
| **Obst, Obsterzeugnisse und Nüsse**<br>jeweils essb. Anteil \| **Zeile 1: pro 100 g** \| Zeile 2: pro Portion | Energie kcal | kJ | Energiedichte kcal/g | Eiweiß g | Kohlenhydrate g | KH-Port. | Ballaststoffe g | Fett g | gesättigte FS g | einfach unges. FS g |
| **Obst und Tiefkühlobst** | | | | | | | | | | |
| **Acerola (Westindische Kirschen)** | 20 | 85 | 0,2 | ✓ | 4 | 0,5 | 2 | ✓ | ✓ | ✓ |
| 1 Portion, 50 g | 10 | 42 | 0,2 | ✓ | 2 | 0 | 1 | ✓ | ✓ | ✓ |
| **Ananas** | 59 | 246 | 0,6 | 1 | 13 | 1,0 | 1 | ✓ | ✓ | ✓ |
| 1 Portion, 150 g | 88 | 369 | 0,6 | 1 | 20 | 2,0 | 2 | ✓ | ✓ | ✓ |
| **Apfel** | 54 | 226 | 0,5 | ✓ | 11 | 1,0 | 2 | 1 | ✓ | ✓ |
| 1 Apfel, 150 g | 81 | 339 | 0,5 | 1 | 17 | 1,5 | 3 | 1 | ✓ | ✓ |
| **Apfelsine (Orange)** | 47 | 197 | 0,5 | 1 | 9 | 1,0 | 2 | ✓ | ✓ | ✓ |
| 1 Apfelsine, 145 g | 68 | 286 | 0,5 | 1 | 13 | 1,0 | 3 | ✓ | ✓ | ✓ |
| **Aprikosen (Marillen)** | 42 | 177 | 0,4 | 1 | 9 | 1,0 | 2 | ✓ | ✓ | ✓ |
| 1 Aprikose, 45 g | 19 | 80 | 0,4 | ✓ | 4 | 0,5 | 1 | ✓ | ✓ | ✓ |
| **Avocado** | 217 | 909 | 2,2 | 2 | ✓ | 0 | 6 | 24 | 4 | 17 |
| ½ Avocado, 115 g | 250 | 1 046 | 2,2 | 2 | ✓ | 0 | 7 | 27 | 4 | 19 |
| **Banane** | 95 | 398 | 1,0 | 1 | 21 | 2,0 | 2 | ✓ | ✓ | ✓ |
| 1 Banane, 110 g | 105 | 438 | 1,0 | 1 | 24 | 2,0 | 2 | ✓ | ✓ | ✓ |
| **Beerenmischung, TK-Produkt** | 42 | 174 | 0,4 | 1 | 7 | 0,5 | 6 | 1 | ✓ | ✓ |
| 1 EL, 40 g | 17 | 69 | 0,4 | ✓ | 3 | 0 | 2 | ✓ | ✓ | ✓ |
| **Birne** | 55 | 230 | 0,6 | ✓ | 12 | 1,0 | 3 | ✓ | ✓ | ✓ |
| 1 Birne, 140 g | 77 | 322 | 0,6 | 1 | 17 | 1,5 | 5 | ✓ | ✓ | ✓ |
| **Brombeeren** | 44 | 184 | 0,4 | 1 | 6 | 0,5 | 3 | 1 | ✓ | ✓ |
| 1 Portion, 125 g | 55 | 230 | 0,4 | 2 | 8 | 0,5 | 4 | 1 | ✓ | ✓ |
| **Clementine** | 46 | 192 | 0,5 | 1 | 9 | 1,0 | 2 | ✓ | ✓ | ✓ |
| 1 Clementine, 45 g | 21 | 86 | 0,5 | ✓ | 4 | 0,5 | 1 | ✓ | ✓ | ✓ |
| **Cranberrys (Moosbeeren)** | 46 | 192 | 0,5 | ✓ | 12 | 1,0 | 5 | ✓ | ✓ | ✓ |
| 1 Portion, 110 g | 51 | 212 | 0,5 | ✓ | 13 | 1,0 | 5 | ✓ | ✓ | ✓ |
| **Datteln** | 114 | 477 | 1,1 | 1 | 27 | 2,5 | 3 | ✓ | ✓ | ✓ |
| 1 Dattel, 7 g | 8 | 33 | 1,1 | ✓ | 2 | 0 | ✓ | ✓ | ✓ | ✓ |
| **Erdbeeren** | 32 | 134 | 0,3 | 1 | 6 | 0,5 | 2 | ✓ | ✓ | ✓ |
| 1 Portion, 150 g | 48 | 201 | 0,3 | 1 | 8 | 1,0 | 2 | 1 | ✓ | ✓ |
| **Erdbeeren, TK-Produkt** | 32 | 134 | 0,3 | 1 | 6 | 0,5 | 2 | ✓ | ✓ | ✓ |
| 1 EL, 40 g | 13 | 54 | 0,3 | ✓ | 2 | 0 | 1 | ✓ | ✓ | ✓ |
| **Feigen** | 63 | 264 | 0,6 | 1 | 13 | 1,0 | 2 | 1 | ✓ | ✓ |
| 1 Feige, 60 g | 38 | 158 | 0,6 | 1 | 8 | 0,5 | 1 | ✓ | ✓ | ✓ |
| **Granatapfel** | 78 | 326 | 0,8 | 1 | 17 | 1,5 | 2 | 1 | ✓ | ✓ |
| 1 Granatapfel, 125 g | 97 | 407 | 0,8 | 1 | 21 | 2,0 | 3 | 1 | ✓ | ✓ |
| **Grapefruit (Pampelmuse)** | 50 | 209 | 0,5 | 1 | 9 | 1,0 | 1 | ✓ | ✓ | ✓ |
| ½ Grapefruit, 130 g | 65 | 272 | 0,5 | 1 | 12 | 1,0 | 1 | ✓ | ✓ | ✓ |
| **Guave (Guajave)** | 38 | 158 | 0,4 | 1 | 7 | 0,5 | 5 | 1 | ✓ | ✓ |
| 1 Guave, 40 g | 15 | 63 | 0,4 | ✓ | 3 | 0 | 2 | ✓ | ✓ | ✓ |
| **Heidelbeeren (Blaubeeren)** | 36 | 151 | 0,4 | 1 | 6 | 0,5 | 5 | 1 | ✓ | ✓ |
| 1 Portion, 125 g | 45 | 188 | 0,4 | 1 | 8 | 0,5 | 6 | 1 | ✓ | ✓ |
| **Himbeeren** | 34 | 142 | 0,3 | 1 | 5 | 0,5 | 5 | ✓ | ✓ | ✓ |
| 1 Portion, 125 g | 43 | 178 | 0,3 | 2 | 6 | 0,5 | 6 | ✓ | ✓ | ✓ |
| **Himbeeren, TK-Produkt** | 34 | 142 | 0,3 | 1 | 5 | 0,5 | 5 | ✓ | ✓ | ✓ |
| 1 EL, 40 g | 14 | 57 | 0,3 | 1 | 2 | 0 | 2 | ✓ | ✓ | ✓ |
| **Honigmelone (Zuckermelone)** | 54 | 226 | 0,5 | 1 | 12 | 1,0 | 1 | ✓ | ✓ | ✓ |
| 1 Portion, 150 g | 81 | 339 | 0,5 | 1 | 19 | 1,5 | 2 | ✓ | ✓ | ✓ |
| **Jackfrucht** | 72 | 302 | 0,7 | 1 | 15 | 1,5 | 4 | ✓ | ✓ | ✓ |
| 1 Portion, 100 g | 72 | 302 | 0,7 | 1 | 15 | 1,5 | 4 | ✓ | ✓ | ✓ |

| ehrfach nges. FS g | Choles-terin mg | Vitamine A (RÄ) µg | E (TÄ) mg | C mg | Folsäure µg | Mineralstoffe Natrium mg | Kalium mg | Kalzium mg | Magne-sium mg | Eisen mg | Lebensmittel Obst, Obsterzeugnisse und Nüsse jeweils essb. Anteil \| **Zeile 1: pro 100 g** \| Zeile 2: pro Portion |
|---|---|---|---|---|---|---|---|---|---|---|---|
| | | | | | | | | | | | **Obst und Tiefkühlobst** |
| ↙ | **0** | **28** | **0,3** | **1 700** | **6** | **3** | **83** | **12** | **12** | **0,2** | **Acerola (Westindische Kirschen)** |
| ↙ | 0 | 14 | 0,2 | 850 | 3 | 2 | 42 | 6 | 6 | 0,1 | 1 Portion, 50 g |
| ↙ | **0** | **10** | **0,1** | **19** | **4** | **2** | **173** | **16** | **17** | **0,4** | **Ananas** |
| ↙ | 0 | 15 | 0,2 | 29 | 6 | 3 | 260 | 24 | 26 | 0,6 | 1 Portion, 150 g |
| ↙ | **0** | **8** | **0,5** | **12** | **7** | **3** | **144** | **7** | **6** | **0,5** | **Apfel** |
| ↙ | 0 | 12 | 0,8 | 18 | 11 | 5 | 216 | 11 | 9 | 0,8 | 1 Apfel, 150 g |
| ↙ | **0** | **15** | **0,3** | **50** | **29** | **1** | **177** | **42** | **14** | **0,4** | **Apfelsine (Orange)** |
| ↙ | 0 | 22 | 0,4 | 73 | 42 | 1 | 257 | 61 | 20 | 0,6 | 1 Apfelsine, 145 g |
| ↙ | **0** | **298** | **0,5** | **9** | **4** | **2** | **280** | **17** | **10** | **0,7** | **Aprikosen (Marillen)** |
| ↙ | 0 | 134 | 0,2 | 4 | 2 | 1 | 126 | 8 | 5 | 0,3 | 1 Aprikose, 45 g |
| **2** | **0** | **12** | **1,3** | **13** | **30** | **3** | **503** | **10** | **29** | **0,6** | **Avocado** |
| 3 | 0 | 14 | 1,5 | 15 | 35 | 3 | 578 | 12 | 33 | 0,7 | ½ Avocado, 115 g |
| ↙ | **0** | **38** | **0,3** | **12** | **20** | **1** | **393** | **9** | **36** | **0,4** | **Banane** |
| ↙ | 0 | 42 | 0,3 | 13 | 22 | 1 | 432 | 10 | 40 | 0,4 | 1 Banane, 110 g |
| ↙ | **0** | **15** | **1,0** | **50** | **14** | **2** | **202** | **36** | **19** | **1,0** | **Beerenmischung, TK-Produkt** |
| ↙ | 0 | 6 | 0,4 | 20 | 5 | 1 | 81 | 14 | 7 | 0,4 | 1 EL, 40 g |
| ↙ | **0** | **3** | **0,4** | **5** | **14** | **2** | **125** | **9** | **7** | **0,2** | **Birne** |
| ↙ | 0 | 4 | 0,6 | 7 | 20 | 3 | 175 | 13 | 10 | 0,2 | 1 Birne, 140 g |
| **1** | **0** | **45** | **0,7** | **17** | **34** | **3** | **190** | **45** | **30** | **0,9** | **Brombeeren** |
| 1 | 0 | 56 | 0,9 | 21 | 43 | 4 | 238 | 56 | 38 | 1,1 | 1 Portion, 125 g |
| ↙ | **0** | **50** | **0,3** | **30** | **15** | **2** | **180** | **35** | **11** | **0,3** | **Clementine** |
| ↙ | 0 | 23 | 0,1 | 14 | 7 | 1 | 81 | 16 | 5 | 0,1 | 1 Clementine, 45 g |
| ↙ | **0** | **3** | **1,2** | **13** | **1** | **2** | **85** | **8** | **6** | **0,3** | **Cranberrys (Moosbeeren)** |
| ↙ | 0 | 3 | 1,3 | 14 | 1 | 2 | 94 | 9 | 7 | 0,3 | 1 Portion, 110 g |
| ↙ | **0** | **2** | **0,1** | **58** | **21** | **6** | **350** | **21** | **21** | **0,8** | **Datteln** |
| ↙ | 0 | ↙ | ↙ | 4 | 1 | ↙ | 25 | 1 | 1 | 0,1 | 1 Dattel, 7 g |
| ↙ | **0** | **8** | **0,1** | **65** | **43** | **3** | **145** | **25** | **15** | **0,6** | **Erdbeeren** |
| ↙ | 0 | 12 | 0,2 | 98 | 65 | 5 | 218 | 38 | 23 | 1,0 | 1 Portion, 150 g |
| ↙ | **0** | **8** | **0,1** | **54** | **41** | **3** | **145** | **25** | **15** | **0,6** | **Erdbeeren, TK-Produkt** |
| ↙ | 0 | 3 | ↙ | 22 | 16 | 1 | 58 | 10 | 6 | 0,3 | 1 EL, 40 g |
| ↙ | **0** | **8** | **0,5** | **3** | **7** | **2** | **240** | **54** | **20** | **0,6** | **Feigen** |
| ↙ | 0 | 5 | 0,3 | 2 | 4 | 1 | 144 | 32 | 12 | 0,4 | 1 Feige, 60 g |
| ↙ | **0** | **7** | **0,2** | **7** | **7** | **7** | **290** | **8** | **3** | **0,5** | **Granatapfel** |
| ↙ | 0 | 9 | 0,3 | 9 | 9 | 9 | 363 | 10 | 4 | 0,6 | 1 Granatapfel, 125 g |
| ↙ | **0** | **3** | **0,3** | **44** | **11** | **2** | **180** | **18** | **10** | **0,3** | **Grapefruit (Pampelmuse)** |
| ↙ | 0 | 4 | 0,4 | 57 | 14 | 3 | 234 | 23 | 13 | 0,4 | ½ Grapefruit, 130 g |
| ↙ | **0** | **119** | **0,4** | **273** | **30** | **4** | **290** | **17** | **13** | **0,8** | **Guave (Guajave)** |
| ↙ | 0 | 48 | 0,2 | 109 | 12 | 2 | 116 | 7 | 5 | 0,3 | 1 Guave, 40 g |
| ↙ | **0** | **6** | **2,1** | **22** | **10** | **1** | **78** | **10** | **2** | **0,7** | **Heidelbeeren (Blaubeeren)** |
| 1 | 0 | 8 | 2,6 | 28 | 13 | 1 | 98 | 13 | 3 | 0,9 | 1 Portion, 125 g |
| ↙ | **0** | **4** | **0,9** | **25** | **30** | **1** | **200** | **40** | **30** | **1,0** | **Himbeeren** |
| ↙ | 0 | 5 | 1,1 | 31 | 38 | 1 | 250 | 50 | 38 | 1,3 | 1 Portion, 125 g |
| ↙ | **0** | **3** | **0,9** | **21** | **15** | **1** | **200** | **40** | **30** | **1,0** | **Himbeeren, TK-Produkt** |
| ↙ | 0 | 1 | 0,4 | 8 | 6 | ↙ | 80 | 16 | 12 | 0,4 | 1 EL, 40 g |
| ↙ | **0** | **784** | **0,1** | **33** | **30** | **12** | **309** | **14** | **11** | **0,2** | **Honigmelone (Zuckermelone)** |
| ↙ | 0 | 1 176 | 0,2 | 50 | 45 | 18 | 464 | 21 | 17 | 0,3 | 1 Portion, 150 g |
| ↙ | **0** | **9** | **0,5** | **9** | **7** | **2** | **407** | **27** | **37** | **0,6** | **Jackfrucht** |
| ↙ | 0 | 9 | 0,5 | 9 | 7 | 2 | 407 | 27 | 37 | 0,6 | 1 Portion, 100 g |

## Obst, Obsterzeugnisse und Nüsse

jeweils essb. Anteil | **Zeile 1: pro 100 g** | Zeile 2: pro Portion

### Obst und Tiefkühlobst

| Lebensmittel | Energie kcal | Energie kJ | Energiedichte kcal/g | Eiweiß g | Kohlenhydrate g | KH-Port. | Ballaststoffe g | Fett g | gesättigte FS g | einfach unges. FS g |
|---|---|---|---|---|---|---|---|---|---|---|
| **Johannisbeeren, rot** | **33** | **138** | **0,3** | **1** | **5** | **0,5** | **4** | ✓ | ✓ | ✓ |
| 1 Portion, 125 g | 41 | 173 | 0,3 | 1 | 6 | 0,5 | 4 | ✓ | ✓ | ✓ |
| **Johannisbeeren, schwarz** | **39** | **163** | **0,4** | **1** | **6** | **0,5** | **7** | ✓ | ✓ | ✓ |
| 1 Portion, 125 g | 49 | 204 | 0,4 | 2 | 8 | 0,5 | 8 | ✓ | ✓ | ✓ |
| **Johannisbeeren, weiß** | **30** | **126** | **0,3** | **1** | **7** | **0,5** | **6** | ✓ | ✓ | ✓ |
| 1 Portion, 125 g | 38 | 157 | 0,3 | 1 | 8 | 1,0 | 8 | ✓ | ✓ | ✓ |
| **Kaki (Kakipflaume)** | **71** | **297** | **0,7** | **1** | **16** | **1,5** | **3** | ✓ | ✓ | ✓ |
| 1 Kaki, 150 g | 107 | 446 | 0,7 | 1 | 24 | 2,0 | 5 | ✓ | ✓ | ✓ |
| **Kaktusfeige (Kaktusbirne, Kaktusapfel)** | **37** | **154** | **0,4** | **1** | **7** | **0,5** | **5** | ✓ | ✓ | ✓ |
| 1 Kaktusfeige, 80 g | 29 | 123 | 0,4 | 1 | 6 | 0,5 | 4 | ✓ | ✓ | ✓ |
| **Kirschen (Süßkirschen)** | **63** | **265** | **0,6** | **1** | **13** | **1,0** | **1** | ✓ | ✓ | ✓ |
| 1 Portion, 150 g | 95 | 397 | 0,6 | 1 | 20 | 2,0 | 2 | ✓ | ✓ | ✓ |
| **Kiwi** | **61** | **255** | **0,6** | **1** | **11** | **1,0** | **2** | **1** | ✓ | ✓ |
| 1 Kiwi, 50 g | 30 | 127 | 0,6 | 1 | 5 | 0,5 | 1 | ✓ | ✓ | ✓ |
| **Kumquat (Zwergorange)** | **68** | **286** | **0,7** | **1** | **15** | **1,5** | **4** | ✓ | ✓ | ✓ |
| 1 Kumquat, 30 g | 21 | 86 | 0,7 | ✓ | 4 | 0,5 | 1 | ✓ | ✓ | ✓ |
| **Limette (Limone)** | **47** | **195** | **0,5** | **1** | **2** | **0** | **2** | **2** | ✓ | ✓ |
| 1 Limette, 50 g | 23 | 97 | 0,5 | ✓ | 1 | 0 | 1 | 1 | ✓ | ✓ |
| **Litschi** | **76** | **319** | **0,8** | **1** | **17** | **1,5** | **2** | ✓ | ✓ | ✓ |
| 1 Litschi, 10 g | 8 | 32 | 0,8 | ✓ | 2 | 0 | ✓ | ✓ | ✓ | ✓ |
| **Mandarine** | **50** | **210** | **0,5** | **1** | **10** | **1,0** | **2** | ✓ | ✓ | ✓ |
| 1 Mandarine, 50 g | 25 | 105 | 0,5 | ✓ | 5 | 0,5 | 1 | ✓ | ✓ | ✓ |
| **Mango** | **60** | **252** | **0,6** | **1** | **13** | **1,0** | **2** | ✓ | ✓ | ✓ |
| ½ Mango, 125 g | 75 | 315 | 0,6 | 1 | 16 | 1,5 | 2 | 1 | ✓ | ✓ |
| **Maracuja (Passionsfrucht)** | **80** | **335** | **0,8** | **2** | **13** | **1,0** | **2** | ✓ | ✓ | ✓ |
| 1 Frucht, 40 g | 32 | 134 | 0,8 | 1 | 5 | 0,5 | 1 | ✓ | ✓ | ✓ |
| **Mirabellen** | **64** | **269** | **0,6** | **1** | **14** | **1,5** | **1** | ✓ | ✓ | ✓ |
| 1 Portion (ca. 15 Stück), 150 g | 96 | 404 | 0,6 | 1 | 21 | 2,0 | 2 | ✓ | ✓ | ✓ |
| **Nektarine** | **57** | **238** | **0,6** | **1** | **12** | **1,0** | **2** | ✓ | ✓ | ✓ |
| 1 Nektarine, 125 g | 71 | 298 | 0,6 | 1 | 16 | 1,5 | 3 | ✓ | ✓ | ✓ |
| **Papaya (Baummelone)** | **32** | **134** | **0,3** | **1** | **7** | **0,5** | **2** | ✓ | ✓ | ✓ |
| ½ Papaya, 150 g | 48 | 201 | 0,3 | 1 | 11 | 1,0 | 3 | ✓ | ✓ | ✓ |
| **Pfirsich** | **41** | **170** | **0,4** | **1** | **9** | **1,0** | **2** | ✓ | ✓ | ✓ |
| 1 Pfirsich, 125 g | 51 | 212 | 0,4 | 1 | 11 | 1,0 | 3 | ✓ | ✓ | ✓ |
| **Pflaumen (Zwetschgen)** | **47** | **197** | **0,5** | **1** | **10** | **1,0** | **2** | ✓ | ✓ | ✓ |
| 1 Pflaume, 35 g | 16 | 69 | 0,5 | ✓ | 4 | 0,5 | 1 | ✓ | ✓ | ✓ |
| **Physalis (Kapstachelbeere)** | **76** | **319** | **0,8** | **2** | **13** | **1,0** | **1** | **1** | ✓ | ✓ |
| 1 Physalis, 5 g | 4 | 16 | 0,8 | ✓ | 1 | 0 | ✓ | ✓ | ✓ | ✓ |
| **Quitte** | **39** | **162** | **0,4** | ✓ | **7** | **0,5** | **6** | **1** | ✓ | ✓ |
| 1 Quitte, 80 g | 31 | 130 | 0,4 | ✓ | 6 | 0,5 | 5 | ✓ | ✓ | ✓ |
| **Reineclaude** | **63** | **264** | **0,6** | **1** | **14** | **1,0** | **2** | ✓ | ✓ | ✓ |
| 1 Reineclaude, 35 g | 22 | 92 | 0,6 | ✓ | 5 | 0,5 | 1 | ✓ | ✓ | ✓ |
| **Sauerkirschen** | **58** | **241** | **0,6** | **1** | **10** | **1,0** | **1** | **1** | ✓ | ✓ |
| 1 Portion, 100 g | 58 | 241 | 0,6 | 1 | 10 | 1,0 | 1 | 1 | ✓ | ✓ |
| **Stachelbeeren** | **44** | **184** | **0,4** | **1** | **9** | **1,0** | **3** | ✓ | ✓ | ✓ |
| 1 Portion, 125 g | 55 | 230 | 0,4 | 1 | 11 | 1,0 | 4 | ✓ | ✓ | ✓ |
| **Tamarillo (Baumtomate)** | **59** | **245** | **0,6** | **2** | **11** | **1,0** | **2** | **1** | ✓ | ✓ |
| 1 Tamarillo, 70 g | 41 | 172 | 0,6 | 1 | 7 | 0,5 | 1 | 1 | ✓ | ✓ |

| ehrfach nges. FS g | Choles-terin mg | Vitamine A (RÄ) µg | E (TÄ) mg | C mg | Folsäure µg | Mineralstoffe Natrium mg | Kalium mg | Kalzium mg | Magne-sium mg | Eisen mg | Lebensmittel – Obst, Obsterzeugnisse und Nüsse (jeweils essb. Anteil \| Zeile 1: pro 100 g \| Zeile 2: pro Portion) |
|---|---|---|---|---|---|---|---|---|---|---|---|
| | | | | | | | | | | | **Obst und Tiefkühlobst** |
| ↙ | 0 | 4 | 0,7 | 36 | 11 | 2 | 240 | 30 | 13 | 0,9 | **Johannisbeeren, rot** |
| ↙ | 0 | 5 | 0,9 | 45 | 14 | 3 | 300 | 38 | 16 | 1,1 | 1 Portion, 125 g |
| ↙ | 0 | 14 | 1,9 | 177 | 9 | 2 | 341 | 53 | 17 | 1,3 | **Johannisbeeren, schwarz** |
| ↙ | 0 | 18 | 2,4 | 221 | 11 | 3 | 426 | 66 | 21 | 1,6 | 1 Portion, 125 g |
| ↙ | 0 | 0 | 0,1 | 35 | 6 | 2 | 267 | 30 | 9 | 1,0 | **Johannisbeeren, weiß** |
| ↙ | 0 | 0 | 0,1 | 44 | 8 | 3 | 334 | 38 | 11 | 1,2 | 1 Portion, 125 g |
| ↙ | 0 | 267 | 0,8 | 16 | 8 | 4 | 170 | 8 | 8 | 0,4 | **Kaki (Kakipflaume)** |
| ↙ | 0 | 401 | 1,2 | 24 | 12 | 6 | 255 | 12 | 12 | 0,6 | 1 Kaki, 150 g |
| ↙ | 0 | 9 | 0,5 | 23 | 7 | 4 | 90 | 28 | 85 | 0,3 | **Kaktusfeige (Kaktusbirne, Kaktusapfel)** |
| ↙ | 0 | 7 | 0,4 | 18 | 6 | 3 | 72 | 22 | 68 | 0,2 | 1 Kaktusfeige, 80 g |
| ↙ | 0 | 14 | 0,1 | 15 | 52 | 3 | 210 | 17 | 11 | 0,4 | **Kirschen (Süßkirschen)** |
| ↙ | 0 | 21 | 0,2 | 23 | 78 | 5 | 315 | 26 | 17 | 0,6 | 1 Portion, 150 g |
| ↙ | 0 | 8 | 0,5 | 71 | 20 | 4 | 295 | 38 | 24 | 0,8 | **Kiwi** |
| ↙ | 0 | 4 | 0,3 | 36 | 10 | 2 | 148 | 19 | 12 | 0,4 | 1 Kiwi, 50 g |
| ↙ | 0 | 35 | 0,3 | 38 | 7 | 111 | 198 | 16 | 13 | 0,6 | **Kumquat (Zwergorange)** |
| ↙ | 0 | 11 | 0,1 | 11 | 2 | 33 | 59 | 5 | 4 | 0,2 | 1 Kumquat, 30 g |
| 1 | 0 | 2 | 0,4 | 44 | 8 | 2 | 82 | 13 | 15 | 0,2 | **Limette (Limone)** |
| 1 | 0 | 1 | 0,2 | 22 | 4 | 1 | 41 | 7 | 8 | 0,1 | 1 Limette, 50 g |
| ↙ | 0 | 0 | 0,5 | 39 | 25 | 3 | 180 | 9 | 10 | 0,3 | **Litschi** |
| ↙ | 0 | 0 | 0,1 | 4 | 3 | ↙ | 18 | 1 | 1 | ↙ | 1 Litschi, 10 g |
| ↙ | 0 | 57 | 0,3 | 30 | 7 | 1 | 210 | 33 | 11 | 0,3 | **Mandarine** |
| ↙ | 0 | 29 | 0,2 | 15 | 4 | 1 | 105 | 17 | 6 | 0,2 | 1 Mandarine, 50 g |
| ↙ | 0 | 201 | 1,0 | 39 | 36 | 5 | 190 | 12 | 18 | 0,4 | **Mango** |
| ↙ | 0 | 251 | 1,3 | 48 | 45 | 6 | 238 | 15 | 23 | 0,5 | ½ Mango, 125 g |
| ↙ | 0 | 40 | 0,4 | 24 | 20 | 28 | 340 | 17 | ø | 1,3 | **Maracuja (Passionsfrucht)** |
| ↙ | 0 | 16 | 0,2 | 10 | 8 | 11 | 136 | 7 | ø | 0,5 | 1 Frucht, 40 g |
| ↙ | 0 | 35 | 0,5 | 7 | 3 | ↙ | 230 | 12 | 15 | 0,5 | **Mirabellen** |
| ↙ | 0 | 53 | 0,8 | 11 | 5 | ↙ | 345 | 18 | 23 | 0,8 | 1 Portion (ca. 15 Stück), 150 g |
| ↙ | 0 | 73 | 0,5 | 8 | 5 | 9 | 212 | 4 | 10 | 0,5 | **Nektarine** |
| ↙ | 0 | 91 | 0,6 | 10 | 6 | 11 | 265 | 5 | 13 | 0,6 | 1 Nektarine, 125 g |
| ↙ | 0 | 161 | 0,7 | 82 | 2 | 3 | 211 | 21 | 41 | 0,4 | **Papaya (Baummelone)** |
| ↙ | 0 | 242 | 1,1 | 123 | 3 | 5 | 317 | 32 | 62 | 0,6 | ½ Papaya, 150 g |
| ↙ | 0 | 16 | 1,0 | 10 | 3 | 1 | 176 | 7 | 9 | 0,5 | **Pfirsich** |
| ↙ | 0 | 20 | 1,3 | 13 | 4 | 1 | 220 | 9 | 11 | 0,6 | 1 Pfirsich, 125 g |
| ↙ | 0 | 65 | 0,9 | 5 | 2 | 2 | 220 | 14 | 10 | 0,4 | **Pflaumen (Zwetschgen)** |
| ↙ | 0 | 23 | 0,3 | 2 | 1 | 1 | 77 | 5 | 4 | 0,1 | 1 Pflaume, 35 g |
| ↙ | 0 | 150 | 0,5 | 28 | 8 | 5 | 170 | 12 | 8 | 1,3 | **Physalis (Kapstachelbeere)** |
| ↙ | 0 | 8 | ↙ | 1 | 0 | ↙ | 9 | 1 | ↙ | 0,1 | 1 Physalis, 5 g |
| ↙ | 0 | 6 | 0,4 | 13 | 8 | 2 | 200 | 10 | 8 | 0,6 | **Quitte** |
| ↙ | 0 | 5 | 0,3 | 10 | 6 | 2 | 160 | 8 | 6 | 0,5 | 1 Quitte, 80 g |
| ↙ | 0 | 30 | 0,7 | 6 | 3 | 1 | 245 | 13 | 10 | 1,1 | **Reineclaude** |
| ↙ | 0 | 11 | 0,2 | 2 | 1 | ↙ | 86 | 5 | 4 | 0,4 | 1 Reineclaude, 35 g |
| ↙ | 0 | 50 | 0,1 | 12 | 75 | 2 | 115 | 8 | 8 | 0,6 | **Sauerkirschen** |
| ↙ | 0 | 50 | 0,1 | 12 | 75 | 2 | 115 | 8 | 8 | 0,6 | 1 Portion, 100 g |
| ↙ | 0 | 18 | 0,6 | 35 | 19 | 2 | 200 | 30 | 15 | 0,6 | **Stachelbeeren** |
| ↙ | 0 | 23 | 0,8 | 44 | 24 | 3 | 250 | 38 | 19 | 0,8 | 1 Portion, 125 g |
| ↙ | 0 | 217 | 0,5 | 24 | 24 | 2 | 320 | 12 | 21 | 0,7 | **Tamarillo (Baumtomate)** |
| ↙ | 0 | 152 | 0,4 | 17 | 17 | 1 | 224 | 8 | 15 | 0,5 | 1 Tamarillo, 70 g |

| Lebensmittel<br>Obst, Obsterzeugnisse und Nüsse<br>jeweils essb. Anteil \| **Zeile 1: pro 100 g** \| Zeile 2: pro Portion | Energie<br>Energie<br>kcal | <br><br>kJ | <br>Energie-dichte<br>kcal/g | Eiweiß<br>Eiweiß<br>g | Kohlenhydrate<br>Kohlen-hydrate<br>g | <br>KH-Port. | <br>Ballast-stoffe<br>g | Fett/Fettsäuren (FS)<br>Fett<br>g | <br>gesättigte FS<br>g | <br>einfach unges. FS<br>g |
|---|---|---|---|---|---|---|---|---|---|---|
| **Obst und Tiefkühlobst** | | | | | | | | | | |
| **Wassermelone** | **38** | **160** | **0,4** | **1** | **8** | **1,0** | ✓ | ✓ | ✓ | ✓ |
| 1 Portion, 150 g | 57 | 240 | 0,4 | 1 | 12 | 1,0 | ✓ | ✓ | ✓ | ✓ |
| **Weintrauben** | **71** | **297** | **0,7** | **1** | **16** | **1,5** | **2** | ✓ | ✓ | ✓ |
| 1 Portion, 150 g | 107 | 446 | 0,7 | 1 | 23 | 2,0 | 2 | ✓ | ✓ | ✓ |
| **Zitrone** | **56** | **235** | **0,6** | **1** | **8** | **0,5** | **1** | **1** | ✓ | ✓ |
| 1 Zitrone, 80 g | 45 | 188 | 0,6 | 1 | 6 | 0,5 | 1 | ✓ | ✓ | ✓ |
| **Obstkonserven/-kompott** | | | | | | | | | | |
| **Ananas, Konserve, gezuckert** | **88** | **367** | **0,9** | ✓ | **21** | **2,0** | **1** | ✓ | ✓ | ✓ |
| 1 Portion (mit Saft), 150 g | 132 | 550 | 0,9 | 1 | 31 | 3,0 | 1 | ✓ | ✓ | ✓ |
| **Apfelmus (Apfelkompott), gezuckert** | **102** | **428** | **1,0** | **1** | **23** | **2,0** | **3** | **1** | ✓ | ✓ |
| 1 Portion, 125 g | 128 | 536 | 1,0 | 1 | 29 | 2,5 | 4 | 1 | ✓ | ✓ |
| **Aprikosen, Konserve, gezuckert** | **79** | **329** | **0,8** | **1** | **18** | **1,5** | **1** | ✓ | ✓ | ✓ |
| 1 Portion (mit Saft), 150 g | 118 | 493 | 0,8 | 1 | 27 | 2,5 | 2 | ✓ | ✓ | ✓ |
| **Birne, Konserve, gezuckert** | **67** | **280** | **0,7** | ✓ | **16** | **1,5** | **2** | ✓ | ✓ | ✓ |
| 1 Portion (mit Saft), 150 g | 101 | 420 | 0,7 | ✓ | 24 | 2,0 | 2 | ✓ | ✓ | ✓ |
| **Erdbeeren, Konserve, gezuckert** | **68** | **283** | **0,7** | ✓ | **16** | **1,5** | **1** | ✓ | ✓ | ✓ |
| 1 Portion (mit Saft), 150 g | 101 | 424 | 0,7 | ✓ | 24 | 2,0 | 1 | ✓ | ✓ | ✓ |
| **Himbeeren, Konserve, gezuckert** | **71** | **297** | **0,7** | **1** | **16** | **1,5** | **3** | ✓ | ✓ | ✓ |
| 1 Portion (mit Saft), 150 g | 107 | 446 | 0,7 | 1 | 24 | 2,0 | 4 | ✓ | ✓ | ✓ |
| **Mandarinen, Konserve, gezuckert** | **83** | **348** | **0,8** | ✓ | **19** | **1,5** | **1** | ✓ | ✓ | ✓ |
| 1 Portion (mit Saft), 150 g | 125 | 522 | 0,8 | 1 | 29 | 2,5 | 1 | ✓ | ✓ | ✓ |
| **Mirabellen, Konserve, gezuckert** | **91** | **379** | **0,9** | ✓ | **21** | **2,0** | **1** | ✓ | ✓ | ✓ |
| 1 Portion (mit Saft), 150 g | 136 | 569 | 0,9 | 1 | 32 | 3,0 | 1 | ✓ | ✓ | ✓ |
| **Obstkompott i. D., Konserve, gezuckert** | **81** | **339** | **0,8** | ✓ | **19** | **1,5** | **1** | ✓ | ✓ | ✓ |
| 1 Portion (mit Saft), 150 g | 122 | 508 | 0,8 | 1 | 29 | 2,5 | 2 | ✓ | ✓ | ✓ |
| **Pfirsiche, Konserve, gezuckert** | **78** | **325** | **0,8** | ✓ | **19** | **1,5** | **1** | ✓ | ✓ | ✓ |
| 1 Portion (mit Saft), 150 g | 117 | 488 | 0,8 | 1 | 28 | 2,5 | 2 | ✓ | ✓ | ✓ |
| **Pflaumen, Konserve, gezuckert** | **82** | **341** | **0,8** | ✓ | **19** | **1,5** | **1** | ✓ | ✓ | ✓ |
| 1 Portion (mit Saft), 150 g | 122 | 511 | 0,8 | ✓ | 29 | 2,5 | 1 | ✓ | ✓ | ✓ |
| **Preiselbeeren (Wildpreiselbeeren)** | **174** | **726** | **1,7** | ✓ | **42** | **4,0** | **1** | ✓ | ✓ | ✓ |
| 1 EL, 40 g | 69 | 290 | 1,7 | ✓ | 17 | 1,5 | 1 | ✓ | ✓ | ✓ |
| **Schattenmorellen, Konserve, gezuckert** | **87** | **364** | **0,9** | **1** | **20** | **2,0** | **1** | ✓ | ✓ | ✓ |
| 1 Portion (mit Saft), 150 g | 131 | 546 | 0,9 | 1 | 30 | 2,5 | 1 | ✓ | ✓ | ✓ |
| **Süßkirschen, Konserve, gezuckert** | **90** | **377** | **0,9** | **1** | **21** | **2,0** | **1** | ✓ | ✓ | ✓ |
| 1 Portion (mit Saft), 150 g | 135 | 565 | 0,9 | 1 | 31 | 3,0 | 1 | ✓ | ✓ | ✓ |
| **Trockenobst** | | | | | | | | | | |
| **Apfel, getrocknet (Apfelschnitze)** | **278** | **1 165** | **2,8** | **2** | **61** | **5,5** | **11** | **2** | **1** | ✓ |
| 1 Portion, 40 g | 111 | 466 | 2,8 | 1 | 25 | 2,0 | 4 | 1 | ✓ | ✓ |
| **Aprikosen, getrocknet** | **250** | **1 044** | **2,5** | **5** | **51** | **4,5** | **11** | **1** | ✓ | ✓ |
| 1 Portion, 40 g | 100 | 418 | 2,5 | 2 | 20 | 2,0 | 4 | ✓ | ✓ | ✓ |
| **Banane, getrocknet („Bananenchips")** | **291** | **1 216** | **2,9** | **4** | **65** | **6,0** | **6** | **1** | ✓ | ✓ |
| 1 Portion, 40 g | 116 | 486 | 2,9 | 1 | 26 | 2,5 | 2 | ✓ | ✓ | ✓ |
| **Birne, getrocknet (Birnenschnitze)** | **252** | **1 056** | **2,5** | **2** | **60** | **5,5** | **14** | **1** | ✓ | **1** |
| 1 Portion, 40 g | 101 | 422 | 2,5 | 1 | 24 | 2,0 | 5 | 1 | ✓ | ✓ |
| **Cranberrys (Moosbeeren), getrocknet** | **308** | **1 289** | **3,1** | ✓ | **82** | **7,5** | **6** | **1** | ✓ | ✓ |
| 1 Portion, 40 g | 123 | 515 | 3,1 | ✓ | 33 | 3,0 | 2 | 1 | ✓ | ✓ |

| ehrfach nges. FS g | Choles-terin mg | Vitamine A (RÄ) µg | E (TÄ) mg | C mg | Folsäure µg | Mineralstoffe Natrium mg | Kalium mg | Kalzium mg | Magne-sium mg | Eisen mg | Lebensmittel Obst, Obsterzeugnisse und Nüsse jeweils essb. Anteil \| **Zeile 1: pro 100 g** \| Zeile 2: pro Portion |
|---|---|---|---|---|---|---|---|---|---|---|---|
| | | | | | | | | | | | **Obst und Tiefkühlobst** |
| ↙ | **0** | **87** | **0,1** | **6** | **5** | **1** | **158** | **11** | **3** | **0,4** | **Wassermelone** |
| ↙ | 0 | 131 | 0,2 | 9 | 8 | 2 | 237 | 17 | 5 | 0,6 | 1 Portion, 150 g |
| ↙ | **0** | **6** | **0,7** | **4** | **43** | **2** | **190** | **18** | **9** | **0,4** | **Weintrauben** |
| ↙ | 0 | 9 | 1,1 | 6 | 65 | 3 | 285 | 27 | 14 | 0,6 | 1 Portion, 150 g |
| ↙ | **0** | **3** | **0,4** | **53** | **6** | **3** | **149** | **11** | **28** | **0,4** | **Zitrone** |
| ↙ | 0 | 2 | 0,3 | 42 | 5 | 2 | 119 | 9 | 22 | 0,3 | 1 Zitrone, 80 g |
| | | | | | | | | | | | **Obstkonserven/-kompott** |
| ↙ | **0** | **6** | **0,1** | **6** | **1** | **1** | **79** | **11** | **10** | **0,2** | **Ananas, Konserve, gezuckert** |
| ↙ | 0 | 9 | 0,2 | 9 | 2 | 2 | 119 | 17 | 15 | 0,3 | 1 Portion (mit Saft), 150 g |
| ↙ | **0** | **6** | **0,7** | **4** | **4** | **3** | **114** | **4** | **10** | **0,7** | **Apfelmus (Apfelkompott), gezuckert** |
| ↙ | 0 | 8 | 0,9 | 5 | 5 | 4 | 143 | 5 | 12 | 0,9 | 1 Portion, 125 g |
| ↙ | **0** | **161** | **0,3** | **4** | **1** | **10** | **127** | **11** | **10** | **0,6** | **Aprikosen, Konserve, gezuckert** |
| ↙ | 0 | 242 | 0,5 | 6 | 2 | 15 | 191 | 17 | 15 | 0,9 | 1 Portion (mit Saft), 150 g |
| ↙ | **0** | **2** | **0,2** | **2** | **6** | **1** | **57** | **7** | **4** | **0,2** | **Birne, Konserve, gezuckert** |
| ↙ | 0 | 3 | 0,3 | 3 | 9 | 2 | 86 | 11 | 6 | 0,3 | 1 Portion (mit Saft), 150 g |
| ↙ | **0** | **3** | ↙ | **14** | **3** | **2** | **45** | **12** | **6** | **0,4** | **Erdbeeren, Konserve, gezuckert** |
| ↙ | 0 | 5 | ↙ | 21 | 5 | 3 | 68 | 18 | 9 | 0,6 | 1 Portion (mit Saft), 150 g |
| ↙ | **0** | **1** | **0,4** | **5** | **13** | **7** | **92** | **18** | **13** | **1,8** | **Himbeeren, Konserve, gezuckert** |
| ↙ | 0 | 2 | 0,6 | 8 | 20 | 11 | 138 | 27 | 20 | 2,7 | 1 Portion (mit Saft), 150 g |
| ↙ | **0** | **31** | **0,2** | **9** | **2** | **1** | **96** | **21** | **6** | **0,2** | **Mandarinen, Konserve, gezuckert** |
| ↙ | 0 | 47 | 0,3 | 14 | 3 | 2 | 144 | 32 | 9 | 0,3 | 1 Portion (mit Saft), 150 g |
| ↙ | **0** | **19** | **0,3** | **2** | **1** | ↙ | **105** | **8** | **9** | **0,3** | **Mirabellen, Konserve, gezuckert** |
| ↙ | 0 | 29 | 0,5 | 3 | 2 | ↙ | 158 | 12 | 14 | 0,5 | 1 Portion (mit Saft), 150 g |
| ↙ | **0** | **53** | **0,3** | **4** | **2** | **1** | **92** | **11** | **5** | **0,3** | **Obstkompott i. D., Konserve, gezuckert** |
| ↙ | 0 | 80 | 0,5 | 6 | 3 | 2 | 138 | 16 | 8 | 0,5 | 1 Portion (mit Saft), 150 g |
| ↙ | **0** | **29** | **0,5** | **4** | **5** | **1** | **80** | **6** | **5** | **0,4** | **Pfirsiche, Konserve, gezuckert** |
| ↙ | 0 | 44 | 0,8 | 6 | 8 | 2 | 120 | 9 | 8 | 0,6 | 1 Portion (mit Saft), 150 g |
| ↙ | **0** | **33** | **0,5** | **2** | **1** | **1** | **101** | **9** | **6** | **0,3** | **Pflaumen, Konserve, gezuckert** |
| ↙ | 0 | 50 | 0,8 | 2 | 2 | 2 | 152 | 14 | 9 | 0,5 | 1 Portion (mit Saft), 150 g |
| ↙ | **0** | **2** | **0,4** | **2** | **1** | **1** | **30** | **8** | **3** | **0,3** | **Preiselbeeren (Wildpreiselbeeren)** |
| ↙ | 0 | 1 | 0,2 | 1 | ↙ | ↙ | 12 | 3 | 1 | 0,1 | 1 EL, 40 g |
| ↙ | **0** | **27** | **0,1** | **4** | **10** | **1** | **52** | **6** | **5** | **0,3** | **Schattenmorellen, Konserve, gezuckert** |
| ↙ | 0 | 41 | 0,2 | 6 | 15 | 2 | 78 | 9 | 8 | 0,5 | 1 Portion (mit Saft), 150 g |
| ↙ | **0** | **8** | **0,1** | **5** | **11** | **2** | **96** | **11** | **6** | **0,2** | **Süßkirschen, Konserve, gezuckert** |
| ↙ | 0 | 12 | 0,2 | 8 | 17 | 3 | 144 | 17 | 9 | 0,3 | 1 Portion (mit Saft), 150 g |
| | | | | | | | | | | | **Trockenobst** |
| **1** | **0** | **32** | **1,8** | **12** | **21** | **16** | **541** | **38** | **32** | **1,2** | **Apfel, getrocknet (Apfelschnitze)** |
| ↙ | 0 | 13 | 0,7 | 5 | 8 | 6 | 216 | 15 | 13 | 0,5 | 1 Portion, 40 g |
| ↙ | **0** | **5 800** | **2,7** | **11** | **5** | **12** | **1 654** | **100** | **59** | **4,4** | **Aprikosen, getrocknet** |
| ↙ | 0 | 2 320 | 1,1 | 4 | 2 | 5 | 662 | 40 | 24 | 1,8 | 1 Portion, 40 g |
| ↙ | **0** | **107** | **0,7** | **29** | **49** | **3** | **1 201** | **27** | **110** | **1,7** | **Banane, getrocknet („Bananenchips“)** |
| ↙ | 0 | 43 | 0,3 | 12 | 20 | 1 | 480 | 11 | 44 | 0,7 | 1 Portion, 40 g |
| **1** | **0** | **10** | **1,5** | **15** | **39** | **10** | **424** | **43** | **34** | **1,3** | **Birne, getrocknet (Birnenschnitze)** |
| ↙ | 0 | 4 | 0,6 | 6 | 16 | 4 | 170 | 17 | 14 | 0,5 | 1 Portion, 40 g |
| **1** | **0** | **ø** | **1,1** | ↙ | **ø** | **3** | **40** | **10** | **5** | **0,5** | **Cranberrys (Moosbeeren), getrocknet** |
| ↙ | 0 | ø | 0,4 | ↙ | ø | 1 | 16 | 4 | 2 | 0,2 | 1 Portion, 40 g |

| Lebensmittel<br>Obst, Obsterzeugnisse und Nüsse<br>jeweils essb. Anteil \| Zeile 1: pro 100 g \| Zeile 2: pro Portion | Energie<br>Energie<br>kcal | <br><br>kJ | <br>Energiedichte<br>kcal/g | Eiweiß<br>Eiweiß<br>g | Kohlenhydrate<br>Kohlenhydrate<br>g | <br>KH-Port. | <br>Ballaststoffe<br>g | Fett/Fettsäuren (FS)<br>Fett<br>g | <br>gesättigte FS<br>g | <br>einfach unges. FS<br>g |
|---|---|---|---|---|---|---|---|---|---|---|
| **Trockenobst** | | | | | | | | | | |
| Datteln, getrocknet | 285 | 1 194 | 2,9 | 2 | 66 | 6,0 | 9 | 1 | ↙ | ↙ |
| 1 Dattel, 10 g | 29 | 119 | 2,9 | ↙ | 7 | 0,5 | 1 | ↙ | ↙ | ↙ |
| Feigen, getrocknet | 284 | 1 190 | 2,8 | 6 | 58 | 5,5 | 12 | 2 | ↙ | ↙ |
| 1 Feige, 20 g | 57 | 238 | 2,8 | 1 | 12 | 1,0 | 2 | ↙ | ↙ | ↙ |
| Mischobst, getrocknet (Backobst) | 258 | 1 078 | 2,6 | 4 | 56 | 5,0 | 12 | 1 | ↙ | ↙ |
| 1 Portion, 40 g | 103 | 431 | 2,6 | 1 | 23 | 2,0 | 5 | ↙ | ↙ | ↙ |
| Pfirsich, getrocknet (Pfirsichschnitze) | 247 | 1 035 | 2,5 | 5 | 54 | 5,0 | 14 | 1 | ↙ | ↙ |
| 1 Portion, 40 g | 99 | 414 | 2,5 | 2 | 22 | 2,0 | 6 | ↙ | ↙ | ↙ |
| Pflaumen, getrocknet | 261 | 1 092 | 2,6 | 3 | 57 | 5,0 | 18 | 1 | ↙ | ↙ |
| 1 Frucht, 7 g | 18 | 76 | 2,6 | ↙ | 4 | 0,5 | 1 | ↙ | ↙ | ↙ |
| Rosinen, Sultaninen | 298 | 1 247 | 3,0 | 3 | 66 | 6,0 | 5 | 1 | ↙ | ↙ |
| 1 EL, 20 g | 60 | 249 | 3,0 | 1 | 13 | 1,0 | 1 | ↙ | ↙ | ↙ |
| **Obstsäfte und -konzentrate** | | | | | | | | | | |
| Ananassaft | 59 | 248 | 0,6 | ↙ | 13 | 1,0 | 0 | ↙ | ↙ | ↙ |
| 1 Glas, 200 ml | 119 | 496 | 0,6 | 1 | 27 | 2,5 | 0 | ↙ | ↙ | ↙ |
| Apfelsaft | 50 | 207 | 0,5 | ↙ | 11 | 1,0 | 0 | ↙ | ↙ | ↙ |
| 1 Glas, 200 ml | 99 | 414 | 0,5 | 1 | 21 | 2,0 | 0 | 1 | ↙ | ↙ |
| Aprikosennektar | 58 | 244 | 0,6 | ↙ | 14 | 1,0 | 0 | ↙ | ↙ | ↙ |
| 1 Glas, 200 ml | 117 | 488 | 0,6 | 1 | 27 | 2,5 | 0 | ↙ | ↙ | ↙ |
| Fruchtsirup i. D. | 289 | 1 208 | 2,9 | ↙ | 71 | 6,5 | 1 | ↙ | ↙ | ↙ |
| 1 EL, 20 g | 58 | 242 | 2,9 | ↙ | 14 | 1,5 | ↙ | ↙ | ↙ | ↙ |
| Grapefruitsaft | 47 | 197 | 0,5 | 1 | 10 | 1,0 | 0 | ↙ | ↙ | ↙ |
| 1 Glas, 200 ml | 94 | 393 | 0,5 | 1 | 20 | 2,0 | 0 | ↙ | ↙ | ↙ |
| Grapefruitnektar | 64 | 269 | 0,6 | ↙ | 14 | 1,5 | 0 | ↙ | ↙ | ↙ |
| 1 Glas, 200 ml | 129 | 538 | 0,6 | 1 | 28 | 2,5 | 0 | ↙ | ↙ | ↙ |
| Holunderbeersaft (Muttersaft, ungesüßt) | 38 | 159 | 0,4 | 2 | 7 | 0,5 | 0 | ↙ | ↙ | ↙ |
| 1 Glas (unverdünnt), 100 ml | 38 | 159 | 0,4 | 2 | 7 | 0,5 | 0 | ↙ | ↙ | ↙ |
| Johannisbeernektar, rot | 67 | 282 | 0,7 | ↙ | 16 | 1,5 | 0 | ↙ | ↙ | ↙ |
| 1 Glas, 200 ml | 135 | 564 | 0,7 | ↙ | 31 | 3,0 | 0 | ↙ | ↙ | ↙ |
| Johannisbeernektar, schwarz | 70 | 294 | 0,7 | ↙ | 16 | 1,5 | 0 | ↙ | ↙ | ↙ |
| 1 Glas, 200 ml | 141 | 588 | 0,7 | 1 | 32 | 3,0 | 0 | ↙ | ↙ | ↙ |
| Mandarinensaft | 47 | 198 | 0,5 | 1 | 10 | 1,0 | 0 | ↙ | ↙ | ↙ |
| 1 Glas, 200 ml | 95 | 396 | 0,5 | 1 | 19 | 1,5 | 0 | ↙ | ↙ | ↙ |
| Maracujanektar | 80 | 334 | 0,8 | 2 | 14 | 1,0 | 0 | ↙ | ↙ | ↙ |
| 1 Glas, 200 ml | 160 | 668 | 0,8 | 4 | 27 | 2,5 | 0 | 1 | ↙ | ↙ |
| Orangensaft (Apfelsinensaft) | 42 | 176 | 0,4 | 1 | 9 | 1,0 | ↙ | ↙ | ↙ | ↙ |
| 1 Glas, 200 ml | 84 | 351 | 0,4 | 1 | 17 | 1,5 | 1 | ↙ | ↙ | ↙ |
| Orangennektar (Apfelsinennektar) | 63 | 264 | 0,6 | 1 | 14 | 1,5 | ↙ | ↙ | ↙ | ↙ |
| 1 Glas, 200 ml | 126 | 528 | 0,6 | 1 | 29 | 2,5 | ↙ | ↙ | ↙ | ↙ |
| Sauerkirschnektar | 61 | 255 | 0,6 | ↙ | 14 | 1,5 | 0 | ↙ | ↙ | ↙ |
| 1 Glas, 200 ml | 122 | 510 | 0,6 | 1 | 28 | 2,5 | 0 | ↙ | ↙ | ↙ |
| Sanddornbeerensaft (Muttersaft, ungesüßt) | 40 | 167 | 0,4 | 1 | 1 | 0 | ø | 2 | ø | ø |
| 1 Glas (verdünnt u. gesüßt), 100 ml | 31 | 131 | 0,3 | 1 | 4 | 0,5 | ø | 1 | ø | ø |
| Traubensaft | 70 | 293 | 0,7 | ↙ | 17 | 1,5 | 0 | ↙ | ↙ | ↙ |
| 1 Glas, 200 ml | 140 | 586 | 0,7 | ↙ | 33 | 3,0 | 0 | ↙ | ↙ | ↙ |
| Zitronensaft | 26 | 109 | 0,3 | ↙ | 2 | 0 | ↙ | ↙ | ↙ | ↙ |
| 1 EL, 15 ml | 4 | 16 | 0,3 | ↙ | ↙ | 0 | ↙ | ↙ | ↙ | ↙ |

| ehrfach nges. FS g | Choles-terin mg | Vitamine A (RÄ) µg | E (TÄ) mg | C mg | Folsäure µg | Mineralstoffe Natrium mg | Kalium mg | Kalzium mg | Magne-sium mg | Eisen mg | Lebensmittel: Obst, Obsterzeugnisse und Nüsse – jeweils essb. Anteil \| **Zeile 1: pro 100 g** \| Zeile 2: pro Portion |
|---|---|---|---|---|---|---|---|---|---|---|---|
| | | | | | | | | | | | **Trockenobst** |
| ✓ | 0 | 25 | 0,2 | 3 | 21 | 35 | 659 | 66 | 51 | 1,9 | **Datteln, getrocknet** |
| ✓ | 0 | 3 | ✓ | ✓ | 2 | 4 | 66 | 7 | 5 | 0,2 | 1 Dattel, 10 g |
| 1 | 0 | 32 | 2,0 | 10 | 27 | 40 | 1 082 | 244 | 90 | 2,7 | **Feigen, getrocknet** |
| ✓ | 0 | 6 | 0,4 | 2 | 5 | 8 | 216 | 49 | 18 | 0,5 | 1 Feige, 20 g |
| 1 | 0 | 468 | 3,1 | 33 | 20 | 11 | 982 | 60 | 47 | 2,6 | **Mischobst, getrocknet (Backobst)** |
| ✓ | 0 | 187 | 1,2 | 13 | 8 | 4 | 393 | 24 | 19 | 1,0 | 1 Portion, 40 g |
| ✓ | 0 | 83 | 5,3 | 17 | 12 | 6 | 1 073 | 43 | 55 | 6,9 | **Pfirsich, getrocknet (Pfirsichschnitze)** |
| ✓ | 0 | 33 | 2,1 | 7 | 5 | 2 | 429 | 17 | 22 | 2,8 | 1 Portion, 40 g |
| 1 | 0 | 23 | 4,3 | 4 | 4 | 11 | 1 218 | 78 | 55 | 2,4 | **Pflaumen, getrocknet** |
| ✓ | 0 | 2 | 0,3 | ✓ | ✓ | 1 | 85 | 5 | 4 | 0,2 | 1 Frucht, 7 g |
| ✓ | 0 | 5 | 0,6 | 1 | 4 | 21 | 782 | 80 | 41 | 2,3 | **Rosinen, Sultaninen** |
| ✓ | 0 | 1 | 0,1 | ✓ | 1 | 4 | 156 | 16 | 8 | 0,5 | 1 EL, 20 g |
| | | | | | | | | | | | **Obstsäfte und -konzentrate** |
| ✓ | 0 | 10 | 0,1 | 12 | 2 | 2 | 149 | 16 | 18 | 0,3 | **Ananassaft** |
| ✓ | 0 | 20 | 0,2 | 23 | 4 | 4 | 298 | 32 | 36 | 0,6 | 1 Glas, 200 ml |
| ✓ | 0 | 8 | 0,5 | 7 | 4 | 3 | 126 | 7 | 6 | 0,3 | **Apfelsaft** |
| ✓ | 0 | 16 | 1,0 | 15 | 8 | 6 | 252 | 14 | 12 | 0,6 | 1 Glas, 200 ml |
| ✓ | 0 | 118 | 0,2 | 2 | 1 | 1 | 97 | 10 | 5 | 0,3 | **Aprikosennektar** |
| ✓ | 0 | 236 | 0,4 | 4 | 2 | 2 | 194 | 20 | 10 | 0,6 | 1 Glas, 200 ml |
| ✓ | 0 | 3 | 0,2 | 4 | 2 | 1 | 49 | 3 | 2 | 0,4 | **Fruchtsirup i. D.** |
| ✓ | 0 | 1 | ✓ | 1 | ✓ | ✓ | 10 | 1 | ✓ | 0,1 | 1 EL, 20 g |
| ✓ | 0 | 1 | 0,3 | 36 | 9 | 1 | 149 | 9 | 8 | 0,6 | **Grapefruitsaft** |
| ✓ | 0 | 2 | 0,6 | 72 | 18 | 2 | 298 | 18 | 16 | 1,1 | 1 Glas, 200 ml |
| ✓ | 0 | 2 | 0,1 | 12 | 4 | 1 | 77 | 11 | 5 | 0,2 | **Grapefruitnektar** |
| ✓ | 0 | 4 | 0,2 | 24 | 8 | 2 | 154 | 22 | 10 | 0,4 | 1 Glas, 200 ml |
| ✓ | 0 | ø | ø | 26 | 6 | 1 | 288 | 5 | ø | ø | **Holunderbeersaft (Muttersaft, ungesüßt)** |
| ✓ | 0 | ø | ø | 26 | 6 | 1 | 288 | 5 | ø | ø | 1 Glas (unverdünnt), 100 ml |
| ✓ | 0 | 4 | 0,2 | 6 | 1 | 1 | 110 | 10 | 4 | 0,3 | **Johannisbeernektar, rot** |
| ✓ | 0 | 8 | 0,4 | 12 | 2 | 2 | 220 | 20 | 8 | 0,6 | 1 Glas, 200 ml |
| ✓ | 0 | 4 | 0,4 | 30 | 1 | 5 | 98 | 15 | 4 | 0,3 | **Johannisbeernektar, schwarz** |
| ✓ | 0 | 8 | 0,8 | 60 | 2 | 10 | 196 | 30 | 8 | 0,6 | 1 Glas, 200 ml |
| ✓ | 0 | 21 | 0,3 | 32 | 4 | 1 | 183 | 19 | 11 | 0,2 | **Mandarinensaft** |
| ✓ | 0 | 42 | 0,6 | 64 | 8 | 2 | 366 | 38 | 22 | 0,4 | 1 Glas, 200 ml |
| ✓ | 0 | 40 | 0,4 | 15 | 12 | 25 | 295 | 18 | ø | 1,3 | **Maracujanektar** |
| ✓ | 0 | 80 | 0,8 | 29 | 24 | 50 | 590 | 36 | ø | 2,6 | 1 Glas, 200 ml |
| ✓ | 0 | 1 | 0,2 | 43 | 20 | 1 | 142 | 15 | 12 | 0,3 | **Orangensaft (Apfelsinensaft)** |
| ✓ | 0 | 2 | 0,3 | 86 | 40 | 2 | 284 | 30 | 24 | 0,5 | 1 Glas, 200 ml |
| ✓ | 0 | 8 | 0,1 | 14 | 7 | 1 | 78 | 24 | 8 | 0,2 | **Orangennektar (Apfelsinennektar)** |
| ✓ | 0 | 16 | 0,2 | 28 | 14 | 2 | 156 | 48 | 16 | 0,4 | 1 Glas, 200 ml |
| ✓ | 0 | 17 | ✓ | 2 | 2 | 1 | 35 | 6 | 3 | 0,2 | **Sauerkirschnektar** |
| ✓ | 0 | 34 | ✓ | 5 | 4 | 2 | 70 | 12 | 6 | 0,4 | 1 Glas, 200 ml |
| ø | 0 | ø | ø | 266 | ø | 6 | 209 | 9 | ø | ø | **Sanddornbeerensaft (Muttersaft, ungesüßt)** |
| ø | 0 | ø | ø | 129 | ø | 3 | 102 | 6,8 | ø | ø | 1 Glas (verdünnt u. gesüßt), 100 ml |
| ✓ | 0 | 2 | 0,7 | 2 | 2 | 2 | 163 | 18 | 9 | 0,4 | **Traubensaft** |
| ✓ | 0 | 4 | 1,4 | 4 | 4 | 4 | 326 | 36 | 18 | 0,9 | 1 Glas, 200 ml |
| ✓ | 0 | 2 | 0,4 | 53 | 1 | 1 | 138 | 11 | 10 | 0,1 | **Zitronensaft** |
| ✓ | 0 | ✓ | 0,1 | 8 | ✓ | ✓ | 21 | 2 | 2 | ✓ | 1 EL, 15 ml |

| Lebensmittel | Energie kcal | Energie kJ | Energiedichte kcal/g | Eiweiß g | Kohlenhydrate g | KH-Port. | Ballaststoffe g | Fett g | gesättigte FS g | einfach unges. FS g |
|---|---|---|---|---|---|---|---|---|---|---|
| **Obst, Obsterzeugnisse und Nüsse** – jeweils essb. Anteil \| **Zeile 1: pro 100 g** \| Zeile 2: pro Portion | | | | | | | | | | |
| **Obstsäfte und Fruchtgetränke, Markenprodukte** | | | | | | | | | | |
| **A-C-E Saft, beckers bester** | **20** | **84** | **0,2** | ✓ | **4** | **0,5** | ✓ | ✓ | ✓ | ø |
| 1 Glas, 200 ml | 40 | 167 | 0,2 | ✓ | 8 | 0,5 | 1 | ✓ | ✓ | ø |
| **Chiquita Smoothies i. D.** | **56** | **234** | **0,6** | **1** | **13** | **1,0** | ø | ✓ | ø | ø |
| 1 Flasche, 250 ml | 140 | 586 | 0,6 | 2 | 31 | 3,0 | ø | ✓ | ø | ø |
| **Fruit2day zum Trinken i. D., Schwartau** | **56** | **234** | **0,6** | ✓ | **13** | **1,0** | **1** | ✓ | **0** | ø |
| 1 Flasche, 200 ml | 112 | 469 | 0,6 | 1 | 27 | 2,5 | 2 | ✓ | 0 | ø |
| **Multivitamin-Saft, hohes C** | **46** | **192** | **0,5** | ✓ | **10** | **1,0** | ✓ | ✓ | ✓ | ø |
| 1 Glas, 200 ml | 92 | 385 | 0,5 | ✓ | 21 | 2,0 | ✓ | ✓ | ✓ | ø |
| **Pur Pur Frucht-Smoothies i. D., Schwartau** | **55** | **228** | **0,5** | **1** | **13** | **1,0** | **1** | ✓ | **0** | ø |
| 1 Flasche, 250 ml | 137 | 571 | 0,5 | 1 | 32 | 3,0 | 4 | ✓ | 0 | ø |
| **Nüsse, Saaten und Samen** | | | | | | | | | | |
| **Cashews, Cashewkerne** | **553** | **2314** | **5,5** | **18** | **30** | **2,5** | **3** | **44** | **8** | **24** |
| 1 Portion, 40 g | 221 | 926 | 5,5 | 7 | 12 | 1,0 | 1 | 18 | 3 | 10 |
| **Cashews, geröstet u. gesalzen** | **574** | **2402** | **5,7** | **15** | **33** | **3,0** | **3** | **46** | **9** | **27** |
| 1 Portion, 40 g | 230 | 961 | 5,7 | 6 | 13 | 1,0 | 1 | 19 | 4 | 11 |
| **Erdnüsse** | **564** | **2360** | **5,6** | **25** | **8** | **1,0** | **11** | **48** | **8** | **22** |
| 1 Portion, 40 g | 226 | 944 | 5,6 | 10 | 3 | 0,5 | 4 | 19 | 3 | 9 |
| **Erdnüsse, dragiert** | **530** | **2219** | **5,3** | **20** | **27** | **2,5** | **9** | **39** | **7** | **19** |
| 1 Portion, 40 g | 212 | 888 | 5,3 | 8 | 11 | 1,0 | 3 | 15 | 3 | 8 |
| **Erdnüsse, geröstet u. gesalzen** | **585** | **2448** | **5,9** | **26** | **9** | **1,0** | **11** | **49** | **9** | **23** |
| 1 Portion, 40 g | 234 | 979 | 5,9 | 10 | 4 | 0,5 | 4 | 20 | 4 | 9 |
| **Haselnusskerne** | **636** | **2662** | **6,4** | **12** | **11** | **1,0** | **8** | **62** | **5** | **48** |
| 1 Portion, 40 g | 254 | 1065 | 6,4 | 5 | 4 | 0,5 | 3 | 25 | 2 | 19 |
| **Esskastanien (Maronen), geröstet** | **173** | **724** | **1,7** | **3** | **36** | **3,5** | **8** | **2** | ✓ | **1** |
| 1 Portion, 40 g | 69 | 290 | 1,7 | 1 | 14 | 1,5 | 3 | 1 | ✓ | ✓ |
| **Kokosnuss** | **358** | **1498** | **3,6** | **4** | **5** | **0,5** | **9** | **37** | **32** | **2** |
| 1 Stück, 40 g | 143 | 599 | 3,6 | 2 | 2 | 0 | 4 | 15 | 13 | 1 |
| **Kokosmilch (20% Fett)** | **197** | **824** | **2,0** | **2** | **3** | **0,5** | ø | **21** | **19** | **1** |
| 1 EL, 15 g | 30 | 124 | 2,0 | ✓ | ✓ | 0 | ø | 3 | 3 | ✓ |
| **Kokosnuss-Fruchtwasser** | **10** | **42** | **0,1** | ✓ | **1** | **0** | ✓ | ✓ | ✓ | ✓ |
| 1 Glas, 100 ml | 10 | 42 | 0,1 | ✓ | 1 | 0 | ✓ | ✓ | ✓ | ✓ |
| **Kokosraspeln** | **611** | **2555** | **6,1** | **6** | **6** | **0,5** | **14** | **63** | **55** | **4** |
| 1 EL, 15 g | 92 | 383 | 6,1 | 1 | 1 | 0 | 2 | 9 | 8 | 1 |
| **Kürbiskerne** | **560** | **2344** | **5,6** | **24** | **14** | **1,5** | **9** | **46** | **9** | **11** |
| 1 EL, 15 g | 84 | 352 | 5,6 | 4 | 2 | 0 | 1 | 7 | 1 | 2 |
| **Leinsaat (Leinsamen)** | **372** | **1558** | **3,7** | **24** | **0** | **0** | **39** | **31** | **3** | **6** |
| 1 EL, 15 g | 56 | 234 | 3,7 | 4 | 0 | 0 | 6 | 5 | ✓ | 1 |
| **Macadamianüsse** | **703** | **2941** | **7,0** | **9** | **4** | **0,5** | **11** | **73** | **11** | **58** |
| 1 Portion, 40 g | 281 | 1177 | 7,0 | 4 | 2 | 0 | 5 | 29 | 4 | 23 |
| **Mandeln** | **570** | **2383** | **5,7** | **19** | **4** | **0,5** | **15** | **54** | **5** | **37** |
| 1 Portion (23–25 Stück), 40 g | 228 | 953 | 5,7 | 7 | 1 | 0 | 6 | 22 | 2 | 15 |
| **Gebrannte Mandeln** | **537** | **2246** | **5,4** | **15** | **23** | **2,0** | **12** | **43** | **4** | **29** |
| 1 Portion, 40 g | 215 | 898 | 5,4 | 6 | 9 | 1,0 | 5 | 17 | 1 | 12 |
| **Mohnsamen** | **472** | **1976** | **4,7** | **20** | **4** | **0,5** | **21** | **42** | **5** | **5** |
| 1 EL, 10 g | 47 | 198 | 4,7 | 2 | ✓ | 0 | 2 | 4 | ✓ | ✓ |
| **Paranüsse** | **660** | **2763** | **6,6** | **14** | **4** | **0,5** | **8** | **67** | **17** | **22** |
| 1 Portion (ca. 10 Stück), 40 g | 264 | 1105 | 6,6 | 5 | 1 | 0 | 3 | 27 | 7 | 9 |

| ehrfach nges. FS g | Choles-terin mg | **Vitamine** A (RÄ) µg | E (TÄ) mg | C mg | Folsäure µg | **Mineralstoffe** Natrium mg | Kalium mg | Kalzium mg | Magne-sium mg | Eisen mg | **Lebensmittel** **Obst, Obsterzeugnisse und Nüsse** jeweils essb. Anteil \| **Zeile 1: pro 100 g** \| Zeile 2: pro Portion |
|---|---|---|---|---|---|---|---|---|---|---|---|
| | | | | | | | | | | | **OBSTSÄFTE UND FRUCHTGETRÄNKE, MARKENPRODUKTE** |
| **ø** | **ø** | **240** | **3,0** | **18** | **70** | **‹10** | **ø** | **ø** | **ø** | **ø** | **A-C-E Saft, beckers bester** |
| ø | ø | 480 | 6,0 | 36 | 140 | ‹20 | ø | ø | ø | ø | 1 Glas, 200 ml |
| **ø** | **ø** | **ø** | **ø** | **26** | **ø** | **ø** | **ø** | **ø** | **ø** | **ø** | **Chiquita Smoothies i. D.** |
| ø | ø | ø | ø | 66 | ø | ø | ø | ø | ø | ø | 1 Flasche, 250 ml |
| **ø** | **ø** | **ø** | **ø** | **ø** | **ø** | **3** | **ø** | **ø** | **ø** | **ø** | **Fruit2day zum Trinken i. D., Schwartau** |
| ø | ø | ø | ø | ø | ø | 6 | ø | ø | ø | ø | 1 Flasche, 200 ml |
| **ø** | **ø** | **300** | **5,0** | **35** | **100** | **2** | **ø** | **ø** | **ø** | **ø** | **Multivitamin-Saft, hohes C** |
| ø | ø | 600 | 10,0 | 70 | 200 | 4 | ø | ø | ø | ø | 1 Glas, 200 ml |
| **ø** | **ø** | **ø** | **ø** | **ø** | **ø** | **3** | **ø** | **ø** | **ø** | **ø** | **Pur Pur Frucht-Smoothies i. D., Schwartau** |
| ø | ø | ø | ø | ø | ø | 8 | ø | ø | ø | ø | 1 Flasche, 250 ml |
| | | | | | | | | | | | **NÜSSE, SAATEN UND SAMEN** |
| **8** | **0** | **0** | **2,0** | **0** | **25** | **12** | **660** | **37** | **292** | **6,7** | **Cashews, Cashewkerne** |
| 3 | 0 | 0 | 0,8 | 0 | 10 | 5 | 264 | 15 | 117 | 2,7 | 1 Portion, 40 g |
| **8** | **0** | **0** | **0,9** | **0** | **69** | **640** | **565** | **45** | **260** | **6,0** | **Cashews, geröstet u. gesalzen** |
| 3 | 0 | 0 | 0,4 | 0 | 28 | 256 | 226 | 18 | 104 | 2,4 | 1 Portion, 40 g |
| **14** | **0** | **0** | **11,0** | **0** | **169** | **11** | **661** | **41** | **160** | **1,8** | **Erdnüsse** |
| 6 | 0 | 0 | 4,4 | 0 | 68 | 4 | 264 | 16 | 64 | 0,7 | 1 Portion, 40 g |
| **11** | **0** | **0** | **8,8** | **0** | **20** | **9** | **528** | **32** | **128** | **1,5** | **Erdnüsse, dragiert** |
| 4 | 0 | 0 | 3,5 | 0 | 8 | 4 | 211 | 13 | 51 | 0,6 | 1 Portion, 40 g |
| **15** | **0** | **0** | **8,6** | **0** | **52** | **400** | **800** | **37** | **180** | **2,0** | **Erdnüsse, geröstet u. gesalzen** |
| 6 | 0 | 0 | 3,4 | 0 | 21 | 160 | 320 | 15 | 72 | 0,8 | 1 Portion, 40 g |
| **7** | **0** | **5** | **26,3** | **3** | **71** | **2** | **635** | **225** | **155** | **3,8** | **Haselnusskerne** |
| 3 | 0 | 2 | 10,5 | 1 | 28 | 1 | 254 | 90 | 62 | 1,5 | 1 Portion, 40 g |
| **1** | **0** | **4** | **1,2** | **27** | **62** | **2** | **707** | **35** | **45** | **1,3** | **Esskastanien (Maronen), geröstet** |
| ↙ | 0 | 2 | 0,5 | 11 | 25 | 1 | 283 | 14 | 18 | 0,5 | 1 Portion, 40 g |
| **1** | **0** | **0** | **0,7** | **2** | **30** | **35** | **380** | **20** | **39** | **2,3** | **Kokosnuss** |
| ↙ | 0 | 0 | 0,3 | 1 | 12 | 14 | 152 | 8 | 16 | 0,9 | 1 Stück, 40 g |
| **↙** | **0** | **0** | **ø** | **1** | **14** | **13** | **220** | **18** | **46** | **3,3** | **Kokosmilch (20 % Fett)** |
| ↙ | 0 | 0 | ø | ↙ | 2 | 2 | 33 | 3 | 7 | 0,5 | 1 EL, 15 g |
| **↙** | **0** | **0** | **0** | **2** | **10** | **47** | **282** | **27** | **30** | **0,1** | **Kokosnuss-Fruchtwasser** |
| ↙ | 0 | 0 | 0 | 2 | 10 | 47 | 282 | 27 | 30 | 0,1 | 1 Glas, 100 ml |
| **1** | **0** | **0** | **1,3** | **1** | **50** | **33** | **600** | **25** | **90** | **3,5** | **Kokosraspeln** |
| ↙ | 0 | 0 | 0,2 | ↙ | 8 | 5 | 90 | 4 | 14 | 0,5 | 1 EL, 15 g |
| **24** | **0** | **38** | **4,0** | **↙** | **50** | **18** | **814** | **41** | **402** | **12,5** | **Kürbiskerne** |
| 4 | 0 | 6 | 0,6 | ↙ | 8 | 3 | 122 | 6 | 60 | 1,9 | 1 EL, 15 g |
| **21** | **0** | **80** | **3,0** | **0** | **20** | **60** | **725** | **198** | **350** | **8,2** | **Leinsaat (Leinsamen)** |
| 3 | 0 | 12 | 0,5 | 0 | 3 | 9 | 109 | 30 | 53 | 1,2 | 1 EL, 15 g |
| **2** | **0** | **0** | **1,5** | **0** | **11** | **5** | **265** | **51** | **108** | **0,2** | **Macadamianüsse** |
| 1 | 0 | 0 | 0,6 | 0 | 4 | 2 | 106 | 20 | 43 | 0,1 | 1 Portion, 40 g |
| **10** | **0** | **20** | **26,1** | **1** | **45** | **5** | **835** | **250** | **170** | **4,1** | **Mandeln** |
| 4 | 0 | 8 | 10,4 | ↙ | 18 | 2 | 334 | 100 | 68 | 1,6 | 1 Portion (23–25 Stück), 40 g |
| **8** | **0** | **16** | **20,9** | **1** | **77** | **4** | **668** | **200** | **176** | **3,4** | **Gebrannte Mandeln** |
| 3 | 0 | 6 | 8,4 | ↙ | 31 | 2 | 267 | 80 | 70 | 1,4 | 1 Portion, 40 g |
| **31** | **0** | **5** | **4,0** | **0** | **100** | **21** | **705** | **1 460** | **333** | **9,5** | **Mohnsamen** |
| 3 | 0 | 1 | 0,4 | 0 | 10 | 2 | 71 | 146 | 33 | 1,0 | 1 EL, 10 g |
| **25** | **0** | **0** | **7,6** | **1** | **40** | **2** | **645** | **132** | **160** | **3,4** | **Paranüsse** |
| 10 | 0 | 0 | 3,0 | ↙ | 16 | 1 | 258 | 53 | 64 | 1,4 | 1 Portion (ca. 10 Stück), 40 g |

## Lebensmittel
## Obst, Obsterzeugnisse und Nüsse

jeweils essb. Anteil | **Zeile 1: pro 100 g** | Zeile 2: pro Portion

| Lebensmittel | Energie kcal | Energie kJ | Energiedichte kcal/g | Eiweiß g | Kohlenhydrate g | KH-Port. | Ballaststoffe g | Fett g | gesättigte FS g | einfach unges. FS g |
|---|---|---|---|---|---|---|---|---|---|---|
| **Nüsse, Saaten und Samen** | | | | | | | | | | |
| **Pekannüsse** | **703** | **2941** | **7,0** | **11** | **4** | **0,5** | **9** | **72** | **6** | **45** |
| 1 Portion, 40 g | 281 | 1177 | 7,0 | 4 | 2 | 0 | 4 | 29 | 2 | 18 |
| **Pinienkerne** | **576** | **2408** | **5,8** | **24** | **7** | **0,5** | **7** | **51** | **6** | **20** |
| 1 Portion, 40 g | 230 | 963 | 5,8 | 10 | 3 | 0,5 | 3 | 20 | 2 | 8 |
| **Pistazien, geröstet u. gesalzen** | **615** | **2573** | **6,2** | **18** | **16** | **1,5** | **6** | **54** | **7** | **37** |
| 1 Portion, 25 g | 154 | 643 | 6,2 | 4 | 4 | 0,5 | 2 | 14 | 2 | 9 |
| **Sesamsaat** | **565** | **2364** | **5,7** | **21** | **10** | **1,0** | **10** | **50** | **8** | **20** |
| 1 EL, 15 g | 85 | 355 | 5,7 | 3 | 2 | 0 | 2 | 8 | 1 | 3 |
| **Sonnenblumenkerne** | **575** | **2405** | **5,7** | **23** | **12** | **1,0** | **6** | **49** | **6** | **11** |
| 1 EL, 15 g | 86 | 361 | 5,7 | 3 | 2 | 0 | 1 | 7 | 1 | 2 |
| **Studentenfutter mit Rosinen** | **484** | **2023** | **4,8** | **10** | **35** | **3,0** | **7** | **33** | **4** | **18** |
| 1 Portion, 40 g | 193 | 809 | 4,8 | 4 | 14 | 1,5 | 3 | 13 | 2 | 7 |
| **Walnüsse** | **654** | **2738** | **6,5** | **14** | **11** | **1,0** | **6** | **63** | **7** | **10** |
| 1 Portion (ca. 20 Hälften), 40 g | 262 | 1095 | 6,5 | 6 | 4 | 0,5 | 2 | 25 | 3 | 4 |

| ehrfach nges. FS | Choles-terin | Vitamine A (RÄ) | E (TÄ) | C | Folsäure | Mineralstoffe Natrium | Kalium | Kalzium | Magne-sium | Eisen | Lebensmittel: Obst, Obsterzeugnisse und Nüsse |
|---|---|---|---|---|---|---|---|---|---|---|---|
| g | mg | µg | mg | mg | µg | mg | mg | mg | mg | mg | jeweils essb. Anteil \| **Zeile 1: pro 100 g** \| Zeile 2: pro Portion |
| | | | | | | | | | | | **Nüsse, Saaten und Samen** |
| **17** | **0** | **13** | **3,1** | **2** | **39** | **3** | **604** | **73** | **142** | **2,4** | **Pekannüsse** |
| 7 | 0 | 5 | 1,2 | 1 | 16 | 1 | 242 | 29 | 57 | 1,0 | 1 Portion, 40 g |
| **23** | **0** | **3** | **13,6** | **2** | **57** | **4** | **600** | **26** | **235** | **9,2** | **Pinienkerne** |
| 9 | 0 | 1 | 5,4 | 1 | 23 | 2 | 240 | 10 | 94 | 3,7 | 1 Portion, 40 g |
| **8** | **0** | **23** | **4,1** | **7** | **58** | **768** | **985** | **93** | **130** | **3,0** | **Pistazien, geröstet u. gesalzen** |
| 2 | 0 | 6 | 1,0 | 2 | 15 | 192 | 246 | 23 | 33 | 0,8 | 1 Portion, 25 g |
| **19** | **0** | **7** | **2,5** | **0** | **97** | **45** | **458** | **783** | **347** | **10,0** | **Sesamsaat** |
| 3 | 0 | 1 | 0,4 | 0 | 15 | 7 | 69 | 117 | 52 | 1,5 | 1 EL, 15 g |
| **30** | **0** | **3** | **33,0** | **0** | **100** | **2** | **725** | **100** | **395** | **6,3** | **Sonnenblumenkerne** |
| 5 | 0 | ↙ | 5,0 | 0 | 15 | ↙ | 109 | 15 | 59 | 0,9 | 1 EL, 15 g |
| **10** | **0** | **8** | **9,1** | **1** | **48** | **12** | **698** | **101** | **122** | **2,1** | **Studentenfutter mit Rosinen** |
| 4 | 0 | 3 | 3,6 | 1 | 19 | 5 | 279 | 41 | 49 | 0,8 | 1 Portion, 40 g |
| **43** | **0** | **8** | **6,0** | **3** | **77** | **2** | **544** | **87** | **130** | **2,5** | **Walnüsse** |
| 17 | 0 | 3 | 2,4 | 1 | 31 | 1 | 218 | 35 | 52 | 1,0 | 1 Portion (ca. 20 Hälften), 40 g |

| Lebensmittel<br>Süße und herzhafte Produkte<br>jeweils essb. Anteil \| **Zeile 1: pro 100 g** \| Zeile 2: pro Portion | Energie<br>Energie<br>kcal | <br><br>kJ | <br>Energiedichte<br>kcal/g | Eiweiß<br>Eiweiß<br>g | Kohlenhydrate<br>Kohlenhydrate<br>g | <br>KH-Port. | <br>Ballaststoffe<br>g | Fett/Fettsäuren (FS)<br>Fett<br>g | <br>gesättigte FS<br>g | <br>einfach unges. FS<br>g |
|---|---|---|---|---|---|---|---|---|---|---|
| **ZUCKER UND SIRUP** | | | | | | | | | | |
| **Ahornsirup** | **261** | **1 092** | **2,6** | **0** | **67** | **6,0** | **0** | ✓ | ✓ | ✓ |
| 1 TL, 10 g | 26 | 109 | 2,6 | 0 | 7 | 0,5 | 0 | ✓ | ✓ | ✓ |
| **Fruchtzucker** | **406** | **1 697** | **4,1** | **0** | **100** | **9,0** | **0** | **0** | **0** | **0** |
| 1 TL, 5 g | 20 | 85 | 4,1 | 0 | 5 | 0,5 | 0 | 0 | 0 | 0 |
| **Milchzucker** | **406** | **1 697** | **4,1** | **0** | **100** | **9,0** | **0** | **0** | **0** | **0** |
| 1 TL, 5 g | 20 | 85 | 4,1 | 0 | 5 | 0,5 | 0 | 0 | 0 | 0 |
| **Traubenzucker** | **406** | **1 697** | **4,1** | **0** | **100** | **9,0** | **0** | **0** | **0** | **0** |
| 1 TL, 5 g | 20 | 85 | 4,1 | 0 | 5 | 0,5 | 0 | 0 | 0 | 0 |
| **Zucker (Haushaltszucker, Zuckerraffinade)** | **406** | **1 697** | **4,1** | **0** | **100** | **9,0** | **0** | **0** | **0** | **0** |
| 1 TL, 5 g | 20 | 85 | 4,1 | 0 | 5 | 0,5 | 0 | 0 | 0 | 0 |
| **KAKAOPULVER** | | | | | | | | | | |
| **Kakaopulver, schwach entölt** | **343** | **1 433** | **3,4** | **20** | **11** | **1,0** | **33** | **25** | **14** | **8** |
| 1 TL, 5 g | 17 | 72 | 3,4 | 1 | 1 | 0 | 2 | 1 | 1 | ✓ |
| **Kakaopulver, stark entölt** | **253** | **1 058** | **2,5** | **23** | **13** | **1,0** | **38** | **12** | **7** | **4** |
| 1 TL, 5 g | 13 | 53 | 2,5 | 1 | 1 | 0 | 2 | 1 | ✓ | ✓ |
| **Kakaogetränkepulver, löslich** | **392** | **1 638** | **3,9** | **6** | **77** | **7,0** | **6** | **6** | **4** | **2** |
| 1 TL, 5 g | 20 | 82 | 3,9 | ✓ | 4 | 0,5 | ✓ | ✓ | ✓ | ✓ |
| **Schokoladenpulver** | **385** | **1 612** | **3,9** | **6** | **71** | **6,5** | **11** | **8** | **5** | **3** |
| 1 TL, 5 g | 19 | 81 | 3,9 | ✓ | 4 | 0,5 | 1 | ✓ | ✓ | ✓ |
| **SÜSSE BROTAUFSTRICHE** | | | | | | | | | | |
| **Apfelgelee** | **259** | **1 084** | **2,6** | ✓ | **64** | **6,0** | **1** | **0** | **0** | **0** |
| 1 TL, 10 g | 26 | 108 | 2,6 | ✓ | 6 | 0,5 | ✓ | 0 | 0 | 0 |
| **Apfelsinenkonfitüre (Orangenkonfitüre)** | **259** | **1 084** | **2,6** | ✓ | **64** | **6,0** | **1** | **0** | **0** | **0** |
| 1 TL, 10 g | 26 | 108 | 2,6 | ✓ | 6 | 0,5 | ✓ | 0 | 0 | 0 |
| **Aprikosenkonfitüre** | **248** | **1 038** | **2,5** | ✓ | **61** | **5,5** | **1** | **0** | **0** | **0** |
| 1 TL, 10 g | 25 | 104 | 2,5 | ✓ | 6 | 0,5 | ✓ | 0 | 0 | 0 |
| **Erdbeerkonfitüre** | **256** | **1 071** | **2,6** | ✓ | **63** | **5,5** | **1** | **0** | **0** | **0** |
| 1 TL, 10 g | 26 | 107 | 2,6 | ✓ | 6 | 0,5 | ✓ | 0 | 0 | 0 |
| **Erdnusspaste (Erdnussmus)** | **588** | **2 460** | **5,9** | **25** | **20** | **2,0** | **6** | **50** | **10** | **24** |
| 1 TL, 10 g | 59 | 246 | 5,9 | 3 | 2 | 0 | 1 | 5 | 1 | 2 |
| **Gelee i. D.** | **280** | **1 172** | **2,8** | ✓ | **69** | **6,0** | ✓ | **0** | **0** | **0** |
| 1 TL, 10 g | 28 | 117 | 2,8 | ✓ | 7 | 0,5 | ✓ | 0 | 0 | 0 |
| **Heidelbeerkonfitüre** | **257** | **1 075** | **2,6** | ✓ | **64** | **6,0** | **2** | **0** | **0** | **0** |
| 1 TL, 10 g | 26 | 108 | 2,6 | ✓ | 6 | 0,5 | ✓ | 0 | 0 | 0 |
| **Himbeerkonfitüre** | **251** | **1 050** | **2,5** | **1** | **61** | **5,5** | **1** | **0** | **0** | **0** |
| 1 TL, 10 g | 25 | 105 | 2,5 | ✓ | 6 | 0,5 | ✓ | 0 | 0 | 0 |
| **Honig** | **307** | **1 283** | **3,1** | ✓ | **75** | **7,0** | **0** | **0** | **0** | **0** |
| 1 TL, 10 g | 31 | 128 | 3,1 | ✓ | 8 | 0,5 | 0 | 0 | 0 | 0 |
| **Johannisbeergelee** | **247** | **1 033** | **2,5** | ✓ | **61** | **5,5** | ✓ | **0** | **0** | **0** |
| 1 TL, 10 g | 25 | 103 | 2,5 | ✓ | 6 | 0,5 | ✓ | 0 | 0 | 0 |
| **Konfitüre i. D.** | **274** | **1 146** | **2,7** | ✓ | **67** | **6,0** | **1** | **0** | **0** | **0** |
| 1 TL, 10 g | 27 | 115 | 2,7 | ✓ | 7 | 0,5 | ✓ | 0 | 0 | 0 |
| **Marmelade i. D.** | **280** | **1 170** | **2,8** | ✓ | **68** | **6,0** | **1** | **0** | **0** | **0** |
| 1 TL, 10 g | 28 | 117 | 2,8 | ✓ | 7 | 0,5 | ✓ | 0 | 0 | 0 |
| **Nuss-Nougat-Creme** | **522** | **2 183** | **5,2** | **4** | **60** | **5,5** | **4** | **30** | **18** | **9** |
| 1 TL, 10 g | 52 | 218 | 5,2 | ✓ | 6 | 0,5 | ✓ | 3 | 2 | 1 |

| | | Vitamine | | | | Mineralstoffe | | | | | Lebensmittel |
|---|---|---|---|---|---|---|---|---|---|---|---|
| ehrfach nges. FS g | Choles-terin mg | A (RÄ) µg | E (TÄ) mg | C mg | Folsäure µg | Natrium mg | Kalium mg | Kalzium mg | Magne-sium mg | Eisen mg | **Süße und herzhafte Produkte** jeweils essb. Anteil \| **Zeile 1: pro 100 g** \| Zeile 2: pro Portion |
| | | | | | | | | | | | **Zucker und Sirup** |
| ✓ | 0 | 0 | 0 | 0 | 0 | 9 | 204 | 67 | 14 | 1,2 | Ahornsirup |
| ✓ | 0 | 0 | 0 | 0 | 0 | 1 | 20 | 7 | 1 | 0,1 | 1 TL, 10 g |
| 0 | 0 | 0 | 0 | 0 | 0 | 0 | 2 | 1 | 0 | 0,3 | Fruchtzucker |
| 0 | 0 | 0 | 0 | 0 | 0 | 0 | ✓ | ✓ | 0 | ✓ | 1 TL, 5 g |
| 0 | 0 | 0 | 0 | 0 | 0 | 0 | 2 | 1 | 0 | 0,3 | Milchzucker |
| 0 | 0 | 0 | 0 | 0 | 0 | 0 | ✓ | ✓ | 0 | ✓ | 1 TL, 5 g |
| 0 | 0 | 0 | 0 | 0 | 0 | 0 | 2 | 1 | 0 | 0,3 | Traubenzucker |
| 0 | 0 | 0 | 0 | 0 | 0 | 0 | ✓ | ✓ | 0 | ✓ | 1 TL, 5 g |
| 0 | 0 | 0 | 0 | 0 | 0 | 0 | 2 | 1 | 0 | 0,3 | Zucker (Haushaltszucker, Zuckerraffinade) |
| 0 | 0 | 0 | 0 | 0 | 0 | 0 | ✓ | ✓ | 0 | ✓ | 1 TL, 5 g |
| | | | | | | | | | | | **Kakaopulver** |
| 1 | 0 | 7 | 0,7 | 0 | 38 | 17 | 1920 | 114 | 414 | 12,5 | Kakaopulver, schwach entölt |
| ✓ | 0 | ✓ | ✓ | 0 | 2 | 1 | 96 | 6 | 21 | 0,6 | 1 TL, 5 g |
| ✓ | 0 | 2 | 0,4 | 0 | 44 | 19 | 2238 | 133 | 483 | 14,6 | Kakaopulver, stark entölt |
| ✓ | 0 | ✓ | ✓ | 0 | 2 | 1 | 112 | 7 | 24 | 0,7 | 1 TL, 5 g |
| ✓ | 0 | 0 | 0,2 | 0 | 10 | 250 | 410 | 33 | 150 | 2,4 | Kakaogetränkepulver, löslich |
| ✓ | 0 | 0 | ✓ | 0 | 1 | 13 | 21 | 2 | 8 | 0,1 | 1 TL, 5 g |
| ✓ | 0 | 2 | 0,2 | 0 | 12 | 5 | 616 | 37 | 132 | 4,2 | Schokoladenpulver |
| ✓ | 0 | ✓ | ✓ | 0 | 1 | ✓ | 31 | 2 | 7 | 0,2 | 1 TL, 5 g |
| | | | | | | | | | | | **Süsse Brotaufstriche** |
| 0 | 0 | 3 | 0 | ø | 1 | 15 | 49 | 10 | ø | ø | Apfelgelee |
| 0 | 0 | ✓ | 0 | ø | ✓ | 2 | 5 | 1 | ø | ø | 1 TL, 10 g |
| 0 | 0 | 3 | ✓ | 4 | 1 | 11 | 53 | 32 | 5 | 0,3 | Apfelsinenkonfitüre (Orangenkonfitüre) |
| 0 | 0 | ✓ | ✓ | ✓ | ✓ | 1 | 5 | 3 | 1 | ✓ | 1 TL, 10 g |
| 0 | 0 | 55 | 0,1 | 1 | 0 | 5 | 75 | 8 | 4 | 0,4 | Aprikosenkonfitüre |
| 0 | 0 | 6 | ✓ | ✓ | 0 | 1 | 8 | 1 | ✓ | ✓ | 1 TL, 10 g |
| 0 | 0 | 2 | ✓ | 6 | 1 | 5 | 59 | 10 | 6 | 0,5 | Erdbeerkonfitüre |
| 0 | 0 | ✓ | ✓ | 1 | ✓ | 1 | 6 | 1 | 1 | 0,1 | 1 TL, 10 g |
| 14 | 0 | 0 | 11,0 | 0 | 74 | 17 | 649 | 43 | 154 | 1,9 | Erdnusspaste (Erdnussmus) |
| 1 | 0 | 0 | 1,1 | 0 | 7 | 2 | 65 | 4 | 15 | 0,2 | 1 TL, 10 g |
| 0 | 0 | 3 | 0,2 | 3 | ✓ | 1 | 48 | 3 | 2 | 0,4 | Gelee i. D. |
| 0 | 0 | ✓ | ✓ | ✓ | ✓ | ✓ | 5 | ✓ | ✓ | ✓ | 1 TL, 10 g |
| 0 | 0 | 1 | 0,4 | 1 | 0 | ✓ | 28 | 5 | 1 | 0,5 | Heidelbeerkonfitüre |
| 0 | 0 | ✓ | ✓ | ✓ | 0 | ✓ | 3 | 1 | ✓ | 0,1 | 1 TL, 10 g |
| 0 | 0 | 1 | 0,2 | 3 | 1 | 7 | 56 | 15 | 11 | 0,6 | Himbeerkonfitüre |
| 0 | 0 | ✓ | ✓ | ✓ | ✓ | 1 | 6 | 2 | 1 | 0,1 | 1 TL, 10 g |
| 0 | 0 | 0 | 0 | 2 | 0 | 7 | 47 | 5 | 6 | 1,3 | Honig |
| 0 | 0 | 0 | 0 | ✓ | 0 | 1 | 5 | 1 | 1 | 0,1 | 1 TL, 10 g |
| 0 | 0 | ø | ø | ø | ø | 4 | 80 | 6 | ø | ø | Johannisbeergelee |
| 0 | 0 | ø | ø | ø | ø | ✓ | 8 | 1 | ø | ø | 1 TL, 10 g |
| 0 | 0 | 40 | 0,1 | ✓ | ✓ | 1 | 97 | 7 | 4 | 0,4 | Konfitüre i. D. |
| 0 | 0 | 4 | ✓ | ✓ | ✓ | ✓ | 10 | 1 | ✓ | ✓ | 1 TL, 10 g |
| 0 | 0 | 3 | 0,2 | 4 | 1 | 1 | 55 | 3 | 2 | 0,4 | Marmelade i. D. |
| 0 | 0 | ✓ | ✓ | ✓ | ✓ | ✓ | 6 | ✓ | ✓ | ✓ | 1 TL, 10 g |
| 1 | 0 | 31 | 4,5 | 1 | 15 | 13 | 288 | 71 | 60 | 3,5 | Nuss-Nougat-Creme |
| ✓ | 0 | 3 | 0,5 | ✓ | 2 | 1 | 29 | 7 | 6 | 0,4 | 1 TL, 10 g |

| Lebensmittel<br>Süße und herzhafte Produkte<br>jeweils essb. Anteil \| **Zeile 1: pro 100 g** \| Zeile 2: pro Portion | Energie<br>Energie<br>kcal | <br><br>kJ | <br>Energiedichte<br>kcal/g | Eiweiß<br>Eiweiß<br>g | Kohlenhydrate<br>Kohlenhydrate<br>g | <br>KH-Port. | <br>Ballaststoffe<br>g | Fett/Fettsäuren (FS)<br>Fett<br>g | <br>gesättigte FS<br>g | <br>einfach unges. FS<br>g |
|---|---|---|---|---|---|---|---|---|---|---|
| **Süße Brotaufstriche** | | | | | | | | | | |
| **Pflaumenmus** | **202** | **845** | **2,0** | **1** | **48** | **4,5** | **3** | **0** | **0** | **0** |
| 1 TL, 10 g | 20 | 85 | 2,0 | ✓ | 5 | 0,5 | ✓ | 0 | 0 | 0 |
| **Rübensirup (Rübenkraut)** | **273** | **1 142** | **2,7** | **1** | **67** | **6,0** | **3** | **0** | **0** | **0** |
| 1 TL, 10 g | 27 | 114 | 2,7 | ✓ | 7 | 0,5 | ✓ | 0 | 0 | 0 |
| **Sauerkirschkonfitüre** | **250** | **1 046** | **2,5** | ✓ | **61** | **5,5** | **1** | **0** | **0** | **0** |
| 1 TL, 10 g | 25 | 105 | 2,5 | ✓ | 6 | 0,5 | ✓ | 0 | 0 | 0 |
| **Süßigkeiten** | | | | | | | | | | |
| **Bitterschokolade i. D.** | **497** | **2 078** | **5,0** | **7** | **44** | **4,0** | **12** | **33** | **19** | **11** |
| 1 Riegel, 20 g | 99 | 416 | 5,0 | 1 | 9 | 1,0 | 2 | 7 | 4 | 2 |
| **Bonbons i. D.** | **391** | **1 635** | **3,9** | **1** | **95** | **8,5** | **0** | ✓ | ✓ | ✓ |
| 1 Stück, 5 g | 20 | 82 | 3,9 | ✓ | 5 | 0,5 | 0 | ✓ | ✓ | ✓ |
| **Fruchtgummi, Weingummi** | **328** | **1 372** | **3,3** | **6** | **76** | **7,0** | **0** | **0** | **0** | **0** |
| 1 Portion, 50 g | 164 | 686 | 3,3 | 3 | 38 | 3,5 | 0 | 0 | 0 | 0 |
| **gefüllte Schokolade i. D.** | **514** | **2 150** | **5,1** | **8** | **50** | **4,5** | **7** | **32** | **14** | **14** |
| 1 Riegel, 20 g | 103 | 430 | 5,1 | 2 | 10 | 1,0 | 1 | 6 | 3 | 3 |
| **Geleefrüchte** | **329** | **1 378** | **3,3** | **2** | **79** | **7,0** | **ø** | ✓ | ✓ | ✓ |
| 1 Stück, 5 g | 16 | 69 | 3,3 | ✓ | 4 | 0,5 | ø | ✓ | ✓ | ✓ |
| **kandierte Früchte** | **263** | **1 102** | **2,6** | ✓ | **64** | **6,0** | ✓ | ✓ | ✓ | ✓ |
| 1 Stück, 5 g | 13 | 55 | 2,6 | ✓ | 3 | 0,5 | ✓ | ✓ | ✓ | ✓ |
| **Lakritze i. D.** | **376** | **1 571** | **3,8** | **4** | **86** | **8,0** | **2** | **1** | ✓ | ✓ |
| 1 Portion, 50 g | 188 | 786 | 3,8 | 2 | 43 | 4,0 | 1 | ✓ | ✓ | ✓ |
| **Marshmallows („Mäusespeck“)** | **318** | **1 331** | **3,2** | **2** | **81** | **7,5** | **0** | ✓ | ✓ | ✓ |
| 1 Portion (7–8 Stück), 50 g | 159 | 665 | 3,2 | 1 | 41 | 3,5 | 0 | ✓ | ✓ | ✓ |
| **Marzipan** | **459** | **1 920** | **4,6** | **6** | **69** | **6,0** | **5** | **18** | **2** | **12** |
| 1 Stück, 10 g | 46 | 192 | 4,6 | 1 | 7 | 0,5 | ✓ | 2 | ✓ | 1 |
| **Nougat** | **474** | **1 985** | **4,7** | **5** | **65** | **6,0** | **5** | **21** | **3** | **16** |
| 1 Stück, 10 g | 47 | 198 | 4,7 | 1 | 7 | 0,5 | 1 | 2 | ✓ | 2 |
| **Nuss-Schokolade i. D.** | **520** | **2 177** | **5,2** | **9** | **49** | **4,5** | **6** | **32** | **18** | **11** |
| 1 Riegel, 20 g | 104 | 435 | 5,2 | 2 | 10 | 1,0 | 1 | 6 | 4 | 2 |
| **Pralinen i. D.** | **502** | **2 102** | **5,0** | **11** | **43** | **4,0** | **2** | **33** | **6** | **20** |
| 1 Praline, 12 g | 60 | 252 | 5,0 | 1 | 5 | 0,5 | ✓ | 4 | 1 | 2 |
| **Pralinen mit Alkohol** | **387** | **1 620** | **3,9** | **1** | **69** | **6,0** | **2** | **6** | **4** | **2** |
| 1 Praline, 12 g | 46 | 194 | 3,9 | ✓ | 8 | 0,5 | ✓ | 1 | ✓ | ✓ |
| **Schokoladenstreusel** | **442** | **1 851** | **4,4** | **6** | **59** | **5,5** | **11** | **20** | **12** | **7** |
| 1 EL, 20 g | 88 | 370 | 4,4 | 1 | 12 | 1,0 | 2 | 4 | 2 | 1 |
| **Toffeebonbons** | **355** | **1 487** | **3,6** | ✓ | **79** | **7,0** | **0** | **4** | **2** | **1** |
| 1 Stück, 5 g | 18 | 74 | 3,6 | ✓ | 4 | 0,5 | 0 | ✓ | ✓ | ✓ |
| **Trüffel (Schokotrüffel)** | **520** | **2 175** | **5,2** | **4** | **54** | **5,0** | **2** | **32** | **19** | **11** |
| 1 Stück, 12 g | 62 | 261 | 5,2 | 1 | 6 | 0,5 | ✓ | 4 | 2 | 1 |
| **Vollmilch-Schokolade** | **537** | **2 245** | **5,4** | **9** | **54** | **5,0** | **3** | **32** | **19** | **10** |
| 1 Riegel, 20 g | 107 | 449 | 5,4 | 2 | 11 | 1,0 | 1 | 6 | 4 | 2 |
| **Weiße Schokolade** | **542** | **2 268** | **5,4** | **5** | **63** | **5,5** | **0** | **30** | **18** | **10** |
| 1 Riegel, 20 g | 108 | 454 | 5,4 | 1 | 13 | 1,0 | 0 | 6 | 4 | 2 |
| **Süßigkeiten, Markenprodukte** | | | | | | | | | | |
| **After Eight** | **418** | **1 755** | **4,2** | **2** | **75** | **6,8** | **3** | **12** | **7** | **ø** |
| 1 Stück, 8 g | 33 | 140 | 4,2 | ✓ | 6 | 0,5 | ✓ | 1 | 1 | ø |

| …ehrfach …nges. FS | Choles-terin | Vitamine A (RÄ) | E (TÄ) | C | Folsäure | Mineralstoffe Natrium | Kalium | Kalzium | Magne-sium | Eisen | Lebensmittel Süße und herzhafte Produkte |
|---|---|---|---|---|---|---|---|---|---|---|---|
| g | mg | µg | mg | mg | µg | mg | mg | mg | mg | mg | jeweils essb. Anteil \| **Zeile 1: pro 100 g** \| Zeile 2: pro Portion |
| | | | | | | | | | | | **Süße Brotaufstriche** |
| **0** | **0** | **7** | **0,2** | **1** | **1** | **13** | **137** | **30** | **3** | **0,2** | **Pflaumenmus** |
| 0 | 0 | 1 | ↙ | ↙ | ↙ | 1 | 14 | 3 | ↙ | ↙ | 1 TL, 10 g |
| **0** | **0** | **0** | ↙ | **0** | ↙ | **90** | **1450** | **500** | **140** | **9,0** | **Rübensirup (Rübenkraut)** |
| 0 | 0 | 0 | ↙ | 0 | ↙ | 9 | 145 | 50 | 14 | 0,9 | 1 TL, 10 g |
| **0** | **0** | **10** | ↙ | **1** | **0** | **11** | **90** | **9** | **3** | **0,4** | **Sauerkirschkonfitüre** |
| 0 | 0 | 1 | ↙ | ↙ | 0 | 1 | 9 | 1 | ↙ | ↙ | 1 TL, 10 g |
| | | | | | | | | | | | **Süßigkeiten** |
| **1** | **0** | **0** | **0,5** | **0** | **14** | **6** | **692** | **41** | **149** | **4,6** | **Bitterschokolade i. D.** |
| ↙ | 0 | 0 | 0,1 | 0 | 3 | 1 | 138 | 8 | 30 | 0,9 | 1 Riegel, 20 g |
| ↙ | **0** | **0** | **0** | **0** | **0** | **25** | **9** | **4** | **3** | **0,1** | **Bonbons i. D.** |
| ↙ | 0 | 0 | 0 | 0 | 0 | 1 | ↙ | ↙ | ↙ | ↙ | 1 Stück, 5 g |
| **0** | **0** | **0** | **0** | **0** | **0** | **60** | **360** | **360** | **110** | **4,2** | **Fruchtgummi, Weingummi** |
| 0 | 0 | 0 | 0 | 0 | 0 | 30 | 180 | 180 | 55 | 2,1 | 1 Portion, 50 g |
| **2** | **5** | **16** | **4,7** | **1** | **23** | **40** | **508** | **146** | **99** | **2,6** | **gefüllte Schokolade i. D.** |
| ↙ | 1 | 3 | 0,9 | ↙ | 5 | 8 | 102 | 29 | 20 | 0,5 | 1 Riegel, 20 g |
| ↙ | **0** | **0** | **0** | **0** | **0** | **85** | **123** | **99** | **12** | **0,7** | **Geleefrüchte** |
| ↙ | 0 | 0 | 0 | 0 | 0 | 4 | 6 | 5 | 1 | ↙ | 1 Stück, 5 g |
| ↙ | **0** | **4** | **0** | **7** | **1** | **68** | **121** | **13** | **8** | **0,6** | **kandierte Früchte** |
| ↙ | 0 | ↙ | 0 | ↙ | ↙ | 3 | 6 | 1 | ↙ | ↙ | 1 Stück, 5 g |
| ↙ | **0** | **0** | **0,1** | **1** | **4** | **3** | **171** | **16** | **18** | **0,3** | **Lakritze i. D.** |
| ↙ | 0 | 0 | 0,1 | 1 | 2 | 2 | 86 | 8 | 9 | 0,2 | 1 Portion, 50 g |
| ↙ | **0** | **0** | **0** | **0** | **0** | **80** | **5** | **3** | **2** | **0,2** | **Marshmallows („Mäusespeck")** |
| ↙ | 0 | 0 | 0 | 0 | 0 | 40 | 3 | 2 | 1 | 0,1 | 1 Portion (7–8 Stück), 50 g |
| **3** | **0** | ↙ | **8,5** | ↙ | **31** | **2** | **273** | **82** | **72** | **1,5** | **Marzipan** |
| ↙ | 0 | ↙ | 0,9 | ↙ | 3 | ↙ | 27 | 8 | 7 | 0,2 | 1 Stück, 10 g |
| **2** | **0** | **2** | **8,4** | ↙ | **25** | **2** | **341** | **80** | **79** | **2,3** | **Nougat** |
| ↙ | 0 | ↙ | 0,8 | ↙ | 3 | ↙ | 34 | 8 | 8 | 0,2 | 1 Stück, 10 g |
| **1** | **9** | **27** | **1,3** | **2** | **17** | **75** | **560** | **202** | **93** | **2,4** | **Nuss-Schokolade i. D.** |
| ↙ | 2 | 5 | 0,3 | ↙ | 3 | 15 | 112 | 40 | 19 | 0,5 | 1 Riegel, 20 g |
| **5** | **0** | ↙ | **12,8** | ↙ | **49** | **4** | **538** | **130** | **135** | **3,0** | **Pralinen i. D.** |
| 1 | 0 | ↙ | 1,5 | ↙ | 6 | ↙ | 65 | 16 | 16 | 0,4 | 1 Praline, 12 g |
| ↙ | **0** | ↙ | **0,1** | **0** | **3** | **2** | **132** | **8** | **28** | **1,0** | **Pralinen mit Alkohol** |
| ↙ | 0 | ↙ | ↙ | 0 | ↙ | ↙ | 16 | 1 | 3 | 0,1 | 1 Praline, 12 g |
| **1** | **0** | **2** | **0,3** | **0** | **12** | **5** | **616** | **37** | **132** | **4,2** | **Schokoladenstreusel** |
| ↙ | 0 | ↙ | 0,1 | 0 | 2 | 1 | 123 | 7 | 26 | 0,8 | 1 EL, 20 g |
| ↙ | **11** | **43** | **0,1** | **0** | ↙ | **121** | **117** | **21** | **5** | **0,8** | **Toffeebonbons** |
| ↙ | 1 | 2 | ↙ | 0 | ↙ | 6 | 6 | 1 | ↙ | ↙ | 1 Stück, 5 g |
| **1** | **ø** | **2** | **0,4** | **0** | **8** | **4** | **420** | **25** | **90** | **2,9** | **Trüffel (Schokotrüffel)** |
| ↙ | ø | ↙ | ↙ | 0 | 1 | ↙ | 50 | 3 | 11 | 0,3 | 1 Stück, 12 g |
| **1** | **9** | **59** | **0,3** | **0** | **10** | **58** | **471** | **214** | **86** | **2,3** | **Vollmilch-Schokolade** |
| ↙ | 2 | 12 | 0,1 | 0 | 2 | 12 | 94 | 43 | 17 | 0,5 | 1 Riegel, 20 g |
| **1** | **20** | **63** | **0,4** | **2** | **8** | **74** | **241** | **185** | **20** | **0,3** | **Weiße Schokolade** |
| ↙ | 4 | 13 | 0,1 | ↙ | 2 | 15 | 48 | 37 | 4 | 0,1 | 1 Riegel, 20 g |
| | | | | | | | | | | | **Süßigkeiten, Markenprodukte** |
| **ø** | **ø** | **ø** | **ø** | **ø** | **ø** | **20** | **ø** | **ø** | **ø** | **ø** | **After Eight** |
| ø | ø | ø | ø | ø | ø | <10 | ø | ø | ø | ø | 1 Stück, 8 g |

# Lebensmittel
## Süße und herzhafte Produkte

jeweils essb. Anteil | **Zeile 1: pro 100 g** | Zeile 2: pro Portion

**Süssigkeiten, Markenprodukte**

| Lebensmittel | Energie kcal | Energie kJ | Energiedichte kcal/g | Eiweiß g | Kohlenhydrate g | KH-Port. | Ballaststoffe g | Fett g | gesättigte FS g | einfach unges. FS g |
|---|---|---|---|---|---|---|---|---|---|---|
| **Balisto Korn-Mix** | **500** | **2 101** | **5,0** | **7** | **60** | **5,5** | **3** | **26** | **14** | **ø** |
| 1 Doppelriegel, 41 g | 205 | 861 | 5,0 | 3 | 25 | 2,5 | 1 | 10 | 6 | ø |
| **Bounty** | **467** | **1 956** | **4,7** | **4** | **59** | **5,5** | **2** | **24** | **20** | **ø** |
| 1 Doppelriegel, 57 g | 266 | 1 115 | 4,7 | 2 | 34 | 3,0 | 1 | 14 | 11 | ø |
| **Caramac** | **563** | **2 348** | **5,6** | **6** | **54** | **5,0** | ✓ | **36** | **32** | **ø** |
| 1 Riegel, 30 g | 169 | 702 | 5,6 | 2 | 16 | 1,5 | ✓ | 11 | 10 | ø |
| **Choco Crossies** | **501** | **2 093** | **5,0** | **7** | **57** | **5,0** | **5** | **27** | **14** | **ø** |
| 1 Portion, 20 g | 100 | 419 | 5,0 | 1 | 11 | 1,0 | 1 | 5 | 3 | ø |
| **duplo** | **538** | **2 245** | **5,4** | **7** | **54** | **5,0** | **ø** | **33** | **ø** | **ø** |
| 1 Riegel, 18 g | 98 | 409 | 5,4 | 1 | 10 | 1,0 | ø | 6 | ø | ø |
| **Ferrero Küsschen** | **608** | **2 525** | **6,1** | **9** | **40** | **3,5** | **ø** | **46** | **ø** | **ø** |
| 1 Stück, 9 g | 54 | 225 | 6,1 | 1 | 4 | 0,5 | ø | 4 | ø | ø |
| **hanuta** | **524** | **2 189** | **5,2** | **9** | **53** | **5,0** | **ø** | **31** | **ø** | **ø** |
| 1 Stück, 22 g | 115 | 482 | 5,2 | 2 | 12 | 1,0 | ø | 7 | ø | ø |
| **Haribo Color-Rado** | **334** | **1 413** | **3,3** | **4** | **74** | **6,5** | **ø** | **2** | **ø** | **ø** |
| 1 Portion, 50 g | 167 | 707 | 3,3 | 2 | 37 | 3,5 | ø | 1 | ø | ø |
| **Haribo Goldbären** | **343** | **1 456** | **3,4** | **6** | **78** | **7,0** | **ø** | **0** | **ø** | **ø** |
| 1 Portion (ca. 25 Stück), 50 g | 172 | 728 | 3,4 | 3 | 39 | 3,5 | ø | 0 | ø | ø |
| **Haribo Lakritz Schnecken** | **287** | **1 213** | **2,9** | **3** | **67** | **6,0** | **ø** | **0** | **ø** | **ø** |
| 1 Portion, 50 g | 144 | 607 | 2,9 | 1 | 34 | 3,0 | ø | 0 | ø | ø |
| **Karamell Riesen, Storck** | **412** | **1 737** | **4,1** | **2** | **78** | **7,0** | **ø** | **10** | **ø** | **ø** |
| 1 Stange (= 6 Bonbons), 30 g | 124 | 521 | 4,1 | 1 | 23 | 2,0 | ø | 3 | ø | ø |
| **Katjes Katzen Pfötchen** | **342** | **1 452** | **3,4** | **1** | **84** | **7,5** | **ø** | ✓ | **ø** | **ø** |
| 1 Portion, 50 g | 171 | 726 | 3,4 | 1 | 42 | 4,0 | ø | ✓ | ø | ø |
| **Katjes Salzige Heringe** | **325** | **1 382** | **3,3** | **4** | **77** | **7,0** | **ø** | ✓ | **ø** | **ø** |
| 1 Portion, 50 g | 163 | 691 | 3,3 | 2 | 39 | 3,5 | ø | ✓ | ø | ø |
| **Katjes Tropen-Früchte** | **337** | **1 432** | **3,4** | **5** | **79** | **7,0** | **ø** | ✓ | **ø** | **ø** |
| 1 Portion, 50 g | 169 | 716 | 3,4 | 3 | 40 | 3,5 | ø | ✓ | ø | ø |
| **Kinder country** | **553** | **2 309** | **5,5** | **10** | **53** | **5,0** | **ø** | **34** | **ø** | **ø** |
| 1 Riegel, 24 g | 130 | 543 | 5,5 | 2 | 12 | 1,0 | ø | 8 | ø | ø |
| **Kinder pingui** | **442** | **1 842** | **4,4** | **7** | **37** | **3,5** | **ø** | **29** | **ø** | **ø** |
| 1 Stück, 30 g | 133 | 553 | 4,4 | 2 | 11 | 1,0 | ø | 9 | ø | ø |
| **Kinder Riegel** | **554** | **2 312** | **5,5** | **10** | **52** | **4,5** | **ø** | **34** | **ø** | **ø** |
| 1 Riegel, 21 g | 116 | 486 | 5,5 | 2 | 11 | 1,0 | ø | 7 | ø | ø |
| **Kinder Schoko Bons** | **563** | **2 349** | **5,6** | **9** | **50** | **4,5** | **ø** | **36** | **ø** | **ø** |
| 1 Stück, 6 g | 33 | 136 | 5,6 | 1 | 3 | 0,5 | ø | 2 | ø | ø |
| **Kinder Schokolade** | **554** | **2 312** | **5,5** | **10** | **52** | **4,5** | **ø** | **34** | **ø** | **ø** |
| 1 Riegel, 13 g | 69 | 289 | 5,5 | 1 | 7 | 0,5 | ø | 4 | ø | ø |
| **KitKat Riegel** | **507** | **2 122** | **5,1** | **7** | **61** | **5,5** | **2** | **26** | **15** | **ø** |
| 4-Finger Riegel, 45 g | 228 | 956 | 5,1 | 3 | 28 | 2,5 | 1 | 12 | 7 | ø |
| **Knoppers** | **528** | **2 204** | **5,3** | **8** | **52** | **4,5** | **ø** | **32** | **ø** | **ø** |
| 1 Knoppers, 25 g | 132 | 551 | 5,3 | 2 | 13 | 1,0 | ø | 8 | ø | ø |
| **Lindt Edelbitter Diätschokolade** | **486** | **2 007** | **4,9** | **7** | **22** | **2,0** | **ø** | **42** | **ø** | **ø** |
| 1 Riegel, 17 g | 81 | 333 | 4,9 | 1 | 4 | 0,5 | ø | 7 | ø | ø |
| **Lindt Excellence, 70 % Kakao** | **534** | **2 235** | **5,3** | **9** | **34** | **3,0** | **ø** | **41** | **ø** | **ø** |
| 1 Riegel, 20 g | 107 | 447 | 5,3 | 2 | 7 | 0,5 | ø | 8 | ø | ø |
| **Lindt Excellence, 85 % Kakao** | **530** | **2 210** | **5,3** | **11** | **19** | **1,5** | **ø** | **46** | **ø** | **ø** |
| 1 Riegel, 20 g | 106 | 442 | 5,3 | 2 | 4 | 0,5 | ø | 9 | ø | ø |

| | | Vitamine | | | | Mineralstoffe | | | | | Lebensmittel |
|---|---|---|---|---|---|---|---|---|---|---|---|
| ehrfach nges. FS g | Choles-terin mg | A (RÄ) µg | E (TÄ) mg | C mg | Folsäure µg | Natrium mg | Kalium mg | Kalzium mg | Magne-sium mg | Eisen mg | **Süße und herzhafte Produkte** jeweils essb. Anteil \| **Zeile 1: pro 100 g** \| Zeile 2: pro Portion |
| | | | | | | | | | | | **Süßigkeiten, Markenprodukte** |
| ø | ø | ø | ø | ø | ø | **300** | ø | ø | ø | ø | **Balisto Korn-Mix** |
| ø | ø | ø | ø | ø | ø | 125 | ø | ø | ø | ø | 1 Doppelriegel, 41 g |
| ø | ø | ø | ø | ø | ø | **110** | ø | ø | ø | ø | **Bounty** |
| ø | ø | ø | ø | ø | ø | 65 | ø | ø | ø | ø | 1 Doppelriegel, 57 g |
| ø | ø | ø | ø | ø | ø | **100** | ø | ø | ø | ø | **Caramac** |
| ø | ø | ø | ø | ø | ø | 30 | ø | ø | ø | ø | 1 Riegel, 30 g |
| ø | ø | ø | ø | ø | ø | **300** | ø | ø | ø | ø | **Choco Crossies** |
| ø | ø | ø | ø | ø | ø | 60 | ø | ø | ø | ø | 1 Portion, 20 g |
| ø | ø | ø | **2,7** | ø | ø | ø | ø | **122** | **61** | ø | **duplo** |
| ø | ø | ø | 0,5 | ø | ø | ø | ø | 22 | 11 | ø | 1 Riegel, 18 g |
| ø | ø | ø | **5,0** | ø | ø | ø | ø | ø | **97** | ø | **Ferrero Küsschen** |
| ø | ø | ø | 0,4 | ø | ø | ø | ø | ø | 9 | ø | 1 Stück, 9 g |
| ø | ø | ø | **3,9** | ø | ø | ø | ø | ø | **100** | ø | **hanuta** |
| ø | ø | ø | 0,9 | ø | ø | ø | ø | ø | 22 | ø | 1 Stück, 22 g |
| ø | ø | ø | ø | ø | ø | ø | ø | ø | ø | ø | **Haribo Color-Rado** |
| ø | ø | ø | ø | ø | ø | ø | ø | ø | ø | ø | 1 Portion, 50 g |
| ø | ø | ø | ø | ø | ø | ø | ø | ø | ø | ø | **Haribo Goldbären** |
| ø | ø | ø | ø | ø | ø | ø | ø | ø | ø | ø | 1 Portion (ca. 25 Stück), 50 g |
| ø | ø | ø | ø | ø | ø | ø | ø | ø | ø | ø | **Haribo Lakritz Schnecken** |
| ø | ø | ø | ø | ø | ø | ø | ø | ø | ø | ø | 1 Portion, 50 g |
| ø | ø | ø | ø | ø | ø | ø | ø | ø | ø | ø | **Karamell Riesen, Storck** |
| ø | ø | ø | ø | ø | ø | ø | ø | ø | ø | ø | 1 Stange (= 6 Bonbons), 30 g |
| ø | ø | ø | ø | ø | ø | ø | ø | ø | ø | ø | **Katjes Katzen Pfötchen** |
| ø | ø | ø | ø | ø | ø | ø | ø | ø | ø | ø | 1 Portion, 50 g |
| ø | ø | ø | ø | ø | ø | ø | ø | ø | ø | ø | **Katjes Salzige Heringe** |
| ø | ø | ø | ø | ø | ø | ø | ø | ø | ø | ø | 1 Portion, 50 g |
| ø | ø | ø | ø | ø | ø | ø | ø | ø | ø | ø | **Katjes Tropen-Früchte** |
| ø | ø | ø | ø | ø | ø | ø | ø | ø | ø | ø | 1 Portion, 50 g |
| ø | ø | ø | **1,5** | ø | ø | ø | ø | **290** | **45** | ø | **Kinder country** |
| ø | ø | ø | 0,4 | ø | ø | ø | ø | 68 | 11 | ø | 1 Riegel, 24 g |
| ø | ø | ø | **1,5** | ø | ø | ø | ø | **149** | **45** | ø | **Kinder pingui** |
| ø | ø | ø | 0,5 | ø | ø | ø | ø | 45 | 14 | ø | 1 Stück, 30 g |
| ø | ø | ø | **1,5** | ø | ø | ø | ø | **323** | **45** | ø | **Kinder Riegel** |
| ø | ø | ø | 0,3 | ø | ø | ø | ø | 68 | 9 | ø | 1 Riegel, 21 g |
| ø | ø | ø | **2,3** | ø | ø | ø | ø | **275** | **52** | ø | **Kinder Schoko Bons** |
| ø | ø | ø | 0,1 | ø | ø | ø | ø | 16 | 3 | ø | 1 Stück, 6 g |
| ø | ø | ø | **1,5** | ø | ø | ø | ø | **323** | **45** | ø | **Kinder Schokolade** |
| ø | ø | ø | 0,2 | ø | ø | ø | ø | 40 | 6 | ø | 1 Riegel, 13 g |
| ø | ø | ø | ø | ø | ø | **100** | ø | ø | ø | ø | **KitKat Riegel** |
| ø | ø | ø | ø | ø | ø | 50 | ø | ø | ø | ø | 4-Finger Riegel, 45 g |
| ø | ø | ø | ø | ø | ø | ø | ø | ø | ø | ø | **Knoppers** |
| ø | ø | ø | ø | ø | ø | ø | ø | ø | ø | ø | 1 Knoppers, 25 g |
| ø | ø | ø | ø | ø | ø | ø | ø | ø | ø | ø | **Lindt Edelbitter Diätschokolade** |
| ø | ø | ø | ø | ø | ø | ø | ø | ø | ø | ø | 1 Riegel, 17 g |
| ø | ø | ø | ø | ø | ø | ø | ø | ø | ø | ø | **Lindt Excellence, 70 % Kakao** |
| ø | ø | ø | ø | ø | ø | ø | ø | ø | ø | ø | 1 Riegel, 20 g |
| ø | ø | ø | ø | ø | ø | ø | ø | ø | ø | ø | **Lindt Excellence, 85 % Kakao** |
| ø | ø | ø | ø | ø | ø | ø | ø | ø | ø | ø | 1 Riegel, 20 g |

## Süßigkeiten, Markenprodukte

| Lebensmittel<br>Süße und herzhafte Produkte<br>jeweils essb. Anteil \| **Zeile 1: pro 100 g** \| Zeile 2: pro Portion | Energie<br>Energie<br>kcal | <br><br>kJ | <br>Energiedichte<br>kcal/g | Eiweiß<br>Eiweiß<br>g | Kohlenhydrate<br>Kohlenhydrate<br>g | <br>KH-Port. | <br>Ballaststoffe<br>g | Fett/Fettsäuren (FS)<br>Fett<br>g | <br>gesättigte FS<br>g | <br>einfach unges. FS<br>g |
|---|---|---|---|---|---|---|---|---|---|---|
| **Lindt Lindor Milch** | **610** | **2 530** | **6,1** | **5** | **45** | **4,0** | **ø** | **47** | **ø** | **ø** |
| 1 Riegel, 17 g | 102 | 423 | 6,1 | 1 | 8 | 0,5 | ø | 8 | ø | ø |
| **Lindt Fioretto i. D.** | **525** | **2 197** | **5,3** | **7** | **52** | **5,0** | **ø** | **31** | **ø** | **ø** |
| 1 Praline, 23 g | 121 | 505 | 5,3 | 2 | 12 | 1,0 | ø | 7 | ø | ø |
| **M & M's Peanut** | **516** | **2 160** | **5,2** | **10** | **59** | **5,5** | **3** | **27** | **11** | **ø** |
| 1 kl. Tüte, 45 g | 232 | 972 | 5,2 | 4 | 27 | 2,5 | 1 | 12 | 5 | ø |
| **Maoam Würfel** | **387** | **1 636** | **3,9** | **1** | **82** | **7,5** | **ø** | **6** | **ø** | **ø** |
| 1 Würfel, 22 g | 85 | 360 | 3,9 | ✓ | 18 | 1,5 | ø | 1 | ø | ø |
| **Mars** | **455** | **1 912** | **4,6** | **4** | **70** | **6,5** | **1** | **18** | **10** | **ø** |
| 1 Riegel, 54 g | 246 | 1 032 | 4,6 | 2 | 38 | 3,5 | 1 | 10 | 6 | ø |
| **merci Vielfalt i. D.** | **552** | **2 300** | **5,5** | **7** | **48** | **4,5** | **ø** | **37** | **ø** | **ø** |
| 1 Riegel, 13 g | 69 | 288 | 5,5 | 1 | 6 | 0,5 | ø | 5 | ø | ø |
| **Milch-Schnitte, Ferrero** | **414** | **1 724** | **4,1** | **8** | **34** | **3,0** | **ø** | **27** | **ø** | **ø** |
| 1 Stück, 28 g | 116 | 483 | 4,1 | 2 | 9 | 1,0 | ø | 8 | ø | ø |
| **Milka Diät-Alpenmilchschokolade** | **500** | **2 090** | **5,0** | **7** | **43** | **4,0** | **18** | **31** | **18** | **ø** |
| 1 Riegel, 17 g | 84 | 349 | 5,0 | 1 | 7 | 0,5 | 3 | 5 | 3 | ø |
| **Milka Diät-Haselnussschokolade** | **515** | **2 155** | **5,2** | **8** | **40** | **3,5** | **16** | **34** | **17** | **ø** |
| 1 Riegel, 17 g | 86 | 360 | 5,2 | 1 | 7 | 0,5 | 3 | 6 | 3 | ø |
| **I love Milka Pralinés i. D.** | **558** | **2 335** | **5,6** | **7** | **53** | **5,0** | **ø** | **38** | **ø** | **ø** |
| 1 Praline, 6 g | 33 | 140 | 5,6 | ✓ | 3 | 0,5 | ø | 2 | ø | ø |
| **Milka Schoko** | **555** | **2 320** | **5,6** | **7** | **54** | **5,0** | **2** | **35** | **20** | **ø** |
| 1 Riegel, 33 g | 185 | 773 | 5,6 | 2 | 18 | 1,5 | 1 | 11 | 6 | ø |
| **Milka Tender** | **430** | **1 790** | **4,3** | **6** | **57** | **5,0** | **1** | **20** | **11** | **ø** |
| 1 Stück, 37 g | 160 | 660 | 4,3 | 2 | 21 | 2,0 | ✓ | 7 | 4 | ø |
| **Milky Way** | **455** | **1 913** | **4,6** | **4** | **72** | **6,5** | **1** | **17** | **10** | **ø** |
| 1 Riegel, 26 g | 118 | 497 | 4,6 | 1 | 19 | 1,5 | ✓ | 4 | 3 | ø |
| **Mini Dickmann's** | **419** | **1 759** | **4,2** | **4** | **64** | **6,0** | **ø** | **17** | **ø** | **ø** |
| 1 Stück, 8 g | 34 | 141 | 4,2 | ✓ | 5 | 0,5 | ø | 1 | ø | ø |
| **Mon chéri** | **427** | **1 787** | **4,3** | **3** | **51** | **4,5** | **ø** | **19** | **ø** | **ø** |
| 1 Stück, 11 g | 45 | 188 | 4,3 | ✓ | 5 | 0,5 | ø | 2 | ø | ø |
| **nimm2** | **368** | **1 564** | **3,7** | **✓** | **92** | **8,5** | **ø** | **✓** | **ø** | **ø** |
| 1 Bonbon, 6 g | 22 | 94 | 3,7 | ✓ | 6 | 0,5 | ø | ✓ | ø | ø |
| **Nuts** | **487** | **2 039** | **4,9** | **5** | **62** | **5,5** | **2** | **24** | **6** | **ø** |
| 1 Riegel, 50 g | 244 | 1 020 | 4,9 | 3 | 31 | 3,0 | 1 | 12 | 3 | ø |
| **Raffaello** | **615** | **2 552** | **6,2** | **9** | **37** | **3,5** | **ø** | **48** | **ø** | **ø** |
| 1 Stück, 10 g | 62 | 255 | 6,2 | 1 | 4 | 0,5 | ø | 5 | ø | ø |
| **Ritter Sport Joghurt Schokolade** | **571** | **2 380** | **5,7** | **9** | **48** | **4,5** | **2** | **38** | **23** | **13** |
| 1 Rippe, 25 g | 143 | 595 | 5,7 | 2 | 12 | 1,0 | ✓ | 10 | 6 | 3 |
| **Ritter Sport Knusperflakes Schokolade** | **519** | **2 172** | **5,2** | **6** | **61** | **5,5** | **2** | **28** | **18** | **9** |
| 1 Rippe, 25 g | 130 | 543 | 5,2 | 2 | 15 | 1,5 | 1 | 7 | 5 | 2 |
| **Rocher, Ferrero** | **580** | **2 412** | **5,8** | **9** | **43** | **4,0** | **ø** | **41** | **ø** | **ø** |
| 1 Stück, 13 g | 73 | 302 | 5,8 | 1 | 5 | 0,5 | ø | 5 | ø | ø |
| **Schoko Toffees, Storck** | **470** | **1 971** | **4,7** | **3** | **68** | **6,0** | **ø** | **21** | **ø** | **ø** |
| 1 Stück, 8 g | 39 | 164 | 4,7 | ✓ | 6 | 0,5 | ø | 2 | ø | ø |
| **Smarties** | **456** | **1 919** | **4,6** | **4** | **71** | **6,5** | **3** | **17** | **10** | **ø** |
| 1 Packung, 38 g | 173 | 729 | 4,6 | 2 | 27 | 2,5 | 1 | 7 | 4 | ø |
| **Snickers** | **506** | **2 117** | **5,1** | **9** | **56** | **5,0** | **1** | **27** | **11** | **ø** |
| 1 Riegel, 60 g | 304 | 1 270 | 5,1 | 6 | 33 | 3,0 | 1 | 16 | 6 | ø |

| ehrfach nges. FS g | Choles-terin mg | **Vitamine** A (RÄ) µg | E (TÄ) mg | C mg | Folsäure µg | **Mineralstoffe** Natrium mg | Kalium mg | Kalzium mg | Magne-sium mg | Eisen mg | **Lebensmittel** **Süße und herzhafte Produkte** jeweils essb. Anteil \| **Zeile 1: pro 100 g** \| Zeile 2: pro Portion |
|---|---|---|---|---|---|---|---|---|---|---|---|
| | | | | | | | | | | | **Süssigkeiten, Markenprodukte** |
| ø | ø | ø | ø | ø | ø | ø | ø | ø | ø | ø | **Lindt Lindor Milch** |
| ø | ø | ø | ø | ø | ø | ø | ø | ø | ø | ø | 1 Riegel, 17 g |
| ø | ø | ø | ø | ø | ø | ø | ø | ø | ø | ø | **Lindt Fioretto i. D.** |
| ø | ø | ø | ø | ø | ø | ø | ø | ø | ø | ø | 1 Praline, 23 g |
| ø | ø | ø | ø | ø | ø | 50 | ø | ø | ø | ø | **M & M's Peanut** |
| ø | ø | ø | ø | ø | ø | 23 | ø | ø | ø | ø | 1 kl. Tüte, 45 g |
| ø | ø | ø | ø | ø | ø | ø | ø | ø | ø | ø | **Maoam Würfel** |
| ø | ø | ø | ø | ø | ø | ø | ø | ø | ø | ø | 1 Würfel, 22 g |
| ø | ø | ø | ø | ø | ø | 160 | ø | ø | ø | ø | **Mars** |
| ø | ø | ø | ø | ø | ø | 86 | ø | ø | ø | ø | 1 Riegel, 54 g |
| ø | ø | ø | ø | ø | ø | ø | ø | ø | ø | ø | **merci Vielfalt i. D.** |
| ø | ø | ø | ø | ø | ø | ø | ø | ø | ø | ø | 1 Riegel, 13 g |
| ø | ø | ø | ø | ø | ø | ø | ø | ø | ø | ø | **Milch-Schnitte, Ferrero** |
| ø | ø | ø | ø | ø | ø | ø | ø | ø | ø | ø | 1 Stück, 28 g |
| ø | ø | ø | ø | ø | ø | 140 | ø | ø | ø | ø | **Milka Diät-Alpenmilchschokolade** |
| ø | ø | ø | ø | ø | ø | 23 | ø | ø | ø | ø | 1 Riegel, 17 g |
| ø | ø | ø | ø | ø | ø | 130 | ø | ø | ø | ø | **Milka Diät-Haselnussschokolade** |
| ø | ø | ø | ø | ø | ø | 22 | ø | ø | ø | ø | 1 Riegel, 17 g |
| ø | ø | ø | ø | ø | ø | ø | ø | ø | ø | ø | **I love Milka Pralinés i. D.** |
| ø | ø | ø | ø | ø | ø | ø | ø | ø | ø | ø | 1 Praline, 6 g |
| ø | ø | ø | ø | ø | ø | 200 | ø | ø | ø | ø | **Milka Schoko** |
| ø | ø | ø | ø | ø | ø | 67 | ø | ø | ø | ø | 1 Riegel, 33 g |
| ø | ø | ø | ø | ø | ø | 300 | ø | ø | ø | ø | **Milka Tender** |
| ø | ø | ø | ø | ø | ø | 100 | ø | ø | ø | ø | 1 Stück, 37 g |
| ø | ø | ø | ø | ø | ø | 220 | ø | ø | ø | ø | **Milky Way** |
| ø | ø | ø | ø | ø | ø | 60 | ø | ø | ø | ø | 1 Riegel, 26 g |
| ø | ø | ø | ø | ø | ø | ø | ø | ø | ø | ø | **Mini Dickmann's** |
| ø | ø | ø | ø | ø | ø | ø | ø | ø | ø | ø | 1 Stück, 8 g |
| ø | ø | ø | ø | ø | ø | ø | ø | ø | 58 | ø | **Mon chéri** |
| ø | ø | ø | ø | ø | ø | ø | ø | ø | 6 | ø | 1 Stück, 11 g |
| ø | ø | ø | ø | ø | ø | ø | ø | ø | ø | ø | **nimm2** |
| ø | ø | ø | ø | ø | ø | ø | ø | ø | ø | ø | 1 Bonbon, 6 g |
| ø | ø | ø | ø | ø | ø | <10 | ø | ø | ø | ø | **Nuts** |
| ø | ø | ø | ø | ø | ø | <5 | ø | ø | ø | ø | 1 Riegel, 50 g |
| ø | ø | ø | 5,9 | ø | ø | ø | ø | 195 | 60 | ø | **Raffaello** |
| ø | ø | ø | 0,6 | ø | ø | ø | ø | 20 | 6 | ø | 1 Stück, 10 g |
| 2 | 13 | 90 | 0,7 | 3 | ø | 139 | ø | 392 | ø | 3,1 | **Ritter Sport Joghurt Schokolade** |
| 1 | 3 | 20 | 0,2 | 1 | ø | 35 | ø | 98 | ø | 0,8 | 1 Rippe, 25 g |
| 1 | 9 | 40 | 0,4 | 2 | ø | 184 | ø | 149 | ø | 2,7 | **Ritter Sport Knusperflakes Schokolade** |
| ↙ | 2 | 10 | ↙ | 1 | ø | 46 | ø | 37 | ø | 0,7 | 1 Rippe, 25 g |
| ø | ø | ø | 8,0 | ø | ø | ø | ø | 197 | 90 | ø | **Rocher, Ferrero** |
| ø | ø | ø | 1,0 | ø | ø | ø | ø | 25 | 11 | ø | 1 Stück, 13 g |
| ø | ø | ø | ø | ø | ø | ø | ø | ø | ø | ø | **Schoko Toffees, Storck** |
| ø | ø | ø | ø | ø | ø | ø | ø | ø | ø | ø | 1 Stück, 8 g |
| ø | ø | ø | ø | ø | ø | 60 | ø | ø | ø | ø | **Smarties** |
| ø | ø | ø | ø | ø | ø | 20 | ø | ø | ø | ø | 1 Packung, 38 g |
| ø | ø | ø | ø | ø | ø | 220 | ø | ø | ø | ø | **Snickers** |
| ø | ø | ø | ø | ø | ø | 132 | ø | ø | ø | ø | 1 Riegel, 60 g |

| Lebensmittel<br>Süße und herzhafte Produkte<br>jeweils essb. Anteil \| **Zeile 1: pro 100 g** \| Zeile 2: pro Portion | Energie<br>Energie<br>kcal | <br><br>kJ | <br>Energie-dichte<br>kcal/g | Eiweiß<br>Eiweiß<br>g | Kohlenhydrate<br>Kohlen-hydrate<br>g | <br>KH-Port. | <br>Ballast-stoffe<br>g | Fett/Fettsäuren (FS)<br>Fett<br>g | <br>gesättigte FS<br>g | <br>einfach unges. FS<br>g |
|---|---|---|---|---|---|---|---|---|---|---|
| **Süssigkeiten, Markenprodukte** | | | | | | | | | | |
| **Super Dickmann's** | **352** | **1 483** | **3,5** | **3** | **64** | **6,0** | **ø** | **9** | **ø** | **ø** |
| 1 Stück, 28 g | 99 | 415 | 3,5 | 1 | 18 | 1,5 | ø | 3 | ø | ø |
| **Toffifee** | **535** | **2 235** | **5,4** | **6** | **58** | **5,5** | **ø** | **31** | **ø** | **ø** |
| 1 Toffifee, 8 g | 44 | 186 | 5,4 | ✓ | 5 | 0,5 | ø | 3 | ø | ø |
| **Twix** | **492** | **2 062** | **4,9** | **5** | **64** | **6,0** | **2** | **24** | **14** | **ø** |
| 1 Doppelriegel, 58 g | 285 | 1 196 | 4,9 | 3 | 37 | 3,5 | 1 | 14 | 8 | ø |
| **Werther's Original** | **424** | **1 790** | **4,2** | ✓ | **86** | **8,0** | **ø** | **9** | **ø** | **ø** |
| 1 Bonbon, 5 g | 21 | 90 | 4,2 | ✓ | 4 | 0,5 | ø | ✓ | ø | ø |
| **Yogurette** | **565** | **2 358** | **5,7** | **5** | **56** | **5,0** | **ø** | **36** | **ø** | **ø** |
| 1 Riegel, 13 g | 71 | 295 | 5,7 | 1 | 7 | 0,5 | ø | 4 | ø | ø |
| **Süssspeisen** | | | | | | | | | | |
| **Bayrische Creme** | **205** | **859** | **2,1** | **4** | **11** | **1,0** | **0** | **16** | **9** | **5** |
| 1 Portion, 125 g | 257 | 1 074 | 2,1 | 4 | 14 | 1,5 | 0 | 21 | 12 | 6 |
| **Birne Helene** | **217** | **906** | **2,2** | **2** | **19** | **1,5** | **3** | **15** | **8** | **5** |
| 1 Portion, 180 g | 390 | 1 631 | 2,2 | 4 | 33 | 3,0 | 6 | 27 | 15 | 10 |
| **Cremedessert i. D. (m. Sahne u. Ei)** | **238** | **996** | **2,4** | **4** | **20** | **2,0** | **1** | **15** | **8** | **5** |
| 1 Portion, 125 g | 297 | 1 244 | 2,4 | 5 | 25 | 2,5 | 1 | 19 | 10 | 6 |
| **Cremedessert Nuss (m. Sahne u. Ei)** | **314** | **1 315** | **3,1** | **7** | **22** | **2,0** | **1** | **22** | **11** | **8** |
| 1 Portion, 125 g | 393 | 1 643 | 3,1 | 9 | 27 | 2,5 | 2 | 28 | 13 | 10 |
| **Cremedessert Obst (m. Sahne u. Ei)** | **191** | **798** | **1,9** | **3** | **22** | **2,0** | **1** | **10** | **6** | **3** |
| 1 Portion, 125 g | 239 | 998 | 1,9 | 3 | 27 | 2,5 | 1 | 13 | 7 | 4 |
| **Crêpe mit Apfelmus** | **140** | **584** | **1,4** | **5** | **19** | **1,5** | **1** | **5** | **2** | **2** |
| 1 Crêpe, 170 g | 237 | 993 | 1,4 | 9 | 31 | 3,0 | 2 | 8 | 4 | 3 |
| **Crêpe mit Nuss-Nougat-Creme** | **227** | **951** | **2,3** | **6** | **27** | **2,5** | **1** | **11** | **6** | **3** |
| 1 Crêpe, 150 g | 341 | 1 427 | 2,3 | 9 | 40 | 3,5 | 2 | 16 | 8 | 5 |
| **Crêpe mit Zucker** | **196** | **821** | **2,0** | **6** | **30** | **2,5** | **1** | **6** | **3** | **2** |
| 1 Crêpe, 125 g | 245 | 1 026 | 2,0 | 7 | 37 | 3,5 | 1 | 7 | 3 | 2 |
| **Dampfnudeln** | **277** | **1 159** | **2,8** | **7** | **44** | **4,0** | **2** | **8** | **4** | **2** |
| 1 Portion, 100 g | 277 | 1 159 | 2,8 | 7 | 44 | 4,0 | 2 | 8 | 4 | 2 |
| **Dampfnudeln mit Obstkompott** | **203** | **849** | **2,0** | **4** | **35** | **3,0** | **2** | **5** | **3** | **2** |
| 1 Portion, 160 g | 325 | 1 358 | 2,0 | 7 | 55 | 5,0 | 3 | 8 | 4 | 2 |
| **Dampfnudeln mit Vanillesoße** | **209** | **875** | **2,1** | **6** | **32** | **3,0** | **1** | **7** | **4** | **2** |
| 1 Portion, 160 g | 333 | 1 394 | 2,1 | 9 | 50 | 4,5 | 2 | 10 | 6 | 3 |
| **Fruchtkaltschale i. D.** | **64** | **266** | **0,6** | ✓ | **15** | **1,5** | **1** | ✓ | ✓ | ✓ |
| 1 Portion, 200 g | 127 | 532 | 0,6 | 1 | 30 | 2,5 | 1 | ✓ | ✓ | ✓ |
| **Germknödel (mit Pflaumenmus gefüllt)** | **255** | **1 067** | **2,6** | **5** | **27** | **2,5** | **4** | **14** | **7** | **3** |
| 1 Portion, 200 g | 510 | 2 134 | 2,6 | 10 | 55 | 5,0 | 7 | 28 | 13 | 5 |
| **Germknödel mit Vanillesoße** | **218** | **912** | **2,2** | **5** | **24** | **2,0** | **3** | **12** | **6** | **2** |
| 1 Portion, 260 g | 566 | 2 369 | 2,2 | 12 | 61 | 5,5 | 7 | 31 | 14 | 6 |
| **Götterspeise** | **58** | **242** | **0,6** | **1** | **13** | **1,0** | **0** | **0** | **0** | **0** |
| 1 Portion, 125 g | 72 | 303 | 0,6 | 2 | 16 | 1,5 | 0 | 0 | 0 | 0 |
| **Grießbrei mit Fruchtsirup** | **141** | **591** | **1,4** | **3** | **24** | **2,0** | **1** | **3** | **2** | **1** |
| 1 Portion (Dessert), 200 g | 283 | 1 182 | 1,4 | 7 | 48 | 4,5 | 1 | 7 | 4 | 2 |
| 1 Portion (Hauptgericht), 450 g | 635 | 2 659 | 1,4 | 15 | 108 | 10,0 | 3 | 15 | 9 | 5 |
| **Grießbrei mit Obstkompott** | **122** | **511** | **1,2** | **3** | **20** | **2,0** | **1** | **3** | **2** | **1** |
| 1 Portion (Dessert), 200 g | 244 | 1 022 | 1,2 | 6 | 40 | 3,5 | 2 | 6 | 4 | 2 |
| 1 Portion (Hauptgericht), 450 g | 549 | 2 299 | 1,2 | 14 | 90 | 8,0 | 3 | 14 | 8 | 4 |

| ehrfach nges. FS | Cholesterin | Vitamine A (RÄ) | E (TÄ) | C | Folsäure | Mineralstoffe Natrium | Kalium | Kalzium | Magnesium | Eisen | Lebensmittel Süße und herzhafte Produkte |
|---|---|---|---|---|---|---|---|---|---|---|---|
| g | mg | µg | mg | mg | µg | mg | mg | mg | mg | mg | jeweils essb. Anteil \| **Zeile 1: pro 100 g** \| Zeile 2: pro Portion |
| | | | | | | | | | | | **Süßigkeiten, Markenprodukte** |
| **ø** | **ø** | **ø** | **ø** | **ø** | **ø** | **ø** | **ø** | **ø** | **ø** | **ø** | **Super Dickmann's** |
| ø | ø | ø | ø | ø | ø | ø | ø | ø | ø | ø | 1 Stück, 28 g |
| **ø** | **ø** | **ø** | **ø** | **ø** | **ø** | **ø** | **ø** | **ø** | **ø** | **ø** | **Toffifee** |
| ø | ø | ø | ø | ø | ø | ø | ø | ø | ø | ø | 1 Toffifee, 8 g |
| **ø** | **ø** | **ø** | **ø** | **ø** | **ø** | **170** | **ø** | **ø** | **ø** | **ø** | **Twix** |
| ø | ø | ø | ø | ø | ø | 99 | ø | ø | ø | ø | 1 Doppelriegel, 58 g |
| **ø** | **ø** | **ø** | **ø** | **ø** | **ø** | **ø** | **ø** | **ø** | **ø** | **ø** | **Werther's Original** |
| ø | ø | ø | ø | ø | ø | ø | ø | ø | ø | ø | 1 Bonbon, 5 g |
| **ø** | **ø** | **ø** | **2,9** | **ø** | **ø** | **ø** | **ø** | **154** | **ø** | **ø** | **Yogurette** |
| ø | ø | ø | 0,4 | ø | ø | ø | ø | 19 | ø | ø | 1 Riegel, 13 g |
| | | | | | | | | | | | **Süßspeisen** |
| **1** | **126** | **226** | **0,8** | **1** | **15** | **38** | **116** | **95** | **10** | **0,6** | **Bayrische Creme** |
| 1 | 158 | 283 | 1,0 | 1 | 19 | 47 | 145 | 119 | 13 | 0,7 | 1 Portion, 125 g |
| **1** | **28** | **109** | **1,4** | **1** | **9** | **10** | **168** | **40** | **29** | **0,8** | **Birne Helene** |
| 2 | 51 | 196 | 2,5 | 2 | 17 | 17 | 302 | 71 | 53 | 1,5 | 1 Portion, 180 g |
| **1** | **99** | **183** | **1,1** | **4** | **24** | **38** | **130** | **45** | **15** | **0,6** | **Cremedessert i. D. (m. Sahne u. Ei)** |
| 2 | 124 | 229 | 1,4 | 4 | 29 | 48 | 162 | 56 | 19 | 0,8 | 1 Portion, 125 g |
| **2** | **127** | **232** | **2,1** | **1** | **38** | **46** | **156** | **55** | **25** | **0,8** | **Cremedessert Nuss (m. Sahne u. Ei)** |
| 3 | 159 | 290 | 2,7 | 1 | 48 | 58 | 195 | 69 | 32 | 1,0 | 1 Portion, 125 g |
| **1** | **77** | **148** | **0,7** | **10** | **19** | **28** | **144** | **38** | **12** | **0,5** | **Cremedessert Obst (m. Sahne u. Ei)** |
| 1 | 96 | 185 | 0,8 | 12 | 23 | 35 | 179 | 48 | 15 | 0,7 | 1 Portion, 125 g |
| **1** | **75** | **72** | **0,6** | **2** | **15** | **161** | **125** | **60** | **12** | **0,7** | **Crêpe mit Apfelmus** |
| 1 | 128 | 123 | 1,0 | 4 | 26 | 274 | 213 | 102 | 20 | 1,2 | 1 Crêpe, 170 g |
| **1** | **84** | **80** | **1,3** | **1** | **19** | **183** | **159** | **77** | **21** | **1,0** | **Crêpe mit Nuss-Nougat-Creme** |
| 1 | 126 | 119 | 2,0 | 1 | 28 | 274 | 238 | 116 | 32 | 1,5 | 1 Crêpe, 150 g |
| **1** | **89** | **84** | **0,5** | **1** | **17** | **191** | **116** | **69** | **12** | **0,8** | **Crêpe mit Zucker** |
| 1 | 112 | 105 | 0,6 | 1 | 21 | 239 | 146 | 86 | 15 | 1,0 | 1 Crêpe, 125 g |
| **1** | **46** | **73** | **0,4** | **✓** | **119** | **23** | **154** | **50** | **19** | **1,3** | **Dampfnudeln** |
| 1 | 46 | 73 | 0,4 | ✓ | 119 | 23 | 154 | 50 | 19 | 1,3 | 1 Portion, 100 g |
| **✓** | **29** | **48** | **0,3** | **1** | **75** | **15** | **109** | **33** | **13** | **0,9** | **Dampfnudeln mit Obstkompott** |
| 1 | 46 | 76 | 0,5 | 1 | 120 | 24 | 174 | 53 | 21 | 1,4 | 1 Portion, 160 g |
| **✓** | **44** | **63** | **0,3** | **✓** | **77** | **33** | **148** | **72** | **16** | **0,9** | **Dampfnudeln mit Vanillesoße** |
| 1 | 70 | 101 | 0,5 | 1 | 123 | 52 | 237 | 115 | 26 | 1,5 | 1 Portion, 160 g |
| **✓** | **0** | **5** | **0,2** | **6** | **5** | **2** | **92** | **11** | **6** | **0,2** | **Fruchtkaltschale i. D.** |
| ✓ | 0 | 9 | 0,5 | 11 | 10 | 3 | 184 | 21 | 13 | 0,5 | 1 Portion, 200 g |
| **4** | **31** | **54** | **0,8** | **✓** | **24** | **10** | **149** | **197** | **47** | **1,6** | **Germknödel (mit Pflaumenmus gefüllt)** |
| 8 | 62 | 108 | 1,6 | ✓ | 48 | 20 | 298 | 394 | 94 | 3,3 | 1 Portion, 200 g |
| **3** | **33** | **53** | **0,7** | **✓** | **20** | **19** | **147** | **177** | **39** | **1,3** | **Germknödel mit Vanillesoße** |
| 8 | 86 | 136 | 1,8 | 1 | 52 | 50 | 381 | 459 | 101 | 3,4 | 1 Portion, 260 g |
| **0** | **0** | **0** | **0** | **0** | **0** | **2** | **1** | **5** | **1** | **0,1** | **Götterspeise** |
| 0 | 0 | 0 | 0 | 0 | 0 | 2 | 1 | 6 | 1 | 0,1 | 1 Portion, 125 g |
| **✓** | **11** | **27** | **0,1** | **1** | **4** | **37** | **127** | **91** | **12** | **0,2** | **Grießbrei mit Fruchtsirup** |
| ✓ | 22 | 54 | 0,3 | 2 | 9 | 75 | 254 | 182 | 23 | 0,4 | 1 Portion (Dessert), 200 g |
| ✓ | 50 | 121 | 0,5 | 5 | 20 | 168 | 571 | 409 | 53 | 0,9 | 1 Portion (Hauptgericht), 450 g |
| **✓** | **11** | **27** | **0,2** | **1** | **4** | **36** | **124** | **87** | **12** | **0,2** | **Grießbrei mit Obstkompott** |
| ✓ | 21 | 54 | 0,3 | 2 | 8 | 71 | 248 | 175 | 24 | 0,4 | 1 Portion (Dessert), 200 g |
| ✓ | 48 | 121 | 0,9 | 4 | 18 | 160 | 558 | 393 | 54 | 0,9 | 1 Portion (Hauptgericht), 450 g |

| Lebensmittel<br>Süße und herzhafte Produkte<br>jeweils essb. Anteil \| **Zeile 1: pro 100 g** \| Zeile 2: pro Portion | Energie<br>Energie<br>kcal | <br><br>kJ | <br>Energie-dichte<br>kcal/g | Eiweiß<br>Eiweiß<br>g | Kohlenhydrate<br>Kohlen-hydrate<br>g | <br>KH-Port. | <br>Ballast-stoffe<br>g | Fett/Fettsäuren (FS)<br>Fett<br>g | <br>gesättigte FS<br>g | <br>einfach unges. FS<br>g |
|---|---|---|---|---|---|---|---|---|---|---|
| **Süßspeisen** | | | | | | | | | | |
| **Herrencreme** | **197** | **826** | **2,0** | **3** | **16** | **1,5** | **1** | **12** | **7** | **4** |
| 1 Portion, 125 g | 247 | 1 032 | 2,0 | 4 | 20 | 2,0 | 2 | 15 | 9 | 5 |
| **Milchreis mit Obstkompott** | **147** | **613** | **1,5** | **3** | **23** | **2,0** | ↙ | **4** | **2** | **1** |
| 1 Portion (Dessert), 200 g | 293 | 1 226 | 1,5 | 7 | 46 | 4,0 | 1 | 9 | 5 | 3 |
| 1 Portion (Hauptgericht), 450 g | 659 | 2 758 | 1,5 | 15 | 104 | 9,5 | 2 | 20 | 10 | 5 |
| **Milchreis mit Zimtzucker** | **169** | **706** | **1,7** | **4** | **27** | **2,5** | ↙ | **5** | **3** | **1** |
| 1 Portion (Dessert), 200 g | 338 | 1 413 | 1,7 | 7 | 55 | 5,0 | 1 | 10 | 5 | 3 |
| 1 Portion (Hauptgericht), 450 g | 760 | 3 178 | 1,7 | 16 | 123 | 11,0 | 1 | 22 | 11 | 6 |
| **Mousse au chocolat** | **305** | **1 277** | **3,1** | **7** | **14** | **1,0** | **3** | **25** | **14** | **8** |
| 1 Portion, 90 g | 275 | 1 150 | 3,1 | 6 | 12 | 1,0 | 3 | 23 | 13 | 7 |
| **Obstsalat** | **104** | **436** | **1,0** | **1** | **24** | **2,0** | **2** | ↙ | ↙ | ↙ |
| 1 Portion, 150 g | 156 | 653 | 1,0 | 1 | 36 | 3,5 | 3 | ↙ | ↙ | ↙ |
| **Pfirsich Melba** | **184** | **769** | **1,8** | **2** | **16** | **1,5** | **3** | **12** | **6** | **5** |
| 1 Portion, 200 g | 367 | 1 537 | 1,8 | 4 | 32 | 3,0 | 5 | 25 | 12 | 10 |
| **Quarkauflauf mit Äpfeln** | **138** | **579** | **1,4** | **7** | **11** | **1,0** | **1** | **8** | **4** | **2** |
| 1 Portion, 200 g | 277 | 1 157 | 1,4 | 13 | 21 | 2,0 | 1 | 15 | 8 | 5 |
| **Quarkspeise mit frischen Früchten** | **113** | **471** | **1,1** | **5** | **17** | **1,5** | **1** | **2** | **1** | **1** |
| 1 Portion, 200 g | 225 | 942 | 1,1 | 10 | 35 | 3,0 | 2 | 5 | 3 | 1 |
| **Rote Grütze** | **126** | **526** | **1,3** | **1** | **29** | **2,5** | **2** | ↙ | ↙ | ↙ |
| 1 Portion, 125 g | 157 | 658 | 1,3 | 1 | 36 | 3,0 | 3 | ↙ | ↙ | ↙ |
| **Schokoladenpudding** | **127** | **530** | **1,3** | **3** | **21** | **2,0** | ↙ | **3** | **2** | **1** |
| 1 Portion, 125 g | 158 | 662 | 1,3 | 4 | 26 | 2,5 | ↙ | 4 | 2 | 1 |
| **Tiramisu** | **313** | **1 309** | **3,1** | **6** | **22** | **2,0** | **1** | **22** | **13** | **7** |
| 1 Portion, 125 g | 391 | 1 636 | 3,1 | 8 | 28 | 2,5 | 1 | 27 | 16 | 9 |
| **Vanillepudding** | **126** | **529** | **1,3** | **3** | **21** | **2,0** | **0** | **3** | **2** | **1** |
| 1 Portion, 125 g | 158 | 662 | 1,3 | 4 | 26 | 2,5 | 0 | 4 | 2 | 1 |
| **Vanillesoße** | **94** | **392** | **0,9** | **4** | **11** | **1,0** | **0** | **4** | **2** | **1** |
| 1 Portion, 60 ml | 56 | 235 | 0,9 | 2 | 6 | 0,5 | 0 | 2 | 1 | 1 |
| **Wein-Cremedessert (m. Sahne u. Ei)** | **209** | **874** | **2,1** | **3** | **16** | **1,5** | **0** | **12** | **7** | **4** |
| 1 Portion, 125 g | 261 | 1 092 | 2,1 | 4 | 20 | 2,0 | 0 | 15 | 9 | 5 |
| **Süßspeisen, Markenprodukte** | | | | | | | | | | |
| **Dessertsoßen Frucht i. D., Zentis** | **172** | **724** | **1,7** | ↙ | **41** | **3,5** | **2** | ↙ | ↙ | ø |
| 1 EL, 15 g | 26 | 109 | 1,7 | ↙ | 6 | 0,5 | ↙ | ↙ | ↙ | ø |
| **Dessertsoße Schokolade, Zentis** | **265** | **1 118** | **2,7** | **3** | **59** | **5,5** | **2** | **2** | **1** | ø |
| 1 EL, 15 g | 40 | 168 | 2,7 | ↙ | 9 | 1,0 | ↙ | ↙ | ↙ | ø |
| **Dessertsoße Vanille, Zentis** | **138** | **578** | **1,4** | **3** | **18** | **1,5** | **0** | **6** | **4** | ø |
| 1 EL, 15 g | 21 | 87 | 1,4 | ↙ | 3 | 0,5 | 0 | 1 | 1 | ø |
| **Gala Feiner Schokoladenpudding, Dr. Oetker** | **100** | **422** | **1,0** | **3** | **18** | **1,5** | **1** | **2** | **1** | ø |
| 1 Portion, 150 g | 150 | 633 | 1,0 | 5 | 26 | 2,5 | 1 | 3 | 2 | ø |
| **Garant Grießpudding, Dr. Oetker** | **92** | **390** | **0,9** | **3** | **16** | **1,5** | ↙ | **1** | **1** | ø |
| 1 Portion, 145 g | 133 | 566 | 0,9 | 5 | 24 | 2,0 | ↙ | 2 | 1 | ø |
| **Joghurt Creme Himbeer-Geschmack, Dr. Oetker** | **124** | **520** | **1,2** | **5** | **17** | **1,5** | **0** | **4** | **3** | ø |
| 1 Portion, 105 g | 130 | 546 | 1,2 | 5 | 17 | 1,5 | 0 | 4 | 3 | ø |
| **Mousse Zitrone, Dr. Oetker** | **148** | **626** | **1,5** | **4** | **26** | **2,5** | ↙ | **3** | **2** | ø |
| 1 Portion, 85 g | 126 | 532 | 1,5 | 4 | 22 | 2,0 | ↙ | 2 | 2 | ø |
| **Panna Cotta, Dr. Oetker** | **190** | **794** | **1,9** | **4** | **18** | **1,5** | ↙ | **11** | **7** | ø |
| 1 Portion, 150 g | 285 | 1 191 | 1,9 | 5 | 27 | 2,5 | ↙ | 17 | 10 | ø |

| ehrfach nges. FS | Choles-terin | Vitamine A (RÄ) | E (TÄ) | C | Folsäure | Mineralstoffe Natrium | Kalium | Kalzium | Magne-sium | Eisen | Lebensmittel Süße und herzhafte Produkte |
|---|---|---|---|---|---|---|---|---|---|---|---|
| g | mg | µg | mg | mg | µg | mg | mg | mg | mg | mg | jeweils essb. Anteil \| **Zeile 1: pro 100 g** \| Zeile 2: pro Portion |
| | | | | | | | | | | | **Süssspeisen** |
| ✓ | **26** | **93** | **0,3** | **1** | **6** | **47** | **175** | **85** | **24** | **0,6** | **Herrencreme** |
| 1 | 32 | 116 | 0,4 | 1 | 8 | 58 | 218 | 106 | 30 | 0,8 | 1 Portion, 125 g |
| **1** | **11** | **36** | **0,3** | **1** | **7** | **34** | **130** | **80** | **19** | **0,2** | **Milchreis mit Obstkompott** |
| 1 | 22 | 72 | 0,6 | 2 | 13 | 69 | 260 | 159 | 38 | 0,4 | 1 Portion (Dessert), 200 g |
| 3 | 50 | 162 | 1,4 | 5 | 30 | 154 | 585 | 359 | 86 | 0,9 | 1 Portion (Hauptgericht), 450 g |
| **1** | **12** | **38** | **0,3** | **1** | **7** | **38** | **125** | **86** | **20** | **0,2** | **Milchreis mit Zimtzucker** |
| 1 | 25 | 77 | 0,6 | 1 | 14 | 76 | 249 | 172 | 39 | 0,3 | 1 Portion (Dessert), 200 g |
| 3 | 56 | 172 | 1,4 | 3 | 32 | 171 | 560 | 387 | 88 | 0,9 | 1 Portion (Hauptgericht), 450 g |
| **1** | **159** | **236** | **1,1** | ✓ | **28** | **58** | **279** | **62** | **49** | **2,0** | **Mousse au chocolat** |
| 1 | 143 | 212 | 1,0 | ✓ | 25 | 52 | 251 | 56 | 44 | 1,8 | 1 Portion, 90 g |
| ✓ | **0** | **15** | **0,3** | **19** | **15** | **2** | **194** | **16** | **15** | **0,4** | **Obstsalat** |
| ✓ | 0 | 23 | 0,5 | 28 | 23 | 3 | 290 | 24 | 23 | 0,6 | 1 Portion, 150 g |
| **1** | **28** | **131** | **2,1** | **5** | **11** | **10** | **135** | **49** | **23** | **0,6** | **Pfirsich Melba** |
| 2 | 56 | 262 | 4,2 | 11 | 23 | 21 | 271 | 98 | 45 | 1,2 | 1 Portion, 200 g |
| **1** | **62** | **94** | **0,6** | **3** | **21** | **28** | **109** | **65** | **9** | **0,4** | **Quarkauflauf mit Äpfeln** |
| 1 | 124 | 188 | 1,1 | 6 | 43 | 55 | 217 | 131 | 18 | 0,8 | 1 Portion, 200 g |
| ✓ | **8** | **34** | **0,2** | **8** | **19** | **24** | **148** | **71** | **12** | **0,2** | **Quarkspeise mit frischen Früchten** |
| ✓ | 16 | 68 | 0,4 | 16 | 37 | 48 | 297 | 143 | 25 | 0,5 | 1 Portion, 200 g |
| ✓ | **0** | **10** | **0,4** | **6** | **4** | **2** | **83** | **15** | **9** | **0,4** | **Rote Grütze** |
| ✓ | 0 | 13 | 0,5 | 7 | 6 | 2 | 104 | 19 | 12 | 0,5 | 1 Portion, 125 g |
| ✓ | **22** | **32** | **0,1** | **1** | **4** | **69** | **131** | **100** | **10** | **0,2** | **Schokoladenpudding** |
| ✓ | 28 | 40 | 0,1 | 1 | 5 | 86 | 163 | 125 | 13 | 0,3 | 1 Portion, 125 g |
| **1** | **157** | **274** | **1,1** | **0** | **22** | **95** | **119** | **45** | **14** | **1,0** | **Tiramisu** |
| 2 | 197 | 342 | 1,4 | 0 | 27 | 118 | 149 | 56 | 18 | 1,3 | 1 Portion, 125 g |
| ✓ | **22** | **32** | **0,1** | **1** | **4** | **69** | **131** | **100** | **10** | **0,2** | **Vanillepudding** |
| ✓ | 28 | 40 | 0,1 | 1 | 5 | 86 | 163 | 125 | 13 | 0,3 | 1 Portion, 125 g |
| ✓ | **41** | **47** | **0,2** | **1** | **7** | **49** | **139** | **109** | **11** | **0,2** | **Vanillesoße** |
| ✓ | 24 | 28 | 0,1 | ✓ | 4 | 30 | 83 | 65 | 7 | 0,1 | 1 Portion, 60 ml |
| **1** | **93** | **170** | **0,6** | ✓ | **14** | **40** | **89** | **42** | **8** | **0,6** | **Wein-Cremedessert (m. Sahne u. Ei)** |
| 1 | 116 | 212 | 0,8 | ✓ | 17 | 50 | 112 | 52 | 10 | 0,7 | 1 Portion, 125 g |
| | | | | | | | | | | | **Süssspeisen, Markenprodukte** |
| **ø** | **ø** | **ø** | **ø** | **ø** | **ø** | **0** | **ø** | **ø** | **ø** | **ø** | **Dessertsoßen Frucht i. D., Zentis** |
| ø | ø | ø | ø | ø | ø | 0 | ø | ø | ø | ø | 1 EL, 15 g |
| **ø** | **ø** | **ø** | **ø** | **ø** | **ø** | **100** | **ø** | **ø** | **ø** | **ø** | **Dessertsoße Schokolade, Zentis** |
| ø | ø | ø | ø | ø | ø | 15 | ø | ø | ø | ø | 1 EL, 15 g |
| **ø** | **ø** | **ø** | **ø** | **ø** | **ø** | **80** | **ø** | **ø** | **ø** | **ø** | **Dessertsoße Vanille, Zentis** |
| ø | ø | ø | ø | ø | ø | 12 | ø | ø | ø | ø | 1 EL, 15 g |
| **ø** | **ø** | **ø** | **ø** | **ø** | **ø** | **60** | **ø** | **ø** | **ø** | **ø** | **Gala Feiner Schokoladenpudding, Dr. Oetker** |
| ø | ø | ø | ø | ø | ø | 90 | ø | ø | ø | ø | 1 Portion, 150 g |
| **ø** | **ø** | **ø** | **ø** | **ø** | **ø** | **70** | **ø** | **ø** | **ø** | **ø** | **Garant Grießpudding, Dr. Oetker** |
| ø | ø | ø | ø | ø | ø | 100 | ø | ø | ø | ø | 1 Portion, 145 g |
| **ø** | **ø** | **ø** | **ø** | **ø** | **ø** | **50** | **ø** | **ø** | **ø** | **ø** | **Joghurt Creme Himbeer-Geschmack, Dr. Oetker** |
| ø | ø | ø | ø | ø | ø | 53 | ø | ø | ø | ø | 1 Portion, 105 g |
| **ø** | **ø** | **ø** | **ø** | **ø** | **ø** | **50** | **ø** | **ø** | **ø** | **ø** | **Mousse Zitrone, Dr. Oetker** |
| ø | ø | ø | ø | ø | ø | 40 | ø | ø | ø | ø | 1 Portion, 85 g |
| **ø** | **ø** | **ø** | **ø** | **ø** | **ø** | **40** | **ø** | **ø** | **ø** | **ø** | **Panna Cotta, Dr. Oetker** |
| ø | ø | ø | ø | ø | ø | 60 | ø | ø | ø | ø | 1 Portion, 150 g |

## Lebensmittel
## Süße und herzhafte Produkte

jeweils essb. Anteil | **Zeile 1: pro 100 g** | Zeile 2: pro Portion

| Lebensmittel | Energie | | | Eiweiß | Kohlenhydrate | | | Fett/Fettsäuren (FS) | | |
|---|---|---|---|---|---|---|---|---|---|---|
| | Energie kcal | kJ | Energiedichte kcal/g | Eiweiß g | Kohlenhydrate g | KH-Port. | Ballaststoffe g | Fett g | gesättigte FS g | einfach unges. FS g |
| **Süßspeisen, Markenprodukte** | | | | | | | | | | |
| **Paradiescreme Vanille-Geschmack, Dr. Oetker** | **114** | **480** | **1,1** | **3** | **18** | **1,5** | ↙ | **3** | **3** | **ø** |
| 1 Portion, 90 g | 103 | 432 | 1,1 | 3 | 16 | 1,5 | ↙ | 3 | 2 | ø |
| **Quarkfein Erdbeer-Geschmack, Dr. Oetker** | **97** | **412** | **1,0** | **8** | **14** | **1,5** | **0** | **1** | ↙ | **ø** |
| 1 Portion, 125 g | 121 | 515 | 1,0 | 10 | 18 | 1,5 | 0 | 1 | ↙ | ø |
| **Rotwein-Creme, Dr. Oetker** | **212** | **886** | **2,1** | **2** | **22** | **2,0** | **0** | **9** | **5** | **ø** |
| 1 Portion, 105 g | 223 | 930 | 2,1 | 2 | 23 | 2,0 | 0 | 10 | 6 | ø |
| **Eis** | | | | | | | | | | |
| **Eiskaffee mit Sahne** | **91** | **381** | **0,9** | **1** | **8** | **0,5** | **0** | **6** | **4** | **2** |
| 1 Glas, 200 g | 182 | 761 | 0,9 | 3 | 16 | 1,5 | 0 | 13 | 8 | 4 |
| **Eisschokolade mit Sahne** | **137** | **573** | **1,4** | **3** | **13** | **1,0** | ↙ | **8** | **5** | **2** |
| 1 Glas, 200 g | 274 | 1 146 | 1,4 | 7 | 25 | 2,5 | 1 | 17 | 10 | 5 |
| **Fruchteis i. D.** | **192** | **803** | **1,9** | **3** | **28** | **2,5** | **1** | **8** | **5** | **ø** |
| 1 Kugel, 65 g | 125 | 522 | 1,9 | 2 | 18 | 1,5 | 1 | 5 | 3 | ø |
| **Fruchtsorbet** | **132** | **551** | **1,3** | **1** | **28** | **2,5** | ↙ | **1** | **1** | ↙ |
| 1 Kugel, 65 g | 86 | 358 | 1,3 | 1 | 18 | 1,5 | ↙ | 1 | 1 | 1 |
| **Schokoladeneis** | **216** | **904** | **2,2** | **4** | **28** | **2,5** | **1** | **11** | **7** | **3** |
| 1 Kugel, 65 g | 140 | 587 | 2,2 | 2 | 18 | 1,5 | 1 | 7 | 4 | 2 |
| **Softeis** | **130** | **542** | **1,3** | **2** | **25** | **2,5** | **0** | **2** | **1** | **1** |
| 1 Portion, 90 g | 117 | 488 | 1,3 | 2 | 22 | 2,0 | 0 | 2 | 1 | 1 |
| **Vanilleeis** | **201** | **841** | **2,0** | **4** | **24** | **2,0** | **1** | **11** | **7** | **3** |
| 1 Kugel, 65 g | 131 | 547 | 2,0 | 2 | 15 | 1,5 | ↙ | 7 | 4 | 2 |
| **Eis, Markenprodukte** | | | | | | | | | | |
| **Capri, Langnese** | **90** | **383** | **0,9** | ↙ | **22** | **2,0** | ↙ | ↙ | ↙ | **ø** |
| 1 Capri, 58 g | 52 | 222 | 0,9 | ↙ | 13 | 1,0 | ↙ | ↙ | ↙ | ø |
| **Cornetto Bottermelk Zitrone, Langnese** | **234** | **982** | **2,3** | **3** | **30** | **2,5** | **1** | **11** | **9** | **ø** |
| 1 Cornetto, 86 g | 201 | 845 | 2,3 | 3 | 26 | 2,5 | 1 | 10 | 8 | ø |
| **Cornetto Haselnuss, Langnese** | **309** | **1 292** | **3,1** | **4** | **32** | **3,0** | **2** | **18** | **15** | **ø** |
| 1 Cornetto, 82 g | 253 | 1 059 | 3,1 | 3 | 26 | 2,5 | 1 | 15 | 12 | ø |
| **Crème brûlée, Mövenpick** | **188** | **788** | **1,9** | **3** | **29** | **2,5** | **ø** | **6** | **ø** | **ø** |
| 1 Kugel, 65 g | 122 | 512 | 1,9 | 2 | 19 | 1,5 | ø | 4 | ø | ø |
| **Cremissimo Bourbon Vanille, Langnese** | **219** | **916** | **2,2** | **3** | **28** | **2,5** | **ø** | **11** | **ø** | **ø** |
| 1 Kugel, 65 g | 142 | 595 | 2,2 | 2 | 18 | 1,5 | ø | 7 | ø | ø |
| **Cremissimo Stracciatella, Langnese** | **234** | **982** | **2,3** | **4** | **30** | **2,5** | **ø** | **11** | **ø** | **ø** |
| 1 Kugel, 65 g | 152 | 638 | 2,3 | 2 | 20 | 2,0 | ø | 7 | ø | ø |
| **Cremissimo Leichter Genuss Aprikose-Mango** | **180** | **770** | **1,8** | **2** | **33** | **3,0** | **ø** | **5** | **ø** | **ø** |
| 1 Kugel, 65 g | 117 | 501 | 1,8 | 1 | 21 | 2,0 | ø | 3 | ø | ø |
| **Cremissimo Leichter Genuss Vanille, Langnese** | **165** | **695** | **1,7** | **3** | **27** | **2,5** | **ø** | **5** | **ø** | **ø** |
| 1 Kugel, 65 g | 107 | 452 | 1,7 | 2 | 18 | 1,5 | ø | 3 | ø | ø |
| **Magnum Classic, Langnese** | **303** | **1 266** | **3,0** | **4** | **29** | **2,5** | **1** | **19** | **13** | **ø** |
| 1 Magnum, 86 g | 261 | 1 089 | 3,0 | 3 | 25 | 2,5 | 1 | 16 | 11 | ø |
| **Maple Walnuts, Mövenpick** | **235** | **986** | **2,4** | **4** | **30** | **2,5** | **ø** | **11** | **ø** | **ø** |
| 1 Kugel, 65 g | 153 | 641 | 2,4 | 3 | 20 | 2,0 | ø | 7 | ø | ø |
| **Nogger, Langnese** | **310** | **1 300** | **3,1** | **3** | **27** | **2,5** | **2** | **21** | **20** | **ø** |
| 1 Nogger, 67 g | 208 | 871 | 3,1 | 2 | 18 | 1,5 | 1 | 14 | 13 | ø |

| ehrfach nges. FS g | Choles-terin mg | Vitamine A (RÄ) µg | E (TÄ) mg | C mg | Folsäure µg | Mineralstoffe Natrium mg | Kalium mg | Kalzium mg | Magne-sium mg | Eisen mg | Lebensmittel Süße und herzhafte Produkte jeweils essb. Anteil \| **Zeile 1: pro 100 g** \| Zeile 2: pro Portion |
|---|---|---|---|---|---|---|---|---|---|---|---|
| | | | | | | | | | | | **Süssspeisen, Markenprodukte** |
| **ø** | **ø** | **ø** | **ø** | **ø** | **ø** | **90** | **ø** | **ø** | **ø** | **ø** | **Paradiescreme Vanille-Geschmack, Dr. Oetker** |
| ø | ø | ø | ø | ø | ø | 80 | ø | ø | ø | ø | 1 Portion, 90 g |
| **ø** | **ø** | **ø** | **ø** | **ø** | **ø** | **50** | **ø** | **ø** | **ø** | **ø** | **Quarkfein Erdbeer-Geschmack, Dr. Oetker** |
| ø | ø | ø | ø | ø | ø | 63 | ø | ø | ø | ø | 1 Portion, 125 g |
| **ø** | **ø** | **ø** | **ø** | **ø** | **ø** | **20** | **ø** | **ø** | **ø** | **ø** | **Rotwein-Creme, Dr. Oetker** |
| ø | ø | ø | ø | ø | ø | 20 | ø | ø | ø | ø | 1 Portion, 105 g |
| | | | | | | | | | | | **Eis** |
| **↙** | **22** | **165** | **0,2** | **↙** | **3** | **28** | **110** | **48** | **9** | **0,2** | **Eiskaffee mit Sahne** |
| ↙ | 44 | 329 | 0,4 | 1 | 6 | 56 | 221 | 97 | 18 | 0,4 | 1 Glas, 200 g |
| **↙** | **30** | **183** | **0,2** | **1** | **6** | **63** | **168** | **116** | **16** | **0,1** | **Eisschokolade mit Sahne** |
| 1 | 59 | 365 | 0,4 | 3 | 11 | 126 | 336 | 232 | 33 | 0,3 | 1 Glas, 200 g |
| **ø** | **29** | **320** | **ø** | **8** | **12** | **60** | **188** | **120** | **14** | **0,2** | **Fruchteis i. D.** |
| ø | 19 | 208 | ø | 5 | 8 | 39 | 122 | 78 | 9 | 0,1 | 1 Kugel, 65 g |
| **↙** | **↙** | **↙** | **0,2** | **4** | **5** | **20** | **101** | **50** | **8** | **0,3** | **Fruchtsorbet** |
| ↙ | ↙ | ↙ | 0,1 | 3 | 3 | 13 | 66 | 33 | 5 | 0,2 | 1 Kugel, 65 g |
| **↙** | **34** | **416** | **0,3** | **1** | **16** | **76** | **249** | **109** | **29** | **0,9** | **Schokoladeneis** |
| ↙ | 22 | 270 | 0,2 | ↙ | 10 | 49 | 162 | 71 | 19 | 0,6 | 1 Kugel, 65 g |
| **↙** | **9** | **26** | **0** | **1** | **4** | **33** | **100** | **85** | **11** | **0,1** | **Softeis** |
| ↙ | 8 | 23 | 0 | 1 | 4 | 30 | 90 | 77 | 10 | 0,1 | 1 Portion, 90 g |
| **1** | **44** | **421** | **0,3** | **1** | **5** | **80** | **199** | **128** | **14** | **0,1** | **Vanilleeis** |
| ↙ | 29 | 274 | 0,2 | ↙ | 3 | 52 | 129 | 83 | 9 | 0,1 | 1 Kugel, 65 g |
| | | | | | | | | | | | **Eis, Markenprodukte** |
| **ø** | **ø** | **ø** | **ø** | **ø** | **ø** | **0** | **ø** | **ø** | **ø** | **ø** | **Capri, Langnese** |
| ø | ø | ø | ø | ø | ø | 0 | ø | ø | ø | ø | 1 Capri, 58 g |
| **ø** | **ø** | **ø** | **ø** | **ø** | **ø** | **79** | **ø** | **ø** | **ø** | **ø** | **Cornetto Bottermelk Zitrone, Langnese** |
| ø | ø | ø | ø | ø | ø | 68 | ø | ø | ø | ø | 1 Cornetto, 86 g |
| **ø** | **ø** | **ø** | **ø** | **ø** | **ø** | **90** | **ø** | **ø** | **ø** | **ø** | **Cornetto Haselnuss, Langnese** |
| ø | ø | ø | ø | ø | ø | 74 | ø | ø | ø | ø | 1 Cornetto, 82 g |
| **ø** | **ø** | **ø** | **ø** | **ø** | **ø** | **ø** | **ø** | **ø** | **ø** | **ø** | **Crème brûlée, Mövenpick** |
| ø | ø | ø | ø | ø | ø | ø | ø | ø | ø | ø | 1 Kugel, 65 g |
| **ø** | **ø** | **ø** | **ø** | **ø** | **ø** | **ø** | **ø** | **ø** | **ø** | **ø** | **Cremissimo Bourbon Vanille, Langnese** |
| ø | ø | ø | ø | ø | ø | ø | ø | ø | ø | ø | 1 Kugel, 65 g |
| **ø** | **ø** | **ø** | **ø** | **ø** | **ø** | **ø** | **ø** | **ø** | **ø** | **ø** | **Cremissimo Stracciatella, Langnese** |
| ø | ø | ø | ø | ø | ø | ø | ø | ø | ø | ø | 1 Kugel, 65 g |
| **ø** | **ø** | **ø** | **ø** | **ø** | **ø** | **ø** | **ø** | **ø** | **ø** | **ø** | **Cremissimo Leichter Genuss Aprikose-Mango** |
| ø | ø | ø | ø | ø | ø | ø | ø | ø | ø | ø | 1 Kugel, 65 g |
| **ø** | **ø** | **ø** | **ø** | **ø** | **ø** | **ø** | **ø** | **ø** | **ø** | **ø** | **Cremissimo Leichter Genuss Vanille, Langnese** |
| ø | ø | ø | ø | ø | ø | ø | ø | ø | ø | ø | 1 Kugel, 65 g |
| **ø** | **ø** | **ø** | **ø** | **ø** | **ø** | **60** | **ø** | **ø** | **ø** | **ø** | **Magnum Classic, Langnese** |
| ø | ø | ø | ø | ø | ø | 52 | ø | ø | ø | ø | 1 Magnum, 86 g |
| **ø** | **ø** | **ø** | **ø** | **ø** | **ø** | **ø** | **ø** | **ø** | **ø** | **ø** | **Maple Walnuts, Mövenpick** |
| ø | ø | ø | ø | ø | ø | ø | ø | ø | ø | ø | 1 Kugel, 65 g |
| **ø** | **ø** | **ø** | **ø** | **ø** | **ø** | **76** | **ø** | **ø** | **ø** | **ø** | **Nogger, Langnese** |
| ø | ø | ø | ø | ø | ø | 51 | ø | ø | ø | ø | 1 Nogger, 67 g |

# Lebensmittel
## Süße und herzhafte Produkte

jeweils essb. Anteil | **Zeile 1: pro 100 g** | Zeile 2: pro Portion

| Lebensmittel | Energie kcal | Energie kJ | Energiedichte kcal/g | Eiweiß g | Kohlenhydrate g | KH-Port. | Ballaststoffe g | Fett g | gesättigte FS g | einfach unges. FS g |
|---|---|---|---|---|---|---|---|---|---|---|
| **Feinkostsalate** | | | | | | | | | | |
| **Eiersalat** | **135** | **564** | **1,3** | **7** | **7** | **0,5** | **1** | **9** | **4** | **3** |
| 1 Portion, 200 g | 270 | 1 128 | 1,3 | 14 | 13 | 1,0 | 1 | 17 | 8 | 6 |
| **Geflügelsalat** | **91** | **379** | **0,9** | **11** | **4** | **0,5** | **1** | **3** | **1** | **1** |
| 1 Portion, 200 g | 181 | 758 | 0,9 | 21 | 8 | 0,5 | 2 | 7 | 2 | 2 |
| **Kartoffelsalat (mit Essig u. Öl)** | **123** | **513** | **1,2** | **2** | **12** | **1,0** | **2** | **7** | **1** | **3** |
| 1 Portion, 200 g | 246 | 1 027 | 1,2 | 4 | 24 | 2,0 | 4 | 15 | 2 | 6 |
| **Kartoffelsalat (mit Mayonnaise)** | **154** | **646** | **1,5** | **3** | **11** | **1,0** | **1** | **11** | **5** | **4** |
| 1 Portion, 200 g | 309 | 1 291 | 1,5 | 6 | 22 | 2,0 | 3 | 22 | 9 | 8 |
| **Käsesalat** | **213** | **890** | **2,1** | **10** | **7** | **0,5** | **1** | **16** | **10** | **5** |
| 1 Portion, 200 g | 426 | 1 781 | 2,1 | 19 | 14 | 1,5 | 1 | 32 | 19 | 10 |
| **Krabbensalat** | **163** | **681** | **1,6** | **9** | **6** | **0,5** | ↙ | **12** | **4** | **4** |
| 1 Portion, 150 g | 244 | 1 021 | 1,6 | 13 | 9 | 1,0 | ↙ | 17 | 6 | 6 |
| **Nudelsalat (mit Mayonnaise)** | **205** | **858** | **2,1** | **7** | **12** | **1,0** | **1** | **14** | **4** | **5** |
| 1 Portion, 200 g | 410 | 1 715 | 2,1 | 14 | 24 | 2,0 | 2 | 29 | 8 | 9 |
| **Reissalat** | **132** | **552** | **1,3** | **5** | **12** | **1,0** | **1** | **7** | **1** | **2** |
| 1 Portion, 150 g | 198 | 828 | 1,3 | 7 | 17 | 1,5 | 1 | 11 | 2 | 3 |
| **Waldorfsalat** | **250** | **1 044** | **2,5** | **3** | **8** | **0,5** | **3** | **23** | **3** | **8** |
| 1 Portion, 150 g | 374 | 1 566 | 2,5 | 4 | 12 | 1,0 | 4 | 35 | 4 | 12 |
| **Wurstsalat** | **179** | **750** | **1,8** | **5** | **3** | **0,5** | **2** | **16** | **4** | **7** |
| 1 Portion, 200 g | 358 | 1 500 | 1,8 | 11 | 7 | 0,5 | 3 | 32 | 9 | 15 |
| **Eintöpfe und Suppen** | | | | | | | | | | |
| **Chili con carne** | **112** | **467** | **1,1** | **10** | **4** | **0,5** | **2** | **6** | **2** | **3** |
| 1 Teller, 400 g | 446 | 1 866 | 1,1 | 39 | 16 | 1,5 | 8 | 25 | 8 | 11 |
| **Cremesuppen i. D.** | **63** | **262** | **0,6** | **1** | **2** | **0** | ↙ | **6** | **3** | **2** |
| 1 Teller, 250 g | 157 | 655 | 0,6 | 1 | 6 | 0,5 | ↙ | 14 | 8 | 5 |
| **Erbseneintopf mit Speck** | **71** | **298** | **0,7** | **4** | **8** | **0,5** | **3** | **3** | **1** | **1** |
| 1 Teller, 400 g | 285 | 1 193 | 0,7 | 15 | 31 | 3,0 | 12 | 11 | 4 | 5 |
| **Gemüsebrühe, klare** | **3** | **13** | **0** | ↙ | ↙ | **0** | **0** | ↙ | ↙ | ↙ |
| 1 Teller, 250 g | 8 | 31 | 0 | 1 | 1 | 0 | 0 | ↙ | ↙ | ↙ |
| **Gemüseeintopf mit Rindfleisch** | **64** | **269** | **0,6** | **6** | **4** | **0,5** | **2** | **3** | **1** | **1** |
| 1 Teller, 400 g | 257 | 1 074 | 0,6 | 23 | 16 | 1,5 | 7 | 11 | 4 | 4 |
| **Gulaschsuppe** | **66** | **274** | **0,7** | **4** | **2** | **0** | **1** | **4** | **2** | **2** |
| 1 Teller, 250 g | 164 | 684 | 0,7 | 11 | 6 | 0,5 | 2 | 11 | 5 | 4 |
| **Kartoffelsuppe** | **46** | **193** | **0,5** | **2** | **7** | **0,5** | **1** | **1** | **1** | **1** |
| 1 Teller, 250 g | 116 | 483 | 0,5 | 4 | 17 | 1,5 | 3 | 4 | 2 | 2 |
| **Käsesuppe mit Hackfleisch** | **144** | **603** | **1,4** | **8** | **1** | **0** | **1** | **12** | **6** | **5** |
| 1 Teller, 250 g | 361 | 1 508 | 1,4 | 20 | 2 | 0 | 2 | 30 | 14 | 12 |
| **Käsesuppe, vegetarisch** | **110** | **460** | **1,1** | **5** | **3** | **0,5** | ↙ | **9** | **5** | **3** |
| 1 Teller, 250 g | 275 | 1 150 | 1,1 | 12 | 8 | 1,0 | ↙ | 22 | 11 | 7 |
| **Linseneintopf mit Speck** | **85** | **356** | **0,9** | **4** | **10** | **1,0** | **2** | **3** | **1** | **2** |
| 1 Teller, 400 g | 340 | 1 423 | 0,9 | 16 | 38 | 3,5 | 9 | 13 | 4 | 6 |
| **Rindfleischbrühe, klare** | **6** | **25** | **0,1** | ↙ | ↙ | **0** | **0** | ↙ | ↙ | ↙ |
| 1 Teller, 250 g | 15 | 63 | 0,1 | 1 | 1 | 0 | 0 | 1 | ↙ | ↙ |
| **Spargelcremesuppe** | **57** | **239** | **0,6** | **2** | **3** | **0** | ↙ | **5** | **2** | **2** |
| 1 Teller, 250 g | 143 | 597 | 0,6 | 4 | 7 | 0,5 | 1 | 11 | 6 | 4 |
| **Tomatensuppe** | **39** | **162** | **0,4** | **1** | **2** | **0** | ↙ | **3** | ↙ | **1** |
| 1 Teller, 250 g | 97 | 404 | 0,4 | 1 | 4 | 0,5 | 1 | 8 | 1 | 4 |

| nehrfach nges. FS g | Choles-terin mg | Vitamine A (RÄ) µg | E (TÄ) mg | C mg | Folsäure µg | Mineralstoffe Natrium mg | Kalium mg | Kalzium mg | Magne-sium mg | Eisen mg | Lebensmittel Süße und herzhafte Produkte jeweils essb. Anteil \| **Zeile 1: pro 100 g** \| Zeile 2: pro Portion |
|---|---|---|---|---|---|---|---|---|---|---|---|
| | | | | | | | | | | | **Feinkostsalate** |
| **1** | **128** | **148** | **1,1** | **3** | **18** | **257** | **121** | **37** | **12** | **0,8** | **Eiersalat** |
| 1 | 256 | 297 | 2,1 | 6 | 36 | 514 | 241 | 74 | 24 | 1,6 | 1 Portion, 200 g |
| **1** | **29** | **31** | **0,8** | **3** | **9** | **233** | **224** | **30** | **19** | **0,6** | **Geflügelsalat** |
| 2 | 58 | 61 | 1,6 | 5 | 17 | 466 | 447 | 60 | 39 | 1,2 | 1 Portion, 200 g |
| **3** | **0** | **18** | **2,4** | **11** | **14** | **305** | **288** | **11** | **18** | **0,4** | **Kartoffelsalat (mit Essig u. Öl)** |
| 6 | 0 | 36 | 4,9 | 22 | 28 | 610 | 576 | 23 | 35 | 0,9 | 1 Portion, 200 g |
| **2** | **69** | **45** | **1,5** | **9** | **20** | **366** | **256** | **17** | **15** | **0,6** | **Kartoffelsalat (mit Mayonnaise)** |
| 4 | 137 | 89 | 3,1 | 18 | 41 | 731 | 512 | 34 | 29 | 1,1 | 1 Portion, 200 g |
| **1** | **39** | **174** | **0,6** | **8** | **17** | **287** | **142** | **306** | **20** | **0,3** | **Käsesalat** |
| 2 | 77 | 348 | 1,2 | 16 | 33 | 574 | 284 | 612 | 40 | 0,6 | 1 Portion, 200 g |
| **2** | **154** | **144** | **2,5** | **2** | **18** | **335** | **168** | **67** | **22** | **0,9** | **Krabbensalat** |
| 3 | 231 | 216 | 3,8 | 2 | 27 | 502 | 251 | 100 | 34 | 1,4 | 1 Portion, 150 g |
| **5** | **45** | **70** | **4,6** | **9** | **7** | **643** | **95** | **82** | **21** | **0,6** | **Nudelsalat (mit Mayonnaise)** |
| 10 | 89 | 140 | 9,2 | 18 | 14 | 1 285 | 190 | 165 | 42 | 1,2 | 1 Portion, 200 g |
| **4** | **8** | **21** | **4,3** | **4** | **6** | **577** | **71** | **11** | **20** | **0,5** | **Reissalat** |
| 6 | 12 | 32 | 6,5 | 6 | 10 | 865 | 106 | 17 | 30 | 0,7 | 1 Portion, 150 g |
| **11** | **29** | **54** | **6,1** | **8** | **18** | **76** | **200** | **30** | **21** | **0,9** | **Waldorfsalat** |
| 17 | 43 | 81 | 9,2 | 12 | 27 | 114 | 300 | 44 | 31 | 1,4 | 1 Portion, 150 g |
| **4** | **19** | **342** | **2,2** | **12** | **6** | **387** | **169** | **22** | **14** | **1,0** | **Wurstsalat** |
| 7 | 37 | 684 | 4,5 | 25 | 11 | 774 | 338 | 44 | 27 | 1,9 | 1 Portion, 200 g |
| | | | | | | | | | | | **Eintöpfe und Suppen** |
| **1** | **18** | **36** | **1,0** | **4** | **15** | **138** | **239** | **18** | **22** | **1,3** | **Chili con carne** |
| 5 | 73 | 143 | 4,1 | 16 | 62 | 552 | 954 | 70 | 88 | 5,2 | 1 Teller, 400 g |
| **1** | **14** | **59** | **0,4** | ↙ | **2** | **66** | **15** | **14** | **3** | **0,1** | **Cremesuppen i. D.** |
| 1 | 35 | 147 | 0,9 | ↙ | 4 | 165 | 37 | 35 | 7 | 0,2 | 1 Teller, 250 g |
| ↙ | **2** | **88** | **0,2** | **7** | **11** | **106** | **184** | **20** | **19** | **0,9** | **Erbseneintopf mit Speck** |
| 1 | 7 | 352 | 0,8 | 28 | 44 | 424 | 736 | 82 | 74 | 3,6 | 1 Teller, 400 g |
| ↙ | **0** | ↙ | ↙ | **0** | **0** | **60** | ↙ | ↙ | ↙ | ↙ | **Gemüsebrühe, klare** |
| ↙ | 0 | ↙ | ↙ | 0 | 0 | 150 | ↙ | ↙ | ↙ | ↙ | 1 Teller, 250 g |
| ↙ | **16** | **174** | **0,5** | **14** | **9** | **109** | **194** | **13** | **14** | **0,9** | **Gemüseeintopf mit Rindfleisch** |
| 1 | 62 | 695 | 2,0 | 56 | 36 | 437 | 777 | 53 | 57 | 3,6 | 1 Teller, 400 g |
| **1** | **16** | **58** | **1,0** | **13** | **6** | **127** | **130** | **11** | **9** | **0,7** | **Gulaschsuppe** |
| 1 | 40 | 144 | 2,5 | 32 | 15 | 317 | 326 | 29 | 24 | 1,8 | 1 Teller, 250 g |
| ↙ | **3** | **3** | ↙ | **5** | **7** | **102** | **129** | **8** | **9** | **0,2** | **Kartoffelsuppe** |
| 1 | 8 | 8 | ↙ | 12 | 16 | 255 | 322 | 20 | 22 | 0,5 | 1 Teller, 250 g |
| **1** | **31** | **82** | **0,4** | **7** | **9** | **336** | **142** | **126** | **17** | **0,8** | **Käsesuppe mit Hackfleisch** |
| 2 | 79 | 206 | 1,0 | 17 | 24 | 840 | 355 | 316 | 42 | 2,0 | 1 Teller, 250 g |
| **1** | **20** | **73** | **0,7** | **1** | **6** | **294** | **103** | **173** | **14** | **0,4** | **Käsesuppe, vegetarisch** |
| 2 | 50 | 182 | 1,8 | 2 | 15 | 736 | 257 | 434 | 36 | 1,0 | 1 Teller, 250 g |
| **1** | **2** | **81** | **0,3** | **2** | **38** | **100** | **192** | **20** | **24** | **1,3** | **Linseneintopf mit Speck** |
| 2 | 9 | 324 | 1,2 | 9 | 151 | 399 | 767 | 80 | 95 | 5,2 | 1 Teller, 400 g |
| ↙ | ↙ | ↙ | ↙ | **0** | **0** | **60** | ↙ | ↙ | ↙ | ↙ | **Rindfleischbrühe, klare** |
| ↙ | ↙ | ↙ | ↙ | 0 | 0 | 150 | ↙ | ↙ | ↙ | ↙ | 1 Teller, 250 g |
| ↙ | **35** | **75** | **0,9** | **2** | **15** | **77** | **53** | **30** | **6** | **0,3** | **Spargelcremesuppe** |
| 1 | 89 | 187 | 2,2 | 6 | 37 | 193 | 132 | 75 | 15 | 0,8 | 1 Teller, 250 g |
| **1** | **0** | **34** | **1,4** | **7** | **11** | **106** | **88** | **9** | **6** | **0,2** | **Tomatensuppe** |
| 3 | 0 | 86 | 3,4 | 19 | 29 | 265 | 220 | 24 | 15 | 0,6 | 1 Teller, 250 g |

| Lebensmittel<br>Süße und herzhafte Produkte<br>jeweils essb. Anteil \| **Zeile 1: pro 100 g** \| Zeile 2: pro Portion | Energie<br>Energie<br>kcal | <br><br>kJ | <br>Energiedichte<br>kcal/g | Eiweiß<br>Eiweiß<br>g | Kohlenhydrate<br>Kohlenhydrate<br>g | <br>KH-Port. | <br>Ballaststoffe<br>g | Fett/Fettsäuren (FS)<br>Fett<br>g | <br>gesättigte FS<br>g | <br>einfach unges. FS<br>g |
|---|---|---|---|---|---|---|---|---|---|---|
| **Eintöpfe und Suppen** | | | | | | | | | | |
| **Zwiebelsuppe** | **65** | **270** | **0,6** | **2** | **2** | **0** | **1** | **6** | **3** | **2** |
| 1 Teller, 250 g | 161 | 675 | 0,6 | 4 | 4 | 0,5 | 1 | 15 | 6 | 6 |
| **Eintöpfe und Suppen, Markenprodukte** | | | | | | | | | | |
| **Feuertopf, Erasco** | **61** | **259** | **0,6** | **4** | **7** | **0,5** | **ø** | **2** | **ø** | **ø** |
| 1 Teller, 400 g | 244 | 1 036 | 0,6 | 16 | 28 | 2,5 | ø | 8 | ø | ø |
| **Graupentopf, Erasco** | **37** | **157** | **0,4** | **2** | **7** | **0,5** | **ø** | ↙ | **ø** | **ø** |
| 1 Teller, 400 g | 148 | 628 | 0,4 | 8 | 26 | 2,5 | ø | 1 | ø | ø |
| **Hühner-Reistopf, Erasco** | **64** | **269** | **0,6** | **3** | **8** | **0,5** | **ø** | **2** | **ø** | **ø** |
| 1 Teller, 400 g | 256 | 1 076 | 0,6 | 13 | 30 | 3,0 | ø | 9 | ø | ø |
| **Kartoffel-Gemüsetopf, Sonnen Bassermann** | **40** | **170** | **0,4** | **1** | **7** | **0,5** | **2** | **1** | ↙ | **ø** |
| 1 Teller, 400 g | 160 | 680 | 0,4 | 4 | 27 | 2,5 | 6 | 4 | 2 | ø |
| **Mexikanischer Chilitopf, Sonnen Bassermann** | **66** | **279** | **0,7** | **5** | **9** | **1,0** | **ø** | **1** | **ø** | **ø** |
| 1 Teller, 400 g | 264 | 1 116 | 0,7 | 19 | 35 | 3,0 | ø | 5 | ø | ø |
| **Möhrentopf, Sonnen Bassermann** | **47** | **195** | **0,5** | **1** | **5** | **0,5** | **2** | **3** | **2** | **ø** |
| 1 Teller, 400 g | 188 | 780 | 0,5 | 4 | 18 | 1,5 | 7 | 11 | 6 | ø |
| **Pichelsteiner Topf, Erasco** | **29** | **122** | **0,3** | **2** | **4** | **0,5** | **ø** | **1** | **ø** | **ø** |
| 1 Teller, 400 g | 116 | 488 | 0,3 | 8 | 16 | 1,5 | ø | 2 | ø | ø |
| **Serbische Bohnensuppe, Erasco** | **66** | **279** | **0,7** | **4** | **8** | **0,5** | **ø** | **2** | **ø** | **ø** |
| 1 Teller, 400 g | 264 | 1 116 | 0,7 | 16 | 30 | 3,0 | ø | 9 | ø | ø |
| **Wirsingtopf, Sonnen Bassermann** | **38** | **160** | **0,4** | **2** | **4** | **0,5** | **ø** | **2** | **ø** | **ø** |
| 1 Teller, 400 g | 152 | 640 | 0,4 | 9 | 14 | 1,5 | ø | 6 | ø | ø |
| **Pizza und herzhafte Backwaren** | | | | | | | | | | |
| **Flammkuchen mit Zwiebeln und Speck** | **198** | **830** | **2,0** | **6** | **25** | **2,0** | **2** | **9** | **3** | **3** |
| 1 Stück, 90 g | 178 | 747 | 2,0 | 5 | 22 | 2,0 | 2 | 8 | 2 | 3 |
| **Kräuter-/Knoblauchbutter-Baguette** | **310** | **1 298** | **3,1** | **7** | **41** | **3,5** | **3** | **13** | **8** | **4** |
| 1 Portion, 60 g | 186 | 779 | 3,1 | 4 | 25 | 2,0 | 2 | 8 | 5 | 2 |
| **Pizzabaguette mit Ananas u. Schinken** | **211** | **882** | **2,1** | **11** | **25** | **2,5** | **2** | **7** | **4** | **2** |
| 1 Baguettehälfte, 135 g | 285 | 1 191 | 2,1 | 15 | 34 | 3,0 | 2 | 10 | 5 | 3 |
| **Pizzabaguette mit Pilzen** | **205** | **857** | **2,0** | **11** | **21** | **2,0** | **2** | **8** | **4** | **3** |
| 1 Baguettehälfte, 135 g | 277 | 1 157 | 2,0 | 15 | 28 | 2,5 | 2 | 11 | 6 | 4 |
| **Pizzabaguette Salami** | **277** | **1 158** | **2,8** | **14** | **24** | **2,0** | **2** | **14** | **7** | **5** |
| 1 Baguettehälfte, 135 g | 374 | 1 563 | 2,8 | 18 | 33 | 3,0 | 2 | 19 | 9 | 7 |
| **Pizza Calzone** | **232** | **972** | **2,3** | **10** | **24** | **2,0** | **2** | **10** | **4** | **4** |
| 1 Pizza, 350 g | 813 | 3 402 | 2,3 | 36 | 83 | 7,5 | 6 | 36 | 14 | 13 |
| 1 Stück, 90 g | 209 | 875 | 2,3 | 9 | 21 | 2,0 | 1 | 9 | 4 | 3 |
| **Pizza Funghi (Pilze)** | **230** | **961** | **2,3** | **11** | **26** | **2,5** | **2** | **9** | **3** | **3** |
| 1 Pizza, 350 g | 804 | 3 364 | 2,3 | 37 | 91 | 8,5 | 6 | 31 | 12 | 10 |
| 1 Stück (¼ Pizza), 90 g | 207 | 865 | 2,3 | 10 | 23 | 2,0 | 2 | 8 | 3 | 3 |
| **Pizza Hawaii (Ananas und Schinken)** | **228** | **955** | **2,3** | **10** | **27** | **2,5** | **2** | **8** | **3** | **3** |
| 1 Pizza, 350 g | 799 | 3 341 | 2,3 | 36 | 93 | 8,5 | 6 | 29 | 11 | 10 |
| 1 Stück (¼ Pizza), 90 g | 205 | 859 | 2,3 | 9 | 24 | 2,0 | 1 | 8 | 3 | 3 |
| **Pizza Margherita (Tomate)** | **248** | **1 038** | **2,5** | **11** | **29** | **2,5** | **2** | **9** | **4** | **3** |
| 1 Pizza, 350 g | 868 | 3 633 | 2,5 | 37 | 101 | 9,0 | 6 | 33 | 13 | 11 |
| 1 Stück (¼ Pizza), 90 g | 223 | 934 | 2,5 | 10 | 26 | 2,5 | 2 | 8 | 3 | 3 |
| **Pizza Salami** | **263** | **1 101** | **2,6** | **12** | **26** | **2,5** | **2** | **12** | **5** | **4** |
| 1 Pizza, 350 g | 921 | 3 854 | 2,6 | 41 | 92 | 8,5 | 6 | 42 | 16 | 16 |
| 1 Stück (¼ Pizza), 90 g | 237 | 991 | 2,6 | 11 | 24 | 2,0 | 2 | 11 | 4 | 4 |

| [m]ehrfach [u]nges. FS g | Choles-terin mg | Vitamine A (RÄ) µg | E (TÄ) mg | C mg | Folsäure µg | Mineralstoffe Natrium mg | Kalium mg | Kalzium mg | Magne-sium mg | Eisen mg | Lebensmittel Süße und herzhafte Produkte<br>jeweils essb. Anteil \| **Zeile 1: pro 100 g** \| Zeile 2: pro Portion |
|---|---|---|---|---|---|---|---|---|---|---|---|
| | | | | | | | | | | | **Eintöpfe und Suppen** |
| **1** | **7** | **376** | **0,5** | **3** | **5** | **239** | **148** | **11** | **10** | **0,2** | **Zwiebelsuppe** |
| 2 | 18 | 939 | 1,3 | 6 | 13 | 598 | 369 | 27 | 24 | 0,4 | 1 Teller, 250 g |
| | | | | | | | | | | | **Eintöpfe und Suppen, Markenprodukte** |
| **ø** | **ø** | **ø** | **ø** | **ø** | **ø** | **ø** | **ø** | **ø** | **ø** | **ø** | **Feuertopf, Erasco** |
| ø | ø | ø | ø | ø | ø | ø | ø | ø | ø | ø | 1 Teller, 400 g |
| **ø** | **ø** | **ø** | **ø** | **ø** | **ø** | **ø** | **ø** | **ø** | **ø** | **ø** | **Graupentopf, Erasco** |
| ø | ø | ø | ø | ø | ø | ø | ø | ø | ø | ø | 1 Teller, 400 g |
| **ø** | **ø** | **ø** | **ø** | **ø** | **ø** | **ø** | **ø** | **ø** | **ø** | **ø** | **Hühner-Reistopf, Erasco** |
| ø | ø | ø | ø | ø | ø | ø | ø | ø | ø | ø | 1 Teller, 400 g |
| **ø** | **ø** | **ø** | **ø** | **ø** | **ø** | **350** | **ø** | **ø** | **ø** | **ø** | **Kartoffel-Gemüsetopf, Sonnen Bassermann** |
| ø | ø | ø | ø | ø | ø | 1 400 | ø | ø | ø | ø | 1 Teller, 400 g |
| **ø** | **ø** | **ø** | **ø** | **ø** | **ø** | **ø** | **ø** | **ø** | **ø** | **ø** | **Mexikanischer Chilitopf, Sonnen Bassermann** |
| ø | ø | ø | ø | ø | ø | ø | ø | ø | ø | ø | 1 Teller, 400 g |
| **ø** | **ø** | **167** | **ø** | **ø** | **ø** | **440** | **ø** | **ø** | **ø** | **ø** | **Möhrentopf, Sonnen Bassermann** |
| ø | ø | 668 | ø | ø | ø | 1 760 | ø | ø | ø | ø | 1 Teller, 400 g |
| **ø** | **ø** | **ø** | **ø** | **ø** | **ø** | **ø** | **ø** | **ø** | **ø** | **ø** | **Pichelsteiner Topf, Erasco** |
| ø | ø | ø | ø | ø | ø | ø | ø | ø | ø | ø | 1 Teller, 400 g |
| **ø** | **ø** | **ø** | **ø** | **ø** | **ø** | **ø** | **ø** | **ø** | **ø** | **ø** | **Serbische Bohnensuppe, Erasco** |
| ø | ø | ø | ø | ø | ø | ø | ø | ø | ø | ø | 1 Teller, 400 g |
| **ø** | **ø** | **ø** | **ø** | **ø** | **ø** | **ø** | **ø** | **ø** | **ø** | **ø** | **Wirsingtopf, Sonnen Bassermann** |
| ø | ø | ø | ø | ø | ø | ø | ø | ø | ø | ø | 1 Teller, 400 g |
| | | | | | | | | | | | **Pizza und herzhafte Backwaren** |
| **2** | **34** | **43** | **1,4** | **2** | **41** | **191** | **129** | **38** | **16** | **1,1** | **Flammkuchen mit Zwiebeln und Speck** |
| 2 | 30 | 39 | 1,3 | 2 | 37 | 172 | 116 | 34 | 15 | 1,0 | 1 Stück, 90 g |
| **1** | **33** | **126** | **0,6** | **✓** | **8** | **418** | **85** | **17** | **18** | **1,1** | **Kräuter-/Knoblauchbutter-Baguette** |
| 1 | 20 | 76 | 0,3 | ✓ | 5 | 251 | 51 | 10 | 11 | 0,7 | 1 Portion, 60 g |
| **1** | **19** | **104** | **0,7** | **7** | **21** | **443** | **202** | **184** | **27** | **1,0** | **Pizzabaguette mit Ananas u. Schinken** |
| 1 | 26 | 141 | 0,9 | 10 | 28 | 599 | 273 | 248 | 36 | 1,4 | 1 Baguettehälfte, 135 g |
| **1** | **19** | **97** | **0,6** | **7** | **24** | **435** | **274** | **172** | **27** | **1,2** | **Pizzabaguette mit Pilzen** |
| 1 | 26 | 131 | 0,9 | 10 | 32 | 587 | 370 | 232 | 36 | 1,6 | 1 Baguettehälfte, 135 g |
| **1** | **29** | **112** | **0,8** | **7** | **22** | **609** | **268** | **198** | **31** | **1,3** | **Pizzabaguette Salami** |
| 2 | 39 | 151 | 1,0 | 10 | 30 | 823 | 361 | 268 | 42 | 1,7 | 1 Baguettehälfte, 135 g |
| **2** | **52** | **178** | **2,4** | **11** | **63** | **393** | **293** | **178** | **28** | **1,3** | **Pizza Calzone** |
| 7 | 183 | 622 | 8,4 | 40 | 221 | 1 374 | 1 024 | 623 | 99 | 4,6 | 1 Pizza, 350 g |
| 2 | 47 | 160 | 2,2 | 10 | 57 | 353 | 263 | 160 | 25 | 1,2 | 1 Stück, 90 g |
| **2** | **14** | **261** | **3,5** | **32** | **83** | **411** | **668** | **173** | **47** | **1,9** | **Pizza Funghi (Pilze)** |
| 7 | 50 | 914 | 12,1 | 113 | 291 | 1 437 | 2 338 | 604 | 163 | 6,8 | 1 Pizza, 350 g |
| 2 | 13 | 235 | 3,2 | 29 | 75 | 370 | 601 | 155 | 42 | 1,7 | 1 Stück (1/4 Pizza), 90 g |
| **2** | **14** | **251** | **3,3** | **31** | **79** | **407** | **634** | **167** | **46** | **1,8** | **Pizza Hawaii (Ananas und Schinken)** |
| 6 | 50 | 879 | 11,6 | 109 | 276 | 1 423 | 2 218 | 583 | 160 | 6,5 | 1 Pizza, 350 g |
| 2 | 13 | 226 | 3,0 | 28 | 71 | 366 | 570 | 150 | 41 | 1,6 | 1 Stück (1/4 Pizza), 90 g |
| **2** | **13** | **300** | **3,8** | **36** | **92** | **216** | **719** | **192** | **50** | **2,1** | **Pizza Margherita (Tomate)** |
| 7 | 46 | 1 049 | 13,3 | 126 | 321 | 757 | 2 515 | 673 | 173 | 7,4 | 1 Pizza, 350 g |
| 2 | 12 | 270 | 3,4 | 32 | 83 | 195 | 647 | 173 | 45 | 1,9 | 1 Stück (1/4 Pizza), 90 g |
| **2** | **20** | **263** | **3,5** | **32** | **83** | **329** | **688** | **174** | **48** | **2,0** | **Pizza Salami** |
| 8 | 69 | 920 | 12,3 | 113 | 289 | 1 152 | 2 408 | 608 | 169 | 7,1 | 1 Pizza, 350 g |
| 2 | 18 | 237 | 3,2 | 29 | 74 | 296 | 619 | 156 | 43 | 1,8 | 1 Stück (1/4 Pizza), 90 g |

## Lebensmittel
## Süße und herzhafte Produkte

jeweils essb. Anteil | **Zeile 1: pro 100 g** | Zeile 2: pro Portion

| Lebensmittel | Energie | | Energiedichte | Eiweiß | Kohlenhydrate | | | Fett/Fettsäuren (FS) | | |
|---|---|---|---|---|---|---|---|---|---|---|
| | Energie kcal | kJ | Energiedichte kcal/g | Eiweiß g | Kohlenhydrate g | KH-Port. | Ballaststoffe g | Fett g | gesättigte FS g | einfach unges. FS g |
| **PIZZA UND HERZHAFTE BACKWAREN** | | | | | | | | | | |
| **Pizza Spinaci (Spinat)** | **226** | **946** | **2,3** | **10** | **26** | **2,5** | **2** | **9** | **3** | **3** |
| 1 Pizza, 350 g | 792 | 3313 | 2,3 | 35 | 92 | 8,5 | 7 | 30 | 11 | 10 |
| 1 Stück (¼ Pizza), 90 g | 204 | 852 | 2,3 | 9 | 24 | 2,0 | 2 | 8 | 3 | 3 |
| **Pizza Tonno (Thunfisch)** | **248** | **1037** | **2,5** | **12** | **26** | **2,5** | **2** | **10** | **4** | **3** |
| 1 Pizza, 350 g | 868 | 3630 | 2,5 | 42 | 92 | 8,5 | 6 | 36 | 13 | 12 |
| 1 Stück (¼ Pizza), 90 g | 223 | 933 | 2,5 | 11 | 23 | 2,0 | 1 | 9 | 3 | 3 |
| **Pizza Vegetarisch** | **220** | **918** | **2,2** | **10** | **26** | **2,5** | **2** | **8** | **3** | **3** |
| 1 Pizza, 350 g | 768 | 3214 | 2,2 | 33 | 90 | 8,0 | 7 | 29 | 11 | 10 |
| 1 Stück (¼ Pizza), 90 g | 198 | 827 | 2,2 | 9 | 23 | 2,0 | 2 | 7 | 3 | 2 |
| **Quiche Lorraine** | **327** | **1369** | **3,3** | **10** | **18** | **1,5** | **1** | **25** | **13** | **8** |
| 1 Stück, 90 g | 295 | 1232 | 3,3 | 9 | 16 | 1,5 | 1 | 22 | 12 | 7 |
| **Toast Hawai (Ananas, Schinken, Käse)** | **221** | **923** | **2,2** | **12** | **17** | **1,5** | **1** | **12** | **7** | **4** |
| 1 Toast, 135 g | 298 | 1247 | 2,2 | 16 | 23 | 2,0 | 1 | 16 | 9 | 5 |
| **Toast mit Schinken und Käse** | **270** | **1129** | **2,7** | **16** | **15** | **1,5** | **1** | **16** | **9** | **5** |
| 1 Toast, 95 g | 256 | 1073 | 2,7 | 15 | 15 | 1,5 | 1 | 15 | 9 | 5 |
| **Zwiebelkuchen** | **190** | **795** | **1,9** | **8** | **14** | **1,5** | **2** | **11** | **4** | **5** |
| 1 Stück, 90 g | 171 | 716 | 1,9 | 7 | 13 | 1,0 | 1 | 10 | 4 | 4 |
| **FAST FOOD** | | | | | | | | | | |
| **Cheeseburger i. D.** | **275** | **1149** | **2,7** | **14** | **26** | **2,5** | **2** | **13** | **6** | **5** |
| 1 Cheeseburger, 125 g | 343 | 1436 | 2,7 | 17 | 32 | 3,0 | 2 | 17 | 7 | 6 |
| 1 Dopppelter Cheesburger, 175 g | 480 | 2010 | 2,7 | 24 | 45 | 4,0 | 3 | 23 | 10 | 8 |
| **Currywurst, Pommes frites, Ketchup u. Mayo.** | **283** | **1184** | **2,8** | **6** | **18** | **1,5** | **2** | **21** | **7** | **10** |
| 1 Portion, 400 g | 1132 | 4735 | 2,8 | 25 | 72 | 6,5 | 7 | 83 | 29 | 38 |
| **Currywurst mit Soße** | **236** | **985** | **2,4** | **10** | **4** | **0,5** | **1** | **20** | **7** | **9** |
| 1 Portion, 180 g | 424 | 1773 | 2,4 | 18 | 7 | 0,5 | 1 | 36 | 13 | 17 |
| **Döner-Tasche** | **157** | **659** | **1,6** | **11** | **17** | **1,5** | **1** | **5** | **2** | **2** |
| 1 Döner, 500 g | 787 | 3294 | 1,6 | 53 | 83 | 7,5 | 7 | 26 | 9 | 9 |
| **Falaffel-Tasche** | **152** | **638** | **1,5** | **5** | **23** | **2,0** | **3** | **4** | **1** | **1** |
| 1 Stück, 500 g | 762 | 3189 | 1,5 | 26 | 117 | 10,5 | 16 | 20 | 7 | 6 |
| **Hamburger i. D.** | **264** | **1102** | **2,6** | **13** | **29** | **2,5** | **2** | **11** | **4** | **4** |
| 1 Hamburger, 110 g | 290 | 1213 | 2,6 | 15 | 32 | 3,0 | 2 | 12 | 4 | 5 |
| **Hot Dog** | **245** | **1025** | **2,4** | **9** | **17** | **1,5** | **1** | **16** | **6** | **7** |
| 1 Hot Dog, 200 g | 490 | 2049 | 2,4 | 17 | 34 | 3,0 | 2 | 32 | 12 | 14 |
| **Lamacun (türkische Pizza)** | **127** | **531** | **1,3** | **4** | **15** | **1,5** | **2** | **6** | **3** | **2** |
| 1 Lamacun, 415 g | 526 | 2202 | 1,3 | 16 | 61 | 5,5 | 7 | 24 | 11 | 7 |
| **Wrap mit Hähnchenfleisch** | **125** | **524** | **1,3** | **7** | **12** | **1,0** | **2** | **6** | **1** | **2** |
| 1 Wrap, 200 g | 251 | 1049 | 1,3 | 14 | 23 | 2,0 | 3 | 11 | 2 | 5 |
| **FAST FOOD, MARKENPRODUKTE** | | | | | | | | | | |
| **Big King, Burger King** | **280** | **1167** | **2,8** | **14** | **15** | **1,5** | **ø** | **18** | **ø** | **ø** |
| 1 Big King, 210 g | 579 | 2422 | 2,8 | 30 | 30 | 2,5 | ø | 38 | ø | ø |
| **Big Mac, McDonald's** | **225** | **942** | **2,3** | **12** | **18** | **1,5** | **1** | **11** | **5** | **ø** |
| 1 Big Mac, 220 g | 497 | 2082 | 2,3 | 27 | 40 | 3,5 | 3 | 25 | 10 | ø |
| **Chickenburger mit Chili Sauce, McDonald's** | **244** | **1021** | **2,4** | **10** | **31** | **3,0** | **2** | **9** | **1** | **ø** |
| 1 Chickenburger, 150 g | 361 | 1511 | 2,4 | 15 | 46 | 4,0 | 3 | 13 | 2 | ø |
| **Chicken McNuggets, McDonald's** | **237** | **992** | **2,4** | **16** | **15** | **1,5** | **1** | **13** | **3** | **ø** |
| 6 Chicken McNuggets, 105 g | 254 | 1061 | 2,4 | 17 | 16 | 1,5 | 1 | 13 | 3 | ø |

| nehrfach nges. FS g | Choles-terin mg | **Vitamine** A (RÄ) µg | E (TÄ) mg | C mg | Folsäure µg | **Mineralstoffe** Natrium mg | Kalium mg | Kalzium mg | Magne-sium mg | Eisen mg | **Lebensmittel** **Süße und herzhafte Produkte** jeweils essb. Anteil \| **Zeile 1: pro 100 g** \| Zeile 2: pro Portion |
|---|---|---|---|---|---|---|---|---|---|---|---|
| | | | | | | | | | | | **Pizza und herzhafte Backwaren** |
| **2** | **12** | **356** | **3,6** | **36** | **88** | **203** | **689** | **187** | **49** | **2,3** | **Pizza Spinaci (Spinat)** |
| 7 | 41 | 1 247 | 12,8 | 124 | 307 | 709 | 2 412 | 654 | 173 | 7,9 | 1 Pizza, 350 g |
| 2 | 11 | 321 | 3,2 | 32 | 79 | 182 | 620 | 168 | 44 | 2,1 | 1 Stück (1/4 Pizza), 90 g |
| **2** | **19** | **279** | **3,5** | **32** | **84** | **288** | **684** | **174** | **48** | **1,9** | **Pizza Tonno (Thunfisch)** |
| 8 | 68 | 976 | 12,4 | 113 | 292 | 1 007 | 2 393 | 609 | 168 | 6,7 | 1 Pizza, 350 g |
| 2 | 17 | 251 | 3,2 | 29 | 75 | 259 | 615 | 157 | 43 | 1,7 | 1 Stück (1/4 Pizza), 90 g |
| **2** | **11** | **258** | **3,4** | **34** | **83** | **349** | **647** | **171** | **47** | **1,9** | **Pizza Vegetarisch** |
| 6 | 40 | 904 | 11,8 | 119 | 290 | 1 221 | 2 265 | 598 | 164 | 6,6 | 1 Pizza, 350 g |
| 2 | 10 | 233 | 3,1 | 31 | 75 | 314 | 582 | 154 | 42 | 1,7 | 1 Stück (1/4 Pizza), 90 g |
| **2** | **165** | **252** | **1,1** | ✓ | **19** | **234** | **92** | **120** | **15** | **1,0** | **Quiche Lorraine** |
| 1 | 148 | 227 | 1,0 | ✓ | 17 | 210 | 83 | 108 | 14 | 0,9 | 1 Stück, 90 g |
| **1** | **34** | **104** | **0,5** | **1** | **12** | **457** | **110** | **202** | **20** | **0,7** | **Toast Hawai (Ananas, Schinken, Käse)** |
| 1 | 46 | 140 | 0,7 | 2 | 16 | 617 | 149 | 273 | 27 | 0,9 | 1 Toast, 135 g |
| **1** | **47** | **138** | **0,6** | **2** | **15** | **625** | **113** | **270** | **22** | **0,8** | **Toast mit Schinken und Käse** |
| 1 | 44 | 131 | 0,6 | 3 | 15 | 593 | 107 | 256 | 21 | 0,7 | 1 Toast, 95 g |
| **2** | **44** | **59** | **1,3** | **2** | **24** | **149** | **109** | **101** | **15** | **0,8** | **Zwiebelkuchen** |
| 2 | 39 | 53 | 1,2 | 2 | 22 | 134 | 98 | 91 | 13 | 0,7 | 1 Stück, 90 g |
| | | | | | | | | | | | **Fast Food** |
| **1** | **40** | **232** | **0,2** | ✓ | **59** | **614** | **189** | **130** | **22** | **2,4** | **Cheeseburger i. D.** |
| 1 | 50 | 290 | 0,2 | 1 | 74 | 768 | 236 | 163 | 28 | 3,0 | 1 Cheeseburger, 125 g |
| 2 | 70 | 406 | 0,3 | 1 | 103 | 1 075 | 331 | 228 | 39 | 4,2 | 1 Dopppelter Cheesburger, 175 g |
| **3** | **34** | **19** | **1,4** | **4** | **8** | **548** | **374** | **19** | **24** | **1,0** | **Currywurst, Pommes frites, Ketchup u. Mayo.** |
| 11 | 134 | 77 | 5,4 | 18 | 34 | 2 190 | 1 496 | 77 | 96 | 4,0 | 1 Portion, 400 g |
| **2** | **40** | **16** | **0,4** | **4** | **4** | **722** | **256** | **18** | **21** | **0,9** | **Currywurst mit Soße** |
| 4 | 73 | 29 | 0,8 | 6 | 7 | 1 300 | 461 | 33 | 38 | 1,6 | 1 Portion, 180 g |
| **1** | **25** | **41** | **1,1** | **5** | **21** | **335** | **171** | **31** | **18** | **1,2** | **Döner-Tasche** |
| 6 | 123 | 206 | 5,6 | 23 | 107 | 1 676 | 857 | 157 | 91 | 6,1 | 1 Döner, 500 g |
| **1** | **2** | **50** | **1,0** | **8** | **42** | **284** | **171** | **38** | **25** | **1,2** | **Falaffel-Tasche** |
| 5 | 11 | 250 | 5,2 | 40 | 209 | 1 420 | 853 | 188 | 126 | 6,0 | 1 Stück, 500 g |
| **1** | **31** | **55** | ✓ | ✓ | **64** | **481** | **193** | **86** | **22** | **2,6** | **Hamburger i. D.** |
| 1 | 34 | 61 | ✓ | ✓ | 70 | 529 | 212 | 95 | 24 | 2,8 | 1 Hamburger, 110 g |
| **2** | **28** | **26** | **0,8** | **10** | **6** | **656** | **189** | **24** | **21** | **1,0** | **Hot Dog** |
| 4 | 56 | 53 | 1,6 | 19 | 13 | 1 311 | 379 | 48 | 43 | 1,9 | 1 Hot Dog, 200 g |
| **1** | **25** | **104** | **1,2** | **11** | **40** | **225** | **157** | **41** | **14** | **0,7** | **Lamacun (türkische Pizza)** |
| 4 | 106 | 431 | 5,0 | 47 | 166 | 934 | 652 | 169 | 59 | 2,9 | 1 Lamacun, 415 g |
| **2** | **42** | **121** | **1,7** | **13** | **18** | **266** | **189** | **42** | **20** | **0,7** | **Wrap mit Hähnchenfleisch** |
| 3 | 85 | 241 | 3,4 | 26 | 35 | 532 | 377 | 84 | 40 | 1,4 | 1 Wrap, 200 g |
| | | | | | | | | | | | **Fast Food, Markenprodukte** |
| **ø** | **ø** | **ø** | **ø** | **ø** | **ø** | **ø** | **ø** | **ø** | **ø** | **ø** | **Big King, Burger King** |
| ø | ø | ø | ø | ø | ø | ø | ø | ø | ø | ø | 1 Big King, 210 g |
| **ø** | **ø** | **ø** | **ø** | **ø** | **ø** | **ø** | **ø** | **ø** | **ø** | **ø** | **Big Mac, McDonald's** |
| ø | ø | ø | ø | ø | ø | ø | ø | ø | ø | ø | 1 Big Mac, 220 g |
| **ø** | **ø** | **ø** | **ø** | **ø** | **ø** | **ø** | **ø** | **ø** | **ø** | **ø** | **Chickenburger mit Chili Sauce, McDonald's** |
| ø | ø | ø | ø | ø | ø | ø | ø | ø | ø | ø | 1 Chickenburger, 150 g |
| **ø** | **ø** | **ø** | **ø** | **ø** | **ø** | **ø** | **ø** | **ø** | **ø** | **ø** | **Chicken McNuggets, McDonald's** |
| ø | ø | ø | ø | ø | ø | ø | ø | ø | ø | ø | 6 Chicken McNuggets, 105 g |

| Lebensmittel<br>Süße und herzhafte Produkte<br>jeweils essb. Anteil \| **Zeile 1: pro 100 g** \| Zeile 2: pro Portion | Energie<br>Energie<br>kcal | <br><br>kJ | <br>Energiedichte<br>kcal/g | Eiweiß<br>Eiweiß<br>g | Kohlenhydrate<br>Kohlenhydrate<br>g | <br>KH-Port. | <br>Ballaststoffe<br>g | Fett/Fettsäuren (FS)<br>Fett<br>g | <br>gesättigte FS<br>g | <br>einfach unges. FS<br>g |
|---|---|---|---|---|---|---|---|---|---|---|
| **FAST FOOD, MARKENPRODUKTE** | | | | | | | | | | |
| **Chicken Nugget Burger, Burger King** | **281** | **1 178** | **2,8** | **10** | **28** | **2,5** | **ø** | **15** | **ø** | **ø** |
| 1 Burger, 130 g | 365 | 1 532 | 2,8 | 13 | 36 | 3,5 | ø | 19 | ø | ø |
| **Country Burger, Burger King** | **232** | **969** | **2,3** | **6** | **25** | **2,5** | **ø** | **12** | **ø** | **ø** |
| 1 Burger, 230 g | 537 | 2 248 | 2,3 | 13 | 59 | 5,5 | ø | 28 | ø | ø |
| **Fish King, Burger King** | **244** | **1 024** | **2,4** | **9** | **23** | **2,0** | **ø** | **13** | **ø** | **ø** |
| 1 Fish King, 185 g | 451 | 1 895 | 2,4 | 17 | 42 | 4,0 | ø | 24 | ø | ø |
| **Hamburger Royal, McDonald's** | **247** | **1 034** | **2,5** | **16** | **17** | **1,5** | **1** | **13** | **6** | **ø** |
| 1 Hamburger Royal, 205 g | 505 | 2 120 | 2,5 | 32 | 34 | 3,0 | 3 | 27 | 13 | ø |
| **McChicken, McDonald's** | **256** | **1 072** | **2,6** | **12** | **24** | **2,0** | **3** | **12** | **2** | **ø** |
| 1 McChicken, 180 g | 455 | 1 897 | 2,6 | 22 | 42 | 4,0 | 6 | 22 | 3 | ø |
| **McFlurry Smarties, McDonald's** | **179** | **749** | **1,8** | **4** | **25** | **2,5** | ↙ | **7** | **4** | **ø** |
| 1 McFlurry Smarties, 200 g | 360 | 1 513 | 1,8 | 8 | 51 | 4,5 | 1 | 14 | 9 | ø |
| **Milchshake Schoko, McDonald's** | **121** | **507** | **1,2** | **3** | **20** | **2,0** | ↙ | **3** | **2** | **ø** |
| 1 Milchshake, 250 ml | 220 | 908 | 1,2 | 6 | 35 | 3,0 | 1 | 6 | 4 | ø |
| **Whopper, Burger King** | **223** | **938** | **2,2** | **10** | **17** | **1,5** | **ø** | **13** | **ø** | **ø** |
| 1 Whopper, 275 g | 611 | 2 569 | 2,2 | 27 | 47 | 4,5 | ø | 35 | ø | ø |
| **SOSSEN UND SALATDRESSINGS** | | | | | | | | | | |
| **Bechamelsoße** | **94** | **394** | **0,9** | **2** | **7** | **0,5** | ↙ | **7** | **3** | **2** |
| 1 Portion (ca. 4 EL), 60 g | 56 | 236 | 0,9 | 1 | 4 | 0,5 | ↙ | 4 | 2 | 1 |
| **Bratensoße (mit Mehlschwitze)** | **79** | **328** | **0,8** | **1** | **5** | **0,5** | ↙ | **6** | **3** | **2** |
| 1 Portion (ca. 4 EL), 60 g | 47 | 197 | 0,8 | ↙ | 3 | 0,5 | ↙ | 4 | 2 | 1 |
| **Cocktaildressing** | **518** | **2 167** | **5,2** | **2** | **8** | **0,5** | **0** | **54** | **24** | **20** |
| 1 Portion (ca. 2 EL), 30 g | 155 | 650 | 5,2 | 1 | 2 | 0 | 0 | 16 | 7 | 6 |
| **Cremedressing i. D. (Öl-Essig-Ei)** | **617** | **2 582** | **6,2** | **1** | **0** | **0** | **0** | **69** | **9** | **30** |
| 1 Portion (ca. 2 EL), 30 g | 185 | 775 | 6,2 | ↙ | 0 | 0 | 0 | 21 | 3 | 9 |
| **helle Grundsoße (mit Mehlschwitze)** | **78** | **324** | **0,8** | **1** | **6** | **0,5** | ↙ | **6** | **3** | **2** |
| 1 Portion (ca. 4 EL), 60 g | 47 | 195 | 0,8 | ↙ | 3 | 0,5 | ↙ | 4 | 2 | 1 |
| **Holländische Soße, Sauce Hollandaise** | **561** | **2 346** | **5,6** | **3** | **1** | **0** | ↙ | **62** | **36** | **19** |
| 1 Portion (ca. 4 EL), 60 g | 336 | 1 407 | 5,6 | 2 | ↙ | 0 | ↙ | 37 | 22 | 11 |
| **Italienische Tomatensoße** | **69** | **287** | **0,7** | **1** | **3** | **0,5** | **1** | **6** | **1** | **4** |
| 1 Portion, 150 g | 103 | 430 | 0,7 | 2 | 5 | 0,5 | 2 | 9 | 1 | 6 |
| **Jägersoße** | **151** | **633** | **1,5** | **2** | **2** | **0** | **1** | **15** | **9** | **5** |
| 1 Portion, 125 g | 189 | 791 | 1,5 | 2 | 3 | 0,5 | 2 | 19 | 11 | 6 |
| **Joghurtdressing** | **97** | **406** | **1,0** | **3** | **5** | **0,5** | **0** | **7** | **3** | **3** |
| 1 Portion (ca. 2 EL), 30 g | 29 | 122 | 1,0 | 1 | 1 | 0 | 0 | 2 | 1 | 1 |
| **Käsesoße i. D.** | **133** | **558** | **1,3** | **5** | **7** | **0,5** | ↙ | **10** | **5** | **3** |
| 1 Portion (ca. 4 EL), 60 g | 80 | 335 | 1,3 | 3 | 4 | 0,5 | ↙ | 6 | 3 | 2 |
| **Pesto mit Olivenöl (Basilikum)** | **564** | **2 361** | **5,6** | **12** | **5** | **0,5** | **2** | **56** | **11** | **34** |
| 1 EL, 30 g | 169 | 708 | 5,6 | 4 | 2 | 0 | 1 | 17 | 3 | 10 |
| **Pesto mit Olivenöl (Tomate)** | **450** | **1 882** | **4,5** | **12** | **6** | **0,5** | **3** | **43** | **9** | **27** |
| 1 EL, 30 g | 135 | 564 | 4,5 | 4 | 2 | 0 | 1 | 13 | 3 | 8 |
| **Rahmsoße i. D. (mit Sahne)** | **131** | **549** | **1,3** | **1** | **1** | **0** | ↙ | **14** | **8** | **4** |
| 1 Portion (ca. 4 EL), 60 g | 79 | 329 | 1,3 | 1 | 1 | 0 | ↙ | 8 | 5 | 3 |
| **Sahne-/Schmanddressing** | **319** | **1 334** | **3,2** | **2** | **5** | **0,5** | **0** | **33** | **20** | **10** |
| 1 Portion (ca. 2 EL), 30 g | 96 | 400 | 3,2 | 1 | 2 | 0 | 0 | 10 | 6 | 3 |
| **Vinaigrette (Öl-Essig-Senf)** | **594** | **2 486** | **5,9** | **1** | **1** | **0** | **0** | **66** | **8** | **29** |
| 1 Portion (ca. 2 EL), 30 g | 178 | 746 | 5,9 | ↙ | ↙ | 0 | 0 | 20 | 2 | 9 |

## Lebensmittel
## Süße und herzhafte Produkte

jeweils essb. Anteil | **Zeile 1: pro 100 g** | Zeile 2: pro Portion

| ehrfach nges. FS g | Choles-terin mg | Vitamine A (RÄ) µg | E (TÄ) mg | C mg | Folsäure µg | Mineralstoffe Natrium mg | Kalium mg | Kalzium mg | Magne-sium mg | Eisen mg | Lebensmittel |
|---|---|---|---|---|---|---|---|---|---|---|---|
| | | | | | | | | | | | **FAST FOOD, MARKENPRODUKTE** |
| **ø** | **ø** | **ø** | **ø** | **ø** | **ø** | **ø** | **ø** | **ø** | **ø** | **ø** | **Chicken Nugget Burger, Burger King** |
| ø | ø | ø | ø | ø | ø | ø | ø | ø | ø | ø | 1 Burger, 130 g |
| **ø** | **ø** | **ø** | **ø** | **ø** | **ø** | **ø** | **ø** | **ø** | **ø** | **ø** | **Country Burger, Burger King** |
| ø | ø | ø | ø | ø | ø | ø | ø | ø | ø | ø | 1 Burger, 230 g |
| **ø** | **ø** | **ø** | **ø** | **ø** | **ø** | **ø** | **ø** | **ø** | **ø** | **ø** | **Fish King, Burger King** |
| ø | ø | ø | ø | ø | ø | ø | ø | ø | ø | ø | 1 Fish King, 185 g |
| **ø** | **ø** | **ø** | **ø** | **ø** | **ø** | **ø** | **ø** | **ø** | **ø** | **ø** | **Hamburger Royal, McDonald's** |
| ø | ø | ø | ø | ø | ø | ø | ø | ø | ø | ø | 1 Hamburger Royal, 205 g |
| **ø** | **ø** | **ø** | **ø** | **ø** | **ø** | **ø** | **ø** | **ø** | **ø** | **ø** | **McChicken, McDonald's** |
| ø | ø | ø | ø | ø | ø | ø | ø | ø | ø | ø | 1 McChicken, 180 g |
| **ø** | **ø** | **ø** | **ø** | **ø** | **ø** | **ø** | **ø** | **ø** | **ø** | **ø** | **McFlurry Smarties, McDonald's** |
| ø | ø | ø | ø | ø | ø | ø | ø | ø | ø | ø | 1 McFlurry Smarties, 200 g |
| **ø** | **ø** | **ø** | **ø** | **ø** | **ø** | **ø** | **ø** | **ø** | **ø** | **ø** | **Milchshake Schoko, McDonald's** |
| ø | ø | ø | ø | ø | ø | ø | ø | ø | ø | ø | 1 Milchshake, 250 ml |
| **ø** | **ø** | **ø** | **ø** | **ø** | **ø** | **ø** | **ø** | **ø** | **ø** | **ø** | **Whopper, Burger King** |
| ø | ø | ø | ø | ø | ø | ø | ø | ø | ø | ø | 1 Whopper, 275 g |
| | | | | | | | | | | | **SOSSEN UND SALATDRESSINGS** |
| **1** | **13** | **52** | **0,6** | **1** | **3** | **98** | **77** | **59** | **8** | **0,1** | **Bechamelsoße** |
| ↙ | 8 | 31 | 0,4 | ↙ | 2 | 59 | 46 | 36 | 5 | 0,1 | 1 Portion (ca. 4 EL), 60 g |
| **1** | **9** | **22** | **0,1** | **↙** | **1** | **129** | **9** | **7** | **3** | **0,1** | **Bratensoße (mit Mehlschwitze)** |
| ↙ | 5 | 13 | 0,1 | ↙ | ↙ | 78 | 5 | 4 | 2 | 0,1 | 1 Portion (ca. 4 EL), 60 g |
| **7** | **154** | **124** | **4,8** | **1** | **10** | **602** | **172** | **27** | **9** | **0,7** | **Cocktaildressing** |
| 2 | 46 | 37 | 1,4 | ↙ | 3 | 181 | 52 | 8 | 3 | 0,2 | 1 Portion (ca. 2 EL), 30 g |
| **27** | **66** | **171** | **22,4** | **0** | **7** | **6** | **20** | **13** | **4** | **0,7** | **Cremedressing i. D. (Öl-Essig-Ei)** |
| 8 | 20 | 51 | 6,7 | 0 | 2 | 2 | 6 | 4 | 1 | 0,2 | 1 Portion (ca. 2 EL), 30 g |
| **1** | **9** | **45** | **0,7** | **↙** | **1** | **137** | **9** | **7** | **3** | **0,1** | **helle Grundsoße (mit Mehlschwitze)** |
| ↙ | 5 | 27 | 0,4 | ↙ | 1 | 82 | 5 | 4 | 2 | 0,1 | 1 Portion (ca. 4 EL), 60 g |
| **3** | **359** | **583** | **2,3** | **1** | **23** | **12** | **40** | **33** | **5** | **1,2** | **Holländische Soße, Sauce Hollandaise** |
| 2 | 216 | 350 | 1,4 | ↙ | 14 | 7 | 24 | 20 | 3 | 0,7 | 1 Portion (ca. 4 EL), 60 g |
| **1** | **0** | **101** | **1,7** | **15** | **24** | **12** | **239** | **16** | **15** | **0,5** | **Italienische Tomatensoße** |
| 1 | 0 | 151 | 2,6 | 23 | 35 | 18 | 359 | 24 | 23 | 0,8 | 1 Portion, 150 g |
| **1** | **41** | **213** | **0,7** | **2** | **10** | **76** | **157** | **38** | **8** | **1,4** | **Jägersoße** |
| 1 | 52 | 266 | 0,9 | 3 | 12 | 95 | 197 | 47 | 10 | 1,8 | 1 Portion, 125 g |
| **2** | **13** | **37** | **1,3** | **2** | **9** | **70** | **152** | **121** | **14** | **0,1** | **Joghurtdressing** |
| ↙ | 4 | 11 | 0,4 | 1 | 3 | 21 | 46 | 36 | 4 | ↙ | 1 Portion (ca. 2 EL), 30 g |
| **1** | **23** | **86** | **0,6** | **1** | **6** | **208** | **92** | **147** | **12** | **0,2** | **Käsesoße i. D.** |
| ↙ | 14 | 51 | 0,4 | ↙ | 4 | 125 | 55 | 88 | 7 | 0,1 | 1 Portion (ca. 4 EL), 60 g |
| **8** | **15** | **254** | **7,3** | **5** | **27** | **222** | **232** | **272** | **77** | **3,1** | **Pesto mit Olivenöl (Basilikum)** |
| 2 | 5 | 76 | 2,2 | 2 | 8 | 67 | 70 | 82 | 23 | 0,9 | 1 EL, 30 g |
| **5** | **16** | **201** | **7,6** | **17** | **29** | **306** | **539** | **300** | **68** | **1,5** | **Pesto mit Olivenöl (Tomate)** |
| 1 | 5 | 60 | 2,3 | 5 | 9 | 92 | 162 | 90 | 21 | 0,4 | 1 EL, 30 g |
| **1** | **37** | **151** | **0,7** | **1** | **5** | **69** | **57** | **34** | **6** | **0,2** | **Rahmsoße i. D. (mit Sahne)** |
| ↙ | 22 | 91 | 0,4 | ↙ | 3 | 41 | 34 | 20 | 4 | 0,1 | 1 Portion (ca. 4 EL), 60 g |
| **1** | **96** | **390** | **0,9** | **3** | **9** | **23** | **90** | **70** | **9** | **0,1** | **Sahne-/Schmanddressing** |
| ↙ | 29 | 117 | 0,3 | 1 | 3 | 7 | 27 | 21 | 3 | ↙ | 1 Portion (ca. 2 EL), 30 g |
| **26** | **↙** | **175** | **21,7** | **7** | **6** | **62** | **77** | **26** | **12** | **0,8** | **Vinaigrette (Öl-Essig-Senf)** |
| 8 | ↙ | 53 | 6,5 | 2 | 2 | 19 | 23 | 8 | 4 | 0,2 | 1 Portion (ca. 2 EL), 30 g |

| Lebensmittel<br>Süße und herzhafte Produkte<br>jeweils essb. Anteil \| **Zeile 1: pro 100 g** \| Zeile 2: pro Portion | Energie<br>Energie<br>kcal | <br><br>kJ | <br>Energiedichte<br>kcal/g | Eiweiß<br>Eiweiß<br>g | Kohlenhydrate<br>Kohlenhydrate<br>g | <br>KH-Port. | <br>Ballaststoffe<br>g | Fett/Fettsäuren (FS)<br>Fett<br>g | <br>gesättigte FS<br>g | <br>einfach unges. FS<br>g |
|---|---|---|---|---|---|---|---|---|---|---|
| **Sossen und Salatdressings** | | | | | | | | | | |
| **Zigeunersoße** | **42** | **174** | **0,4** | **2** | **2** | **0** | **1** | **3** | **1** | **1** |
| 1 Portion, 125 g | 52 | 217 | 0,4 | 2 | 3 | 0 | 1 | 4 | 1 | 2 |
| **Salatdressings, Markenprodukte** | | | | | | | | | | |
| **Feinkostsauce Curry, Kraft** | **200** | **837** | **2,0** | **1** | **18** | **1,5** | **1** | **14** | **2** | **ø** |
| 1 EL, 15 g | 30 | 126 | 2,0 | ↙ | 3 | 0 | ↙ | 2 | ↙ | ø |
| **Feinkostsauce Knoblauch, Kraft** | **180** | **750** | **1,8** | **1** | **13** | **1,0** | ↙ | **14** | **2** | **ø** |
| 1 EL, 15 g | 27 | 112 | 1,8 | ↙ | 2 | 0 | ↙ | 2 | ↙ | ø |
| **Salatfix Crème Fraîche, Kühne** | **205** | **860** | **2,1** | **2** | **5** | **0,5** | **ø** | **20** | **ø** | **ø** |
| 1 EL, 15 g | 31 | 129 | 2,1 | ↙ | 1 | 0 | ø | 3 | ø | ø |
| **Salatfix Gartenkräuter, Kühne** | **267** | **1 119** | **2,7** | **1** | **9** | **1,0** | **ø** | **25** | **ø** | **ø** |
| 1 EL, 15 g | 40 | 168 | 2,7 | ↙ | 1 | 0 | ø | 4 | ø | ø |
| **Salatfix Italian, Kühne** | **60** | **251** | **0,6** | ↙ | **3** | **0,5** | **ø** | **5** | **ø** | **ø** |
| 1 EL, 15 g | 9 | 38 | 0,6 | ↙ | ↙ | 0 | ø | 1 | ø | ø |
| **Salatfix Joghurt, Kühne** | **213** | **892** | **2,1** | **2** | **8** | **1,0** | **ø** | **19** | **ø** | **ø** |
| 1 EL, 15 g | 32 | 134 | 2,1 | ↙ | 1 | 0 | ø | 3 | ø | ø |
| **Salatfix Joghurt-Kräuter leicht, Kühne** | **141** | **589** | **1,4** | **1** | **11** | **1,0** | **ø** | **11** | **ø** | **ø** |
| 1 EL, 15 g | 21 | 88 | 1,4 | ↙ | 2 | 0 | ø | 2 | ø | ø |
| **Würzmittel und Würzsossen** | | | | | | | | | | |
| **Barbecue-Grillsoße** | **146** | **612** | **1,5** | **2** | **31** | **3,0** | **2** | ↙ | ↙ | ↙ |
| 1 EL, 15 g | 22 | 92 | 1,5 | ↙ | 5 | 0,5 | ↙ | ↙ | ↙ | ↙ |
| **Essig, Obstessig** | **20** | **82** | **0,2** | ↙ | **1** | **0** | **0** | **0** | **0** | [illegible] |
| 1 EL, 15 g | 3 | 12 | 0,2 | ↙ | ↙ | 0 | 0 | 0 | 0 | [illegible] |
| **Essig, Weinessig** | **19** | **79** | **0,2** | ↙ | **1** | **0** | **0** | **0** | **0** | [illegible] |
| 1 EL, 15 g | 3 | 12 | 0,2 | ↙ | ↙ | 0 | 0 | 0 | 0 | [illegible] |
| **Knoblauchdip** | **172** | **721** | **1,7** | **9** | **4** | **0,5** | **0** | **14** | **8** | [illegible] |
| 1 EL, 30 g | 52 | 216 | 1,7 | 3 | 1 | 0 | 0 | 4 | 2 | [illegible] |
| **Maggiwürze** | **224** | **939** | **2,2** | **25** | **15** | **1,5** | **0** | **7** | **3** | [illegible] |
| 5–10 Spritzer (ca. 0,5 g) | 1 | 5 | 2,2 | ↙ | ↙ | 0 | 0 | 0 | 0 | [illegible] |
| **Salz** | **0** | **0** | **0** | **0** | **0** | **0** | **0** | **0** | **0** | [illegible] |
| 1 TL, 5 g | 0 | 0 | 0 | 0 | 0 | 0 | 0 | 0 | 0 | [illegible] |
| **Schaschlik-Grillsoße** | **75** | **312** | **0,7** | **3** | **10** | **1,0** | **3** | **2** | **1** | [illegible] |
| 1 EL, 15 g | 11 | 47 | 0,7 | ↙ | 2 | 0 | ↙ | ↙ | ↙ | ↙ |
| **Senf, mittelscharf** | **87** | **362** | **0,9** | **6** | **6** | **0,5** | **1** | **4** | ↙ | [illegible] |
| 1 TL, 8 g | 7 | 29 | 0,9 | ↙ | ↙ | 0 | ↙ | ↙ | ↙ | ↙ |
| **Senf, scharf** | **79** | **329** | **0,8** | **6** | **4** | **0,5** | **1** | **4** | ↙ | [illegible] |
| 1 TL, 8 g | 6 | 26 | 0,8 | ↙ | ↙ | 0 | ↙ | ↙ | ↙ | ↙ |
| **Senf, süß** | **87** | **363** | **0,9** | **6** | **6** | **0,5** | **1** | **4** | ↙ | [illegible] |
| 1 TL, 8 g | 7 | 29 | 0,9 | ↙ | ↙ | 0 | ↙ | ↙ | ↙ | ↙ |
| **Sojasoße** | **70** | **294** | **0,7** | **9** | **8** | **1,0** | **0** | **0** | **0** | [illegible] |
| 1 EL, 15 g | 11 | 44 | 0,7 | 1 | 1 | 0 | 0 | 0 | 0 | [illegible] |
| **Tomatenketchup** | **110** | **460** | **1,1** | **2** | **24** | **2,0** | **1** | ↙ | ↙ | ↙ |
| 1 EL, 15 g | 16 | 69 | 1,1 | ↙ | 4 | 0,5 | ↙ | ↙ | ↙ | ↙ |
| **Tomatenmark** | **74** | **309** | **0,7** | **5** | **13** | **1,0** | **3** | ↙ | ↙ | ↙ |
| 1 TL, 8 g | 6 | 25 | 0,7 | ↙ | 1 | 0 | ↙ | ↙ | ↙ | ↙ |
| **Worcestersoße** | **153** | **639** | **1,5** | **4** | **26** | **2,5** | **4** | **2** | **1** | [illegible] |
| 5–10 Spritzer (ca. 0,5 g) | 1 | 3 | 1,5 | ↙ | ↙ | 0 | ↙ | 0 | 0 | [illegible] |

| | | Vitamine | | | | Mineralstoffe | | | | | Lebensmittel |
|---|---|---|---|---|---|---|---|---|---|---|---|
| ehrfach nges. FS g | Choles-terin mg | A (RÄ) µg | E (TÄ) mg | C mg | Folsäure µg | Natrium mg | Kalium mg | Kalzium mg | Magne-sium mg | Eisen mg | **Süße und herzhafte Produkte** jeweils essb. Anteil \| **Zeile 1: pro 100 g** \| Zeile 2: pro Portion |
| | | | | | | | | | | | **SOSSEN UND SALATDRESSINGS** |
| 1 | 0 | 61 | 1,8 | 25 | 11 | 159 | 121 | 12 | 8 | 0,3 | **Zigeunersoße** |
| 1 | 0 | 76 | 2,3 | 32 | 14 | 199 | 152 | 15 | 10 | 0,4 | 1 Portion, 125 g |
| | | | | | | | | | | | **SALATDRESSINGS, MARKENPRODUKTE** |
| ø | ø | ø | ø | ø | ø | 700 | ø | ø | ø | ø | **Feinkostsauce Curry, Kraft** |
| ø | ø | ø | ø | ø | ø | 100 | ø | ø | ø | ø | 1 EL, 15 g |
| ø | ø | ø | ø | ø | ø | 700 | ø | ø | ø | ø | **Feinkostsauce Knoblauch, Kraft** |
| ø | ø | ø | ø | ø | ø | 100 | ø | ø | ø | ø | 1 EL, 15 g |
| ø | ø | ø | ø | ø | ø | ø | ø | ø | ø | ø | **Salatfix Crème Fraîche, Kühne** |
| ø | ø | ø | ø | ø | ø | ø | ø | ø | ø | ø | 1 EL, 15 g |
| ø | ø | ø | ø | ø | ø | ø | ø | ø | ø | ø | **Salatfix Gartenkräuter, Kühne** |
| ø | ø | ø | ø | ø | ø | ø | ø | ø | ø | ø | 1 EL, 15 g |
| ø | ø | ø | ø | ø | ø | ø | ø | ø | ø | ø | **Salatfix Italian, Kühne** |
| ø | ø | ø | ø | ø | ø | ø | ø | ø | ø | ø | 1 EL, 15 g |
| ø | ø | ø | ø | ø | ø | ø | ø | ø | ø | ø | **Salatfix Joghurt, Kühne** |
| ø | ø | ø | ø | ø | ø | ø | ø | ø | ø | ø | 1 EL, 15 g |
| ø | ø | ø | ø | ø | ø | ø | ø | ø | ø | ø | **Salatfix Joghurt-Kräuter leicht, Kühne** |
| ø | ø | ø | ø | ø | ø | ø | ø | ø | ø | ø | 1 EL, 15 g |
| | | | | | | | | | | | **WÜRZMITTEL UND WÜRZSOSSEN** |
| ↙ | 0 | 66 | 1,7 | 12 | 20 | 1 240 | 467 | 40 | 38 | 0,9 | **Barbecue-Grillsoße** |
| ↙ | 0 | 10 | 0,3 | 2 | 3 | 186 | 70 | 6 | 6 | 0,1 | 1 EL, 15 g |
| 0 | 0 | 2 | 0 | 0 | 0 | 1 | 100 | 6 | 20 | 0,6 | **Essig, Obstessig** |
| 0 | 0 | ↙ | 0 | 0 | 0 | ↙ | 15 | 1 | 3 | 0,1 | 1 EL, 15 g |
| 0 | 0 | 0 | 0 | 0 | 0 | 20 | 89 | 15 | 22 | 0,5 | **Essig, Weinessig** |
| 0 | 0 | 0 | 0 | 0 | 0 | 3 | 13 | 2 | 3 | 0,1 | 1 EL, 15 g |
| 1 | 40 | 177 | 0,4 | 4 | 24 | 118 | 141 | 96 | 11 | 0,4 | **Knoblauchdip** |
| ↙ | 12 | 53 | 0,1 | 1 | 7 | 35 | 42 | 29 | 3 | 0,1 | 1 EL, 30 g |
| ↙ | 0 | 0 | 0 | 0 | 0 | 20 | 500 | 230 | 10 | ø | **Maggiwürze** |
| 0 | 0 | 0 | 0 | 0 | 0 | ↙ | 3 | 1 | 0 | ø | 5–10 Spritzer (ca. 0,5 g) |
| 0 | 0 | 0 | 0 | 0 | 0 | 40 000 | 4 | 250 | 120 | 0,1 | **Salz** |
| 0 | 0 | 0 | 0 | 0 | 0 | 2 000 | ↙ | 13 | 6 | ↙ | 1 TL, 5 g |
| ↙ | 0 | 77 | 1,6 | 16 | 20 | 82 | 527 | 90 | 45 | 2,3 | **Schaschlik-Grillsoße** |
| ↙ | 0 | 12 | 0,2 | 2 | 3 | 12 | 79 | 14 | 7 | 0,3 | 1 EL, 15 g |
| 1 | 0 | 5 | 0 | 3 | 0 | 1 200 | 120 | 130 | 110 | 2,0 | **Senf, mittelscharf** |
| ↙ | 0 | ↙ | 0 | ↙ | 0 | 96 | 10 | 10 | 9 | 0,2 | 1 TL, 8 g |
| 1 | 0 | 5 | 0 | 3 | 0 | 1 300 | 130 | 124 | 100 | 1,8 | **Senf, scharf** |
| ↙ | 0 | ↙ | 0 | ↙ | 0 | 104 | 10 | 10 | 8 | 0,1 | 1 TL, 8 g |
| 1 | 0 | 5 | 0 | 3 | 0 | 1 250 | 120 | 120 | 100 | 2,0 | **Senf, süß** |
| ↙ | 0 | ↙ | 0 | ↙ | 0 | 100 | 10 | 10 | 8 | 0,2 | 1 TL, 8 g |
| 0 | 0 | 0 | ø | ø | 11 | 5 720 | 360 | 19 | 43 | 2,7 | **Sojasoße** |
| 0 | 0 | 0 | ø | ø | 2 | 858 | 54 | 3 | 6 | 0,4 | 1 EL, 15 g |
| ↙ | 0 | 100 | 0,4 | 2 | 1 | 1 120 | 590 | 25 | 19 | 1,2 | **Tomatenketchup** |
| ↙ | 0 | 15 | 0,1 | ↙ | ↙ | 168 | 89 | 4 | 3 | 0,2 | 1 EL, 15 g |
| ↙ | 0 | 217 | 5,4 | 38 | 54 | 240 | 1 150 | 48 | 48 | 1,6 | **Tomatenmark** |
| ↙ | 0 | 17 | 0,4 | 3 | 4 | 19 | 92 | 4 | 4 | 0,1 | 1 TL, 8 g |
| 1 | 0 | 212 | 1,1 | 13 | 20 | 2 001 | 760 | 89 | 74 | 6,8 | **Worcestersoße** |
| 0 | 0 | 1 | ↙ | ↙ | ↙ | 10 | 4 | ↙ | ↙ | ↙ | 5–10 Spritzer (ca. 0,5 g) |

| Lebensmittel<br>Süße und herzhafte Produkte<br>jeweils essb. Anteil \| **Zeile 1: pro 100 g** \| Zeile 2: pro Portion | Energie | | | Eiweiß | Kohlenhydrate | | | Fett/Fettsäuren (FS) | | |
|---|---|---|---|---|---|---|---|---|---|---|
| | Energie kcal | kJ | Energie-dichte kcal/g | Eiweiß g | Kohlen-hydrate g | KH-Port. | Ballast-stoffe g | Fett g | gesättigte FS g | einfach unges. FS g |
| **Würzsossen, Markenprodukte** | | | | | | | | | | |
| **Curry Ketchup, Heinz** | **102** | **427** | **1,0** | **1** | **24** | **2,0** | **ø** | **↙** | **ø** | **ø** |
| 1 EL, 15 g | 15 | 64 | 1,0 | ↙ | 4 | 0,5 | ø | ↙ | ø | ø |
| **Hamburger Sauce, Hela** | **305** | **1 278** | **3,1** | **1** | **14** | **1,5** | **↙** | **26** | **ø** | **ø** |
| 1 EL, 15 g | 46 | 192 | 3,1 | ↙ | 2 | 0 | ↙ | 4 | ø | ø |
| **Helle Fritten Sauce, Hela** | **296** | **1 240** | **3,0** | **1** | **12** | **1,0** | **↙** | **30** | **ø** | **ø** |
| 1 EL, 15 g | 44 | 186 | 3,0 | ↙ | 2 | 0 | ↙ | 5 | ø | ø |
| **Tomaten Gewürz Ketchup, Hela** | **127** | **533** | **1,3** | **1** | **31** | **3,0** | **↙** | **↙** | **ø** | **ø** |
| 1 EL, 15 g | 19 | 80 | 1,3 | ↙ | 5 | 0,5 | ↙ | ↙ | ø | ø |
| **Würzsauce Curry, Kühne** | **249** | **1 034** | **2,5** | **1** | **16** | **1,5** | **ø** | **20** | **ø** | **ø** |
| 1 EL, 15 g | 37 | 155 | 2,5 | ↙ | 2 | 0 | ø | 3 | ø | ø |
| **Würzsauce Knoblauch, Kühne** | **359** | **1 483** | **3,6** | **1** | **12** | **1,0** | **ø** | **34** | **ø** | **ø** |
| 1 EL, 15 g | 54 | 222 | 3,6 | ↙ | 2 | 0 | ø | 5 | ø | ø |
| **Würzsauce Schaschlik, Kühne** | **102** | **427** | **1,0** | **2** | **22** | **2,0** | **ø** | **‹1** | **ø** | **ø** |
| 1 EL, 15 g | 15 | 64 | 1,0 | ↙ | 3 | 0,5 | ø | ↙ | ø | ø |
| **Würzsauce Zigeuner, Kühne** | **92** | **387** | **0,9** | **2** | **20** | **2,0** | **ø** | **‹1** | **ø** | **ø** |
| 1 EL, 15 g | 14 | 58 | 0,9 | ↙ | 3 | 0,5 | ø | ↙ | ø | ø |
| **Knabberwaren** | | | | | | | | | | |
| **Erdnussflips** | **530** | **2 216** | **5,3** | **10** | **45** | **4,0** | **5** | **35** | **6** | **17** |
| 1 Portion, 40 g | 212 | 886 | 5,3 | 4 | 18 | 1,5 | 2 | 14 | 3 | 7 |
| **Kartoffelchips** | **536** | **2 242** | **5,4** | **6** | **41** | **3,5** | **3** | **39** | **10** | **1** |
| 1 Portion, 40 g | 214 | 897 | 5,4 | 2 | 16 | 1,5 | 1 | 16 | 4 | ↙ |
| **Kartoffelsticks** | **492** | **2 060** | **4,9** | **7** | **46** | **4,0** | **2** | **32** | **8** | **1** |
| 1 Portion, 40 g | 197 | 824 | 4,9 | 3 | 18 | 1,5 | 1 | 13 | 3 | ↙ |
| **Käsegebäck (aus Blätterteig)** | **527** | **2 205** | **5,3** | **11** | **35** | **3,0** | **2** | **38** | **23** | **12** |
| 1 Portion, 40 g | 211 | 882 | 5,3 | 4 | 14 | 1,5 | 1 | 15 | 9 | 5 |
| **Kräcker** | **376** | **1 574** | **3,8** | **10** | **75** | **7,0** | **5** | **3** | **1** | **1** |
| 1 Stück, 5 g | 19 | 79 | 3,8 | 1 | 4 | 0,5 | ↙ | ↙ | ↙ | ↙ |
| **Popcorn (süß)** | **387** | **1 619** | **3,9** | **13** | **78** | **7,0** | **15** | **5** | **1** | **1** |
| 1 Portion, 40 g | 155 | 648 | 3,9 | 5 | 31 | 3,0 | 6 | 2 | ↙ | ↙ |
| **Reiswaffeln, ungesalzen** | **390** | **1 632** | **3,9** | **8** | **84** | **7,5** | **2** | **2** | **1** | **1** |
| 1 Waffel, 7 g | 27 | 114 | 3,9 | 1 | 6 | 0,5 | ↙ | ↙ | ↙ | ↙ |
| **Schoko-Reiswaffeln** | **463** | **1 938** | **4,6** | **8** | **69** | **6,5** | **2** | **17** | **10** | **5** |
| 1 Waffel, 17 g | 79 | 330 | 4,6 | 1 | 12 | 1,0 | ↙ | 3 | 2 | 1 |
| **Salzstangen, Salzbrezeln** | **347** | **1 452** | **3,5** | **9** | **75** | **7,0** | **1** | **1** | **↙** | **↙** |
| 10 Stück, 15 g | 52 | 218 | 3,5 | 1 | 11 | 1,0 | ↙ | ↙ | ↙ | ↙ |
| **Knabberwaren, Markenprodukte** | | | | | | | | | | |
| **Chipsfrisch ungarisch, Funny-frisch** | **539** | **2 248** | **5,4** | **6** | **50** | **4,5** | **4** | **35** | **4** | [illegible] |
| 1 Portion, 25 g | 135 | 562 | 5,4 | 2 | 13 | 1,0 | 1 | 9 | 1 | [illegible] |
| **Chipsfrisch Delight Paprika, Funny-frisch** | **472** | **1 976** | **4,7** | **7** | **57** | **5,0** | **5** | **24** | **3** | [illegible] |
| 1 Portion, 25 g | 118 | 494 | 4,7 | 2 | 14 | 1,5 | 1 | 6 | 1 | [illegible] |
| **Chipzen Chili, Lorenz** | **410** | **1 730** | **4,1** | **7** | **73** | **6,5** | **4** | **10** | **1** | [illegible] |
| 1 Portion, 25 g | 103 | 433 | 4,1 | 2 | 18 | 1,5 | 1 | 3 | ↙ | [illegible] |
| **Chips leicht, sour cream & onion, Chio** | **470** | **1 968** | **4,7** | **7** | **57** | **5,0** | **5** | **24** | **3** | [illegible] |
| 1 Portion, 25 g | 118 | 492 | 4,7 | 2 | 14 | 1,5 | 1 | 6 | 1 | [illegible] |
| **Chips ready salted, Chio** | **541** | **2 256** | **5,4** | **6** | **50** | **4,5** | **4** | **35** | **4** | [illegible] |
| 1 Portion, 25 g | 135 | 564 | 5,4 | 2 | 13 | 1,0 | 1 | 9 | 1 | [illegible] |

| | | Vitamine | | | | Mineralstoffe | | | | | Lebensmittel |
|---|---|---|---|---|---|---|---|---|---|---|---|
| ehrfach nges. FS g | Choles-terin mg | A (RÄ) µg | E (TÄ) mg | C mg | Folsäure µg | Natrium mg | Kalium mg | Kalzium mg | Magne-sium mg | Eisen mg | Süße und herzhafte Produkte<br>jeweils essb. Anteil \| **Zeile 1: pro 100 g** \| Zeile 2: pro Portion |
| | | | | | | | | | | | **Würzsossen, Markenprodukte** |
| **ø** | **ø** | **ø** | **ø** | **ø** | **ø** | **ø** | **ø** | **ø** | **ø** | **ø** | **Curry Ketchup, Heinz** |
| ø | ø | ø | ø | ø | ø | ø | ø | ø | ø | ø | 1 EL, 15 g |
| **ø** | **ø** | **ø** | **ø** | **ø** | **ø** | **ø** | **ø** | **ø** | **ø** | **ø** | **Hamburger Sauce, Hela** |
| ø | ø | ø | ø | ø | ø | ø | ø | ø | ø | ø | 1 EL, 15 g |
| **ø** | **ø** | **ø** | **ø** | **ø** | **ø** | **ø** | **ø** | **ø** | **ø** | **ø** | **Helle Fritten Sauce, Hela** |
| ø | ø | ø | ø | ø | ø | ø | ø | ø | ø | ø | 1 EL, 15 g |
| **ø** | **ø** | **ø** | **ø** | **ø** | **ø** | **ø** | **ø** | **ø** | **ø** | **ø** | **Tomaten Gewürz Ketchup, Hela** |
| ø | ø | ø | ø | ø | ø | ø | ø | ø | ø | ø | 1 EL, 15 g |
| **ø** | **ø** | **ø** | **ø** | **ø** | **ø** | **ø** | **ø** | **ø** | **ø** | **ø** | **Würzsauce Curry, Kühne** |
| ø | ø | ø | ø | ø | ø | ø | ø | ø | ø | ø | 1 EL, 15 g |
| **ø** | **ø** | **ø** | **ø** | **ø** | **ø** | **ø** | **ø** | **ø** | **ø** | **ø** | **Würzsauce Knoblauch, Kühne** |
| ø | ø | ø | ø | ø | ø | ø | ø | ø | ø | ø | 1 EL, 15 g |
| **ø** | **ø** | **ø** | **ø** | **ø** | **ø** | **ø** | **ø** | **ø** | **ø** | **ø** | **Würzsauce Schaschlik, Kühne** |
| ø | ø | ø | ø | ø | ø | ø | ø | ø | ø | ø | 1 EL, 15 g |
| **ø** | **ø** | **ø** | **ø** | **ø** | **ø** | **ø** | **ø** | **ø** | **ø** | **ø** | **Würzsauce Zigeuner, Kühne** |
| ø | ø | ø | ø | ø | ø | ø | ø | ø | ø | ø | 1 EL, 15 g |
| | | | | | | | | | | | **Knabberwaren** |
| **10** | **0** | **27** | **5,0** | **0** | **17** | **770** | **165** | **16** | **43** | **0,9** | **Erdnussflips** |
| 4 | 0 | 11 | 2,0 | 0 | 7 | 308 | 66 | 6 | 17 | 0,4 | 1 Portion, 40 g |
| **21** | **0** | **10** | **6,1** | **8** | **20** | **450** | **1 000** | **52** | **64** | **2,3** | **Kartoffelchips** |
| 8 | 0 | 4 | 2,4 | 3 | 8 | 180 | 400 | 21 | 26 | 0,9 | 1 Portion, 40 g |
| **17** | **0** | **10** | **4,3** | **8** | **40** | **720** | **1 160** | **60** | **74** | **2,6** | **Kartoffelsticks** |
| 7 | 0 | 4 | 1,7 | 3 | 16 | 288 | 464 | 24 | 30 | 1,0 | 1 Portion, 40 g |
| **2** | **110** | **298** | **1,1** | **0** | **10** | **186** | **121** | **80** | **15** | **0,9** | **Käsegebäck (aus Blätterteig)** |
| 1 | 44 | 119 | 0,4 | 0 | 4 | 74 | 48 | 32 | 6 | 0,4 | 1 Portion, 40 g |
| **1** | **0** | **16** | **0,8** | **0** | **10** | **977** | **141** | **67** | **15** | **1,6** | **Kräcker** |
| ↙ | 0 | 1 | ↙ | 0 | 1 | 49 | 7 | 3 | 1 | 0,1 | 1 Stück, 5 g |
| **2** | **0** | **10** | **0,3** | **0** | **31** | **8** | **329** | **7** | **144** | **3,2** | **Popcorn (süß)** |
| 1 | 0 | 4 | 0,1 | 0 | 12 | 3 | 132 | 3 | 58 | 1,3 | 1 Portion, 40 g |
| **1** | **0** | **0** | **0,4** | **0** | **19** | **20** | **110** | **6** | **25** | **1,1** | **Reiswaffeln, ungesalzen** |
| ↙ | 0 | 0 | ↙ | 0 | 1 | 1 | 8 | ↙ | 2 | 0,1 | 1 Waffel, 7 g |
| **1** | **5** | **30** | **0,3** | **0** | **15** | **40** | **291** | **110** | **56** | **1,7** | **Schoko-Reiswaffeln** |
| ↙ | 1 | 5 | 0,1 | 0 | 2 | 7 | 49 | 19 | 9 | 0,3 | 1 Waffel, 17 g |
| **↙** | **0** | **0** | **0,4** | **0** | **0** | **1 790** | **124** | **147** | **ø** | **0,7** | **Salzstangen, Salzbrezeln** |
| ↙ | 0 | 0 | 0,1 | 0 | 0 | 269 | 19 | 22 | ø | 0,1 | 10 Stück, 15 g |
| | | | | | | | | | | | **Knabberwaren, Markenprodukte** |
| **ø** | **ø** | **ø** | **ø** | **ø** | **ø** | **600** | **ø** | **ø** | **ø** | **ø** | **Chipsfrisch ungarisch, Funny-frisch** |
| ø | ø | ø | ø | ø | ø | 200 | ø | ø | ø | ø | 1 Portion, 25 g |
| **ø** | **ø** | **ø** | **ø** | **ø** | **ø** | **600** | **ø** | **ø** | **ø** | **ø** | **Chipsfrisch Delight Paprika, Funny-frisch** |
| ø | ø | ø | ø | ø | ø | 200 | ø | ø | ø | ø | 1 Portion, 25 g |
| **1** | **ø** | **ø** | **ø** | **ø** | **ø** | **1 000** | **ø** | **ø** | **ø** | **ø** | **Chipzen Chili, Lorenz** |
| ↙ | ø | ø | ø | ø | ø | 250 | ø | ø | ø | ø | 1 Portion, 25 g |
| **ø** | **ø** | **ø** | **ø** | **ø** | **ø** | **600** | **ø** | **ø** | **ø** | **ø** | **Chips leicht, sour cream & onion, Chio** |
| ø | ø | ø | ø | ø | ø | 200 | ø | ø | ø | ø | 1 Portion, 25 g |
| **ø** | **ø** | **ø** | **ø** | **ø** | **ø** | **600** | **ø** | **ø** | **ø** | **ø** | **Chips ready salted, Chio** |
| ø | ø | ø | ø | ø | ø | 200 | ø | ø | ø | ø | 1 Portion, 25 g |

| Lebensmittel<br>**Süße und herzhafte Produkte**<br>jeweils essb. Anteil \| **Zeile 1: pro 100 g** \| Zeile 2: pro Portion | Energie<br>Energie<br>kcal | <br><br>kJ | <br>Energiedichte<br>kcal/g | Eiweiß<br>Eiweiß<br>g | Kohlenhydrate<br>Kohlenhydrate<br>g | <br>KH-Port. | <br>Ballaststoffe<br>g | Fett/Fettsäuren (FS)<br>Fett<br>g | <br>gesättigte FS<br>g | <br>einfach unges. FS<br>g |
|---|---|---|---|---|---|---|---|---|---|---|
| **KNABBERWAREN, MARKENPRODUKTE** | | | | | | | | | | |
| **ErdnußLocken Classic, Lorenz** | **492** | **2061** | **4,9** | **13** | **56** | **5,0** | **4** | **24** | **4** | **13** |
| 1 Portion, 25 g | 123 | 515 | 4,9 | 3 | 14 | 1,5 | 1 | 6 | 1 | 3 |
| **Pringles Original** | **540** | **2249** | **5,4** | **4** | **49** | **4,5** | **4** | **36** | **10** | **ø** |
| 1 Portion, 25 g | 135 | 562 | 5,4 | 1 | 12 | 1,0 | 1 | 9 | 3 | ø |
| **Pringles Light Aromas Red Pepper** | **482** | **2016** | **4,8** | **5** | **58** | **5,5** | **4** | **24** | **7** | **ø** |
| 1 Portion, 25 g | 120 | 504 | 4,8 | 1 | 14 | 1,5 | 1 | 6 | 2 | ø |
| **Saltletts Snack Mix, Lorenz** | **439** | **1847** | **4,4** | **11** | **65** | **6,0** | **ø** | **15** | **9** | **ø** |
| 1 Portion, 25 g | 110 | 462 | 4,4 | 3 | 16 | 1,5 | ø | 4 | 2 | ø |
| **Taccos, Chio** | **484** | **2082** | **4,8** | **5** | **60** | **5,5** | **ø** | **25** | **ø** | **ø** |
| 1 Portion, 25 g | 121 | 520,5 | 4,8 | 1 | 15 | 1,5 | ø | 6 | ø | ø |
| **Tortilla Chips (Tacitos), Lorenz** | **492** | **2059** | **4,9** | **8** | **59** | **5,5** | **ø** | **25** | **ø** | **ø** |
| 1 Portion (ohne Dip), 25 g | 123 | 515 | 4,9 | 2 | 15 | 1,5 | ø | 6 | ø | ø |
| **Zwiebli Ringe, Funny-frisch** | **508** | **2124** | **5,1** | **7** | **57** | **5,0** | **4** | **28** | **13** | **ø** |
| 1 Portion, 25 g | 127 | 531 | 5,1 | 2 | 14 | 1,5 | 1 | 7 | 3 | ø |

| …ehrfach …nges. FS g | Choles-terin mg | Vitamine A (RÄ) µg | E (TÄ) mg | C mg | Folsäure µg | Mineralstoffe Natrium mg | Kalium mg | Kalzium mg | Magne-sium mg | Eisen mg | Lebensmittel Süße und herzhafte Produkte<br>jeweils essb. Anteil \| **Zeile 1: pro 100 g** \| Zeile 2: pro Portion |
|---|---|---|---|---|---|---|---|---|---|---|---|
| | | | | | | | | | | | **Knabberwaren, Markenprodukte** |
| **7** | **ø** | **ø** | **ø** | **ø** | **ø** | **760** | **ø** | **ø** | **ø** | **ø** | **ErdnußLocken Classic, Lorenz** |
| 2 | ø | ø | ø | ø | ø | 190 | ø | ø | ø | ø | 1 Portion, 25 g |
| **ø** | **ø** | **ø** | **ø** | **ø** | **ø** | **530** | **ø** | **ø** | **ø** | **ø** | **Pringles Original** |
| ø | ø | ø | ø | ø | ø | 130 | ø | ø | ø | ø | 1 Portion, 25 g |
| **ø** | **ø** | **ø** | **ø** | **ø** | **ø** | **700** | **ø** | **ø** | **ø** | **ø** | **Pringles Light Aromas Red Pepper** |
| ø | ø | ø | ø | ø | ø | 180 | ø | ø | ø | ø | 1 Portion, 25 g |
| **ø** | **ø** | **ø** | **ø** | **ø** | **ø** | **1 000** | **ø** | **ø** | **ø** | **ø** | **Saltletts Snack Mix, Lorenz** |
| ø | ø | ø | ø | ø | ø | 260 | ø | ø | ø | ø | 1 Portion, 25 g |
| **ø** | **ø** | **ø** | **ø** | **ø** | **ø** | **ø** | **ø** | **ø** | **ø** | **ø** | **Taccos, Chio** |
| ø | ø | ø | ø | ø | ø | ø | ø | ø | ø | ø | 1 Portion, 25 g |
| **ø** | **ø** | **ø** | **2,0** | **ø** | **ø** | **ø** | **ø** | **ø** | **75** | **ø** | **Tortilla Chips (Tacitos), Lorenz** |
| ø | ø | ø | 0,5 | ø | ø | ø | ø | ø | 19 | ø | 1 Portion (ohne Dip), 25 g |
| **ø** | **ø** | **ø** | **ø** | **ø** | **ø** | **600** | **ø** | **ø** | **ø** | **ø** | **Zwiebli Ringe, Funny-frisch** |
| ø | ø | ø | ø | ø | ø | 200 | ø | ø | ø | ø | 1 Portion, 25 g |

# Lebensmittel
## Getränke

Zeile 1: pro 100 ml | Zeile 2: pro Portion (z. B. Tasse, Glas)

| Lebensmittel | Energie kcal | Energie kJ | Energiedichte kcal/g | Eiweiß g | Kohlenhydrate g | KH-Port. | Fett g | Alkohol g |
|---|---|---|---|---|---|---|---|---|
| **Kaffee, Tee und Wasser** | | | | | | | | |
| **Espresso ohne Zucker** | **2** | **8** | **0** | ↙ | **0** | **0** | ↙ | **0** |
| 1 Tasse, 30 ml | 1 | 3 | 0 | ↙ | 0 | 0 | ↙ | 0 |
| **Kaffee ohne Milch u. Zucker** | **2** | **9** | **0** | ↙ | ↙ | **0** | **0** | **0** |
| 1 Tasse, 150 ml | 3 | 14 | 0 | ↙ | ↙ | 0 | 0 | 0 |
| **Kaffee mit Milch i. D.** | **8** | **35** | **0,1** | **1** | **1** | **0** | ↙ | **0** |
| 1 Tasse, 150 ml | 13 | 53 | 0,1 | 1 | 1 | 0 | 1 | 0 |
| **Kaffee mit Milch u. Zucker i. D.** | **27** | **114** | **0,3** | **1** | **6** | **0,5** | ↙ | **0** |
| 1 Tasse, 150 ml | 41 | 171 | 0,3 | 1 | 8 | 1,0 | ↙ | 0 |
| **Kräuter-, Früchtetee ohne Zucker** | **1** | **3** | **0** | **0** | ↙ | **0** | **0** | **0** |
| 1 Tasse, 150 ml | 1 | 4 | 0 | 0 | ↙ | 0 | 0 | 0 |
| **Malz-, Getreidekaffee** | **6** | **25** | **0,1** | ↙ | **1** | **0** | ↙ | **0** |
| 1 Tasse, 150 ml | 9 | 38 | 0,1 | ↙ | 2 | 0 | ↙ | 0 |
| **Milchkaffee (halb/halb)** | **33** | **139** | **0,3** | **2** | **3** | **0** | **2** | **0** |
| 1 Becher, 200 ml | 66 | 278 | 0,3 | 4 | 5 | 0,5 | 4 | 0 |
| **Tee schwarz/grün ohne Zucker** | **1** | **2** | **0** | **0** | **0** | **0** | **0** | **0** |
| 1 Tasse, 150 ml | 1 | 3 | 0 | 0 | 0 | 0 | 0 | 0 |
| **Tee mit Zucker** | **14** | **56** | **0,1** | **0** | **3** | **0,5** | **0** | **0** |
| 1 Tasse, 150 ml | 20 | 85 | 0,1 | 0 | 5 | 0,5 | 0 | 0 |
| **Trinkwasser** | **0** | **0** | **0** | **0** | **0** | **0** | **0** | **0** |
| 1 Glas, 200 ml | 0 | 0 | 0 | 0 | 0 | 0 | 0 | 0 |
| **Mineralwasser*** | **0** | **0** | **0** | **0** | **0** | **0** | **0** | **0** |
| 1 Glas, 200 ml | 0 | 0 | 0 | 0 | 0 | 0 | 0 | 0 |
| * Angaben zum Mineralstoffgehalt siehe Flaschenetikett | | | | | | | | |
| **Erfrischungsgetränke** (Fruchtsäfte siehe auch unter Obst) | | | | | | | | |
| **Apfelsaftschorle (1 : 1)** | **25** | **103** | **0,2** | ↙ | **5** | **0,5** | ↙ | **0** |
| 1 Glas, 200 ml | 49 | 207 | 0,2 | ↙ | 11 | 1,0 | ↙ | 0 |
| **Bitterlimonade** | **31** | **131** | **0,3** | **0** | **8** | **0,5** | **0** | **0** |
| 1 Glas, 200 ml | 63 | 262 | 0,3 | 0 | 15 | 1,5 | 0 | 0 |
| **Colagetränke** | **43** | **180** | **0,4** | ↙ | **11** | **1,0** | **0** | **0** |
| 1 Glas, 200 ml | 86 | 360 | 0,4 | ↙ | 22 | 2,0 | 0 | 0 |
| **Colagetränke, kalorienarm** | **2** | **8** | **0** | **0** | **1** | **0** | **0** | **0** |
| 1 Glas, 200 ml | 4 | 17 | 0 | 0 | 1 | 0 | 0 | 0 |
| **Cola-Limo-Mixgetränk** | **44** | **184** | **0,4** | **0** | **11** | **1,0** | **0** | **0** |
| 1 Glas, 200 ml | 88 | 368 | 0,4 | 0 | 22 | 2,0 | 0 | 0 |
| **Eistee i. D.** | **31** | **129** | **0,3** | ↙ | **7** | **0,5** | ↙ | **0** |
| 1 Glas, 200 ml | 62 | 257 | 0,3 | ↙ | 15 | 1,5 | ↙ | 0 |
| **Fruchtschorle i. D.** | **26** | **110** | **0,3** | ↙ | **6** | **0,5** | ↙ | **0** |
| 1 Glas, 200 ml | 53 | 221 | 0,3 | 1 | 11 | 1,0 | ↙ | 0 |
| **Orangenfruchtsaftgetränk, kalorienreduziert** | **23** | **94** | **0,2** | **1** | **4** | **0,5** | ↙ | **0** |
| 1 Glas, 200 ml | 45 | 188 | 0,2 | 1 | 9 | 1,0 | ↙ | 0 |
| **Orangen-/Zitronenlimonade** | **42** | **174** | **0,4** | **0** | **10** | **1,0** | **0** | **0** |
| 1 Glas, 200 ml | 83 | 348 | 0,4 | 0 | 20 | 2,0 | 0 | 0 |
| **Orangen-/Zitronenlimonade, kalorienarm** | **3** | **11** | **0** | **0** | ↙ | **0** | **0** | **0** |
| 1 Glas, 200 ml | 5 | 22 | 0 | 0 | 1 | 0 | 0 | 0 |
| **Orangensaftschorle (1 : 1)** | **23** | **94** | **0,2** | **1** | **4** | **0,5** | ↙ | **0** |
| 1 Glas, 200 ml | 45 | 188 | 0,2 | 1 | 9 | 1,0 | ↙ | 0 |

| Lebensmittel<br>Getränke<br>Zeile 1: pro 100 ml \| Zeile 2: pro Portion (z. B. Tasse, Glas) | Energie<br>Energie<br>kcal | <br><br>kJ | <br>Energie-dichte<br>kcal/g | Eiweiß<br>Eiweiß<br>g | Kohlenhydrate<br>Kohlen-hydrate<br>g | <br>KH-Port. | Fett<br><br>g | Alkohol<br><br>g |
|---|---|---|---|---|---|---|---|---|
| **ERFRISCHUNGSGETRÄNKE, MARKENPRODUKTE** | | | | | | | | |
| **Bionade i. D.** | **20** | **84** | **0,2** | **0** | **5** | **0,5** | **0** | **0** |
| 1 Flasche, 330 ml | 66 | 276 | 0,2 | 0 | 17 | 1,5 | 0 | 0 |
| **Bitter Lemon, Schweppes** | **52** | **222** | **0,5** | ✓ | **13** | **1,0** | **0** | **0** |
| 1 Glas, 200 ml | 104 | 444 | 0,5 | ✓ | 26 | 2,5 | 0 | 0 |
| **Capri-Sonne Orange** | **43** | **181** | **0,4** | ✓ | **10** | **1,0** | ✓ | **0** |
| 1 Portionspackung, 200 ml | 85 | 362 | 0,4 | ✓ | 21 | 2,0 | ✓ | 0 |
| **Coca-Cola** | **42** | **180** | **0,4** | **0** | **11** | **1,0** | **0** | **0** |
| 1 Glas, 200 ml | 84 | 360 | 0,4 | 0 | 21 | 2,0 | 0 | 0 |
| **Coca-Cola light oder zero** | ✓ | **‹1** | **0** | ✓ | ✓ | **0** | **0** | **0** |
| 1 Glas, 200 ml | ✓ | ‹2 | 0 | ✓ | ✓ | 0 | 0 | 0 |
| **Fanta Orange** | **39** | **166** | **0,4** | ✓ | **10** | **1,0** | ✓ | **0** |
| 1 Glas, 200 ml | 78 | 332 | 0,4 | ✓ | 19 | 1,5 | ✓ | 0 |
| **Fanta Zero** | **3** | **11** | **0** | ✓ | ✓ | **0** | ✓ | **0** |
| 1 Glas, 200 ml | 5 | 22 | 0 | ✓ | 1 | 0 | ✓ | 0 |
| **Punica Classics Rote Früchte** | **39** | **164** | **0,4** | ✓ | **8** | **0,5** | ✓ | **0** |
| 1 Glas, 200 ml | 78 | 328 | 0,4 | 1 | 16 | 1,5 | ✓ | 0 |
| **Punica Classics Roter Multivitamin 17 + 4** | **38** | **162** | **0,4** | ✓ | **8** | **0,5** | ✓ | **0** |
| 1 Glas, 200 ml | 76 | 324 | 0,4 | 1 | 16 | 1,5 | ✓ | 0 |
| **Punica Tea & Fruit Exotic** | **13** | **57** | **0,1** | ✓ | **3** | **0,5** | ✓ | **0** |
| 1 Glas, 200 ml | 26 | 114 | 0,1 | ✓ | 6 | 0,5 | ✓ | 0 |
| **Sprite** | **37** | **159** | **0,4** | **0** | **9** | **1,0** | **0** | **0** |
| 1 Glas, 200 ml | 74 | 318 | 0,4 | 0 | 18 | 1,5 | 0 | 0 |
| **Sprite Zero** | **1** | **6** | **0** | ✓ | **0** | **0** | **0** | **0** |
| 1 Glas, 200 ml | 2 | 12 | 0 | ✓ | 0 | 0 | 0 | 0 |
| **Tonic Water, Schweppes** | **38** | **162** | **0,4** | ✓ | **9** | **1,0** | **0** | **0** |
| 1 Glas, 200 ml | 76 | 324 | 0,4 | ✓ | 18 | 1,5 | 0 | 0 |
| **ENERGYDRINKS, MARKENPRODUKTE** | | | | | | | | |
| **Burn** | **49** | **207** | **0,5** | **0** | **12** | **1,0** | **0** | **0** |
| 1 Dose, 250 ml | 123 | 518 | 0,5 | 0 | 29 | 2,5 | 0 | 0 |
| **Isostar Hydrate & Perform Fresh Alu** | **29** | **122** | **0,3** | **0** | **7** | **0,5** | **0** | **0** |
| 1 Dose, 250 ml | 73 | 305 | 0,3 | 0 | 17 | 1,5 | 0 | 0 |
| **Powerade Sportswater i. D.** | **16** | **66** | **0,2** | **0** | **4** | **0,5** | **0** | **0** |
| 1 Flasche, 500 ml | 80 | 330 | 0,2 | 0 | 18 | 1,5 | 0 | 0 |
| **Powerade Sportsdrink i. D.** | **24** | **103** | **0,2** | ✓ | **6** | **0,5** | ✓ | **0** |
| 1 Flasche, 500 ml | 120 | 515 | 0,2 | ✓ | 29 | 2,5 | ✓ | 0 |
| **Red Bull** | **45** | **188** | **0,5** | **0** | **11** | **1,0** | **0** | **0** |
| 1 Dose, 250 ml | 113 | 471 | 0,5 | 0 | 28 | 2,5 | 0 | 0 |
| **BIER** | | | | | | | | |
| **alkoholfreies Bier (‹ 0,5 Vol%)** | **25** | **105** | **0,3** | ✓ | **5** | **0,5** | **0** | ✓ |
| 1 Glas, 300 ml | 75 | 314 | 0,3 | 1 | 15 | 1,5 | 0 | ✓ |
| **Altbier (5,0 Vol%)** | **41** | **172** | **0,4** | ✓ | **3** | **0,5** | **0** | **4** |
| 1 Glas, 300 ml | 123 | 515 | 0,4 | 1 | 9 | 1,0 | 0 | 12 |
| **Bier mit Limonade (2,5 Vol%; Radler, Alster)** | **45** | **188** | **0,5** | ✓ | **7** | **0,5** | **0** | **2** |
| 1 Glas, 300 ml | 135 | 565 | 0,5 | 1 | 21 | 2,0 | 0 | 7 |
| **Bier mit Cola-Limonade (2,5 Vol%; Diesel)** | **45** | **188** | **0,5** | ✓ | **7** | **0,5** | **0** | **2** |
| 1 Glas, 300 ml | 135 | 565 | 0,5 | 1 | 21 | 2,0 | 0 | 5 |

| Lebensmittel<br>Getränke<br>Zeile 1: pro 100 ml \| Zeile 2: pro Portion (z. B. Tasse, Glas) | Energie<br>Energie<br>kcal | <br><br>kJ | <br>Energiedichte<br>kcal/g | Eiweiß<br>Eiweiß<br>g | Kohlenhydrate<br>Kohlenhydrate<br>g | <br>KH-Port. | Fett<br><br>g | Alkohol<br><br>g |
|---|---|---|---|---|---|---|---|---|
| **Bier** | | | | | | | | |
| **Kölsch (5,0 Vol%)** | **42** | **176** | **0,4** | ✓ | **3** | **0,5** | **0** | **4** |
| 1 Glas, 300 ml | 126 | 527 | 0,4 | 1 | 9 | 1,0 | 0 | 12 |
| **Malzbier (0 Vol%)** | **41** | **172** | **0,4** | ✓ | **10** | **1,0** | **0** | **0** |
| 1 Glas, 300 ml | 123 | 515 | 0,4 | 1 | 30 | 3,0 | 0 | 0 |
| **Pils (5,0 Vol%)** | **42** | **176** | **0,4** | ✓ | **3** | **0,5** | **0** | **4** |
| 1 Glas, 300 ml | 126 | 527 | 0,4 | 1 | 9 | 1,0 | 0 | 12 |
| **Starkbier (6,0 Vol%)** | **60** | **250** | **0,6** | **1** | **5** | **0,5** | **0** | **5** |
| 1 Glas, 300 ml | 179 | 751 | 0,6 | 2 | 15 | 1,5 | 0 | 15 |
| **Weizenbier, Weißbier (5,0 Vol%)** | **40** | **167** | **0,4** | ✓ | **3** | **0,5** | **0** | **4** |
| 1 Glas, 500 ml | 200 | 837 | 0,4 | 1 | 15 | 1,5 | 0 | 20 |
| **Wein und Sekt** | | | | | | | | |
| **Apfelwein (6,0 Vol%; Cidre, Cider)** | **45** | **188** | **0,5** | **0** | **3** | **0,5** | **0** | **5** |
| 1 Glas, 150 ml | 68 | 282 | 0,5 | 0 | 5 | 0,5 | 0 | 8 |
| **Champagner (12,5 Vol%)** | **80** | **335** | **0,8** | ✓ | **2** | **0** | **0** | **10** |
| 1 Glas, 100 ml | 80 | 335 | 0,8 | ✓ | 2 | 0 | 0 | 10 |
| **Fruchtweine i. D. (10,0 Vol%)** | **70** | **293** | **0,7** | **0** | **4** | **0,5** | **0** | **8** |
| 1 Glas, 150 ml | 105 | 439 | 0,7 | 0 | 6 | 0,5 | 0 | 12 |
| **Portwein (20,0 Vol%)** | **160** | **669** | **1,6** | ✓ | **12** | **1,0** | **0** | **16** |
| 1 Glas, 50 ml | 80 | 335 | 1,6 | ✓ | 6 | 0,5 | 0 | 8 |
| **Roséwein (11,5 Vol%)** | **75** | **314** | **0,8** | ✓ | **3** | **0,5** | **0** | **9** |
| 1 Glas, 150 ml | 113 | 471 | 0,8 | ✓ | 5 | 0,5 | 0 | 14 |
| **Rotwein (12,5 Vol%)** | **85** | **356** | **0,9** | ✓ | **2** | **0** | **0** | **10** |
| 1 Glas, 150 ml | 128 | 533 | 0,9 | ✓ | 3 | 0,5 | 0 | 15 |
| **Sekt (12,5 Vol%)** | **80** | **335** | **0,8** | ✓ | **2** | **0** | **0** | **10** |
| 1 Glas, 100 ml | 80 | 335 | 0,8 | ✓ | 2 | 0 | 0 | 10 |
| **Weißwein (11,5 Vol%)** | **75** | **314** | **0,8** | ✓ | **3** | **0,5** | **0** | **9** |
| 1 Glas, 150 ml | 113 | 471 | 0,8 | ✓ | 5 | 0,5 | 0 | 14 |

| Lebensmittel | Energie | | | Eiweiß | Kohlenhydrate | | Fett | Alkohol |
|---|---|---|---|---|---|---|---|---|
| Getränke | Energie | | Energie-dichte | Eiweiß | Kohlen-hydrate | KH-Port. | | |
| Zeile 1: pro 100 ml \| Zeile 2: pro Portion (z. B. Tasse, Glas) | kcal | kJ | kcal/g | g | g | | g | g |
| **Liköre und Spirituosen** | | | | | | | | |
| **Aquavit (40,0 Vol%)** | **225** | **941** | **2,3** | **0** | **0** | **0** | **0** | **32** |
| 1 Glas, 20 ml | 45 | 188 | 2,3 | 0 | 0 | 0 | 0 | 6 |
| **Eierlikör (14,0 Vol%)** | **270** | **1 130** | **2,7** | **4** | **15** | **1,5** | **7** | **11** |
| 1 Glas, 20 ml | 54 | 226 | 2,7 | 1 | 3 | 0,5 | 1 | 2 |
| **Fruchtlikör (20,0 Vol%)** | **192** | **803** | **1,9** | **0** | **20** | **2,0** | **0** | **16** |
| 1 Glas, 20 ml | 38 | 161 | 1,9 | 0 | 4 | 0,5 | 0 | 3 |
| **Gin (40,0 Vol%)** | **225** | **941** | **2,3** | **0** | **0** | **0** | **0** | **32** |
| 1 Glas, 20 ml | 45 | 188 | 2,3 | 0 | 0 | 0 | 0 | 6 |
| **Grappa (40,0 Vol%)** | **225** | **941** | **2,3** | **0** | **0** | **0** | **0** | **32** |
| 1 Glas, 20 ml | 45 | 188 | 2,3 | 0 | 0 | 0 | 0 | 6 |
| **Korn, Klarer (32,0 Vol%)** | **180** | **753** | **1,8** | **0** | **0** | **0** | **0** | **26** |
| 1 Glas, 20 ml | 36 | 151 | 1,8 | 0 | 0 | 0 | 0 | 5 |
| **Kräuter-, Gewürz-, Bitterlikör (35,0 Vol%)** | **235** | **983** | **2,4** | **0** | **10** | **1,0** | **0** | **28** |
| 1 Glas, 20 ml | 47 | 197 | 2,4 | 0 | 2 | 0 | 0 | 6 |
| **Obstbrand (40,0 Vol%)** | **225** | **941** | **2,3** | **0** | **0** | **0** | **0** | **32** |
| 1 Glas, 20 ml | 45 | 188 | 2,3 | 0 | 0 | 0 | 0 | 6 |
| **Rum (40,0 Vol%)** | **225** | **941** | **2,3** | **0** | **0** | **0** | **0** | **32** |
| 1 Glas, 20 ml | 45 | 188 | 2,3 | 0 | 0 | 0 | 0 | 6 |
| **Sherry (17,0 Vol%)** | **102** | **427** | **1,0** | **0** | **1** | **0** | **0** | **14** |
| 1 Glas, 50 ml | 51 | 213 | 1,0 | 0 | 1 | 0 | 0 | 7 |
| **Weinbrand (40,0 Vol%)** | **225** | **941** | **2,3** | **0** | **0** | **0** | **0** | **32** |
| 1 Glas, 20 ml | 45 | 188 | 2,3 | 0 | 0 | 0 | 0 | 6 |
| **Whisky, Scotch (43,0 Vol%)** | **240** | **1 004** | **2,4** | **0** | **0** | **0** | **0** | **34** |
| 1 Glas, 20 ml | 48 | 201 | 2,4 | 0 | 0 | 0 | 0 | 7 |
| **Wodka (40,0 Vol%)** | **225** | **941** | **2,3** | **0** | **0** | **0** | **0** | **32** |
| 1 Glas, 20 ml | 45 | 188 | 2,3 | 0 | 0 | 0 | 0 | 6 |

# Wenn Essen krank macht

Das üppige Angebot an süßen und fettreichen Lebensmitteln leistet Übergewicht, Herz-Kreislauf-Erkrankungen und Diabetes Vorschub. Wie kann man trotz Überangebot ungesunder Speisen den Zivilisationskrankheiten vorbeugen bzw. entgegenwirken? Wir geben Ihnen hier einige praktische Tipps, um gesund zu bleiben bzw. ernährungsabhängige Erkrankungen in den Griff zu bekommen.

Viele Menschen haben es besonders schwer, sich gesund zu ernähren, dann nämlich, wenn sie Fruchtzucker und/oder Milchzucker nicht vertragen. Hier ist es hilfreich zu wissen, welche Lebensmittel viel und welche wenig davon enthalten: Weintrauben zum Beispiel enthalten sehr viel Fruchtzucker, Aprikosen dagegen nur sehr wenig.

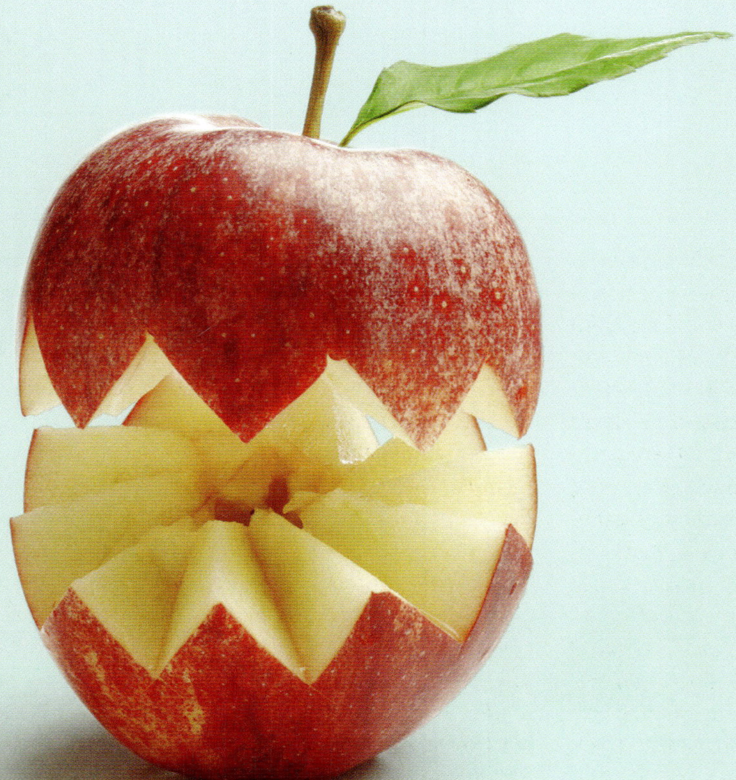

# Ernährungsabhängige Erkrankungen

Wir haben Ihnen hier die Empfehlungen bei ausgewählten ernährungsabhängigen Erkrankungen zusammengestellt, die auf der Basis aktueller wissenschaftlicher Erkenntnisse von deutschen und internationalen Fachgesellschaften ausgesprochen werden. Sie sollen Ihnen in erster Linie dabei helfen, die Nährwerttabelle und ihre Ergänzungstabellen optimal zu nutzen. Wir können und wollen mit unseren Hinweisen keine fachkundige Ernährungsberatung und keine speziellen Ernährungsratgeber ersetzen.

## Übergewicht abbauen

Zu viel Gewicht schadet unserer Gesundheit, daran besteht kein Zweifel. Es belastet nicht nur Knochen und Gelenke, sondern bringt auch den Stoffwechsel aus dem Takt, was zu Diabetes, zu hohen Blutfettwerten oder Gicht führen kann. Außerdem steigt häufig der Blutdruck an. Diese Erkrankungen gefährden dann besonders Herz und Kreislauf. Bei Übergewicht kommt es daher sehr viel öfter zum Herzinfarkt oder Schlaganfall als bei normalgewichtigen Menschen.

### Wo beginnt (gefährliches) Übergewicht?

Um zu beurteilen, ob jemand über- bzw. untergewichtig ist, hat sich heute international der sogenannte **Body-Mass-Index (BMI)** durchgesetzt, der als Quotient aus dem Gewicht (in kg) und der Körpergröße (in $m^2$) berechnet wird:

$$\text{BMI} = \frac{\text{Körpergewicht (kg)}}{\text{Größe (m)} \times \text{Größe (m)}}$$

Ein Beispiel: Nehmen wir an, Sie sind 78 kg schwer und 1,80 m groß. Ihr BMI errechnet sich dann so:

$$\text{BMI} = \frac{78\,\text{kg}}{1{,}80\,\text{m} \times 1{,}80\,\text{m}} = 24{,}1\,\text{kg/m}^2$$

Nach der Definition der Weltgesundheitsorganisation (WHO) gilt ein BMI unter 18,5 als **Untergewicht**, Werte von 18,5 bis 25 als **Normalgewicht**. Von **Übergewicht** sprechen wir bei einem BMI von über 25 bis 30. BMI-Werte über 30 bedeuten **Fettleibigkeit** (Adipositas).

Bei dieser Einteilung handelt es sich lediglich um eine Richtschnur, die im Einzelfall nicht das Maß aller Dinge sein kann. So bedeutet Übergewicht – das heißt BMI-Werte noch unter 30 – nicht zwangsläufig, dass man abnehmen muss. Wenn Sie körperlich aktiv, gesund und fit sind, Blutdruck, Blutzucker und Blutfette im „grünen Bereich" liegen, sollten Sie versuchen, Ihr Gewicht zu halten, und sich nicht unbedingt bemühen, das „Normalgewicht" zu erreichen. Übrigens darf man auch mit steigendem Alter ein paar Kilos mehr tolerieren, solange man dabei gesund ist.

Bei einem BMI über 30 jedoch steigt das Risiko für die Folgeerkrankungen wie Diabetes, Fettstoffwechselstörungen oder Bluthochdruck ganz massiv an, und dann sollten Sie möglichst abnehmen.

### Darauf kommt es besonders an

Zunächst eines vorweg: Unsere Hinweise können Ihnen hoffentlich beim Abnehmen helfen, wenn es darum geht, die richtigen Lebensmittel auszuwählen und den für Sie richtigen Abnehmweg zu finden. Allein damit werden Sie aber vermutlich nicht auf Dauer abnehmen können. Dazu brauchen Sie mehr Unterstützung, unter anderem für ein sinnvolles Bewegungsprogramm und wie Sie lernen, Ihr Essverhalten dauerhaft zu verändern.

Eine der wichtigsten Diät-Faustregeln lautet: Machen Sie einen großen Bogen um alle „Diät-Extremisten!" Je einseitiger eine Diät und je größer die Abnehmerfolge, die ihre Erfinder versprechen, desto ungeeigneter ist sie für eine gesunde und dauerhafte Gewichtsabnahme. Dabei ist es ganz egal, ob Sie fast vollständig auf Kohlenhydrate oder auf Fette verzichten beziehungsweise sich fast ausschließlich von Kohlsuppe oder Ananas ernähren sollen.

Auf dem richtigen Weg sind Sie hingegen mit einer **abwechslungsreichen, gesunden Kost**, die Sie ausreichend mit allen lebenswichtigen Nährstoffen versorgt, die schmeckt und gut sättigt. Allerdings: Ums **Kaloriensparen** kommen Sie nicht herum! Wie wir Ihnen auf S. 10 erläutert haben, wird der Körper seine Fettreserven nur dann abbauen, wenn die Nahrung weniger Kalorien liefert, als er benötigt. Wie aber schafft man das, ohne ständig Kalorien zählen zu müssen und ohne dabei ständig hungrig zu sein?

## Die Menge macht uns satt, die Kalorien nicht

Hunger und Sättigung werden im Körper durch ein sehr kompliziertes System gesteuert. Ein wichtiges Signal dabei ist die **Magendehnung**. Immer wenn wir etwas essen, dehnt die Nahrung unseren Magen mehr oder weniger aus. Nerven an der Magenwand registrieren dies genau, und ab einer bestimmten Ausdehnung leiten sie ein Signal ans Gehirn, das uns sagt: Wir sind satt und beenden die Mahlzeit. Dieses **Sättigungssignal** reagiert auf die Nahrungsmenge, nicht aber auf deren Kaloriengehalt. Eine Portion Pommes frites mit Mayonnaise zum Beispiel liefert uns zwar reichlich Fett und Kalorien, macht jedoch schlecht satt, weil sie viel weniger Volumen hat als etwa ein großer Salatteller, der mit viel Masse bei wenig Kalorien gut und anhaltend sättigt.

Hier nun kommt als Hilfsgröße die **Energiedichte** ins Spiel, die den Kaloriengehalt pro Gramm (kcal/g) des Lebensmittels angibt. Sie hilft Ihnen, geeignete Sattmacher ebenso wie „Kalorienbomben" auf einen Blick zu erkennen: Die höchste Energiedichte hat mit 9 kcal/g Fett, und dementsprechend haben „Fettkalorien"-reiche Lebensmittel ebenfalls eine hohe Energiedichte. Fettarme Produkte, die stattdessen viel Eiweiß und/oder Kohlenhydrate enthalten (beide Nährstoffe liefern jeweils 4 kcal/g) oder die reich sind an Ballaststoffen und/oder Wasser – beides liefert ja gar keine Kalorien – sind weniger energiedicht. Sie bedeuten bei gleicher Kalorienmenge eine größere Essmenge auf dem Teller.

### Ganz praktisch heißt das für Sie:

- Hauptsächlich Lebensmittel mit geringer Energiedichte: Essen Sie sich unbesorgt satt an Gemüse – als Rohkost, Salat oder gegart –, frischem Obst, Vollkornbrot und anderen Vollkornprodukten. Sie sorgen für einen gut, aber mit wenigen Kalorien gefüllten Magen und helfen dabei, länger satt zu bleiben.
- Möglichst wenig Produkte mit hoher Energiedichte: Die versteckten Fette vor allem in fetter Wurst, Käse, Sahne, Schokolade und anderen fettreichen Süßigkeiten, in salzigen Snacks und Backwaren bringen jede Menge überflüssige Kalorien mit. Hier gilt es, kräftig einzusparen.
- Auf mageres Fleisch, fettarme Milchprodukte und Fisch sollten Sie beim Abnehmen nicht verzichten. Diese eiweißreichen Lebensmittel sättigen ebenfalls gut, liefern wertvolle Nährstoffe und sorgen für Abwechslung auf dem Speiseplan.
- Durch den geschickten Austausch von Lebensmitteln mit hoher gegen solche mit niedriger Energiedichte können Sie bei allen Lebensmittelgruppen Kalorien einsparen, ohne weniger essen zu müssen. Einige Beispiele zeigt Ihnen die Tabelle auf der folgenden Seite. Mithilfe der Nährwerttabelle können Sie für Produkte aus den verschiedenen Lebensmittelgruppen leicht selbst geeignete Austauschmöglichkeiten finden.
- Wenn Sie auf Streichfett verzichten, verringern Sie die Energiedichte Ihres Quark- oder Wurstbrots und werden nicht schneller wieder hungrig.
- Zucker, Süßigkeiten sowie Produkte aus hellem Mehl (Weißbrot, Backwaren) sind beim Abnehmen nicht gerade hilfreich. Weil ihnen die Ballaststoffe fehlen, lassen sie uns rasch wieder hungrig werden (siehe S. 12).
- Trinken Sie viel, hauptsächlich kalorienfreie oder -arme Getränke. Die Kalorien, die wir mit Getränken aufnehmen, mit süßen Limonaden genauso wie mit alkoholischen Getränken, haben im Vergleich zur gleichen Menge Wasser leider überhaupt keine Sättigungswirkung.
- Und noch ein Rat: Lassen Sie sich Zeit mit dem Abnehmen. Pfunde, die man in Jahren angesammelt hat, wird man auf gesunde Weise nicht in wenigen Wochen los! Aus gesundheitlicher Sicht ist es ohnehin nicht ratsam, mehr als ein halbes Kilo pro Woche zu verlieren.

## Beispiele zum Kaloriensparen

| Tauschen Sie ... | | gegen ... | | ... und Sie sparen |
|---|---|---|---|---|
| **Lebensmittel** | **Energiedichte (kcal/g)** | **Lebensmittel** | **Energiedichte (kcal/g)** | |
| 10 g Nuss-Nougat-Creme | 5,2 | 10 g Erdbeerkonfitüre | 2,6 | 26 kcal |
| 150 g Joghurt, 3,5 % Fett | 0,7 | 150 g Magerjoghurt | 0,4 | 42 kcal |
| 30 g Camembert, 60 % Fett i.Tr. | 3,6 | 30 g Camembert, 30 % Fett i.Tr. | 2,1 | 46 kcal |
| 150 g Schweinekotelett, paniert gebraten | 2,6 | 150 g Putenbrust natur (+ 5 g Bratöl) | 1,4 | 182 kcal |
| 150 g Pommes frites | 3,2 | 150 g gekochte Kartoffeln | 0,7 | 370 kcal |
| 200 g Tiefkühl-Rahmkohlrabi | 0,9 | 200 g Tiefkühl-Kohlrabi natur | 0,2 | 130 kcal |
| 200 ml Cola | 0,4 | 200 ml Mineralwasser | 0 | 86 kcal |

## Herz-Kreislauf-Erkrankungen vermeiden

Das Risiko, einen **Herzinfarkt** oder **Schlaganfall** zu erleiden, ist umso größer, je ungesünder wir uns ernähren. Wie schon erwähnt, tragen unsere ungesunden Essgewohnheiten ja ganz wesentlich zu Übergewicht, Diabetes, hohen Blutfetten und Bluthochdruck bei. Wenn wir diese für Herz und Kreislauf gefahrvollen Risikofaktoren durch eine gesunde Ernährung vermeiden oder zumindest bessern, ist schon sehr viel getan. Aber die richtige Kost kann noch mehr bewirken. So schützen unter anderem Antioxidanzien in der Nahrung vor freien Radikalen, die auch die Blutgefäße schädigen (siehe S. 15). Omega-3-Fettsäuren können die Fließeigenschaften des Blutes verbessern und den Herzrhythmus stabilisieren (siehe S. 13).

Das klingt zwar recht kompliziert, ist dennoch für Ihren praktischen Essensalltag ganz einfach. Denn eine herzgesunde Ernährungsweise ist keine komplizierte oder „strenge Diät“. Es reicht, wenn Sie sich an einigen wenigen Grundsätzen orientieren, die sich im Übrigen nur unwesentlich von den Empfehlungen unterscheiden, die wir Ihnen bereits zur gesunden Ernährung gegeben haben. Je nachdem, welche Risikofaktoren bei Ihnen vielleicht vorliegen, müssen zusätzlich ein paar Besonderheiten berücksichtigt werden. Dabei ändert sich jedoch nicht das Gesamtkonzept, sondern es werden spezifische Akzente gesetzt, auf die wir später eingehen.

**Drei Grundsätze für eine herzgesunde Ernährung:**

- wenig gesättigte Fette, stattdessen mehr ungesättigte, bevorzugt einfach ungesättigte Fette,
- mehr Omega-3-Fettsäuren und
- reichlich pflanzliche Lebensmittel, insbesondere Gemüse, Obst, Getreidevollkornprodukte, Hülsenfrüchte, Nüsse, aber wenig Weißmehlprodukte und Zucker.

### Wenig gesättigte Fette essen

Gesättigte Fettsäuren lassen das **LDL-Cholesterin** im Blut ansteigen. Und da ein erhöhter LDL-Cholesteringehalt einer der wichtigsten Herzinfarktrisikofaktoren ist, müssen diese ungesunden Fette eingeschränkt werden. Ungesättigte Fettsäuren, besonders die einfach ungesättigten, senken andererseits nicht nur den Cholesterinspiegel, sondern schützen das Herz gleich in mehrfacher Hinsicht. Auf sie zu verzichten, macht wenig Sinn. Es kommt somit in erster Linie auf eine gezielte Veränderung der Fettqualität an.

Gesättigte Fette verspeisen wir wie beschrieben hauptsächlich mit „versteckten Fetten“ in Lebensmitteln wie Wurst, Schokolade, salzigen Snacks und Fertiggerichten (siehe S. 13). Rund zwei Drittel unseres gesamten Nahrungsfetts stammen aus diesen verborgenen Quellen. Die Devise heißt also: Lieber fettarme Milchprodukte und mageres Fleisch sowie Zurückhaltung bei Gebäck, „Schokoladigem“, Chips und Co.

Feste Pflanzenfette wie **Kokosfett** und **Palmkernfett** bestehen im Gegensatz zu pflanzlichen Ölen ebenfalls zum allergrößten Teil aus gesättigten Fettsäuren und sind für eine herzgesunde Ernährung ungeeignet.

Vermeiden Sie des Weiteren Produkte mit **gehärteten Fetten**, die Sie auf der Zutatenliste an der Angabe „pflanzliche Fette, zum Teil gehärtet“ oder „gehärtete Fette“ erkennen können. Diese bestehen überwiegend aus gesättigten Fetten und haben zusätzlich noch sogenannte Transfettsäuren im Gepäck. Sie erhöhen den LDL-Cholesterinspiegel ebenfalls und senken zudem den Gehalt an schützendem HDL-Cholesterin. Gehärtete Fette findet man häufig in Knabberartikeln und Gebäck, in Fertiggerichten und fritierten Produkten.

Von den richtigen Fetten dürfen wir sogar mehr essen, als wir es gegenwärtig tun. Die besonders empfehlenswerten **einfach ungesättigten Fettsäuren** finden sich reichlich in **Olivenöl** und **Rapsöl**. Diese beiden Speiseöle haben heute den früher empfohlenen Ölen mit vielen mehrfach ungesättigten Fettsäuren wie Distelöl oder Sonnenblumenöl den Rang abgelaufen. Natürlich sollten Ihre Speisen nicht im Öl ertrinken, aber zwei bis drei Esslöffel Oliven- oder Rapsöl pro Tag dürfen durchaus sein, als Salatdressing, zum Kochen und Braten.

### Mehr Omega-3-Fettsäuren essen

Omega-3-Fettsäuren sind ganz besonders wertvoll für Herz und Kreislauf. Sie beugen unter anderem der Thrombosegefahr vor, erweitern die Gefäße und schützen vor Herzrhythmusstörungen. Deshalb empfiehlt die amerikanische Herzgesellschaft nachdrücklich, ein- bis zweimal pro Woche fettreichen Fisch mit vielen Omega-3-Fettsäuren zu essen und außerdem für mehr Omega-3-Fettsäuren aus pflanzlichen Quellen zu sorgen (siehe S. 14).

### Reichlich pflanzliche Lebensmittel verzehren

Essen Sie viel Gemüse, Obst, Getreidevollkornprodukte, Hülsenfrüchte und Nüsse, aber wenig Weißmehlprodukte und Zucker. Herzschützend wirkt vor allem die Mischung verschiedenster pflanzlicher Lebensmittel in der täglichen Kost, denn damit erhalten wir viel Gutes gleichzeitig: Reichlich Vitamine und Mineralstoffe, sekundäre Pflanzenstoffe und Ballaststoffe sowie eine gute Sättigung bei nur wenig Kalorien. Dabei lässt sich kein einzelnes Lebensmittel oder einzelner Inhaltsstoff als „herausragend“ bewerten, vielmehr ist es erst das Zusammenwirken aller Beteiligten, das für eine optimale Wirkung auf Blutzucker, Blutfette, Blutdruck und Herz sorgt. Ähnlich wie bei einem Chor eine einzelne Stimme kaum zu hören ist, der ganze Chor aber sehr beeindruckend sein kann.

Zucker und Weißmehlprodukte müssen wir allerdings wieder einmal aus diesem Chor ausschließen. Wie schon erläutert versorgen sie uns in erster Linie mit unnötigen Kalorien und kaum mit wertvollen Inhaltsstoffen.

## Was tun bei erhöhten Blutfettwerten?

Wenn die Blutfette zu hoch sind, kann es entweder der Cholesteringehalt sein, wobei es dann meist das gefährliche LDL-Cholesterin ist, oder die Triglyzeridwerte können angestiegen sein. Im ungünstigsten Fall sind beide Blutfette gleichzeitig erhöht.

### Hohe Cholesterinwerte (Hypercholesterinämie)

Wenn Ihr Arzt bei Ihnen zu hohe Cholesterinwerte festgestellt hat, reicht es im Wesentlichen, wenn Sie sich an den gerade genannten drei Grundsätzen orientieren, denn sie sind die beste Voraussetzung zur Senkung erhöhter Cholesterinwerte. Auf die gesättigten

Fettsäuren sollten Sie wegen ihrer ausgeprägten cholesterinerhöhenden Wirkung ganz besonders achten. Die amerikanische Herzgesellschaft empfiehlt, sie noch stärker einzuschränken, als normalerweise empfohlen. Während üblicherweise nicht mehr als 10% der Kalorien aus gesättigten Fetten stammen sollten, wird bei erhöhten LDL-Cholesterinwerten eine Obergrenze von nur 7% genannt. Das sind bei einer durchschnittlichen Kalorienmenge von 2 500 kcal gerade einmal 20 g, die schon mit einer Portion Leberwurst, einer Scheibe Emmentaler, einem Stück Bienenstich und einem Riegel Schokolade zusammenkommen.

Dem **Cholesteringehalt** in der Kost misst man nach heutigen Erkenntnissen längst nicht mehr die Bedeutung zu wie früher. Inzwischen weiß man nämlich, dass das Cholesterin in Eiern, Butter oder Innereien den Blutcholesteringehalt bei Weitem nicht so stark erhöht wie die gesättigten Fettsäuren. Dennoch sollte man es damit nicht übertreiben, und die Fachgesellschaften raten denn auch, dass es möglichst nicht mehr als 300 mg Cholesterin pro Tag werden sollten. Sie müssen aber keine Berechnungen über Ihre tägliche Cholesterinmenge anstellen. Die Zufuhr an Cholesterin wird automatisch vermindert, wenn weniger fettreiche tierische Lebensmittel gegessen werden, denn bei ihnen sind gesättigte Fettsäuren und Cholesterin praktisch vergesellschaftet. Zur Orientierung haben wir in der Nährwerttabelle den Cholesteringehalt der Lebensmittel mit angegeben.

### Hohe Triglyzeridwerte (Hypertriglyzeridämie)

Wenn Ihr Arzt bei Ihnen einen zu hohen Gehalt an Triglyzeriden im Blut festgestellt hat, gilt es, einige spezielle Punkte zusätzlich zu beachten.

Sofern Sie übergewichtig sind, ist die mit Abstand wichtigste Maßnahme für Sie das **Abnehmen**, denn der Triglyzeridgehalt hängt sehr stark vom Körpergewicht ab. Beim Abnehmen sinken die Werte, und zwar mit jedem Kilogramm mehr. Mit keiner anderen Therapiemaßnahme können Sie bei Ihren Triglyzeriden so viel erreichen!

Außer Übergewicht lassen in erster Linie Alkohol und Zucker die Triglyzeride ansteigen. Verzichten Sie also am besten auf Alkohol und vermeiden Sie Zucker und zuckerreiche Lebensmittel wie Süßwaren, Gebäck, Limonaden oder Fruchtsaftgetränke, wo immer es geht. Wichtig für Sie zu wissen: Auch die Zuckeraustauschstoffe wie Fruktose oder Sorbit, die sich häufig in Diätprodukten finden, steigern die Triglyzeride und sind daher nicht geeignet. Süßstoffe wie Aspartam, Acesulfam K oder Saccharin haben keinen Einfluss auf die Triglyzeride.

Des Weiteren helfen die Omega-3-Fettsäuren dabei, die Triglyzeridwerte zu senken, allerdings wirken in diesem Fall nur diejenigen im Fisch. Daher gilt speziell bei einem hohen Triglyzeridgehalt: Essen Sie regelmäßig fettreichen Seefisch (siehe Tabelle auf S. 14).

## Was tun bei Bluthochdruck (Hypertonie)?

Bei Bluthochdruck und gleichzeitigem Übergewicht ist die wirksamste Maßnahme das **Abnehmen** (siehe S. 157 f). Alle Untersuchungen zeigen: Wer es schafft, sein Körpergewicht zu normalisieren, hat in vielen Fällen wieder einen normalen oder nur leicht erhöhten Blutdruck.

Darüber hinaus wurde lange Zeit primär empfohlen, möglichst **salzarm** zu essen. Mehrere große Ernährungsstudien haben jedoch zu einem Umdenken geführt. Sie haben untersucht, inwieweit sich mit verschiedenen Kostformen der Blutdruck senken lässt und kamen zu überraschenden Ergebnissen: Eine Ernährungsweise mit reichlich Gemüse, Obst, Vollkornprodukten, dabei mit sehr wenig gesättigten Fettsäuren führte selbst bei einem hohen Salzgehalt zu einer deutlichen Senkung des Blutdrucks. Wurde dann zusätzlich der Salzgehalt vermindert, sanken die Blutdruckwerte noch weiter ab.

Deshalb empfehlen die Fachgesellschaften heute, bei Bluthochdruck viel Obst, Gemüse und Vollkornprodukte zu essen, außerdem fettarme Milchprodukte sowie hin und wieder mageres Fleisch und Fisch. Das ist zwar nichts anderes, als wir Ihnen schon bei den allgemeinen **herzgesunden Grundsätzen** geraten haben, gilt heute aber für Patienten speziell mit Bluthochdruck als wissenschaftlich begründete zentrale Ernährungsmaßnahme.

## Lebensmittel mit einem hohen oder niedrigen Salzgehalt

| Lebensmittel mit einem sehr hohen Salzgehalt (über 3 g Kochsalz/100 g bzw. 1 200 mg Natrium/100 g)* |
|---|
| ▮ Dauerwurstwaren (z. B. Salami, Cervelatwurst, Mettwurst) und geräucherte Fleischprodukte (z. B. roher Schinken, Rauchfleisch, durchwachsener Speck, geräucherter Schweinebauch)<br>▮ Räucherfisch (z. B. Räucherlachs, Räucherforelle) sowie gesalzene und marinierte Fischprodukte (z. B. Matjeshering, Seelachs in Öl, Bismarckheringe, Rollmops)<br>▮ einige Käsesorten (z. B. Schmelzkäse, Roquefortkäse, Schafskäse)<br>▮ Salzgebäck (z. B. Salzstangen)<br>▮ eingelegte Oliven<br>▮ Ketchup, Grillsoßen, Senf<br>▮ Gewürzmischungen |
| Lebensmittel mit einem hohen Salzgehalt (über 1–3 g Kochsalz/100 g bzw. 400–1 200 mg Natrium/100 g)* |
| ▮ viele Wurstwaren (z. B. Fleischwurst, Mortadella, Leberwurst, Sülze, Bratwurst)<br>▮ viele Fischerzeugnisse (z. B. Brathering, Bückling, Ölsardinen)<br>▮ viele Käsesorten (z. B. Parmesan, Tilsiter, Gouda, Edamer, Camembert)<br>▮ Brot, Brötchen, Cornflakes<br>▮ viele Fertigprodukte und Fertiggerichte (z. B. Doseneintöpfe; Tiefkühlpizza)<br>▮ vegetarische Brotaufstriche<br>▮ gesalzene Nüsse |
| Lebensmittel mit einem mäßigen Salzgehalt (0,3–1 g Kochsalz/100 g bzw. 120–400 mg Natrium/100 g)* |
| ▮ Frischkäse<br>▮ Gebäck, Kuchen, Zwieback<br>▮ Gemüsekonserven in Dosen und Gemüsesauerkonserven (z. B. Mixed Pickles, Gewürzgurken)<br>▮ Gemüsesäfte<br>▮ Butter, Margarine, Halbfettmargarine |
| Lebensmittel mit einem niedrigen Salzgehalt (bis 0,3 g Kochsalz/100 g bzw. 120 mg Natrium/100 g)** |
| ▮ Fleisch, Geflügel, Fisch, Eier<br>▮ Milch, Dickmilch, Joghurt, Quark, Sahne<br>▮ Mehl, Reis, Getreideflocken, Müsli, Nudeln<br>▮ Frischgemüse, Kräuter<br>▮ Obst, Obstkonserven, Obstsäfte<br>▮ ungesalzene Nüsse<br>▮ Pflanzenöle<br>▮ Konfitüren, Honig, Zucker, Schokolade, Kakao, Süßigkeiten<br>▮ Erfrischungsgetränke, Tee, Kaffee, Bier, Wein |

* Die Salzzugabe bei der Herstellung von Lebensmitteln unterliegt gewissen Schwankungen, sodass beispielsweise eine Salami über 3 g Salz/100 g enthalten kann, eine andere vielleicht lediglich 2,5 g. Verschiebungen von Produkten zwischen zwei benachbarten Gruppen sind daher möglich.

** Hierbei handelt es sich um Lebensmittel, denen kein Salz zugesetzt wird und die natürlicherweise einen geringen Natriumgehalt aufweisen.

Da es ja für die nur mäßige Salzzufuhr weiterhin gute Gründe gibt, sollten es nicht mehr als 6 g Kochsalz (entsprechend 2400 mg Natrium) pro Tag sein. Das lässt sich mit zwei Strategien leicht erreichen:

- Salzen Sie Ihre Speisen sparsam, wobei Sie nicht völlig auf das Salz verzichten müssen. Würzen Sie lieber mehr mit frischen, tiefgefrorenen oder getrockneten Kräutern aller Art und mit Gewürzen wie Paprika, Pfeffer oder Muskatnuss. Beachten Sie, dass fertige Gewürzmischungen wie zum Beispiel Steak- oder Grillgewürz meist auf Salzbasis hergestellt sind. (Schauen Sie dazu auf die Zutatenliste.)
- Sparen Sie insbesondere bei „verstecktem Salz". Üblicherweise nehmen wir das meiste Salz gar nicht durch das Salzen der Speisen zu uns, sondern vielmehr mit Lebensmitteln, denen Salz bei der Verarbeitung zugesetzt wurde (siehe S. 17). Besonders salzreiche Lebensmittel haben wir in der nebenstehenden Übersicht zusammengestellt. Unverarbeitete Produkte enthalten von Natur aus wenig Natrium beziehungsweise Salz. Greifen Sie statt vorgefertigter Produkte auf Frisches zurück und bereiten es selbst zu. Damit können Sie eine Menge Salz sparen! Außerdem können Sie mit der Vielfalt von Kräutern und Gewürzen für eine viel größere geschmackliche Abwechslung sorgen als mit immer ähnlich schmeckenden Fertigprodukten.

Trinken Sie außerdem bei Bluthochdruck wenig oder gar keine **alkoholischen Getränke**, denn regelmäßiger Alkoholkonsum erhöht den Blutdruck ebenfalls.

## Was man bei Diabetes mellitus beachten muss

Diabetes ist wohl eine der Erkrankungen, die immer noch häufig mit strenger Diät in Verbindung gebracht werden. Das stimmt heute glücklicherweise nicht mehr. Eine diabetesgerechte Ernährung sieht nicht viel anders aus als die besprochene **herzgesunde Ernährung**. Diese ist zum einen die beste Grundlage, um den gestörten **Zuckerstoffwechsel** günstig zu beeinflussen, zum anderen lässt sich damit gleichzeitig das **Herzinfarktrisiko**, das bei Diabetes sehr hoch ist, wirkungsvoll verringern. Spezielle Zusatzanforderungen gibt es nur wenige.

Die wichtigste ist einmal mehr das **Abnehmen** bei Übergewicht. Übergewichtige Patienten mit Diabetes leben mit einem massiv erhöhten Risiko für verschiedene andere gesundheitliche Störungen wie erhöhte Blutfette oder Bluthochdruck, und selbst wenige verlorene Kilos wirken sich bereits günstig aus. Die Empfehlungen zum gesunden Abnehmen (siehe S. 157 f) gelten auch bei Diabetes.

### Kohlenhydratportionen (KH-Port.)

Diabetes-Patienten, die mit Insulin behandelt werden, müssen auf die Menge und Verteilung der für den Blutzucker wirksamen Kohlenhydrate zu den einzelnen Mahlzeiten achten, um die gespritzte Insulinmenge richtig zu dosieren. Auf Einzelheiten können wir an dieser Stelle nicht näher eingehen. Wir haben jedoch in unsere Nährwerttabelle die „Kohlenhydratportionen" (KH-Port.) mit aufgenommen, mit deren Hilfe sich der Gehalt an blutzuckerwirksamen Kohlenhydraten in den Lebensmitteln leicht abschätzen lässt. Eine KH-Portion entspricht 10–12 g Kohlenhydrate. Sie zeigen außerdem, welche Lebensmittel in welcher Menge bei gleichem Kohlenhydratgehalt gegeneinander ausgetauscht werden können. Zum Beispiel liefern 160 g Kartoffeln zwei KH-Portionen und damit ebenso viel wie 100 g gekochter Reis. Die KH-Portionen haben heute in den Schulungen bei Diabetes die früher üblichen „Broteinheiten" (1 BE = 12 g Kohlenhydrate) oder „Kohlenhydrateinheiten" (1 KH = 10 g) abgelöst. Die KH-Portionen werden auf- oder abgerundet und jeweils als ganze oder halbe KH-Portion angegeben. Das ist für die Praxis ausreichend genau.

### Glykämischer Index (GI)

Als weiteres „Hilfsmittel" bei Diabetes werden häufig Lebensmittel mit „niedrigem glykämischen Index" empfohlen. Der glykämische Index (GI) beschreibt, wie steil der Blutzucker nach dem Verzehr eines kohlenhydrathaltigen Lebensmittels im Vergleich zu Zucker (Glukose) ansteigt. Er ist von verschiedenen Faktoren abhängig, allen voran vom Ballaststoffgehalt. Ballaststoffreiche Lebensmittel lassen den Blutzuckerspiegel langsam ansteigen und haben einen niedrigen GI. Der Blutzucker steigt ebenfalls nicht so stark an, wenn neben den Kohlenhydraten viel Fett im Lebensmittel enthalten ist. So hat beispielsweise Schokolade einen deutlichen niedrigeren GI als etwa Süßigkeiten, die praktisch nur aus Zucker bestehen. Zu einem für Diabetiker empfehlenswerten Lebensmittel wird die Schokolade dadurch natürlich nicht. Andere Lebensmittel wie etwa die Möhre oder Melone haben zwar einen hohen GI, enthalten aber insgesamt wenig Kohlenhydrate und lassen damit auch den Blutzucker wenig ansteigen.

Sie sehen also, der GI birgt das Risiko zu Fehleinschätzungen und erweist sich in der Praxis als recht kompliziert. Hinzu kommt, dass wir Lebensmittel ja meistens nicht einzeln essen, sondern als gemischte Gerichte oder Mahlzeiten. Und die Gesamtmischung beeinflusst die Geschwindigkeit des Verdauungsprozesses und damit den Blutzuckeranstieg ganz maßgeblich. Deshalb haben wir auf Tabellen mit dem glykämischen Index von Lebensmitteln verzichtet. Wenn Sie sich wie erläutert am Ballaststoffgehalt orientieren, ist das viel einfacher, und Sie sind auf der sicheren Seite.

### Darf man bei Diabetes Zucker essen?

Zucker (gemeint ist der „normale" Haushaltszucker) ist heute für Patienten mit Diabetes nicht mehr grundsätzlich verboten, wobei ein paar Regeln zu beachten sind:

- Es sollte nur wenig sein. Wenn Sie nicht abnehmen müssen, dürften es insgesamt – also der Zucker aus Süßspeisen, Süßigkeiten und Getränken – bis zu 3 Esslöffel pro Tag sein. Zum Abnehmen sollten Sie schon wegen der Kalorien mit deutlich weniger Zucker auskommen.
- Am besten verzehren Sie den Zucker nicht „pur", sondern gönnen sich lieber einen süßen Nachtisch oder ein kleines Stückchen Kuchen, verteilen Sie die erlaubte Zuckermenge auf mehrere Portionen.
- Spezielle Diätprodukte, die anstelle von Zucker Zuckeraustauschstoffe enthalten, werden heute nicht mehr empfohlen. Es hat sich gezeigt, dass sie für den Patienten mit Diabetes kaum Vorteile bringen. Häufig sind sie fettreich und damit insgesamt ungünstig.
- Zum Süßen von Süßspeisen und Kaffee können Sie die kalorienfreien Süßstoffe verwenden.
- Da Zucker rasch ins Blut übergeht, ist er, wie jeder Patient mit Diabetes weiß, bei einer akuten Unterzuckerung geeignet.

## Was tun bei hohen Harnsäurewerten (Hyperurikämie)?

Bei einem hohen Harnsäuregehalt im Blut, der unter anderem zu schmerzhaften Gichtanfällen führen kann, wird in erster Linie eine **purinarme Ernährungsweise** empfohlen. Harnsäure entsteht im Körper nämlich erst durch den Abbau von sogenannten Purinen. Diese können aus zwei Quellen stammen. Sie finden sich als Bestandteil unserer Erbsubstanz in fast allen Körperzellen, und da im Körper ja ständig Zellen ab- und neue aufgebaut werden, fällt laufend Harnsäure an. Diese Menge können wir nicht beeinflussen.

Zusätzlich nehmen wir Purine mit sehr vielen Nahrungsmitteln auf, die dann ebenfalls zu Harnsäure abgebaut werden. Es entsteht umso mehr, je purinreicher die Lebensmittel sind. Ihr Puringehalt wird meistens in **„Harnsäureäquivalent"** angegeben. Das beschreibt die Harnsäuremenge, die jeweils aus den enthaltenen Purinen im Körper gebildet wird. Die empfohlene purinarme Kost sollte höchstens 500 mg Harnsäureäquivalente pro Tag enthalten.

Es ist allerdings unmöglich, diese Menge exakt zu berechnen. Zum einen schwankt der **Puringehalt** in Lebensmitteln beträchtlich und wird zusätzlich durch die Art der Zubereitung beeinflusst. Kochen beispielsweise verringert den Gehalt an Purinen, weil sie teilweise ins Kochwasser übergehen. Zum anderen werden verschiedene Purine vom Körper unterschiedlich gut aufgenommen. Daher lassen sich kaum zuverlässige Harnsäureäquivalente für einzelne Lebensmitteln beziffern. Man kann lediglich Größenordnungen angeben, anhand derer sich erkennen lässt, welche Lebensmitteln besonders viel Purine enthalten beziehungsweise welche purinarm sind. Dies zeigt die nachfolgende Übersicht.

Wie Sie sehen, sind Innereien ganz besonders purinreich. Verzichten Sie darauf. Auch Fleisch, Fisch und Wurstwaren enthalten viele Purine. Essen Sie möglichst nicht mehr

## Purinreiche und -arme Lebensmittel

| purinreiche Lebensmittel* |
| --- |
| ▮ Innereien (z. B. Leber, Niere, Bries) bis 900 mg<br>▮ Fleisch und Geflügel bis 170 mg<br>▮ Fisch und Fischerzeugnisse bis 300 mg<br>▮ Krustentiere, v. a. Hummer, Miesmuscheln bis 300 mg<br>▮ Hülsenfrüchte (z. B. Bohnen, Linsen), auch Sojabohnen und -produkte (z. B. Sojamehl) bis 200 mg |
| mäßig purinhaltige Lebensmittel* |
| ▮ Wurstwaren bis 120 mg<br>▮ Trockenobst bis 100 mg<br>▮ Getreide (z. B. Schrot, Flocken) bis 100 mg |
| purinarme Lebensmittel* |
| ▮ Milch, Milchprodukte und Eier, fast purinfrei<br>▮ Käse 10–30 mg<br>▮ Getreideprodukte wie Brot, Brötchen, Nudeln 15–50 mg<br>▮ Gemüse, meist unter 50 mg<br>▮ Kartoffeln, meist unter 15 mg<br>▮ Obst, meist unter 25 mg<br>▮ Nüsse, meist unter 50 mg |

* Die Werte sind als mg Harnsäureäquivalent pro 100 g Lebensmittel angegeben.

als insgesamt 100–150 g pro Tag davon. Wenn Sie zwischendurch fleisch- und fischlose Tage einlegen, umso besser. Milch und Milchprodukte hingegen sind nahezu purinfrei und gut geeignet. Bevorzugen Sie dabei fettarme Sorten.

In pflanzlichen Lebensmitteln stecken – mit Ausnahme der Hülsenfrüchte – viel weniger Purine als in Fleisch und Fisch. Sie sind somit ebenfalls bei erhöhten Harnsäurewerten die empfehlenswerte Grundlage Ihrer täglichen Kost. Essen Sie aber Gerichte mit Hülsenfrüchten nicht häufiger als ein- bis zweimal pro Woche. Wie beschrieben hilft eine solche pflanzenbetonte Ernährungsweise auch beim Abnehmen, was bei übergewichtigen Patienten mit erhöhtem Harnsäurespiegel ebenfalls wünschenswert ist.

Trinken Sie sehr viel, am besten 2,5–3 l Flüssigkeit jeden Tag. Die reichliche Flüssigkeit hilft, die Harnsäure leichter über die Nieren auszuscheiden. Alkohol allerdings hemmt die Ausscheidung von Harnsäure und ist deshalb nicht geeignet. Kaffee, Tee und Kakao sind nach heutigen Erkenntnissen für Patienten mit hohen Harnsäurewerten unbedenklich.

Bei hohen Harnsäurewerten und Gicht gilt außerdem: Vermeiden Sie alle Exzesse beim Essen und Trinken! Sowohl ein überreichliches Schlemmen am Buffet mit viel Alkohol als auch das krasse Gegenteil, nämlich eine Fastenkur, können schmerzhafte Gichtanfälle auslösen.

## Laktoseintoleranz (Milchzuckerunverträglichkeit)

Bei Menschen mit Laktoseintoleranz funktioniert die Verdauung von Milchzucker (Laktose) nicht richtig, da er nicht oder nur schlecht in seine Bausteine gespalten und aus dem Darm ins Blut aufgenommen werden kann. Ihre Kost muss – je nach Schweregrad – nahezu laktosefrei (weniger als 1 g Laktose/Tag) oder laktosearm (8–10 g Laktose/Tag) sein. Wie viel Laktose ohne Beschwerden vertragen wird, ist individuell sehr unterschiedlich und lässt sich nicht vorhersagen. Deshalb muss im Einzelfall unter Anleitung eines Arztes oder einer Ernährungsfachkraft vorsichtig ausgetestet werden, welche laktosehaltigen Lebensmittel in welcher Menge beschwerdefrei verzehrt werden können.

In der nachfolgenden Tabelle finden Sie den Laktosegehalt vieler Lebensmittel und Gerichte. Diese Aufstellung kann nur eine Auswahl sein, nicht zuletzt deshalb, weil für zahlreiche Produkte der genaue Laktosegehalt nicht bekannt ist und man für andere in unterschiedlichen Datenbanken sehr

## Laktosegehalt ausgewählter Lebensmittel

| Lebensmittel | Laktosegehalt (g/100 g) |
|---|---|
| **Milchprodukte** | |
| Kuhmilch | 4,8–5,0 |
| Schafmilch | 4,7 |
| Stutenmilch | 6,2 |
| Ziegenmilch | 4,4 |
| Fruchtmilch, Vanillemilch | 3,1–4,7 |
| Kakaotrunk, Trinkschokolade | 4,0–4,8 |
| Buttermilch | 4,0 |
| Fruchtbuttermilch | 3,4 |
| Crème fraîche | 2,0–2,4 |
| Dickmilch | 4,0–4,2 |
| Fruchtdickmilch | 3,3–3,4 |
| Joghurt | 2,8–3,1 |
| Fruchtjoghurt | 2,3–2,6 |
| Kefir | 4,0–4,1 |
| Fruchtkefir | 3,3–3,4 |
| Kaffeesahne | 4,1 |
| Kondensmilch | 9,3–12,5 |
| Milchpulver | 35,1–50,5 |
| Molkenpulver | 65,9 |
| Molke | 4,2–4,7 |
| Fruchtmolke | 4,0 |
| Sahne | 3,2 |
| saure Sahne | 3,3 |
| Schmand | 3,1 |
| Frischkäse, 50–60 % Fett i.Tr. | 2,5–3,4 |
| Frischkäse, 20 % Fett i.Tr. | 3,6 |
| körniger Frischkäse | 3,3 |
| Schichtkäse | 3,6–3,8 |
| Speisequark | 2,6–3,2 |
| Fruchtquark | 2,0–2,3 |
| Kochkäse | 3,4–3,8 |
| Hartkäse (z. B. Chester, Emmentaler) | laktosefrei (< 0,1) |
| Schnittkäse (z. B. Gouda, Edamer) | laktosefrei (< 0,1) |
| Weichkäse (z. B. Camembert, Brie) | laktosefrei (< 0,1) |
| Butter | 0,6 |
| laktosefreie Milch | < 0,1 |
| laktosefreie Schokomilch | < 0,1 |
| laktosefreier Joghurt | < 0,1 |
| laktosefreie Sahne | < 0,1 |
| laktosefreier Frischkäse/Quark | < 0,1 |
| **Backwaren** | |
| Milchbrötchen | 1,3 |
| Bienenstich | 2,1 |
| Hefekuchen, Hefegebäck | 0,5–0,9 |
| Käsekuchen | 2,1 |
| Quark-Sahne-Torte | 2,4 |
| Quarkstrudel | 1,9 |
| Sahnetorte | 1,7 |
| Schokoladenkuchen | 0,8 |
| Schokoladenplätzchen | 0,8–1,6 |
| **zubereitete Gerichte** | |
| Pfannkuchen mit Obst oder Gemüse | 1,8–2,1 |
| Rahmgemüse | 1,0 |
| Kartoffelgratin | 0,6 |
| Kartoffelpüree | 1,0 |
| Cremesuppen i. D. | 0,4–0,7 |
| Käsesuppe | 1,7 |

## Laktosegehalt ausgewählter Lebensmittel

| Lebensmittel | Laktosegehalt (g/100 g) |
|---|---|
| **Süßes** | |
| Vollmilchschokolade | 9,5 |
| Milchschokolade mit Nuss/Mandel oder diversen Füllungen | 6,5–7,5 |
| weiße Schokolade | 7,6 |
| Cremedessert i. D. | 1,2 |
| Crêpes mit diversen Füllungen | 1,8–2,2 |
| Dampfnudeln/Germknödel | 1,0–1,5 |
| Eiscreme (Milch-, Joghurteis) | 4,0–6,7 |
| Grießbrei | 3,3–3,5 |
| Milchreis | 3,0–3,4 |
| Mousse au chocolat | 1,3 |
| Quarkspeise mit Früchten | 2,1 |
| Vanille-, Schokoladenpudding | 3,5–3,8 |
| Vanillesoße | 4,1 |
| **Soßen und Dressings** | |
| Käsesoße | 1,9 |
| Rahmsoßen mit Sahne i. D. | 1,1 |
| Sauce hollandaise | 0,4 |
| Joghurtdressing | 2,7 |
| Sahne-, Schmanddressing | 2,4 |

i. D. = im Durchschnitt

widersprüchliche Werte findet. Für die Praxis daher noch die folgenden Hinweise:

- Natürlicherweise kommt Laktose nur in Milch und Milchprodukten vor, wobei Milch selbst erfahrungsgemäß am schlechtesten vertragen wird.
- Obwohl Sauermilchprodukte wie Joghurt oder Dickmilch noch etwa 3–4 g Laktose/100 g enthalten, vertragen viele Betroffene sie gut. Das liegt in erster Linie daran, dass während der Verdauung ein Teil der Laktose von den im Joghurt enthaltenen Milchsäurebakterien in die Einzelbausteine gespalten und damit verdaulich wird. Auch Frischkäse und Quark können viele Patienten ohne Beschwerden essen.
- Bei dem übrigen Käse wird die Laktose während des Reifungsprozesses allmählich abgebaut. Gereifter Käse wie Hartkäse, Schnittkäse oder Camembert ist daher nahezu laktosefrei.
- Im Handel werden spezielle laktosefreie Milch und Milchprodukte angeboten, bei denen der Milchzucker gezielt gespalten wurde, was dazu führt, dass diese Milch deutlich süßer schmeckt als die übliche. Alle anderen Inhaltsstoffe der Milch bleiben erhalten.
- Laktose ist in allen Produkten enthalten, die mit Milch oder Milchprodukten hergestellt werden wie Milchbrötchen, Milchreis oder Sahnetorte. Zahlreiche andere Lebensmittel, Speisen und Gerichte können, müssen aber keine Milch enthalten. Bei ihnen hängt der Milch- beziehungsweise Laktosegehalt von der jeweiligen Rezeptur ab. So gibt es beispielsweise viele Kuchen- und Gebäcksorten, die sich mit oder ohne Milch zubereiten lassen. Bei verpackten Produkten hilft der Blick auf die Zutatenliste. Wenn Sie dort Begriffe wie Milch, Milchpulver, Milchzucker, Laktose, Molke, Molkenerzeugnisse oder Sahne finden, bedeutet dies immer, dass das betreffende Produkt Laktose enthält.
- Bei der Lebensmittelherstellung werden zahlreichen Produkten aus technologischen Gründen Laktose oder laktosehaltige Milchzutaten zugesetzt, so etwa häufig bei Wurstwaren, vielen Fertigprodukten und Fertiggerichten oder Süßigkeiten. Auch hier kann Ihnen ein Blick auf die Zutatenliste Klarheit bringen.
- Seit Kurzem sind die Lebensmittelhersteller europaweit verpflichtet, Milch bzw. Laktose in ihren Produkten grund-

sätzlich zu kennzeichnen. Achten Sie also auch auf Angaben wie „kann Spuren von Laktose enthalten", „enthält eine Laktosequelle" oder „laktosefrei".

- Bei unverpackten Lebensmitteln gibt es keine Zutatenliste. Fragen Sie im Zweifelsfall beim Einkauf Ihren Bäcker oder Metzger nach den Inhaltsstoffen von Backwaren oder Wurst.
- Von Natur aus laktosefrei sind Fleisch, Fisch, Eier, Getreide, Obst, Gemüse, Kartoffeln, Hülsenfrüchte, Nüsse und pflanzliche Öle. Bei ihnen kommt Laktose lediglich eventuell mit der Verarbeitung ins Spiel wie etwa bei Fischfilet in Sahnesoße, bei Kartoffelgratin oder Rahmgemüse.

## Fruktoseunverträglichkeit (Fruktosemalabsorption)

Bei einer Fruktoseunverträglichkeit (Fruktosemalabsorption) kann Fruchtzucker (Fruktose) schlecht aus dem Darm ins Blut aufgenommen werden und verursacht Verdauungsbeschwerden. Die Kost darf daher nur wenig Fruktose enthalten. Ähnlich wie bei der Laktoseintoleranz ist die verträgliche Menge individuell sehr unterschiedlich und muss unter fachkundiger Anleitung vorsichtig ausgetestet werden.

Die anschließende Tabelle zeigt Ihnen den Fruktosegehalt von Lebensmitteln. Wie die Laktose-Tabelle kann sie lediglich eine Auswahl darstellen. Für die Praxis gilt es unter anderem folgendes zu beachten:

- Fruktosereich sind insbesondere Obst und alle Obsterzeugnisse wie Trockenobst, Obstkompott, Obstsäfte, Konfitüren; außerdem Honig.
- Die Verträglichkeit von Obst lässt sich verbessern, wenn Sie es auf kleine Portionen verteilen und diese zu einer Mahlzeit essen, zum Beispiel als Dessert. Durch die Mischung mit anderen Nahrungsmitteln verläuft die Verdauung langsamer, und die Fruktoseaufnahme wird verbessert.
- Lebensmittel, die mit Obst beziehungsweise Obstprodukten hergestellt werden, enthalten ebenfalls Fruktose. Das sind unter anderem Fruchtjoghurt, Obstquark und andere Milchprodukte mit Früchten; Müsli- und Flakesmischungen mit Rosinen und anderen (Trocken-)Früchten; Fruchteis, Süßspeisen mit Obst.
- Fruktose wird darüber hinaus häufig zum Süßen von Lebensmitteln verwendet, unter anderem bei Diabetikerprodukten, oder wird ähnlich wie Laktose vielen Erzeugnissen aus technologischen Gründen zugesetzt. Daher können unter anderem folgende Produkte fruktosehaltig sein: Diabetiker- oder Diätprodukte, Softdrinks, Backwaren, Süßwaren, Ketchup, bestimmte Wurstwaren und viele Fertigprodukte. Achten Sie bei verpackten Produkten immer auf die Zutatenliste. Bezeichnungen wie Fruktosesirup, Fruchtzucker, Fruktose oder Maisstärkesirup weisen auf die enthaltene Fruktose hin.
- Von Natur aus fruktosefrei sind Fleisch, Fisch, Eier und Milch, Speiseöle und -fette. Kartoffeln und Getreide sowie Getreideprodukte (Reis, Mehl, Brot) enthalten lediglich Spuren von Fruktose.

## Fruktosegehalt ausgewählter Lebensmittel

| Lebensmittel | Fruktosegehalt (g/100 g) |
|---|---|
| **Obst und Obsterzeugnisse** | |
| Ananas | 2,4 |
| Apfel | 5,7 |
| Apfelsine | 2,6 |
| Aprikosen | 0,9 |
| Avocado | 0,2 |
| Banane | 3,6 |
| Birne | 6,7 |
| Brombeeren | 3,1 |
| Clementine | 1,7 |
| Cranberrys | 0,6 |
| Erdbeeren | 2,3 |
| Feigen | 5,5 |
| Granatapfel | 7,4 |
| Grapefruit | 2,5 |
| Guave | 3,4 |
| Heidelbeeren | 3,3 |
| Himbeeren | 2,1 |
| Honigmelone | 1,3 |
| Johannisbeeren, rot | 2,5 |
| Johannisbeeren, schwarz | 3,1 |
| Kaki | 8,0 |
| Kirschen | 4,8 |
| Kiwi | 4,4 |
| Limette | 0,8 |
| Mandarine | 1,3 |
| Mango | 2,7 |
| Mirabellen | 4,3 |
| Nektarine | 1,8 |

| Lebensmittel | Fruktosegehalt (g/100 g) |
|---|---|
| Papaya | 3,5 |
| Maracuja | 4,0 |
| Pfirsich | 1,2 |
| Pflaumen | 2,0 |
| Reineclauden | 4,0 |
| Sauerkirschen | 4,8 |
| Stachelbeeren | 3,3 |
| Wassermelone | 3,9 |
| Weintrauben | 7,4 |
| Zitrone | 3,5 |
| Obstkonserven, gezuckert, i. D. | 2,5–5,2 |
| Rosinen | 33,2 |
| Trockenobst i. D. | 5,0–30,0 |
| **Gemüse und Gemüseprodukte** | |
| Artischocken | 1,5 |
| Aubergine | 1,0 |
| Blattsalate i. D. | 0,2–0,6 |
| Bleichsellerie (Staudensellerie) | 0,6 |
| Blumenkohl | 0,9 |
| Bohnen (Gemüsebohnen) | 0,6 |
| dicke Bohnen | 2,2 |
| Brokkoli | 0,9 |
| Chicorée | 0,7 |
| Erbsen (Gemüseerbsen) | 0,2 |
| Fenchel | 1,1 |
| Grünkohl | 0,9 |
| Gurke | 0,9 |
| Knollensellerie | 0,1 |
| Kohlrabi | 1,1 |

## Fruktosegehalt ausgewählter Lebensmittel

| Lebensmittel | Fruktosegehalt (g/100 g) |
|---|---|
| Kürbis | 1,3 |
| Mangold | 0,3 |
| Möhre | 1,3 |
| Paprika (Gemüsepaprika) gelb | 2,2 |
| Paprika (Gemüsepaprika) grün | 1,2 |
| Paprika (Gemüsepaprika) rot | 3,7 |
| Porree | 1,2 |
| Radieschen | 0,6 |
| Rhabarber | 0,4 |
| Rosenkohl | 0,9 |
| Rote Bete | 0,3 |
| Rotkohl | 1,8 |
| Sauerkraut | 0,3 |
| Spargel | 1,0 |
| Spinat | 0,1 |
| Stielmus | 1,3 |
| Tomate | 1,4 |
| Weißkohl | 1,8 |
| Wirsing | 1,1 |
| Zucchini | 1,1 |
| Zuckererbse | 0,2 |
| Zuckermais | 0,4 |
| Zwiebel | 1,4 |
| Gemüsesäfte i. D. | 0,5–1,6 |
| Gewürzgurken | 0,8 |
| Mixed Pickles | 1,0 |
| Pilze i. D. | 0,1–0,3 |
| Kartoffel gekocht | 0,1 |
| Hülsenfrüchte (Trockenprodukt) i. D. | < 0,1–0,8 |

| Lebensmittel | Fruktosegehalt (g/100 g) |
|---|---|
| **Getreideprodukte** | |
| Brot, Brötchen i. D. | < 0,1–0,5 |
| Rosinenbrot | 2,8 |
| Milchbrötchen mit Rosinen | 1,6 |
| Cornflakes | 2,8 |
| Müsli i. D. (je nach Fruchtanteil) | 1,5–4,7 |
| Obstkuchen, -torten i. D. (je nach Obstsorte und -anteil) | 1,7–5,3 |
| Kuchen, Kaffeestückchen mit Rosinen | 3,5–6,0 |
| **Milchprodukte** | |
| Milchmixgetränke mit Früchten i. D. | 0,6–0,8 |
| Fruchtbuttermilch | 0,2 |
| Fruchtdickmilch | 0,3 |
| Fruchtjoghurt | 0,3 |
| Fruchtkefir | 0,3 |
| Fruchtquark | 1,6 |
| **Süßes** | |
| Honig | 37,5 |
| Konfitüren i. D. | 13,5–21,7 |
| Desserts mit Früchten i. D. (je nach Obstsorte und -anteil) | 1,8–2,8 |
| Obstsalat i. D. | 4,0 |
| rote Grütze | 2,0 |
| Fruchteis i. D. | 1,7 |
| **zubereitete Gerichte** | |
| Tomatensuppe | 0,5 |
| Pizza i. D. | 2,5–2,7 |
| Currywurst mit Soße | 1,2 |

## Fruktosegehalt ausgewählter Lebensmittel

| Lebensmittel | Fruktosegehalt (g/100 g) |
| --- | --- |
| **Soßen und Dressings** | |
| Tomatensoße | 1,5 |
| Zigeuner-, Schaschlik-Würzsoße | 2,0–3,0 |
| Tomatenketchup | 9,0–12,0 |
| **Getränke** | |
| Apfelsaft | 6,4 |
| Orangensaft | 2,5 |
| Fruchtsäfte i. D. | 2,5–8,3 |
| Apfelsaftschorle | 3,2 |
| Fruchtsaftgetränke i. D. | 5,4 |
| Colagetränke | 2,1 |
| Orangen-/Zitronenlimonade | 3,4 |
| Bitterlimonade | 3,6 |
| Malzbier | 0,5 |
| Weißwein, Rotwein i. D. | 1,6 |

i. D. = im Durchschnitt

# Literatur und Datenbanken


aid infodienst, Verbraucherschutz, Ernährung, Landwirtschaft e.V.:
Kennwort Lebensmittel – mehr als ein Lexikon. Nachschlagewerk, CD-ROM. Bonn; 2006
Essen geht durch den Magen. Die kleine Ernährungslehre. Heft 1231. Bonn; 2008
Vitamine und Mineralstoffe. Heft 1364. Bonn; 2002
Vollwertig essen und trinken nach den 10 Regeln der DGE. Heft 1016. Bonn; 2008
(www.aid.de)

Belitz HD, Grosch W, Schieberle A. Lehrbuch der Lebensmittelchemie. 6. Aufl. Berlin: Springer; 2008

Deutsche Gesellschaft für Ernährung, Österreichische Gesellschaft für Ernährung, Schweizerische Gesellschaft für Ernährungsforschung und Schweizerische Vereinigung für Ernährung (DACH; Hrsg.): Referenzwerte für die Nährstoffzufuhr. Frankfurt am Main: Umschau/Braus; 3., korrigierter Nachdruck 2008

EBISpro für Windows. Ernährungsanamnese, Beratungs- und Informationssystem auf der Grundlage des Bundeslebensmittelschlüssels. Jürgen Erhardt. Entwickelt an der Universität Hohenheim/Stuttgart, Version 8, 2007.

Elmadfa I, Leitzmann C. Ernährung des Menschen. 4. Aufl. Stuttgart: Eugen Ulmer; 2004

Elmadfa I, Aign W, Muskat E, Fritzsche D. Die große GU Nährwert Kalorien Tabelle, Ausgabe 2008/2009. 1. Aufl. München: Gräfe und Unzer; 2007

Fröleke H. Kleine Nährwerttabelle der Deutschen Gesellschaft für Ernährung e.V., begründet von Willi Wirths. 43. Aufl. Neustadt: Neuer Umschau Buchverlag; 2005

Gorys E. Das neue Küchenlexikon. 7. Aufl. München: Deutscher Taschenbuch Verlag; 2001

Hahn A, Ströhle A, Wolters M. Ernährung. Physiologische Grundlagen, Prävention, Therapie. Stuttgart: Wissenschaftliche Verlagsgesellschaft; 2005

Heseker H, Heseker B. Nährstoffe in Lebensmitteln. Die große Energie- und Nährwerttabelle. 3. Aufl. Sulzbach/Taunus: Umschau Zeitschriftenverlag; 2007

Kasper H. Ernährungsmedizin und Diätetik. 10. Aufl. München: Urban und Fischer; 2004

Nährwertangaben verschiedener Erzeugnisse der Ernährungsindustrie (auf Basis von Internetdaten sowie Packungsangaben der Hersteller).

Nestlé Deutschland AG, Frankfurt/Main (Hrsg.) Kalorien mundgerecht. 13. Aufl. Neustadt Neuer Umschau Buchverlag; 2006

Schauder P, Ollenschläger G (Hrsg.) Ernährungsmedizin. Prävention und Therapie. 3. Aufl München: Urban und Fischer; 2006

Schweizer Nährwertdatenbank (ETH Zürich Bundesamt für Gesundheit):
https://www.swissfir.ethz.ch/datenbank

Souci SW, Fachmann W, Kraut H. Die Zusammensetzung der Lebensmittel. Nährwert-Tabellen. 7. Aufl. Stuttgart: MedPharm Scientific Publishers; 2008

U.S. Department of Agriculture, Agricultural Research Service: USDA National Nutrient Database for Standard Reference, Release 20 Nutrient Data Laboratory Home Page, 2007 (http://www.ars.usda.gov/ba/bhnrc/ndl)

Ternes W. Lebensmittel-Lexikon. 4. Aufl. Hamburg: Behr's; 2005.

Wisker E, Bergmann H, Schmelzer C, Treutter D Rimbach G. Grundlagen der Lebensmittellehre. 1. Aufl. Hamburg: Behr's; 2006

# Stichwortverzeichnis

## A



## B

# Stichwortverzeichnis

## Stichwortverzeichnis

# Impressum

Liebe Leserin, lieber Leser,
hat Ihnen dieses Buch weitergeholfen? Für Anregungen, Kritik, aber auch für Lob sind wir offen. So können wir in Zukunft noch besser auf Ihre Wünsche eingehen. Schreiben Sie uns, denn Ihre Meinung zählt!
Ihr TRIAS Verlag

E-Mail Leserservice: heike.schmid@medizinverlage.de

Adresse:
Lektorat TRIAS Verlag, Postfach 30 05 04,
70445 Stuttgart, Fax: 0711/8931-748

*Bibliografische Information der Deutschen Nationalbibliothek*
Die Deutsche Nationalbibliothek verzeichnet diese Publikation in der Deutschen Nationalbibliografie; detaillierte bibliografische Daten sind im Internet über http://dnb.d-nb.de abrufbar.

Programmplanung: Uta Spieldiener

Redaktion: Anne Bleick

Umschlaggestaltung und Layout: CYCLUS Visuelle Kommunikation, Stuttgart

Bildnachweis:
Umschlagfoto und Seite 3: i-stock
Fotos im Innenteil: Chris Meier, Stuttgart



**Wichtiger Hinweis:** Wie jede Wissenschaft ist die Ernährungswissenschaft ständigen Entwicklungen unterworfen. Forschung sowie Erfahrung in Klinik und Praxis erweitern unsere Erkenntnisse, insbesondere was Ernährungsempfehlungen und -therapie anbelangt.

Die Ratschläge und Empfehlungen in diesem Buch wurden von Autorinnen und Verlag nach bestem Wissen und Gewissen erarbeitet. Sie haben große Sorgfalt darauf verwandt, dass alle Angaben dem Wissensstand bei Fertigstellung des Werkes entsprechen. Dennoch kann eine Garantie nicht übernommen werden. Eine Haftung der Autorinnen, des Verlages oder seiner Beauftragten für Personen-, Sach- oder Vermögensschäden ist ausgeschlossen.



2., überarbeitete Auflage

Oswald-Hesse-Straße 50, 70469 Stuttgart

Printed in Germany

Satz: Ziegler und Müller, text form files, Kirchentellinsfurt
gesetzt in: APP (3B2), V.9
Druck: Offizin Andersen Nexö Leipzig GmbH, Zwenkau

Gedruckt auf chlorfrei gebleichtem Papier

ISBN 978-3-8304-6067-1
Auch erhältlich als E-Book:
eISBN (PDF) 978-3-8304-6068-8

1 2 3 4 5 6

# Verband der Oecotrophologen e. V. ($VDO_E$)

Der $VDO_E$ ist seit mehr als 35 Jahren als berufspolitische Vertretung der Oecotrophologen, Haushalts- und Ernährungswissenschaftler in Deutschland tätig. Zurzeit hat der Verband über 4000 Mitglieder. Der $VDO_E$ arbeitet unabhängig und ohne Verfolgung wirtschaftlicher Zwecke.

## Arbeitsgebiete der Verbandsmitglieder

Durch das umfassende und vielseitige Studium sind auch die Tätigkeitsbereiche der $VDO_E$-Mitglieder sehr vielfältig. So arbeiten diese beispielsweise in der Ernährungsberatung und -therapie, in der Forschung, Produktentwicklung und Qualitätssicherung, im Verbraucher- und Umweltschutz, aber auch in der Fort- und Weiterbildung, in der Presse- und Öffentlichkeitsarbeit sowie in der hauswirtschaftlichen Leitung.

## Online-Suche im $VDO_E$-Expertenpool

Im $VDO_E$-Expertenpool unter **www.vdoe.de** können z. B. Verbraucher, Unternehmen oder Medien qualifizierte Fachkräfte für Ernährungs- und Verbraucherfragen bundesweit suchen. Der Online-Expertenpool ist nach Postleitzahlen, Orten und Tätigkeitsbereichen gegliedert. Durch einen Klick auf das jeweilige Spezialgebiet gelangen Ratsuchende zu den Kontaktdaten qualifizierter Beratungskräfte – beispielsweise für Übergewicht oder Kinderernährung. Dieser Service des $VDO_E$ ist kostenlos.

## „Ausgezeichnete" Ernährungsberatung

Beratungskräfte, die im Expertenpool mit dem Zertifikat „Ernährungsberater/in $VDO_E$" ausgezeichnet sind, haben sich über das berufsbegleitende Weiterbildungsprogramm des $VDO_E$ besonders qualifiziert. Die Kosten einer Beratung durch vom $VDO_E$ zertifizierte Oecotrophologen werden ganz oder teilweise von den Krankenkassen übernommen.

**Weitere Informationen unter:**

www.vdoe.de
Verband der Oecotrophologen e. V. ($VDO_E$)
Reuterstraße 161
53113 Bonn

Tel.: 0228/289 22-0
Fax: 0228/289 22-77
E-Mail: vdoe@vdoe.de